한의약 임상 치험례로 밝혀낸

오링테스트 진단과 처방

저자 홍종휘

도서출판 정담

머리말

과학문명이 고도로 발달함에 따라 의학의 분야에 있어서도 여러가지 기계나 치료약 등이 개발되어 인류의 건강과 질병의 퇴치에 많은 공헌을 하게 되었다. 그러나 인류의 모든 질병은 퇴치하기에는 아직도 머나 먼 길이 남아 있다.

암, 고혈압, 당뇨병, 심장병, 에이즈, 대상증후군, 기타 원인을 알 수 없는 질병 등 현대의학이 풀어야 할 문제가 많이 있다. 그런데 과학이 전의 검사법이라고 오해 받기 쉬운 오링테스트가 현대에 와서 개발되었다는 것은 참으로 기이한 일이다.

오링테스트는 1970년대에 뉴욕의 심장병 연구소장인 오우무라 요시야끼(大村惠昭)박사가 다년간의 연구와 경험에 의하여 성취한 획기적인 발견이다. 현재 미국, 일본을 비롯하여 한국에서도 오링테스트는 선풍 적인 인기를 끌고 있으며, 의약 학자나 일반 사람들도 널리 응용하고 있는 것을 볼 수 있다.

오링테스트의 장점은 때와 장소를 가리지 않고 아무곳에서나 실시할 수 있으며 경제적으로 전혀 부담이 없다는 것이다. 또 그 방법이 극히 간편하고 즉석에서 거의 정확하게 그 결과를 판단할 수 있다는 것이다. 오링테스트의 응용범위는 매우 넓다. 장부(臟腑)나 신체의 각 부위에 이상이 있는지 없는지 판단할 수 있고, 침구치료(鐵炎治療)에도 응용할 수 있다. 또 약물이 환자에게 적합한 것인지 판단할 수 있으며, 약물의 용량도 알 수 있다. 이렇게 함으로써 약물로 인한 부작용을 예방할 수 있다. 요즘은 일반 사람들도 음식물의 적부를 오링테스트에 의하여 감별하고 있는 것을 간단히 볼 수 있으며, 실제 우리의 일상생활에 접근하고 있는 듯한 느낌을 갖게 된다.

이 책자에서는 오링테스트는 결코 비과학적인 술수나 요술 같은 것이 아니라, 오우무라 박사가 과학적인 연구과정을 거쳐서 개발한 것임을 강조하였으며 필자는 종합영양제, 간장약, 연고제, 고혈압약, 당뇨병약, 건강기능식품, 감기약 등을 환자 체질에 맞는 약이 따로 있다는 것을 많이 경험하였으며, 특히 한약(韓藥)을 투여할 때 오링테스트를 어떻게 응용할 것인가에 대하여 상세히 해설을 가하였고, 기초이론(基礎理論), 진단(診斷), 처방(處方), 변증(辯證), 경혈(經穴), 침구(針灸), 시험본초(試驗本草), 방제학(方劑學)을 일목요연하게 사용하기 편리하도록 한의약진단처방표(韓醫藥診斷處方表)를 만들어 정리하였다.

또 그동안 필자가 경험한 임상치험례(臨床治驗例)를 간추려 보았고 한약(韓藥)의 사용빈도가 많은 방제(方劑)에 대해서 간략한 해설을 가하여 참고에 공하고자 하였다. 아울러 이 책이 나오기 까지 컴퓨터로 원고 정리와 워드를 친 아들 순일이의 도움을 고맙게 생각하며 책을 완성하는 데 항상 파트너가 되어주신 South Baylo 한의과 대학 방제학(方劑學) 본초학(本草學)을 가르치신 김선욱 교수님께 감사드리고 향후 오링테스트로 한의약 진단 처방을 더욱더 활성화 된다면 무한한 영광으로 생각한다.

2023. 7. 31

저자 홍 종 휘(洪鍾徽)

추천의 글

어떤 일에 대해서 어느 정도, 아니 전문가적인 경지에 이르지 못한 경우에 그것을 평가한다는 것은 참 우스운 일이 아닐 수 없습니다. 그리고 직접 경험하고 느끼지 못하면 그것에 대해 논하는 자체가 있을 수 없는 일이라 생각합니다. 그런 점에서 홍종휘 약사님의 오링테스트는 새로운 도전을 주는 분야라 할 수 있겠습니다.

한의학의 발생과정을 보면 경험을 통해 얻어진 결과를 이론으로 승화시킨 학문입니다. 30년 넘게 오링테스트와 처방을 연결하여 연구한 결과는 접해보지 못한 사람들에게는 어떻게 설명할 수가 없는 것입니다.

한의사로서 20년, 방제학 강의를 10년 넘게 해온 저로서는 이 방법을 통해 얻어진 결과를 의심할 수가 없다고 생각합니다. 그 어떤 오링테스트보다 탁월하며 심오한 기술을 발전시킨 약사님께 존경을 표하는 바 입니다.

한 가지 일에 끊임없이 매진하여 새로운 의술의 경지로 끌어올린 약사님께 다시 한 번 감사드립니다.

사우스베일로 한의과대학 교수
김 선 욱 드림

목차

제1장 오링테스트 해설편 1

제 1 장

O-Ring Test

오링테스트 해설편

1. 오링테스트(O-Ring Test)란 무엇인가

오링테스트는 미국의 멘하턴대학의 전기공학과의 객원교수 이고, 뉴욕심장병 연구소장인 오오무라 요시아끼(大村惠昭)박사가 1970년 무렵부터 10년 이상이나 연구를 거듭하여 발견한 획기적인 새로운 진단법이다.

오링테스트는 바이 · 디지털 · 오링테스트(Bi-Digital Oring Test)의 약칭(略稱)이며, 이것을 오오무라테스트(Omura Test)라고 하기도 한다.

오링테스트는 현재 미국이나 일본을 비롯하여 유럽 각국에서도 널리 응용하고 있으며, 한국에서도 요즈음 이에 대한 깊은 관심을 갖는 사람이 많아졌다.

1) 오링테스트 진단과 치료법 개발

오링테스트는 응용운동기능학(Applied Kinesiology)에서 힌트를 얻은 것으로서 그 연구단계에서 과학적인 입증(立證)을 거듭하여 개발된 전혀 새로운 테스트법이다.

오오무라(大村)박사는 그의 저서 「바이오 · 디지털 · 오링테스트의 실습」이란 책에서 그 동기와 연구과정에 대하여 다음과 같이 기술하였다.

『내가 의학부를 졸업하였을 무렵에는 환자를 진찰하더라도 언제나 자신있게 어디가 나쁘다고 말할 수 없었다. 환자의 주소(主訴) 이외에도 어떠한 이상(異常)이 있는지 빠뜨린 것이 아닌가하여 염려와 불안에서 벗어나지 못하였다. 미국이나 일본에서도 최초에는 환자의 주소(主訴)와 병력(病歷)을 될 수 있는 한 자세히 들은 다음에 진찰을 하고 치료방침을 세우는 트레이닝을 하였다. 더욱 정확한 진단을 하기 위하여 최근에는 여러 가지 검사법의 결과에만 의존하기 때문에 간단한 병이라도 기계나 혈액의 화학검사의 결과를 보지 않으면 진단을 내리지 못하는 의자(醫者)가 많아졌다. 나 자신도 기계나 검사에 너무 의존한 자신감이 없는 의자중의 한 사람이었다. 또 진단을 내리고 약을 주었으나 진실로 그 약이 환자에게 가장 적합한 양(量)인지, 만약 그렇다면 그 환자에게 대한 적량(適量)이 제약회사에서 권하는 양(量)으로서 만족할만한 것인지, 나이가 들은 환자에게는 유해량(有害量)이 아닌 지, 등의 의문을 많이 갖게 되었다. 그런데 서양의학과 동양의학의 장점을 결합하여 고안(考案)

한 바이오 · 디지털 · 오링테스트에 대하여 충분한 트레이닝을 받고, 이 테스트를 자유롭게 사용할 수 있게 되면 환자의 주소(主訴)나 병력(病歷)을 전혀 알지 못하더라도 값비싼 기계의 힘을 빌리지 않고 머리에서 발끝까지 신체의 각 내장(內臟)이나 부위(部位)의 진단을 할 수 있다. 뿐만 아니라 각 환자에게 가장 적합한 약이나 그 적량(適量)까지도 결정할 수 있다. 약이나 약초, 한방약, 음식물 등이 그 사람의 신체에 대하여 해(害)가 되는지 또는 유익(有益)하게 작용하는지, 또 특히 이러한 것들이 장기(臟器)에 대하여 어떠한 작용을 하는 것인지도 간단히 판정할 수 있다. 또 약이나 침(鍼) 등의 각 장기(臟器)에 대한 치료효과도 간단히 판정할 수 있다』라고 하였다.

• 오오무라(大村)박사는 또 동양의학의 고전적장기(古典的臟器)의 대표점(代表点)에 수정을 가하여 새로운 장기대표점(臟器代表点)을 발견하여 진단과 치료에 응용하고 있다고 한다. 새로운 장기(臟器)의 대표점 (代表点)은 정밀도가 높아서 압통(壓痛)이나 염증 등의 이상(異常)이 생기기 이전에도 미리 그 이상여부(異常與否)를 오링테스트에 의하여 발견할 수 있다는 것이다.

그리고 오링테스트에 의하여 이상(異常)이 인정되었으면 반드시 X선, CT스캔, 혈액검사, 세균배양, 항생물질에 대한 감수성(感受性)테스트 등의 서양의학적 검사법으로 확인을 거듭한 결과 그 정확도가 매우 높다는 것을 알게 되었다고 한다.

오링테스트의 기본적인 실시방법

먼저 환자의 한쪽 손의 엄지손가락과 검시손가락의 끝을 맞붙여서 ○모양의 동그라미를 만들게 하고 손가락에 힘을 집중시켜 열리지 않게 한 다음에, 검사자는 이 동그라미 안에 양손의 검시손가락을 넣고 엄지손가락을 맞붙여서 힘껏 좌우로 잡아당겨 오링(동그라미)을 벌려 보고자 한다. 이때 오링이 쉽게 열리면 정상이 아닌 것으로 판단하고 꼭 닫혀서 열리지 않으면 이상(異常)이 없는 것으로 판단하는 것이다.

그리고 정상(正常) 또는 이상(異常)의 판정은 편의적으로 +4에서 −4 까지 8단계로 구분한다. 오링이 열리지 않는 것을 플러스(+)로 하고 그 수치가 높을수록 정상(正常)으로 인정하고 쉽게 열리는 것을 마이너스 (-)로 하고 그 수치가 높을수록 이상(異常)의 정도가 심한 것으로 판단하는 것이다.

오링테스트는 양약이나 한약은 물론 음식물, 알코올, 담배, 차(茶)등의 기호품, 심지어는 마시는 물까지도 그 적부(適否)를 검사하는데 많은 도움이 된다. 또 서양의학이나 동양의학을 불문하고 각종의 질병을 치료한 후에 테스트를 해보면 치료의 효과가 적절하였는지를 판정할 수 있다.

그러므로 오링테스트를 완전히 습득한다면 놀랄만큼 정확하게 또 간편하게 진단과 치료의 방침을 세우는데 유익한 점이 많다.

필자의 오링테스트 경험담

필자가 오링테스트를 실시하기 시작한 것은 1989년 2월부터이다. 일본에서 발간된 월간지『장쾌(壯快)』에 실린 가쓰다 마사야스(勝田正泰)선생의 경험담을 읽고 깊은 관심을 갖게 되었다. 시초에는 반신반의(半信半疑) 망설이기도 하였으나 수많은 환자에게 대하여 꾸준히 경험을 쌓을수록 그 정확도를 신뢰하지 않을 수 없었다.

가쓰다(勝田)선생의 오링테스트 경험담

어느 작은 모임의 망년회에서 나는 다음과 같은 실험을 한 일이 있다. 검사를 받는 사람은 나의 옆자리에 있었던 친구인 의사이다.

친구의 오른손의 엄지손가락과 검지손가락을 맞붙혀서 동그라미(輪)를 만들게 하고, 손 끝에 힘을 주게 한다.

나는 이 동그라미 안에 양손의 검지손가락을 걸어서 좌우로 잡아당겨 보았다. 친구는 제법 힘이 세기 때문에 내가 힘껏 잡아당겨도 손가락으로 만든 동그라미는 펴지지 않았다.

다음에는 친구를 반듯하게 눕히고, 이마에 담배 한까치를 올려놓고 똑같은 시험을 해보았다. 그랬더니 친구는 아무리 힘을 써도 손가락의 동그라미는 간단히 펴지게 되었다.

구경을 하고 있던 사람들은 어떠한 술수를 사용한 마술이 아닌가하여 의아하게 생각하였다. 독자인 여러분도 이글을 읽고 이상하게 생각할 것이다. 그러나 이 실험은 아무런 술책이나 거짓이 없다.

엄지손가락과 검지손가락으로 만든 동그라미를 잡아당기더라도 어떤 경우에는 꼭 닫혀서 열리지 않을 때가 있고, 어떤 때에는 쉽게 열리는 경우가 있다. 이러한 검사법을 오링테스트라고 한다.

2) 오링테스트의 구체적인 방법

오링 테스트는 1970년대에 의사이면서도 물리학자인 오오무라(大村惠昭)박사가 개발한 방법이다. 이 테스트법을 사용하면 신체의 국소(局所)나 내부기관의 이상을 발견하기도 하고 약물의 적부(適否) 등을 판정할 수 있다.

나는 일상의 진료에 있어서도 환자의 진찰이나 치료를 할 때에는 오링 테스트를 많이 응용하고 있다.

오링테스트의 올바른 방법을 익혀서 실천한다면 의학지식이나 진단기구가 없는 일반사람이라도 신체의 상태를 파악하거나 약을 선택함에 있어서 어느 정도의 가늠이 되는 판단을 할 수 있을 것이다.

오링테스트의 구체적인 방법을 소개하겠다.

① 우선 검사를 받는 사람은 안경, 손목시계, 목걸이, 자석밴드 등 금속제품이나 자기(磁氣)를 띤 물건을 몸에서 제거하여야 한다. 다음에 검사를 받는 사람은 평소에 잘 쓰는 손의 엄지손가락과 검지손가락으로 O와 같은 모양으로 동그라미를 만든다.(왼손잡이는 그 반대이다.)

② 검사를 받는 사람의 자세는 서 있거나 앉아 있거나 누워 있어도 관계가 없으나, 양쪽 겨드랑이를 벌어지게 하고 팔이 몸에 닿지 않게 하여야 한다. 시초에는 검사를 받는 사람은 왼손에 아무 물건도 쥐지 말아야 한다.

③ 검사를 받는 사람은 오링을 만든 손끝에만 힘을 집중한다. 검사를 하고자 하는 사람은 검사를 받고자 하는 사람의 오링의 안에 양손의 검지손가락을 넣고 수평(水平)으로 잡아 당겨서 그 강도(强度)를 확인한다. 이때 검사를 받는 사람은 손끝에 힘을 집중시키고 정신적으로 평온하게 하여야 한다. 억시로 열리지 않게 하려고 버텨서는 안된다. 올바른 결과가 나오지 않기 때문이다.

④ 또 검사를 받는 사람의 손톱이 길면 오링을 만들기 어려우므로 테스트를 받기 전에 깍는것이 좋다.

⑤ 이제 검사를 받는 사람의 왼손에 아무 물건도 쥐지 않고 오링테스트를 하면 오른손의 오링은 쉽게 열리지 않고 닫혀 있는 그대로이다.

⑥ 다음에는 검사를 받는 사람은 왼손의 검지손가락만을 펴고 나머지 손가락을 쥐고 이 검지손가락의 끝을 자신의 몸에 이상이 있는 장소에 손가락으로 가리키

듯이 댄다. 무릎이 아픈 사람은 무릎에 대 보고, 요통으로 고생하는 사람은 허리에 대 보고, 간장(肝臟)의 상태가 나쁜 사람은 간장의 부위에, 코가 막히는 등의 코의 상태가 나쁜 사람은 비익(鼻翼)의 바깥 부위에 대어 보면 된다. 그리고 같은 방법으로 오링테스트를 해본다. 어떻게 되겠는가? 이번에는 오른손의 오링이 너무나 간단히 펴지게 된다.

⑦ 이어서 먼저 실험에서 간장의 부위에 왼손을 대어 오링이 펴진 사람은, 아무 탈이 없는 곳 예컨대 무릎에 왼손의 검지손가락으로 가리키면서 오링테스트를 해본다. 역시 오링은 열리지 않게 될 것이다. 이렇게 하여 간단히 신체의 이상(異常)을 발견하는 실마리를 잡을 수 있을 것이다.

오링테스트의 원리에 대하여 개발자인 오오무라(大村)박사는, 신체의 국소의 변조로 인하여 생기는 미묘한 전자장(電磁場)의 변화가 인체의 평상의 기능에 어떠한 영향을 주는 것이라고 설명하고 있다. 그러나 상세한 해명은 앞으로의 연구에 기대할 수 밖에 없다.

그러나 이러한 현상은 결코 부정할 수 없는 엄연한 사실이다. 그리고 오링테스트에 주목하여 실제로 진료에 활용하는 의사도 많아졌다. 또 오링테스트를 응용하면 어떤 약이 그 사람에게 적합한가를 판단할 수 있다.

나는 검사자나 피검사자와 의지나 상념(想念)이 오링테스트의 결과에 대하여 큰 영향을 주고 있다는 것을 발견하였다. 양자가 다 같이 평온한 마음으로 손 끝에 힘을 집중시켜야 하며, 부정적인 생각이나 잡념을 버려야 한다.

2. 오링테스트(O-Ring Test)의 개발

오링테스트를 어떠한 동기에 의하여 발견하게 되었고, 또 어떠한 연구과정을 거쳐서 발전한 것인지를 알고 싶다.

인간은 하나의 생체(生體)이므로 살아서 숨을 쉬고 활동을 할 수 있다. 즉 생기(生氣)와 힘(力)이 있기 때문이며 이것을 기력(氣力)이라고 한다.

그러므로 동양에서는 한방의학을 기(氣)의 의학이라고 하기도 한다. 현대의학에서도 '응용운동기능학(應用運動技能學)' 이란 연구 분야가 있다고 하는데 이는 기(氣)와 힘(力)과 연관성이 있는 것으로 생각된다.

잘 생각해 보면 인체에는 기(氣)가 있고 약물에는 약기(藥氣)가 있는데, 약을 복용하여 병이 낫는 것은 인체의 기(氣)와 약물의 기(氣)가 서로 조화(調和)를 이루어 치료효과를 나타내기 때문이라고 해석된다.

일본의 와다나베(渡邊貞夫)선생은 30년 이상이나 동양의학을 연구하여 동양의학의 심오(深奧)라고 할 수 있는『기(氣)』의 존재에 주목하고 그 특성을 이용하여 개개의 환자에게 적합한 약을 선택하는『적약선택(適藥選擇)』테스트를 생각해 내었다고 한다. 적약선택 테스트를 와다나베(渡邊) 선생은 최초에는 실물(實物)인 약을 사용하여 실시하였다고 환자를 반듯하게 눕히고 복진을 하여 그 복증(腹證)에 적합하다고 생각되는 약을 2-3g 가량 취하여 그 환자의 가슴이나 배(腹)위에 얹어 놓으면 약이 적합할 때에는 복증(腹證)이 곧바로 소실(消失)한다는 것이다.

이 약은 종이에 싸거나 유리병이나 프라스틱의 작은 병에 넣어도 똑같은 반응이 나타난다고 한다. 이와 같이 투과성(透過性)이 있는 것이 약의『기(氣)』의 특징이라고 하였다.

즉 약물의 기(氣)는 복근(腹筋)이나 내장(內臟)의 근육의 신축성(伸縮性)에 영향을 끼친다는 것을 알 수 있다. 그리고 약물이 환자에게 적합하면 병적으로 이상긴장(異常緊張)한 근육은 이완시키고, 또 반대로 이상이완(異常弛緩)한 경우에는 정상으로 긴장도(緊張度)를 높혀주는 작용을 하는 것이라고 하였다.

이러한 현상은 약물에만 한정된 것이 아니라 환자 자신이나 다른 사람이 이상(異

常)이 있는 부위에 손은 대거나 손가락을 접촉하거나 하여도 그 부위에 기(氣)의 변화가 일어나서 근육이 긴장하거나 이완하는 현상이 나타날 것이다.

오링테스트는 엄지손가락과 검지손가락을 맞붙혀서 만든 동그라미의 힘의 강도를 검사하는 것인데 이것은 기(氣)와 근육의 힘(力)과의 관계를 응용한 것이라고 생각한다.

오링테스트 발견과 발전에 대한 히다(樋田和彦) 선생의 논술

그러면 어떠한 동기와 연구과정에 의하여 오링테스트가 발견되고 발전하였는지 히다(樋田和彦) 선생의 글을 인용해 보기로 한다.

『1965년부터 오오무라 요시아끼(大村惠昭)박사는 뉴욕의과대학의 약리학 조교수와 외과 강사를 역임하고 있었다. 또 맨하턴대학 전기공학과의 객원연구교수를 지내고 있었다.

여기서는 주로 생체 전기에 대하여, 혹은 전기자극이 순환기계, 신경, 근육, 통증 등에 대하여 어떠한 영향을 주는가에 대하여 의학적 연구를 계속하고 있었다.

한편 전문분야인 순환기계통에 대해서는 심장혈관계의 약리전기생리학(藥理電氣生理學)과 신체 각 부위의 혈류(血流), 혈압측정이나 뇌순환(腦循環)에 대한 연구를 계속하고 있었다.

예컨대 팔뚝에서 나타나는 혈압이 정상이라고 해서 뇌(腦)의 혈압이나 발에서 나타나는 혈압이 정상이라고는 할 수 없다. 그래서 완동맥압(腕動脈壓)을 대동맥판(大動脈瓣)의 위치에서 정확하게 측정하는 동시에 내경동맥압(內頸動脈壓), 후경골동맥압(後頸骨動脈壓) 등에 대해서도 정확한 측정법을 개발하였다. 정맥압(靜脈壓)에 있어서도 마찬가지이다.

침치료(鍼治療)에 대해서는 1959년부터 전기침(電氣鍼)으로 동물실험을 거듭하고 1971년에는 실제로 환자에 대하여 치료를 하고 있었다. 1972년 5월 오오무라(大村)박사는 침마취(鍼痲醉)로 피부이식을 공개적으로 수술을 하여 성공을 거두었다.

이것은 **뉴욕의 아인슈타인의과대학 의학부의 마취과 주임교수인 루이스·오킨**의 초청에 의한 것으로서 프랑크 · 와렌 박사와 판 · 만 박사의 협력으로 이루어진 것이었다. 이것은 미국에서 최초로 실시된 침마취(鍼痲醉)의 성공례로서 전 미국에 보도되었으며 이것이 계기가 되어 각처에서 침마취가 왕성하게 연구되기에 이른 것이다.

동시에 오오무라(大村)박사는 침치료(鍼治療)의 미소순환(微小循環), 심장, 뇌순환(腦循環),혈액성분, 근육신경계에 대한 영향에 관하여 철저한 연구를 계속하고 있었다.

또한 그는 의과대학의 학생시절부터 흥미를 가지고 있던 동양의학의 고전적(古典的) 장기대표점(臟器代表点)인 신체의 모혈(募穴)과 유혈(兪穴) 그 중에서도 모혈(募穴)과 압통점(壓通点)과의 관계를 조사해 보았다.

동양의학에서는 인체내에 순환하고 있는 경락(經絡) 중에서 특히 중요한 혈(穴)인 12개의 모혈(募穴)은 주로 복부(腹部)에 분포되어 있다.

이 모혈(募穴)에는 경락(經絡)의 변동과 장기(臟器)의 이상(異常)이 압통이나 경결(硬結)이 되어 나타나는 경우가 많다고 하였다.

한편 압통이라는 것은 **서양의학적**으로도 장기(臟器)의 이상(異常)이 내장체벽반사(內臟體壁反射)로서 체표(體表)에 나타나는 신호라고 생각하고 있다. 그래서 이 모혈(募穴)을 고전적장기대표점이라 하여 서양의학적 검사법으로 확인된 각 장기(臟器)의 이상(異常)이 모혈(募穴)에 압통이 되어 나타나는가의 여부에 대하여 연구해 보았다. 그랬더니 완전히 진단이 내려진 환자로서 모혈(募穴)에 압통이 있거나 압통이 나타나는 것은 병이 상당히 진행하여 있는 경우가 많다는 것을 알게 되었다.

그래서 이에 대신할 수 있는 장기대표점은 없을까? 그것을 어떻게 알 수 있을까? 또한 압통이 나타나기 전에 이상(異常)이 있음을 발견할 수 없을까를 생각해 보았다.

이것을 연구하기 위해서는 우선 병적압통(病的壓痛)이나 정상조직(正常組織)에 압통(壓痛)을 일으키기 위해서는 일정한 면석당(面積當) 몇g의 힘이 필요한가를 측정하지 않으면 안된다,

이것을 측정해 보았더니 병적압통(病的壓痛)을 일으키기 위해서는 l mm²당 최지 80~100g의 힘이 필요하였다. 또한 정상조직(正常組織)이 입동(壓痛)을 일으키기 위해서는 신체의 각 부위에 따라 차이가 있으나 평균 l mm²당 250g 전후의 힘이 필요하였다.

동시에 그는 1970년경부터 응용운동기능학의 연구를 진행하고 있었다. 이것은 미국의 뛰어난 **척추교정사인 조지·굿하트 박사**와 그의 동료들에 의해 개발된 것이다. 이 진단법에는 몇 가지 불안요소가 있었다.

응용운동기능학(應用運動機能學)에서는 환자가 자신의 오른손의 손을 자기의 이상부위(異常部位)에 대고 있는 동안에 다음과 같은 검사를 한다.

검사자는 왼손으로 마주 앉은 환자의 오른쪽 어깨를 누른다. 다음에는 환자의 왼팔을 옆으로 뻗어 올리게 하고 검사자는 환자의 손목에 오른손을 얹어서 아래로 밀어 내리면서 환자의 완력(腕力)을 조사한다.

병적부위(病的部位)에 환자의 손가락을 대고 있는 동안에는 완력(腕力)이 약해져서 진단을 할 수 있다. 그러나 오진(誤診)이 많기 때문에 미국의 의학계에서는 객관적, 과학적 근거가 적은 것이라고 인정하고 있었다.

그런데 응용운동기능학에서 잘 쓰여지고 있는 굵고 큰 근육(筋肉)을 조사하기 보다는 가장 피로가 적은 근육을 검사근(檢査筋)으로 사용하는 것이 좋을 것이다. 더군다나 뇌(腦)를 최대한으로 대표하는 근육을 선택하는 것이 좋다.

그것은 어떠한 근육인가, 일상생활에서 가장 많이 쓰여지고 있는 골격근(뼈대근육)으로서 여러 번 검사해도 피로가 적을 뿐 아니라 피로하더라도 빨리 회복되는 근육은 손가락의 근육이다.

이 근육은 대뇌피질(大腦皮質)의 감각령(感覺領)과 운동령(運動領)을 최대한으로 대표하고 있다. 그래서 그는 손의 악력(握力)과 뇌순환(腦循環)의 관계를 6년간 연구하여 1978년에 논문(論文)을 정리하였다.

다음 힌트는 병적압통(病的壓痛)을 일으키는데 필요한 힘을 가하지 않더라도 이상부위(異常部位)가 있으면 약간의 힘만 가하여도 이상(異常)을 발견할 수 있다는 것이었다.

그 힘을 서서히 줄여가면 lmm²당 0.1g이하의 힘이라도 판정할 수 있다는 것을 알게 되었고 한 가닥의 털(毛)을 대는 정도의 약한 기계적 자극을 주어도 이상(異常)을 발견할 수 있다는 것을 알게 되었다. 그런데 병적압통(病的壓痛)을 일으키는 데는 lmm²당 최저 80 ~ 100g의 힘이 필요하다고 하였다, 그러나 병적압통(病的壓痛)을 일으키는데 필요한 힘에 비하여 인체의 진단감도(診斷感度)는 1000배 이상이 된다는 것을 알았다. 또한 자극(刺戟)의 종류를 바꾸어 가면 어떠한 파장영역(波長領域)의 빛이나 전장(電場), 자장(磁場)을 대더라도 측정할 수 있다는 것이 밝혀졌다.

그래서 병적체표부(病的體表部)에 테스트를 하기 위한 가벼운 자극을 가했을 때, 손가락의 저항력이 약해지는 현상을 이용하여 장기(臟器)의 대표점(代表点)을 찾아냈다. 또한 다음 두 가지의 접근으로 더욱 정확한 장기(臟器)의 대표점(代表点)을 결정할 수 있었던 것이다.

① 장기대표점(臟器代表点)을 임상적으로 결정하기 위하여 정확하게 병의 진단이 내려져 있는 환자에게 대하여 바이오 · 디지털 · 오링테스트로 장기대표점(臟器代表点)을 찾아냈다.

② 장기(臟器)가 컨트롤하는 특정한 물질이나 분비물(分泌物) 또는 장기(臟器)의 공통분자(共通分子) 등을 그 장기에 가까이 대면 지력이 현저하게 바뀌어진다. 이런 현상을 이용하여 보다 정확한 장기대표점(臟器代表点)을 찾아냈다.

이것을 임상에 응용했을 경우, 어떤 장기(臟器)가 바이오 · 디지털 · 오링테스트로서 이상(異常)이 있다는 것이 인정되면 서양의학적검사법(세균 배양, 균의 항생물질에 대한 감수성, X선, CT스켄, 효소, 혈액화학검사, 심전도검사)으로 확인을 거듭했던 것이다. 이와 같이 하여 믿을 수 있는 장기대표점(臟器代表点)과 바이오 · 디지털 · 오링테스트가 확립된 것이다.

이상의 두 가지 방법은 1980년대의 초기에 발견되었으나 또 1983년경에는 두 개의 동일물질(同一物質)사이의 공명현상(共鳴現象)에 따른 오링의 힘이 약화 된다고 세균, 미생물, 바이러스 신경전달물질, 호르몬, 금속(납, 수은, 알루미늄, 기타) 약물(藥物)등의 분포를 국소화(局所化) 시킬 수 있을 뿐 아니라, 나아가서 그것들에 대하여 어떠한 약이 효과가 있고 또 그 적정량은 얼마인가 하는 것도 환자가 복용하기 전에 결정할 수 있었다.

1989년 이래 필자의 연구로서 효과가 있는 약을 투여하여도 효과가 없는 경우의 원인을 추구해 본 결과 순환장애(循環障碍)가 있기 때문에 약이 도달하지 못함으로 해서 효과가 없는 경우가 많다는 것을 알게 되었다.

이와 같이 **순환장애**가 있는 곳에서는 바이오 · 디지털 · 오링테스트로 트롬복산 B2(Thromboxane)가 불어나 있어서 약을 투여하기 전에 약이 병처(病處)로 가는지 안 가는지를 예측할 수도 있게 되었다.

이 트롬복산 B2가 불어나고 있는 병처(病處)에 경구투약법(經口投藥法)에는 저주파(低周波)의 전기자극(電氣刺戟), 침(鍼,) 기공(氣功)에너지를 병용(倂用)함으로써 선택적으로 약을 집중시킬 수도 있게 되었다.』

이상이 히다(樋田)선생의 설명의 대강이다.

3. 오링테스트의 실시법

「오링테스트를 올바른 방법으로 익혀서 실시하면 신체의 어느 부위에 이상(異常)이 있는가를 발견할 수 있고, 어떠한 약을 사용하는 것이 가장 적절한가를 판단할 수 있다. 또 어떠한 음식물이 그 사람에게 잘 맞는지도 감별할 수 있다.」

그리고 열심히 연습을 거듭하면 1~2개월 후에는 일단 초보적인 임상(臨床)에 임할 수 있다. 필자의 생각으로는 적어도 6개월 가량 경험을 쌓아야 어느 정도의 감(感)이 잡히고 거의 정확한 판단을 할 수 있으리라고 생각한다.

1) 오링테스트의 구체적인 숙련

오링테스트의 구체적인 실시방법을 설명하겠다.

우선 검사자(檢査者)나 **피검사자**(被檢査者)는 평온하고 담담한 정신자세가 필요하다.

의심을 하여 믿지 않으려고 하거나 불쾌한 마음을 갖거나 장난삼아 오링 테스트를 실시하면 올바른 검사결과를 얻기 어렵다.

피검사자(被檢査者)의 자세는 서 있거나, 의자에 앉거나, 반듯이 누워 있거나 하여도 상관이 없다.

그러나 의자에 자연스럽게 앉아서 검사를 받는 것이 편리하다. 그리고 검사를 받는 동안에는 자리를 옮기지 않는 것이 좋다.

피검사자(被檢査者)는 양쪽 발을 약간 벌리고 똑바로 앞을 보게 하고 고개를 앞으로 숙이지 않도록 한다. 이것은 경부에 이상이 있으면 목이 기울어진 정도에 따라 손가락의 힘이 약해지기 때문이다.

검사를 받기 전에

피검사자(被檢査者)는 우선 안경, 손목시계, 반지, 팔지, 목걸이, 자석밴드 등 금속제품이나 자기(磁氣)를 띤 물체를 제거 하여야 한다.

그리고 검사를 받을 때에는 양쪽의 팔꿈치가 몸에서 약 20cm가량 떨어지게 하여야 한다. 왜냐하면 팔을 몸에 가까이 접촉하게 하면 신체의 다른 부위에 이상(異常)이 있을 때 그 부위(部位)에서 나오는 일종의 전자장(電磁場)의 영향을 받아 오링테스트의 결과가 정확하게 나타나지 않는 경우가 있기 때문이다.

다음에는 **피검사자**로 하여금 오른손의 엄지손가락과 검지손가락을 맞붙여서 ○모양의 동그라미(輪)를 만들게 하고 양손가락에 힘을 집중하도록 한다. 이때 왼손에는 아무거나 쥐지 않게 한다. 이것은 피검사자의 기본적인 기력을 먼저 알아야 하기 때문이다.

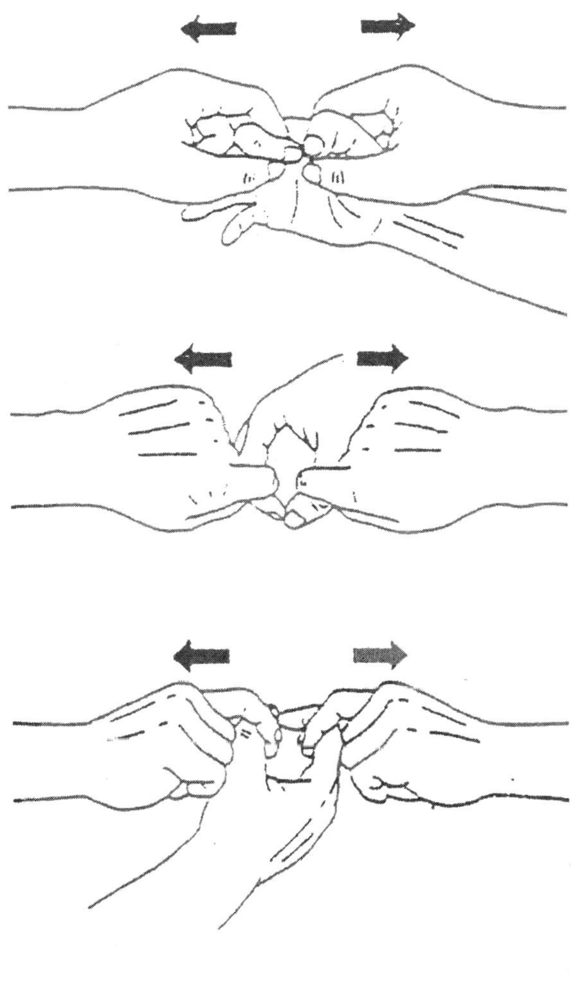

왼손잡이의 경우에는 왼손에 대하여 검사를 한다.

다음에 **검사자**(檢査者)는 피검사자(被檢査者)의 오링(輪)안에 그림과 같이 검지손가락을 넣은 다음 엄지손가락과 맞부쳐서 힘을 주어 좌우(左右)로 일직선(一直線)의 방향으로 잡아당겨 피검사자(被檢査者)의 오링(輪)을 열어 보고자 한다. 이때 검사자(檢査者)는 어깨의 힘으로 잡아당기는 기분으로 힘을 써야한다 또 일직선(一直線)의 방향으로 잡아 당기지 않으면 올바른 검사가 되지 않는다.

이때 피검사자(被檢査者)는 정신적으로 평온한 생각을 가져야 하며 억지로 손을 비틀거나 하면서 힘을 쓰면 안된다.

이상과 같이 실시해 보면 보통의 건강상태에 있는 사람은 대개 오링(輪)이 꼭 닫혀서 쉽게 열리지 않는다. 이러한 경우에는 일단 환자 자신이 직접 오링테스트의 검사를 받을 수 있는 것으로 판단한다. 그러나 힘없이 오링(輪)이 쉽게 열리는 사람은 기력이 많이 쇠약한 것으로 보고 다른 방법에 의하여 오링테스트를 실시하여야 한다.

다음에 피검사자(被檢査者)는 왼손의 검지손가락만을 펴고 자신이 몸에 이상(異常)을 일으킨 부위(部位)에 손가락으로 가리키듯이 댄다. 무릎이 아픈 사람은 무릎에 대고, 요통이 있는 사람은 허리에 대보고, 기관지(氣管支)가 나쁜 사람은 목에 대고, 코가 막히는 등의 코에 이상(異常)이 있으면 비익(鼻翼)의 바깥 부위에 댄다. 그리고 같은 방법으로 오른손에 대하여 오링테스트를 해본다. 어떻게 되겠는가? 이번에는 오른 손의 오링(輪)이 너무나 쉽게 열리게 될 것이다.

이러한 현상이 진실인지 아닌지를 알아보기 위하여 이번에는 신체에 아무런 이상(異常)이 없는 곳 예컨대 어깨나 무릎, 위(胃) 등의 부위(部位)를 손가락으로 가리키고 똑같은 방법으로 오링테스트를 실시해 보면 오링(輪)이 꼭 닫혀서 열리지 않게 된다는 것을 확인할 수 있다.

오링테스트에 의하여 신체의 어떤 부위(部位)에 이상(異常)이 있다는 것을 발견하였으면 다음에는 어떠한 치료법이나 약물이 적합한가를 찾아내야 할 것이다.

예컨대 오링테스트에 의하여 간장(肝臟)에 이상(異常)이 있다는 것을 발견 하였다면, 일반의 내과의사(內科醫師)들은 제약회사(製藥會社)에서 권하는 수많은 간장약(肝臟藥)중에서 자신의 지식과 경험에 의하여 적절하다고 생각되는 약을 선택할 것이다. 또 한방의가(韓方醫家)는 소시호탕(小柴胡湯), 대시호탕(大柴胡湯), 시호계지탕(柴胡桂枝湯)등의 처방 약 중에서 선택할 것이다.

그러나 양약(洋藥)이건 한약(韓藥)이건 적절한 투약을 하였는지 아닌지는 환자가 복약(服藥)을 한 후에 그 효과로서 판별할 수밖에 없다.

그런데 오링테스트를 실시해 보면 투약(投藥)을 하기 전에 어떠한 약이 그 환자에게 적합한가를 예측할 수 있다.

즉 환자의 왼손에 투여하고자 하는 약을 쥐게 하고 검지손가락을 펴서 간장(肝臟)의 부위를 가리키게 하고 오링테스트를 실시하여 가장 강하게 반응이 나타나는 약을 선택하는 것이다.

이상 설명한 것은 피검사자(被檢査者)의 지력(指力)과 검사자(檢査者)의 힘이 거의 비슷할 때 가장 좋은 판단을 얻을 수 있는 경우이다. 그런데 피검사자(被檢査者)의 지력(指力)이 너무 강하거나 또는 너무 약할 때에는 판단하기 어려운 경우가 있다.

피검사자(被檢査者)의 지력(指力)이 너무 강할 때에는 검사자(檢査者)는 손가락을 두개나 셋, 또는 넷을 합쳐서 오링테스트를 실시한다. 또 환자의 지력(指力)이 너무 약하면 검사자(檢査者)는 힘이 적은 다른 손가락, 예컨대 셋째손가락이나 넷째손가락을 사용하여 오링테스트를 실시한다.

히다(樋田和彦)박사는 지력(指力)의 판정에 대하여 다음과 같은 단계로 구분한다는 것을 제시하였다.

임상에서는 기록을 해두는 것이 중요하므로 환자의 지력(指力)과 오링(輪)이 벌어지는 상태를 편의상 다음과 같이 표시하고 있다.

−4 : 오링이 간단히 또한 완전히 벌어진다.

−3 : −4와 −2의 중간이다.

−2 : −4의 절반 가량 벌어진다.

−1 : 벌어지지만 제법 힘이 있다.

0 : 오링이 벌어지지 않는다.

+1 : 검사자의 제1지(指)와 제2지(指)로 만든 고리로서는 벌어지지 않으나 제3지(指)를 가하고 당기면 벌어진다.

+2 : 제1지(指), 제2지(指), 제3지(指)를 써서는 벌어지지 않으나 제 4지(指)를 가하여 당기면 벌어진다.

+3 : 제1지(指), 제2지(指), 제3지(指), 제4지(指)를 써도 벌어지지 않으나 제5지(指)까지 가하여 당기면 벌어진다.

+4 : 제5지(指)까지 모든 손가락으로도 벌어지지 않는다.

많은 환자에게 대하여 오링테스트를 실시해 보면 정확하게 그 결과를 판단할 수 있는 경우가 있는가 하면 그렇지 않은 경우도 있다. 특히 허약한 병자나 의식이 불명(不明)한 자, 어린이 등은 직접 오링테스트를 실시하기 어렵다. 또 손가락의 힘이 지나치게 강한 사람도 오링테스트로서 명확한 판단을 내리기 어려운 경우가 있다.

오링테스트를 실시함에 있어서

① **가장 적합한 경우**는 검사자(檢査者)와 피검사자(被檢査者)의 손가락의 힘(力)이 비슷하고, 기본검사(基本檢査)를 하였을 때 오링(輪)이 꼭 닫혀서 열리지 않는 경우라야 한다. 기본검사(基本檢査)란 피검사자(被檢査者)의 왼손에 아무것도 쥐지 않고 오링테스트를 실시하는 것을 말한다.

② **어린이나 허약한 환자**는 기본검사를 하거나, 신체에 이상이 있는 부위를 왼손의 검지손가락으로 가리키고 오링테스트를 실시하면 손가락의 힘(指力)이 너무 약하여 검사를 할 수 없다. 또 손가락의 힘이 너무 강한 사람은 검사자(檢査者)가 그 힘을 당할 수 없기 때문에 오링테스트를 실시할 수 없는 경우도 있다.

이런 경우에는 기본검사(基本檢査)의 반응이 적합한 제3자(第三者)가 검사를 돕는 방법을 취한다.

㉠ 우선 피검사자(被檢査者)를 왼편에 앉게 하고 검사를 돕는 사람(補助者)은 그 오른편에 앉게 한다,

㉡ 다음에 보조자(補助者)는 왼손으로 피검사자(被檢査者)의 오른손을 쥐게 하거나 검지 손가락으로 피검사자(被檢査者)의 인당(印堂)혈(이마에 있는 穴)을 가리키게 하고 보조자(補助者)의 오른손에 대하여 오링테스트를 실시한다. 이때 오링(輪)이 쉽게 열리면 피검사자(被檢査者)의 몸에 어떠한 이상(異常)이 있다고 예측할 수 있다.

㉢ 다음에는 보조자(補助者)의 검지손가락을 피검사자(被檢査者)의 신체에 이상(異常)이 있다고 생각되는 부위(部位)를 가리키게 하고 같은 방법으로 오링테스트를 실시한다.

이상과 같이 하면 피검사자(被檢査者)의 신체의 어느 부위에 이상(異常)이 있는 가를 검색 할 수 있다.

어찌하여 이러한 현상이 나타나는가 하면 환자의 이상(異常)이 있는 부위에서 나오는 기(氣·電磁波)가 보조자(補助者)의 신체를 통하여 전달되기 때문이라고 생각한다.

㉣ 다음에는 환자에게 투여 하여야 할 약을 오링테스트에 의하여 선택할 수 있다.

그 방법은 환자에게 적합하다고 생각되는 약을 몇 가지 선택하고 이 약을 차례로 환자의 손에 쥐게 한후 보조자(補助者)에게 대하여 앞서 말한 방법으로 오링테스트를 실시한다. 손가락의 힘이 강하여 오링(輪)이 꼭 닫혀서 열리지 않으면 이 약이 환자에게 적합하다고 판단하는 것이다.

오링테스트는 실기(實技)와 경험을 많이 쌓아야 능숙해진다. 이론(理論)만으로는 되지 않으니 꾸준히 연구하면서 실시하면 그야말로 도(道)가 트이게 될 것이다

4. 오링테스트의 원리(原理)

「오링테스트를 실시해 보면 그 반응이나 결과가 너무 신기하기 때문에 어떤 사람은 요술이나 마술을 하는 것이 아니냐고 반문하는 경우가 있다. 그러나 이것은 결코 부정할 수 없는 사실이며 요술이나 마술이 아니라는 것은 경험을 쌓을수록 그 사실이 명백해 질 것이다.」

그러면 오링테스트의 원리(原理)는 무엇인가? 오링테스트를 개발한 오오무라(大村) 박사는 신체의 국소(局所)의 변조(變調)로 인하여 생기는 미묘한 전자장(電磁場)의 변화가 인체의 평상의 기능에 어떠한 영향을 주는 것이라고 설명하였으며 그러나 상세한 해명은 앞으로의 연구에 기대할 수 밖에 없다고 하였다.

1) 오링테스트와 기(氣, 電磁波)의 작용

오링테스트를 실시할 때 환자로 하여금 신체의 이상(異常)이 있는 부위(部位)를 왼손의 손가락으로 가리키게 하고 오른손에 대하여 오링테스트를 해보면 오링(輪)이 힘없이 쉽게 열린다. 다음에는 신체에 아무런 이상(異常)이 없는 부위(部位)를 가리키게 하고 오링테스트를 실시하면 이번에는 오링(輪)이 꼭 닫혀서 열리지 않게 된다.

필자는 이러한 현상에 대하여 체내에 흐르고 있는 기(氣·電磁波)의 작용에 변화가 일어나기 때문이라고 믿고 있다.

기(氣)란 간단히 말하면 형체(形體)가 없고 작용(作用)만 있는 것이라고 하는데 잘 살펴보면 동물이나 식물은 물론 생명이 없는 모든 물질도 기(氣)를 가지고 있으며 이 기(氣)를 항상 외부(外部)로 발산(發散)하고 있다고 생각한다. 사람은 인기(人氣)를 발산하고 동식물(動植物)은 각각 특유한 생기(生氣)를 발산하고 물체(物體)도 그 특유한 기(氣)를 외부로 발산한다고 생각한다.

오링테스트로 인체에 진동이 생기면 파동이 일어난다

현대 물리학(現代物理學)의 초보적인 상식으로 생각해 보면 어떠한 물체(物體)이든 진동(振動)을 일으키면 일종의 파동(波動)이 공간(空間)이나 물체를 통하여 전파된다고 한다.

북을 치면 음파(音波)가 공간(空間)으로 전파되고 전류(電流)가 흐르면 그 주위에는 전자장(電磁場)이 생겨서 전파(電波)가 공간으로 전파된다고 한다. 광파(光波) 적외선(赤外線), 자외선(紫外線), 방사선(放射線) 등도 어떠한 진동에 의하여 생기는 것이라고 해석된다.

좀 더 자세히 생각해 보면 인체나 동식물이나 기타 모든 물체는 모두 분자(分子), 원자(原子)로 구성되어 있다고 한다. 그리고 분자, 원자내에는 원자핵(原子核), 전자(電子), 양자(陽子), 중성자(中性子) 등의 미립자가 있어서 항상 진동현상(振動現像)을 일으키고 있다는 것이 현대물리학의 이론이다.

그러므로 우주에 존재하는 모든 것은 비록 정지(靜止)하여 있는 듯이 보이더라도 그 내부에서는 항상 진동(振動)이나 운동이 계속되고 있는 것이다. 따라서 일종의 파동(波動)이 외부(外部)로 발산(發散)하고 전파된다는 것은 당연한 이치이다.

이 파동(波動)을 기(氣)라고 말하고 싶다. 그리고 각개체(各個體)에서 발산하는 파동(波動)의 파장(波長)은 각각 다르기 때문에 각개체(各個體)는 그 특유한 특성을 가지게 되는 것이다.

사람도 마찬가지로 각 개인마다 특유한 기(氣)를 가지고 있기 때문에 개성이 똑같지 않다는 것을 알 수 있다. 또 양자간(兩者間)의 기(氣)가 서로 조화(調和)를 이룰 때에는 생기(生氣)가 되고 그렇지 않을 때에는 해(害)가 되는데 이것을 살기(殺氣)라고 한다.

예컨대 사람들이 서로 가까이 친숙해지는 것은 각자가 가지고 있는 기(氣)의 리듬이 서로 교류하여 조화를 잘 이루기 때문이고 또 어떤 물건을 보고 갖고 싶은 마음이 생기는 것은 그 사람의 기(氣)의 리듬과 물건이 발산하는 기(氣)의 리듬이 서로 조화(調和)하기 때문 이라고 생각한다. 또 사람이 뱀을 싫어하고, 어린이가 귀신을 무서워 하는 것은 양자간(兩者間)에 살기(殺氣)가 생기기 때문이라고 볼 수 있다.

마치 음악을 연주할 때 여러 가지 악기(樂器)가 화음(和音)이 되기도 하고, 잡음이 되기도 하는 것과 같은 것이라고 할 수 있다.

옛부터 민간(民間)에서는 환자의 병이 치료되려면 "세 사람이 정싱을 들여야 한다.” “연때가 맞아야 한다”라고 하는데, 이 말의 뜻은 현대의학의 지식으로는 설명할 수 없고, 구태여 설명하고자 한다면 기(氣)의 상호작용(相互作用)에 의한 것이라고 말할 수밖에 없다. 최근에는 스트레스니 정신신경증이니 하는 말을 흔히 사용하는데, 이는 환자의 정서(情緒·氣)가 질병에 많은 영향을 끼친다는 것을 납득할 수 있다.

그런데 오링테스트를 실시해 보면 환자로 하여금 신뢰감을 줄 수 있을 뿐만 아니라 약을 투여함에 있어서도 자신과 신념을 가질 수 있다고 생각한다. 이것은 곧 치료에 좋은 효과를 거둘 수 있으리라고 믿는다.

환자와 약(藥)의 관계

환자의 기(氣)와 약물이 발산하는 기(氣)가 조화(調和)를 이루어야 치료효과가 나타나는 것이다.

예컨대 신체가 냉(冷)한 사람은 냉한기(冷氣)를 가지고 있다고 생각되는데 이때 부자(附子)나 건강(乾養), 육계(肉桂) 등의 따뜻한 기(氣)를 가진 약물을 사용하면 인체의 기(氣)와 약물의 기(氣) 서로 조화(調和)되어 병증(病證)이 완화된다.

또 어떤 사람은 차가운 기(氣)를 가진 황련(黃連)이나 황금(黃芩), 황백(黃柏) 등이 몸에 잘 맞는 경우가 있다, 이와 같이 환자의 기(氣)와 약물의 기(氣)가 조화(調和)를 이루어야 병이 치료되는 것이다.

오링테스트에 의하여 검사를 실시할 때 왼손의 손가락으로 신체에 이상(異常)이 있는 부위(部位)를 가리켰을 때와 이상(異常)이 없는 부위를 가리켰을 때의 반응(反應)이 현저하게 차이가 나타나는 이유에 대하여 생각해 보기로 하겠다.

손(手)은 뇌(腦)와 깊은 관계가 있으며 뇌(腦)의 일부분이라고 말하기도 한다. 그러므로 손(手)과 손가락(指)은 뇌(腦)의 명령에 따라 움직이고 뇌중추(腦中樞)의 의사에 따라 여러 가지 작업을 하게 된다. 음악가가 악기를 연주하거나 미술가가 그림을 그리거나 이밖에 모든 일을 뇌중추(腦中樞)의 명령에 따라 손을 움직여서 일을 하게 된다. 이것은 뇌중추(腦中樞)의 기(氣)가 손끝까지 전달되기 때문이라고 생각한다.

그런데 **뇌졸중**(腦卒中)으로 반신불수(半身不隨)를 일으킨 환자는 손을 마음대로 움직이지 못한다. 이것은 뇌중추(腦中樞)의 명령이 손에 까지 전달되지 못하기 때문이다. 또 갓난아기를 보면 손가락의 운동이 자유롭지 못하여 장난감을 가지고 놀 때에도 마음대로 잘 안되는 것을 볼 수 있는데, 이것은 뇌중추(腦中樞)의 발달이 늦기 때문에 뇌(腦)의 기(氣)가 손끝까지 전달이 잘되지 않기 때문이다. 이러한 아기는 성장함에 따라 뇌(腦)의 기능이 발달하면 정상적으로 자유롭게 움직일 수 있는 것은 뇌(腦)의 기(氣)가 손끝까지 잘 전달되기 때문인 것이다.

오링테스트는 엄지손가락과 검지손가락을 맞부쳐서 오링(輪)을 만들고 그 힘의 강도를 검사하는 것인데 이때 손가락의 힘(指力)이 강하면 오링(輪)이 꼭 닫혀서 열리지 않고, 기(氣)가 약하면 쉽게 열리게 된다. 이것은 곧 뇌중추(腦中樞)에서 전달되는 기(氣)의 강도에 의한 것이라고 생각된다.

평소에 건강한 사람은 기(氣)가 강(强)하고도 기(氣)의 흐름이 잘되기 때문에 오링(輪)이 꼭 닫혀서 잘 열리지 않는다. 그런데 건강하게 보이는 사람이라도 만약 신체의 어느 부위에 이상(異常)이 생기면 그 곳에서는 기(氣)의 흐름에 변조(變調)가 일어나게 될 것이다. 이 부위(部位)에 왼손의 손가락을 대고 오른손에서 오링테스트를 실시해 보면 오링(輪)이 힘없이 쉽게 열리는 것을 볼 수 있다.

필자의 생각으로는 신체의 이상(異常)이 있는 부위에서는 기(氣)의 변조(變調)가 일어날 것이고, 이 변조(變調)를 일으킨 기(氣)는 왼손의 손가락과 팔을 통하여 중추(中樞)에 전달될 것이다. 이 기(氣)는 또 중추(中樞)에서 오른 팔을 통하여 손과 손가락에까지 전달될 것이다. 기(氣)의 변조(變調)가 생기면 근육의 힘이 빠진다는 것은 쉽게 이해할 수 있다. 그러므로 오른손으로 만든 오링(輪)이 힘없이 쉽게 열리게 되는 것이라고 해석된다.

예컨대 피부의 어느 부위에 화농증상이 생겼다고 하면 이 부위에 왼손의 손가락을 대고 오른손에 대하여 오링테스트를 해보면 힘없이 쉽게 열린다.

이것은 화농증상(化膿症狀)이 생긴 부위(部位)에서는 기(氣)의 변조(變調)가 일어난 것이다. 이때 화농증상(化膿症狀)을 개선하는 약 예컨대 항생제(抗生劑), 소염제(消炎劑), 배농산(排膿散) 등을 왼손에 쥐게 하고 그 부위를 손가락으로 가리키게 한 다음 똑같은 방법으로 오링테스트를 실시해보면, 이번에는 오링(輪)이 꼭 닫혀서 열리지 않는다는 것을 확인 할 수 있다.

즉 이러한 약들은 국소(局所)에 생긴 기(氣)의 변조(變調)를 개선함으로써 치료효과가 있다는 것을 알 수 있다. 이상은 필자의 소견(所見)을 경험에 의하여 추측한 것에 지나지 않으며 과학적, 객관적으로 그 원리(原理)를 입증(立證)하려면 앞으로 더욱 연구가 필요하다고 생각한다.

5. 오링테스트의 응용범위와 이점(利點)

「오오무라(大村惠昭)박사가 개발한 오링테스트는 전자기(電磁氣)를 응용한 획기적이고 간편한 방법으로서 서양의학이나 동양의학은 물론 일반 생활에 있어서도 널리 응용할 수 있는 가치가 있다.」

오링테스트를 올바르게 실시한다면 환자의 진단은 물론 약물의 적부(適否)와 복약후(服藥後)에 부작용이 나타날 것인지 아닌지를 미리 예측할 수 있다. 또 침치료(鍼治療)에 있어서도 기(氣)의 흐름을 오링테스트로 검사하여 정확한 치료점(治療点)을 검색(檢索)할 수 있다.

현대의학에서는 여러 가지 기계나 기구를 사용하거나 각종의 병리검사(病理檢査) 등을 한 후에 환자의 자각증상(自覺症狀)을 참고로 하여 진단을 내리는 것이 상식으로 되어 있다. 그러나 환자가 자각적으로 호소하는 모든 증상을 찾아낸다는 것은 매우 어려운 일이다.

예컨대 가슴이 답답하다, 명치 밑이 더부룩하다, 속이 메슥메슥하다, 목에 무엇인가 걸려 있는 듯한 느낌이 있다는 등의 증상은 이러한 각종의 검사로서는 찾아내지 못한다.

이러한 경우에 오링테스트를 실시해보면 이상여부(異常與否)를 검증 할 수 있으며 생각지도 못한 이상(異常)도 발견할 수 있다.

오링테스트의 응용범위와 이점(利點)

① 오링테스트는 때와 장소를 가리지 않고 간편하게 실시할 수 있다.

검사자(檢査者)와 피검사자(被檢査者)의 두 사람만으로 할 수 있으며 경우에 따라서는 검사를 돕는 보조자가 있으면 된다.

가정이나 사무실 등 아무 곳에서도 간편하게 실시할 수 있으며 신체에 이상(異常)이 있는 부위(部位)를 즉석에서 찾아낼 수 있고 진단도 할 수 있다.

또 약이나 음식물의 적부(適否)도 즉석에서 판단할 수 있다.

② 복잡한 병리검사(病理檢査)를 하거나 기계, 기구 등을 사용하지 않고 간단히 실시할 수 있기 때문에 경제적인 부담이 전혀 없다.

현대의학에서는 진단(診斷)을 내리기 위하여 여러 가지 임상검사(臨床檢査)를 하거나 기계, 기구 등을 사용하여 검사를 한다. 그리고 이러한 행위는 특정한 장소 즉 병원이나 검사실에서 실시하여야 한다. 또 고가의 검사기계 등을 사용하면 자연히 환자의 부담이 많아진다. 또 검사의 결과를 알기까지는 일정한 시일을 요한다.

그러나 오링테스트는 이러한 번거로운 절차와 경제적인 부담이 전혀 없을 뿐 아니라 즉석에서 거의 정확하게 신체의 어느 부위에 이상(異常)이 있는 가를 판단할 수 있다는 것이다.

③ 자각증상(自覺症狀)이 없더라도 오링테스트로서 의외의 질병이나 이상(異常)을 발견할 수 있다. 예컨대 본인은 신체에 아무런 이상(異常)이 없다고 하기에 오링테스트를 해보니 간(肝)에 이상(異常)이 있다는 것을 발견하였다, 그래서 병원에 가서 검사를 받고 보니 간염 (肝炎)이 있다는 것을 알게 된 예도 있었다.

④ 오링테스트를 사용함으로서 장기(臟器)의 대표점(代表点)을 찾아낼 수 있다. 장기(臟器)의 대표점이란 동양의학의 경혈(經穴)과 같은 의미를 가지고 있는 것이라고 해석된다. 오오무라(大村)박사는 오링테스트를 사용하여 종래에 알려져 있던 경혈(經穴)의 위치와 의미를 확인하는 동시에 그 외에도 새로운 혈(穴) 즉 상기(臟器)의 내표점(代表点)을 발견하고 이것을 치료에 응용할 수 있게 하였다. 따라서 이전보다 더 정확하고 상세한 점이나 구역을 지적하였다. 이것은 내장기(內臟器)의 치료에 도움이 될 뿐 아니라 이것을 사용하여 양약이나 한약, 침치료(鍼治療) 및 기타 치료법의 효과를 판정할 수 있는 경우가 많으므로 치료의 지침(指針)이 되기도 한다.

⑤ 오링테스트에 의하여 적합한 약과 그 용량(用量)을 정할 수 있다. 사람은 각 개인의 체질에 따라 잘 맞는 약이 있는가 하면 잘 맞지 않는 약이 있다. 예컨대 부자(附子)나 건강(乾薑), 육계(肉桂) 등의 뜨거운 약이 잘 맞는 사람이 있고, 황련(黃連)이나 황백(黃柏), 황금(黃芩) 등 차가운 약이 잘 맞는 사람이 있다. 또 녹용(鹿茸)이 잘 맞는데 인삼(人蔘)은 잘 맞지 않는 사람이 있다. 이것을 복용하기 전에 미리 판단하

려면 오링테스트를 해보면 즉시 알 수 있다.

즉 피검사자(被檢査者)의 왼손에 약을 얹어놓고 오른손에 대하여 오링테스트를 실시하는 것이다. 오링(輪)이 쉽게 열리면 안 맞는 약이고 꼭 닫혀서 열리지 않으면 잘 맞는 것으로 판단한다. 또 어떤 사람이 자신은 인삼이 체질에 잘 맞는다고 하기에 인삼을 30g가량 취하여 오링테스트를 해보았더니 오링(輪)이 쉽게 열리게 되었다. 그래서 인삼의 양을 차츰 줄여 가면서 오링테스트를 실시하였더니 6g가량이 꼭 맞는 용량이라는 것이 판명되었다. 이와 같이 약물의 사용량도 오링테스트로서 정할 수 있다.

⑥ 오링테스트는 처방의 가감법에도 응용할 수 있다.

어떤 사람이 병원에서 처방해준 약을 복용하니 병은 낫지 않고 기운이 없고 졸음이 오고 속이 메슥메슥하다고 하기에 이 약을 가지고 오링테스트를 실시해 보았더니 역시 좋지 않았다. 그래서 이 약을 하나씩 손에 쥐게 하고 오링테스트를 해보았더니 그 중 한 가지 약물이 좋지 않다는 것을 발견하였다. 이 약이 무슨 약인지는 알 수 없으나 이것을 제거하고 복용하였더니 불쾌한 증상이 없다고 한다.

즉 약물의 알레르기나 부작용을 예방하기 위하여 오링테스트를 실시하는 것은 매우 바람직하다고 생각한다. 또 한방의 처방을 운용함에 있어서도 증상의 변화에 따라 몇 가지 약물을 가감(加減)하여 사용하는 경우가 있다. 이때에도 오링테스트로 그 적부(適否)를 판별할 수 있다.

⑦ 음식물이나 술, 담배 등의 적부(適否)도 오링테스트로서 판단할 수 있다. 어떤 사람은 밀가루로 만든 음식물을 먹으면 배가 더부룩하고 소화가 잘 되지 않는다고 하기에 빵 한 조각을 왼손에 얹어놓고 오링 테스트를 실시하여 오링(輪)이 쉽게 열려 이 사람에게는 빵이 잘 맞지 않는다는 것을 알 수 있었다.

또 어떤 사람은 술을 좋아한다고 하기에 작은 술잔에 소주를 채우고, 왼손의 손바닥을 컵 위에 얹게 하여 오링테스트를 해보았더니 오링(輪)이 쉽게 열리지 않았다. 다음에는 소주 한 병을 왼손에 쥐게 하고 똑같은 방법으로 검사를 하였더니 이번에는 오링(輪)이 쉽게 열리게 되었다. 이것으로 그 사람의 주량(酒量)이 얼마나 되는지를 알 수 있었다. 이밖에 음료수나 담배 등도 그 종류에 따라 오링테스트로 적부(適否)를 감별할 수 있다.

6. 오링테스트의 검사점(檢査点)

「오링테스트는 그 기법이 극히 간편하고 경제적인 부담이 전혀 없으므로 누구나 익혀서 편리하게 응용할 수 있다.」

또 일반 의가(醫家)들도 환자의 진단이나 치료에 널리 활용할 수 있다. 특히 신체의 어느 부위(部位)에 이상(異常)이 있을 때 이것을 검색(檢索)하고 확인하는데 많은 도움이 된다.

예컨대 머리가 아프다, 어깨가 결리고 아프다, 무릎이 아프다, 여드름이나 뾰루지가 나 있거나, 눈이 아프거나 할 때 오링테스트로 그 부위의 이상여부(異常與否)를 확인할 수 있다.

그러나 이것은 신체의 표면에서만 그 이상(異常)의 유무(有無)를 발견하고 확인하는데 지나지 않으며 내부기관(內部器官)의 이상(異常)을 알아내기에는 미흡(未洽)한 점이 많다.

그러면 신체내부의 기관(器官)인 오장육부(五臟六腑)의 이상여부는 어떠한 방법으로 검색(檢索)할 것인가?

오링테스트는 기(氣)의 흐름과 강도에 대하여 검사를 하는 것이므로 기(氣)의 유행로(流行路)에 대하여 주목하게 된다. 동양의학에서는 기(氣)의 유행로를 경락이라고 하며 체내의 기(氣)는 이 경락(經絡)에 따라 순환하고 있는 것이다.

그러므로 **오장육부**(五臟六腑)의 **기**(氣)는 이 경락(經絡)에 따라 신체의 표면에까지 흐르고 있으며, 신체표면의 일정한 부위에서 그 반응이 현저하게 나타나는데 이것을 경혈(經穴)이라고 한다.

따라서 오장육부(五臟六腑)에 이상(異常)이 있는가 없는가를 알아보기 위해서는 이 경혈(經穴)에 대하여 오링테스트를 실시해 보면 알 수 있을 것이다.

경험에 의하면 각 장부(臟腑)의 이상여부(異常與否)는 각 경락(經絡)의 모혈(募穴)에 대하여 오링테스트를 실시해보면 분명히 알 수 있다.

모혈(募穴)은 신체의 선면(前面)인 흉부(胸部)와 복부(腹部)에 있는 혈(穴)로서 음기(陰氣)가 모이는 곳이라 한다.

이에 대하여 신체의 배면(背面)에는 유혈(兪穴)이라는 것이 있는데 이것은 양기(陽氣)가 모이는 곳이다.

그러므로 모혈(募穴)은 음(陰)에 해당하고, 유혈(兪穴)은 양(陽)에 해당한다. 즉 모혈(募穴)과 유혈(兪穴)은 **음양표리**(陰陽表裏)의 상대적인 위치에 있는 것이다.

경락(經絡)을 순환하는 기(氣)는 양(陽)에서 음(陰)으로 가기도 하고, 또는 음(陰)에서 양(陽)으로 가기도 하며 서로 밀접한 관계가 있다. 즉 음병(陰病)은 내부에서 발생하여 외부로 가고 양병(陽病)은 외부에서 발생하여 내부로 간다는 것이다.

이와 같이 **음양**(陰陽)의 **기**(氣)는 경락(經絡)을 통하여 서로 교류하고 장부의 기(氣)도 표리(表裏), 복배(腹背)사이에 교통하면서 대응하는 것이 경락설(經絡說)의 이론(理論)이다. 그러므로 오장육부의 이상(異常)이나 병변(病變)은 이 모혈(募穴)을 검사점으로 정하고 오링테스트에 의하여 그 이상유무(異常有無)를 판단하고자 하는 것이 본항의 목적이다.

각 장부(臟腑)의 모혈(募穴)은 다음과 같다.

장(臟)	간(肝)	심(心)	비(脾)	폐(肺)	신(腎)
모혈(募穴)	기문(期門)	거궐(巨闕)	장문(章門)	중부(中府)	경문(京門)

부(腑)	담(膽)	소장(小腸)	위(胃)	대장(大腸)	방광(膀胱)
모혈(募穴)	일월(日月)	관원(關元)	중완(中脘)	천추(天樞)	중극(中極)

이 밖에 장(臟)에 속하는 심포경(心包經)과 부(腑)에 속하는 삼초경(三焦經)이 있는데 이것은 일정한 기관이 없으며 아마도 일종의 기능계(機能系)를 지칭하는 것으로 해석된다. 심포경(心包經)의 모혈(募穴)은 전중(膻中)이고 삼초경(三焦經)의 모혈(募穴)은 석문(石門)이다.

「이제 각 장부(臟腑)의 모혈(募穴)에 대하여 오링테스트를 실시하여 이상(異常)이 있다고 판단이 되었을 때 어떠한 증상이 나타나고 또 어떠한 병이 생길 수 있는가에 대하여 살펴보기로 하겠다.」

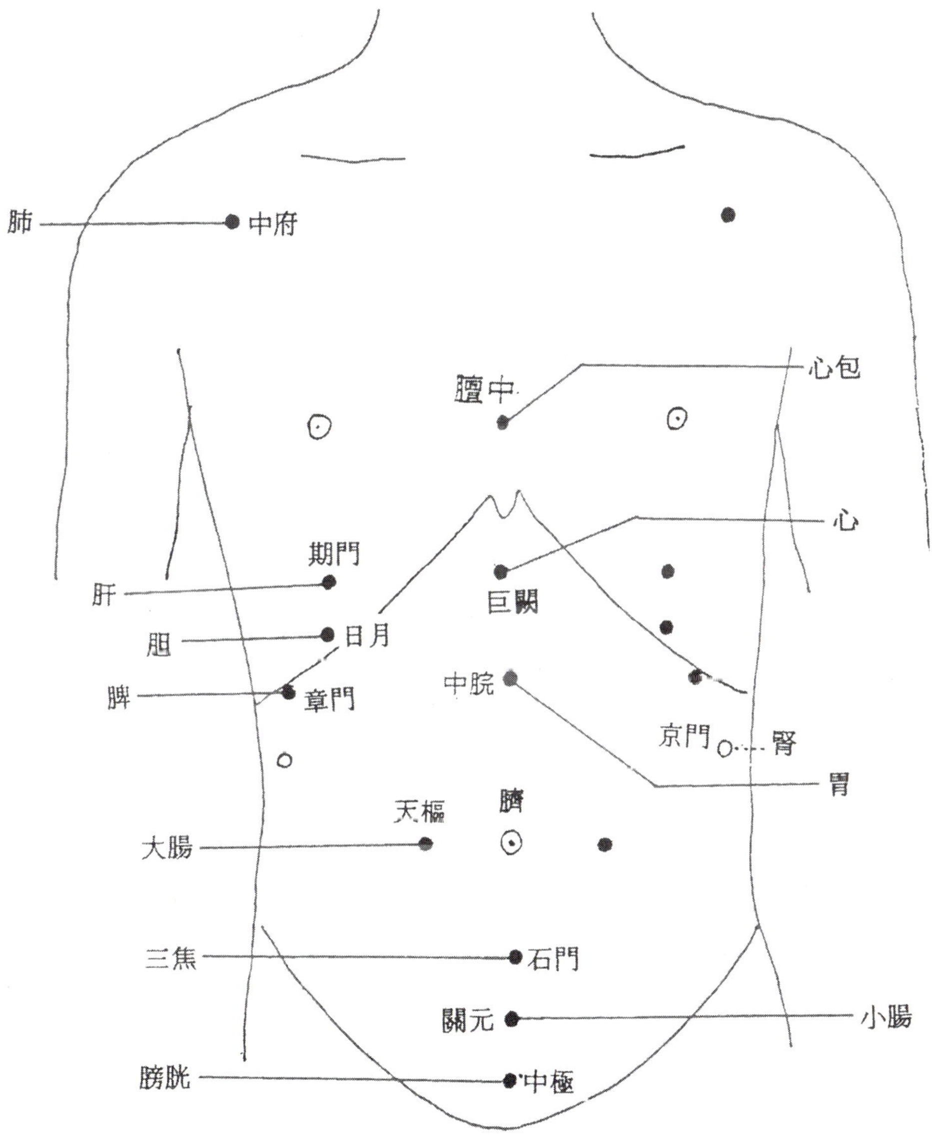

▶ 장부(臟腑)의 검사점(檢査点)

1) 기문(期門)

간(肝)의 모혈(募穴)은 기문(期門)이다.

그 위치는 배꼽(臍)에서 위로 6촌(寸)이 되는 곳에 거궐(巨闕)이라는 혈(穴)이 있는데 그 좌우 양쪽으로 3.5촌(寸) 떨어진 곳에 있으며, 제6늑골(肋骨)과 제7늑골(肋骨)의 사이에 해당한다. 다시 말하면 좌우의 제7늑골(肋骨)의 하연(下緣)이 접(接)하는 정점(頂点)에서 흉골체(胸骨體)의 하단(下端)을 구하고 이 흉골체(胸骨體)의 하단(下端)과 배꼽 사이의 거리를 4등분하여 상부에서 1/4의 높이에서 거궐혈(巨闕穴)을 구한다. 이 거궐혈(巨闕穴)은 검상돌기(劒狀突起)의 아래에 있다.

다음에 유두(乳頭)의 내측(內側) Icm되는 곳에서 수직으로 그은 선과 거궐(巨闕)에서 수평으로 그은 선이 교차하는 점이 기문혈(期門穴) 이다.

오링테스트에 의하여 기문혈(期門穴)에서 이상이 있다는 것이 인정되었을 경우에는 흉협부(胸脇部)의 팽만감이나 충색감(充塞感), 흉중(胸中)의 번열감(煩熱感), 심통(心痛), 오심(惡心), 구토, 식욕부진, 소화불량, 불안초조감, 이노(易怒), 구고(口苦), 인건(咽乾), 피로감 등의 증상이 있을 것이라고 예측된다.

이러한 증상은 주로 간장(肝臟)이나 흉부(胸部) 또는 상복부에 이상이 있을 때 나타나는 경우가 많다.

그러므로 간염(肝炎), 간종대(肝腫大), 간경화증(肝硬化症), 지방간(脂防肝), 간암(肝癌) 등을 비롯하여 흉막염(胸膜炎), 늑간신경통(肋間神經痛), 위신경증(胃神經症), 자율신경증(自律神經症) 등은 기문혈(期門穴) 에서 오링테스트에 의하여 확인할 수 있다.

그런데 현대의학적으로 간(肝)에는 아무런 이상(異常)이 없다고 진단을 받은 사람이라도 오링테스트를 실시해보면 이상(異常)이 있다는 반응이 나타나는 경우가 있다. 이러한 경우는 간(肝)의 기(氣)에 변조(變調)가 생긴 상태라고 볼 수 있으며 간질환(肝疾患)이 생기기 전 단계에 있다고 해석된다.

예컨대 평소에는 기문(期門)에 대한 오링테스트의 반응이 정상이었는데 음주를 많이 하고난 다음날에는 오링테스트의 반응이 좋지 않게 나타나는 경우가 있다. 이러한 사람은 수일간 금주하면 반응이 정상으로 회복된다는 것을 흔히 경험한다.

2) 거궐(巨闕)

심(心)의 모혈(募穴)은 거궐(巨闕)이다.

심장(心臟)을 일명 거리(巨里)라고 하고 왕궁(王宮)을 대궐(大闕)이라고도 한다.

그러므로 거궐(巨闕)은 심장(心臟)이 있는 존귀한 곳으로서 심장이나 정신신경의 상태를 살피고 순환기(循環器)의 질환을 판단하는데 중요한 혈(穴) 이다.

거궐혈(巨闕穴)은 신체전면의 정중선상에 있으며 명치의 아래에 있는 구미혈(鳩尾穴)에서 아래쪽으로 1촌(寸) 또는 제상(臍上)에서 6촌(寸)이 되는 위치에 있다. 달리 말하면 좌우의 제7늑골(肋骨)이 부착한 삼각형 모양의 음폭 들어간 곳에서 흉골체(胸骨體)의 하단(下端)과 배꼽 사이의 거리를 4등분하여 상부에서 1/4의 거리에 위치한 점이다. 즉 명치의 아래에 있다.

오링테스트에 의하여 거궐혈(巨闕穴)에서 이상(異常)이 있다는 것이 인정되면 주로 심장과 정신신경 및 상복부 흉부에 어떠한 이상(異常)이 있다고 판단한다.

한방에서는 이 부위가 단단하고 답답하게 느껴지는 것을 심하비경(心下痞硬)이라고 하는데 이것은 심장이나 위(胃)에 대하여 어떠한 부담이 생긴 것으로 볼 수 있다.

거궐혈(巨闕穴)에 대하여 오링테스트를 실시하여 이상(異常)이 있을 때 나타나는 증상으로는 심통(心痛), 심계항진(心悸亢進), 동계(動悸), 부정맥(不整脈), 상기감(上氣感), 경계(驚悸), 해역(咳逆), 위통(胃痛), 구토, 탄산(呑酸), 간(癎), 전광(癲狂), 건망(健忘) 등을 들 수 있다.

이상과 같은 증상은 주로 심장병, 심장판막증, 협심증, 신경성 심계항진증, 호흡기질환, 위산과다증, 위경련, 식도협착증, 만성위염, 신경성소화불량, 횡격막경련(橫膈膜痙攣), 전간(癲癎), 정신병 등에서 흔히 볼 수 있다.

3) 중부(中府)

폐경(肺經)의 모혈(募穴)은 중부(中府)이다.

그 위치는 쇄골(鎖骨)의 외단(外端)의 아래쪽에서 움폭 들어간 곳이 운문혈(雲門穴)인데 중부(中府)는 그 아래쪽 약 2cm 되는 곳에 있다.

오링테스트에 의하여 중부혈(中府穴)에서 이상한 반응이 인정되었을 때는 흉부(胸部)와 폐(肺), 기관지(氣管支) 등 주로 호흡기계(呼吸器系) 에 이상(異常)이 있다는 것을 알 수 있다.

즉 기관지염, 폐염, 폐첨(肺尖)카타르, 천식, 폐결핵, 폐농양(肺膿瘍) 등의 질환을 예측할 수 있다. 그 증상으로는 해수, 호흡곤란, 객혈(喀血), 한출(汗出), 흉통(胸痛) 등을 들 수 있으며, 또 상지의 신경통, 견갑관절염(肩胛關節炎), 갑상선비대증(甲狀腺肥大症) 등도 이 혈(穴)에서 반응이 나타나는 경우가 있다.

4) 장문(章門)

비경(脾經)의 모혈(募穴)은 장문(章門)이다.

장문혈(章門穴)은 제11늑연골(肋軟骨)의 전단(前端)의 아래쪽에 있다. 즉 늑골궁(肋骨弓)을 아래 로 더듬어 내려가면 그 가장 아랫쪽에 제11늑골(肋骨)의 끝이 만져지는데 장문혈(章門穴)은 그 아래에 위치하고 있다.

장문혈(章門穴)은 이곳에서 위(胃)를 사이에 두고 기(氣)가 간담(肝膽)으로 순환하고 있다고 한다. 그러므로 간담(肝膽)과 비위(脾胃)는 서로 밀접한 관계가 있다.

현대의학의 일반적 상식으로는 비(脾)는 비장(脾臟)을 지칭(指稱)하는 것이 아니냐고 생각되기도 하는데 한방적으로는 그 기능으로 보아 췌장(膵臟)이나 소화액(消化液) 등을 포괄하여 말하는 것으로 해석된다.

중의학입문(中醫學入門)에서는 비(脾)의 기능에 대하여 『비(脾)는 운화(運化)를 주관한다. 운화(運化)란 전화(轉化)와 운수(運輸)를 의미한다. 전화(轉化)란 여러 가지 소화요소에 의하여 음식물을 소화하고 소화 된 영양물질이나 수분을 소화관의 벽에서 혈중(血中)이나 임파관중(淋巴管中)으로 흡수하여 기, 혈, 진액, 정(氣, 血, 津液, 精)의 생성원(生成源)으로 하는 것이다.

운수(運輸)란 흡수한 영양물이나 수분을 문맥계(門脈系) 임파계(淋巴系)를 통하여 전신에 수송하는 것이다. 비(脾)는 생명활동을 유지하기 위하여 필요한 영양물질을 생산하고 공급하는 것인데 "후천(後天)의 본(本)"이라고도 한다』

이것으로 보아 비(脾)는 소화흡수에 의하여 에너지의 원동력을 생산하는 작용이 있다는 것을 알 수 있다.

오링테스트에 의하여 장문혈(章門穴)에 이상이 있다는 것이 인정되면 흉협통(胸脇痛), 복통, 복창(腹脹), 복수(腹水), 장명(腸鳴), 구토, 하리, 황달, 소화불량, 식사결핍(食思缺乏), 체중감소, 사지의 권태무력감, 피로감 등의 증상이 있으리라고 예상된다.

간비종대(肝脾腫大), 간염, 간경화증, 췌장염, 위장병, 복막염, 당뇨병, 늑간신경통 등에서 이러한 증상이 나타나는 경우가 많다.

비(脾)와 위(胃)는 다 같이 소화기능을 담당하고 있는데 이들은 서로 어떠한 관계가 있을까? 이에 대하여 중의학입문(中醫學入門)에서는 다음과 같이 해설하고 있다.

『위(胃)는 수납(受納)과 부숙(腐熟)을 주관하고 비(脾)는 운화(運化)를 주관한다. 위(胃)는 강탁(降濁)을 주관하고 비(脾)는 승청(升淸)을 주관한다. 위(胃)는 윤(潤)함을 좋아하고 조(燥)함을 싫어하며, 비(脾)는 조(燥)함을 좋아하고 습(濕)함을 싫어한다. 위(胃)가 초보적으로 소화한 음식물은 유문(幽門)을 거쳐서 하부의 소화관으로 보내어 비(脾)의 운화(運化)에 의하여 충분히 소화된 영양물은 문맥계(門脈系)를 통하여 상방으로 수송된다.

유문(幽門)을 통과하여 하방으로 음식물을 수송하는 기능을 "위 (胃)의 강탁(降濁)"이라 하고, 흡수한 영양물을 상방으로 수송하여 영양작용에 의하여 사유활동을 주진하거나 횡문근(橫紋筋), 평활근(平滑筋)의 긴장을 유지하는 것을 "비(脾)의 승청(升淸)"이라고 한다.

병리적으로는 비(脾)의 기능이 저하하면 진액(津液)의 운수(運輸)가 정체하여 습(濕)이나 담(痰)이 생기기 쉬우므로 "조(燥)함을 좋아하고 습(濕)을 싫어 한다." 라고 하였고 위(胃)는 열사(熱邪)의 침입을 받기 쉽고 음액(陰液)이 소모하는 경우가 많으므로 "윤(潤)함을 좋아하고 조(燥)함을 싫어한다"라고 하였다. 이상과 같이 비(脾)와 위(胃)는 서로 밀접한 관계가 있으며 표리(表裏)가 된다. 실제로는 위(胃)의 기능은 비(脾)의 운화작용(運化作用)에 포함되지만 생리적 기능이나 병리적현상이 다르기 때문에 구별된다.』

5) 경문(京門)

신경(腎經)의 모혈(募穴)은 경문(京門)이다.

경문혈(京門穴)은 제12늑골(肋骨)의 전단(前端)의 아래에 있다. 이 혈(穴)을 찾는 법은 허리의 외측(外側)에 손을 대고 아래에서 더듬어 올라가면 제12늑골(肋骨)이 따로 떨어져서 만져지는 것이 있는데 그 전단부(前端部)에서 약간 오목하게 들어간 곳을 구하면 이곳이 경문혈(京門穴)이다.

오링테스트에 의하여 경문혈(京門穴)에서 이상(異常)이 있다는 것이 인정되면 비뇨기계(泌尿器系) 특히 신장(腎臟)에 병변(病變)이 있다고 예측된다.

그 증후로는 소변불리, 부종, 요통, 협통, 하지의 중감(重感), 피로감 등을 들 수 있으며 신장염, 신우염, 신장결석, 방광염 등에서 이러한 증상을 볼 수 있다.

이밖에 담석증, 복막염, 늑간신경통, 위경련, 만성위장병, 늑막염, 남녀의 성기질환 등도 경문혈(京門穴)에 대한 오링테스트로서 예측할 수 있다.

6) 전중(膻中)

심포경(心包經)의 모혈(募穴)은 전중(膻中)이다.

전중혈(膻中穴)은 흉골상(胸骨上)에서 양쪽의 유두(乳頭)를 연결하는 선의 중간점에 있다. 심장(心臟)의 중심이라 하여 심장을 지키고 조정하는 작용이 있다는 뜻이다. 심장(心臟)을 자동차의 엔진에 비유한다면 전중(膻中)은 엔진을 조율하는 전지와 같은 것이라고 할 수 있다.

심포(心包)는 어떤 기관을 지칭하는 것인지 분명하지 않으나 아마도 심낭(心囊)이나 관상동맥(冠狀動脈), 신경총(神經叢) 등을 가리켜 말하는 것 같다. 일반에서는 "심뽀"라는 말을 흔히 하는데 그 발음이 심포(心包)와 비슷한 것을 보면 다분히 정신신경이나 자율신경과 어떠한 연관이 있는 것으로 생각되기도 한다.

오링테스트에 의하여 전중혈(膻中穴)에서 이상이 있다는 것이 인정되면 심장이나 정신신경 및 흉부(胸部) 호흡기계(呼吸器系)에 이상이 있다는 것을 예측할 수 있다.

즉 흉번(胸煩), 흉색감(胸塞感), 심계항진(心悸亢進), 불안, 초조, 신경과민, 상역감(上逆感), 불면, 이경(易驚), 이노(易怒), 오심(惡心) 등의 증상은 정신신경이나 자율신경의 실조(失調)로 인한 것이고 흉통, 해수, 천식, 유방통(乳房痛), 유즙분비(乳汁分泌)의 부족 등은 호흡기나 흉부에 이상(異常)이 있을 때 나타난다.

이러한 증상은 심장병, 심장신경증, 스트레스, 협심증, 기울병(氣鬱病), 히스테리, 늑간신경통, 갑상선비대증, 기관지염, 기관지천식, 유선염(乳腺炎), 유즙분비부전 등에서 흔히 볼 수 있다.

거궐혈(巨闕穴)과 전중혈(膻中穴)은 주로 심장의 기능과 관련이 있다고 생각되는데 경우에 따라서는 오링테스트의 반응이 전중(膻中)에서는 이상(異常)이 있는 것으로 인정되었으나 거궐혈(巨闕穴)에서는 정상(正常)인 경우가 많다. 이것은 심장자체에는 기질적인 병변이 없고 고차신경(高次神經)이나 자율신경(自律神經)에 이상(異常)이 있는 것으로 해석된다.

이상 오장(五臟: 肝, 心, 脾, 肺, 腎)의 모혈(募穴)에 대하여 설명하였다. 다음에 육부(六腑: 膽, 胃, 大腸, 小腸, 膀胱, 三焦)의 모혈(募穴)에 대하여 살펴보기로 하겠다.

7) 일월(日月)

담경(膽經)의 모혈(募穴)은 일월(日月)이다.

기문혈(期門穴)의 바로 아래 늑골(肋骨) 하나를 격(隔)하여 위치하고 있으며, 제7늑간(肋間)에 해당하는 점이다. 또는 배꼽에서 수평으로 그은 선과 기문(期門)에서 수직으로 그은 선이 교차하는 점은 대횡혈(大橫穴)인데 일월혈(日月穴)은 기문혈(期門穴)과 대횡혈(大橫穴)의 사이의 간격을 4등분 하였을 때 위에서 1/4의 거리에 있는 점이다.

간(肝)과 **담**(膽)은 서로 밀접한 관계가 있으며 한방적으로는 음양표리(陰陽表裏)의 관계가 있다고 한다. 그리고 담(膽)의 기능은 모두 간(肝)에 포함되어 있으며 간(肝)의 일부라고 생각해도 좋다.

오링테스트에 의하여 일월혈(日月穴)에서 이상(異常)이 있다는 것이 인정되면 주로 간담(肝膽)과 흉협부(胸脇部)에 이상이 있다는 것을 알 수 있다.

즉 상복부의 팽만감, 상복통, 협늑통(脇肋痛), 위통(胃痛), 탄산(呑酸), 구토, 애역(呃疫), 황달(黃疸) 등의 증상을 예측할 수 있다.

담낭염(膽囊炎), 급만성간염, 담도염(膽道炎), 담석증, 늑간신경통, 소화기의 궤양, 횡격막의 경련 등에서 이상과 같은 증상을 볼 수 있다. 또 자율신경실조증(自律神經失調症), 언어불명(言語不明), 사지불수(四肢不收) 등도 담(膽)에 이상이 있을 때 생기는 경우가 있다.

8) 중완(中院)

위경(胃經)의 모혈(募穴)은 중완(中院)이다.

그 위치는 복부의 백선상 (白線上)에서 제상(臍上)의 4촌(寸)이 되는 부위이다. 또 좌우의 제7늑연골(肋軟骨)이 부착한 삼각형 모양의 정점(頂點)의 오목하게 들어간 곳에서 흉골체(胸骨體)의 하단(下端)을 구하고 그곳을 손가락으로 누르면 검상돌기가 만져진다. 이점(点)과 배꼽을 연결하는 선상(線上)의 중간이 되는 점이 중완(中院)이다.

오링테스트에 의하여 중완(中院)에서 이상이 있다는 것이 인정 되면 주로 위(胃)에 어떠한 병변이 있다고 판단한다. 그 증상으로는 위통(胃痛), 오심(惡心), 구토, 소화불량, 식욕부진, 복부의 팽만감, 위내정수(胃內停水), 탄산(呑酸), 속쓰림, 하리 또는 변비, 황달 등을 들 수 있다.

오링테스트로서 중완(中院)에서 이상이 있을 때 예상되는 질환은 급만성위염, 위궤양, 위산과다증, 위경련, 곽란(霍亂), 위하수증, 위아토니, 위확장증, 장폐색증(腸閉塞症), 임신오조(姙娠惡阻) 등이 있다.

9) 천추(天樞)

천추(天樞)는 대장경(大腸經)의 모혈(募穴)이다.

배꼽을 중심으로 하여 양쪽으로 2촌(寸: 약2cm)의 거리에 복직근(腹直筋)의 중앙에 있다.

오링테스트에 의하여 천추혈(天樞穴)에서 이상(異常)이 있다는 것이 인정되면 위(胃), 소장(小腸), 대장(大腸), 간장(肝臟), 담낭(膽囊), 췌장(膵臟) 등 주로 소화기계(消火器系)에 병변(病變)이 있다는 것을 알 수 있다. 또 신장(腎臟), 방광(膀胱), 자궁, 난소(卵巢), 고환(睾丸) 등 비뇨생식기계(泌尿生殖器系)에 이상(異常)이 있을 때에도 천추혈(天樞穴)에서 반응이 나타난다. 그러므로 급만성위염, 급만성장염, 이질(痢疾), 복막염, 회충증, 변비증, 장결핵, 췌장염(膵臟炎), 충수염(蟲垂炎), 치질, 탈항증(脫肛症) 등의 소화기계(消火器系)의 질환이나 자궁내막염, 적백대하(赤白帶下), 월경불순, 불임증, 요통증 등의 생식기계(生殖器系)의 질병 등은 천추혈(天樞穴)에서 오링테스트에 의하여 검색 할 수 있다. 그 증상으로는 복통, 하리(下痢), 복만감(腹滿感), 복명(腹鳴), 변비 등을 들 수 있다. 경험에 의하면 우측(右側)의 천추혈(天樞穴)은 상행결장과 연관이 있고, 좌측의 천추혈(天樞穴)은 하행결장과 연관이 있는 것으로 해석된다.

10) 관원(關元)

소장경(小腸經)의 모혈(募穴)은 관원(關元)이다.

관원혈(關元穴)은 복부의 정중선(正中線)의 배꼽에서 아래로 3촌(付)이 되는 곳에 있다. 즉 하복부의 정중선(正中線)을 아래로 더듬어 내려가면 치골(恥骨)의 상단에 닿는데 이곳은 곡골(曲骨)이라는 혈(穴)이다.

관원혈(關元穴)은 배꼽과 곡골(曲骨)사이의 거리를 5등분 하였을 때 곡골(曲骨)의 위쪽으로 2/5의 거리에 있는 점이다.

관원(關元)이란 양기(陽氣)의 근원(根元)이란 뜻이며 원기(元氣)에 관여하는 중요한 혈(穴)이라고 한다,

"경혈학총서(經穴學叢書)에는 이에 대하여 『**관원(關元)은 별명을 단전(丹田)이라고 한다. 단전은 정신을 장(臟)하는 곳이며, 일반적으로 뇌(腦)를 상단전(上丹田)이라 하고 관원(關元)을 하단전(下丹田)이라고 한다. 그리고 심장은 중단전(中丹田)이라고 칭한다. 단(丹)은 적색을 말하며 적(赤)은 심(心)에 속한다. 심(心)의 신기(神氣)가 하강하여 관원(關元) 즉 단전(丹田)에 들어가는 것이다. 이 부위에 중심이 집중 될 때 심신(心神)이 다같이 안정된다. 따라서 선천(先天)의 원기(原氣)가 이 관원혈(關元穴)의 깊숙한 곳에 머문다고 한다. 선천(先天)의 원기(原氣)란 선천적인 생명력을 말하며, 관원(關元)에 손을 얹어 동계(動悸)를 느낄 때 박동이 강하지도 약하지도 않고 평정된 것이 좋다.**』라고 하였다.

관원혈(關元穴)은 소장경(小腸經)의 모혈(募穴)이지만 하복부의 임맥상(任脈上)에 있기 때문에 대소장(大小腸)은 물론 남녀의 생식기(生殖器) 및 비뇨기(泌尿器)의 질환과도 밀접한 관계가 있다고 한다. 그러므로 **오링테스트**에 의하여 복통, 하리, 하복부의 팽만감, 장카다르, 이질, 복막염 등의 질환을 검색할 수 있으며 월경부조, 월경통, 오로부지(惡露不止), 대하증, 불임증, 자궁근종, 자궁내막염, 자궁탈수, 자궁출혈 등의 부인과 질환도 예측할 수 있다.

비뇨생식기의 이상(異常)으로서 유뇨(遺尿), 빈뇨(頻尿), 유정(遺精), 양위(陽萎), 신염(腎炎), 뇨로감염증 등도 관원혈(關元穴)에서 오링테스트에 의하여 검색할 수 있다.

11) 중극(中極)

방광경(膀胱經)의 모혈(募穴)은 중극(中極)이다.

그 위치는 복부의 정중선(正中線)의 백선상(白線上)에 있으며 배꼽에서 아래로 4촌(寸)이 되는 곳이다. 즉 하복부의 정중선(正中線)에 따라 아래로 더듬어 내려가면 치골(恥骨)의 상단(上端)이 만져지는데 이곳이 곡골혈(曲骨穴)이다. 중극혈(中極穴)은 이 곡골(曲骨)과 배꼽과의 사이를 5등분 할 때 곡골(曲骨)에서 위로 1/5의 거리에 위치하고 있다.

오링테스트에 의하여 중극혈(中極穴)에서 이상반응(異常反應)이 인정 되면 방광(膀胱)이나 요로계(尿路系), 생식기계(生殖器系)에 이상(異常)이 있다는 것을 예측할 수 있다.

즉 신염(腎炎), 방광염, 요로감염(尿路感染), 요로결석(尿路結石), 방광 결석, 빈뇨(頻尿), 뇨폐(尿閉), 유뇨(遺尿), 월경불순, 대하, 불임증, 여성성기의 염증, 월경통, 무월경, 혈붕(血崩), 음부소양증(陰部瘙痒症), 유정(遺精), 음위(陰萎) 등의 증상이나 질환이 있다고 예상된다.

12) 석문(石門)

삼초경(三焦經)의 모혈(募穴)은 석문(石門)이다.

하복부의 배꼽아래 2촌(寸)이 되는 곳에 있다. 하복부의 정중선상(正中線上)을 아래로 더듬어 내려가면 치골결합(恥骨結合)의 상단에 닿는데 이곳은 곡골(曲骨)이라는 혈(穴)이다.

석문혈(石門穴)은 배꼽과 곡골(曲骨)의 사이를 5등분할 때 배꼽에서 아래로 2/5의 거리에 있다. 즉 관원혈(關元穴)의 바로 위에 있다.

『**삼초**(三焦)란 상초(上焦), 중초(中焦), 하초(下焦)를 가리켜 말하는 것인데 현대의학적으로는 특정한 기관이 없으며 아마도 일종의 기능계(機能系)에 속하는 것으로 해석된다. 이에 대하여 "침구기초학(鍼灸基礎學)"에서는 다음과 같이 설명하고 있다.

삼초(三焦)란 상초(上焦), 중초(中焦), 하초(下焦)를 이른다. 이 삼초(三焦)는 후천(後天)의 원기(原氣)를 체내에 받아들여 분배하는 역할을 한다, 초(焦)는 열(熱)이다. 이 열(熱)이 체온의 근원이 되고 원기(原氣)는 이로부터 나온다. 삼초(三焦)에는 종기(宗氣), 영기(營氣), 위기(衛氣) 의 삼기(三氣)가 있다.

천지간(天地間)의 정기(精氣: 酸素)는 심폐(心肺)를 통하여 체내에 받아들인다. 이를 종기(宗氣)라고 한다. 이것은 상초(上焦)의 역할이다.

천지간의 정기(精氣: 蛋白質, 含水炭素)는 간(肝), 비(脾), 위(胃), 췌장(膵臟), 십이지장 등을 통하여 체내에 받아들인다. 이를 영기(營氣) 라고 한다. 이것은 중초(中焦)의 역할이다.

천지간(天地間)의 정기(精氣: 脂肪)는 소장(小腸)의 유미관(乳糜管)을 통하여 체내에 받아들인다. 이를 위기(衛氣)라고 한다. 이것은 하초(下焦)의 역할이다.

종(宗), 영(營), 위(衛)의 삼기(三氣)는 생명의 근원이요 십이경(十二 經)의 근원이다. 천지간의 정기(精氣: 에너지)는 삼초(三焦)를 통하여 인체 내에 받아들여 인체의 정기(精氣: 에너지)가 된다. 열(熱)의 조정(調整)은 삼초(三焦)가 종본(宗本)이다. 삼초(三焦)의 조부조(調不調)는 직접 인체의 건강을 좌우한다. 삼초(三焦)의 조정(調整)이 치료의 근본원칙이다』라고 하였다.

이상은 **삼초**(三焦)의 원리(原理)를 설명한 것인데, 실제 임상에 있어서는 삼초의 모혈(募穴)인 석문혈(石門穴)은 주로 하복부의 신(腎), 방광 및 남녀의 생식기와 깊은 관계가 있다고 해석된다.

그러므로 **오링테스트**에 의하여 석문혈(石門穴)에서 이상반응(異常反應)이 인정되면 음위(陰萎), 성욕감퇴, 당뇨병, 냉증(冷症), 하복통, 전립선염(前立腺炎), 붕루(崩漏) 무월경, 유선염(乳腺炎), 부종, 뇨폐(尿閉) 등의 질환이 예측된다.

장카다르, 하리, 피로감 등도 석문혈(石門穴)에서 판단하는 경우가 있다.

이상 각 장부의 모혈(募穴)에 대하여 대강 설명을 하였다. 그러나 모혈(募穴)뿐만 아니라 신체의 어느 부위에서나 이상(異常)이 있을 때에는 오링테스트로서 그 반응이 나타나기 때문에 그 검사점은 수없이 많이 있다는 것을 알 수 있다. 다음에 실제 경험에 의한 오링테스트의 검사점을 살펴보기로 하겠다.

13) 인당(印堂)

인당(印堂)은 양쪽 눈섭의 중간점에 있는 혈(穴)이다.

오링테스트에 의하여 인당혈(印堂穴)에서 이상이 있다고 인정되면 두통, 현운(眩暈), 비염(鼻炎), 불면, 안통(眼痛), 고혈압, 소아의 급만성경풍(驚風), 신경질 등을 예측할 수 있다. 감기에 걸려 앞머리가 아플 때에도 이 혈(穴)에서 반응이 인정된다.

14) 동자료(瞳子髎)

동자료(瞳子髎)는 양쪽 눈의 눈꼬리의 바깥쪽 약 1cm 되는 곳인데 약간 옴폭하게 들어간 곳에 있는 혈(穴)이다.

오링테스트에 의하여 동자료에서 이상이 있으면 주로 안과(眼科)의 질환이 있다는 것을 예측할 수 있다.

두통, 안통(眼痛), 안충혈, 시력장해, 눈의 피로감, 각막염(角膜炎), 결막염, 익상췌편(翼狀贅片), 굴절이상(屈折異常), 야맹증(夜盲症), 유루증(流淚症), 시신경위축증(視神經萎縮症), 삼차신경통(三叉神經痛) 등은 동자료(瞳子髎)에서 오링테스트의 반응이 나타난다.

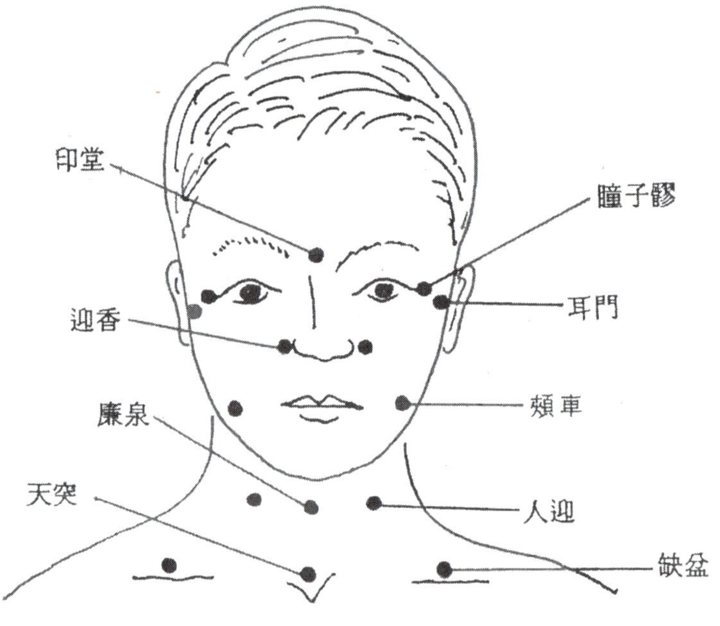

15) 이문(耳門)

이문혈(耳門穴)은 글자 그대로 귀(耳)의 문(門)이다.

즉 사기(邪氣)가 귀로 들어가기 쉬운 곳이며 이질환(耳疾患)의 중요한 혈(穴) 이라는 뜻이다. 이공(耳孔)의 바로 앞의 이주상(耳珠上)에 있으며 입을 벌리면 오목하게 들어가는 부위가 이문혈(耳門穴)이다.

오링테스트에 의하여 이문혈(耳門穴)에서 이상반응(異常反應)이 인정되면 주로 귀(耳)에 어떠한 병변이 있다는 것을 알 수 있다.

이명(耳鳴), 이롱(耳聾), 난청(難聽), 현운(眩暈), 중이염(中耳炎) 등의 질환이 있을 때 또는 치통, 악관절염(顎關節炎) 등도 이문혈(耳門穴)에서 그 여부를 검색(檢索) 할 수 있다.

16) 영향(迎香)

영향혈(迎香穴)은 향기(香氣)를 맞이한다(迎)는 뜻으로 해석되는데 코(鼻)와 관계가 있는 혈(穴)이다.

그 위치는 비익(鼻翼)의 바깥쪽에 있으며 이곳을 손가락으로 누르면 코(鼻)에서 앞니(前齒)에까지 찡하게 울리는 느낌이 있다.

오링테스트에 의하여 영향혈(迎香穴)에서 이상(異常)이 인정되면 주로 비질환(鼻疾患)이나 안면신경(顔面神經)에 어떠한 병변이 있다고 예측할 수 있다. 즉 비염(鼻炎), 부비강염(副鼻腔炎), 비색(鼻塞), 비출혈(鼻出血), 비즙분비과다(鼻汁分泌過多), 비후성비염(肥厚性鼻炎), 후각이상(嗅覺異常), 안면신경마비(顔面神經麻痺), 구안와사(口眼喎斜) 등은 영향혈(迎香穴)에서 오링테스트를 실시하여 검색할 수 있다.

17) 협거(頰車)

하악각(下顎角)의 앞쪽 교근중(咬筋中)에 있는 혈(穴)이다.

입을 크게 벌리고 턱을 상하로 움직이면 귀의 바로 앞에 불쑥 솟아오르는 곳이 있는데 여기서 약긴 귀쪽으로 있는 곳이 협거혈(頰車穴)이다. 즉 하악골(下顎骨)의 교근(咬筋)의 정지부(停止部)에 있다.

오링테스트에 의하여 협거혈(頰車穴)에서 이상이 인정되면 치통, 구금(口噤), 구안와사(口眼喎斜), 안면신경마비(顔面神經麻痺) 등을 예측할 수 있다. 치통, 안면신경마비에는 협거혈(頰車穴) 외에도 대영(大迎), 하관(下關) 등의 혈(穴)도 응용할 수 있다.

18) 인영(人迎)

인영혈(人迎穴)은 후두융기(喉頭隆起: 후두에 톡 내밀어 있는 말랑말랑한 뼈)의 양쪽으로 1.5촌(寸) 떨어져 있는 곳에 있다. 즉 후두융기(喉頭隆起)를 엄지와 검지의 두 손가락으로 쥐어보면 동맥의 박동이 만져지는데 이곳이 인영혈(人迎穴)이다.

오링테스트에 의하여 인영혈(人迎穴)에서 이상(異常)이 있나고 인정되면 주로 경부(頸部)와 뇌혈류(腦血流)에 어떠한 병변이 있다고 판단한다.

고혈압, 저혈압, 신경성심계항진증, 협심증(狹心症), 두통, 현운(眩暈), 해수, 천식, 인후종통(咽喉腫痛), 갑상선종(甲狀腺腫), 발음장해(發音障害), 나력(瘰癧) 등은 인영혈(人迎穴)에 대하여 오링테스트를 실시하여 검색한다.

19) 염천(廉泉)

염천혈(廉泉穴)은 후두융기(喉頭隆起)의 위쪽 설골(舌骨)의 하단에 옴폭 들어간 부위에 있다. 즉 후두융기(喉頭隆起)에서 약 2cm 되는 곳을 깊이 만져보면 좌우로 가늘고 길다란 연골(軟骨)이 만져지는 데 이곳이 설골(舌骨)이다.

설골(舌骨)은 연조직(軟組織)에 쌓여 있기 때문에 이것을 만져보면 말랑말랑하게 느껴진다. 이 설골(舌骨)의 위를 눌러보면 정중선상(正中線上)에서 옴폭 들어간 곳이 있는데 이곳이 염천혈(廉泉穴)이다.

오링테스트에 의하여 염천혈(廉泉穴)에서 이상(異常)이 있으면 주로 인후(咽喉) 및 기도(氣道), 기관(氣管) 등에 어떠한 병변이 생긴 것이라고 예측된다.

그러므로 기관지염, 기관지천식, 인후염, 편도선염, 애성(嗄聲), 히스테리성실어증(失語症), 구창(口瘡), 설염(舌炎), 설지각마비(舌知覺麻痺), 타액분비과다(唾液分泌過多) 등은 염천혈(廉泉穴)에서 오링테스트에 의하여 검색할 수 있다.

20) 천돌(天突)

천돌혈(天突穴)은 흉골(胸骨)의 정중선(正中線)의 상단(上端)에서 윗쪽으로 0.5촌(寸) 되는 곳의 오목하게 들어간 부위에 있다.

즉 목의 앞면에 있는 후두융기(喉頭隆起)에서 정중선(正中線)을 따라 아래로 더듬어 내려가면 좌우의 쇄골(鎖骨)의 중앙점에서 오목하게 들어간 곳이 만져지는데 이곳이 천돌혈(天突穴)이다.

오링테스트에 의하여 천돌혈(天突穴)에서 이상(異常) 있다는 것이 인정되면 주로 기관(氣管)이나 후두(喉頭), 인후(咽喉)에 어떠한 병변이 있다는 것을 예측할 수 있다.

그러므로 해수(咳嗽), 객담(喀痰), 천식, 기관지염, 후두결핵, 후두암, 편도선염, 애성(嗄聲) 등은 천돌혈(天突穴)에서 검증할 수 있으며 또 갑상선종(甲狀腺腫), 횡격막경련(橫隔膜痙攣), 신경성구토, 식도경련 등도 이 혈(穴)에서 반응이 인정된다.

21) 결분(缺盆)

결분혈(缺盆穴)은 쇄골(鎖骨)의 윗쪽 오목하게 들어간 곳의 중앙에 있는 혈(穴)이다.

오링테스트에 의하여 결분혈(缺盆穴)에서 이상(異常)이 인정되면 천식, 애역(呃逆), 늑간신경통, 임파절결핵(淋巴節結核), 흉색감(胸塞感) 등을 예상할 수 있다,

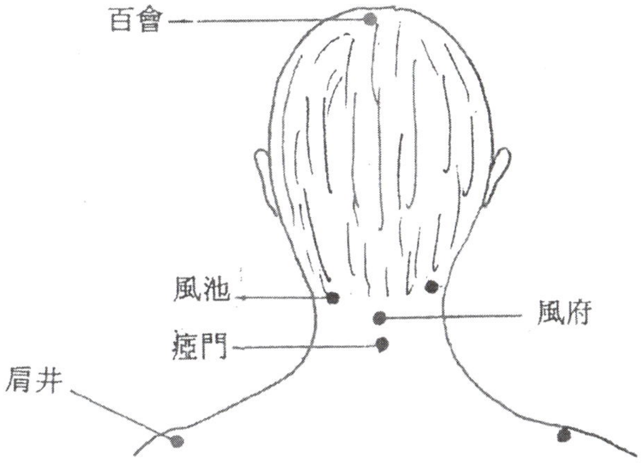

22) 백회(百會)

백회혈(百會穴)은 머리의 정수리의 부근에 있다. 즉 두정(頭頂)이 정중선(正中線)과 양쪽 귀의 위 끝을 서로 이은 선(線)이 정수리의 부근에서 교차하는 점이 백회혈(百會穴)이다.

오링테스트에 의하여 백회혈(百會穴)에서 이상(異常)이 있다고 인정되면, 주로 두부(頭部)와 뇌신경(腦神經)에 어떠한 병변이 있으리라고 예측한다.

그러므로 두통, 두정통(頭頂痛), 현운(眩暈), 불면, 이명(耳鳴), 이롱(耳聾), 비색(鼻塞), 중풍, 반신불수(半身不隨), 쇼크, 고혈압, 전간(癲癇) 등의 병상(病狀)을 예상할 수 있다.

또 탈항(脫肛), 자궁탈출(子宮脫出), 치질, 야뇨증(夜尿症) 등 주로 신체의 하부에 생기는 질환도 예측할 수 있는데, 이것은 두정(頭頂)과 신체의 하부는 서로 상하(上下)의 상대적인 연관이 있지 않나 생각되기도 한다.

23) 풍지(風池)

풍지(風池)는 풍사(風邪)가 침입하여 모인다는 뜻인데 중풍(中風)과도 관계가 있는 혈(穴)이다.

풍지혈(風池穴)은 외후두융기(外後頭隆起)의 바로 아래에 오목하게 들어간 곳과 유양돌기(乳樣突起)의 중간에 있다. 즉 후두부(後頭部)의 정중선(正中線)에서 아래로 더듬어 내려가면 둥근 뼈가 돌출한 외후두융기(外後頭隆起)에 닿는다. 그 아래에 옴폭하게 들어간 곳이 있는데 이것이 풍부혈(風府穴)이다.

다음에 귀의 뒷편에 있는 유양돌기(乳樣突起)의 하단(下端)을 찾아내고 여기서 후상방(後上方)으로 더듬어 올라가면 약간 들어간 곳이 있다. 이곳이 완골(完骨)이라는 혈(穴)이다. 풍지혈(風池穴)은 풍부(風府)와 완골(完骨) 사이의 거리를 3등분 할 때 완골(完骨)에서 1/3의 거리에 있는 혈(穴)이다,

오링테스트에 의하여 풍지혈(風池穴)에서 이상반응(異常反應)이 나타나면 주로 후두부(後頭部), 두뇌(頭腦), 경견완(頸肩腕)의 부위에 병변이 있는 것이라고 예측된다.

즉 감모(感冒), 두통(頭痛), 두운(頭暈), 항강(項强), 편정두통(偏正頭痛), 불면(不眠), 견통(肩痛), 이명(耳鳴), 이롱(耳聾), 비염(鼻炎), 편마비(片麻痺), 고혈압, 전간(癲癎), 뇌질환(腦疾患) 등의 병증을 예견할 수 있다.

24) 풍부(風府)·아문(瘂門)

풍부혈(風府穴)은 두부(頭部)의 정중선상(正中線上)의 후발제(後髮際)에서 위로 1촌(寸)이 되는 곳이며 외후두융기(外後頭隆起)의 바로 아래에 오목하게 들어간 곳이다.

아문혈(瘂門穴)은 후두발제(後頭髮際)의 위로 0.5촌(寸)이 되는 곳에 있는데 제1경추(頸椎)와 제2경추(頸椎)의 사이에 있는 혈(穴)이다.

좀더 자세히 말하면 후두부(後頭部)의 정중선상(正中線上)에 손가락을 대고 아래로 내려가면서 더듬어 보면 동그란 뼈가 돌출한 외후두융기(外後頭隆起)가 만져진다. 이 외후두융기(外後頭隆起)에서 조금 아래로 내려가면 양쪽에 승모근(僧帽筋)이 도톰하게 튀어나온 곳이 있는데 그 사이를 손가락으로 윗쪽으로 더듬어 올라가면 후두골(後頭骨)의 하단(下端)에서 음폭 들어가 멈추는 곳이 있다. 이곳이 풍부혈(風府穴)이다. 아문혈(瘂門穴)은 풍부(風府)에서 아래로 2cm 되는 곳에 있다.

오링테스트에 의하여 풍부혈(風府穴)과 아문혈(瘂門穴)에서 이상(異常)이 있다는 것

이 인정되면 주로 후두부(後頭部) 및 정신신경, 뇌신경에 어떠한 병변이 있다고 예측된다.

그러므로 감모(感冒), 후두통(後,頭痛), 고혈압, 중풍, 언어장애, 뇌동맥경화증, 전간(癲癇), 뇌성마비, 히스테리, 정신분열증 등은 풍부(風府)나 아문(瘂門)에서 오링테스트에 의하여 검색할 수 있다.

25) 견정(肩井)

견정혈(肩井穴)은 어깨의 중간부위에 있다. 자세히 말하면 목을 앞으로 굽히면 목 뒤에 둥글게 돌출하는 뼈가 있는데 이곳은 제7경추(頸椎)의 돌기(突起)이다. 다음에 견갑골(肩胛骨)의 등(背)쪽 어깨의 끝 부위에 불쑥 솟아 있는 견봉각(肩峰角)을 찾아낸다. 이 견봉각(肩峰角)과 제7경추(頸椎)의 돌기(突起)를 연결하는 선(線)의 중앙에 해당하는 점이 견정혈(肩井穴)이다, 이곳을 누르면 찌릿하게 울리는 느낌이 있다.

오링테스트에 의하여 견정혈(肩井穴)에서 이상이 있다는 것이 인정되면 견배통(肩背痛,) 견관절주위염(肩關節周圍炎), 현운(眩暈), 두항강통(頭項强痛), 상기해역(上氣咳逆), 중풍불어(中風不語), 유옹(乳癰), 나력(瘰癧) 등의 병증이 있음을 예측할 수 있다.

26) 신봉(神封)

신봉혈(神封穴)은 전중혈(膻中穴)의 양쪽 바깥 약 2촌(寸)의 거리에 있는 혈(穴)이다, 즉 전중혈(膻中穴)과 유두(乳頭)를 연결하는 선(線)의 중앙의 부위에 해당하며 제4늑골(肋骨)의 사이에 위치하고 있다.

오링테스트에 의하여 신봉혈(神封穴)에서 이상(異常)이 있다는 것이 인정되면 주로 심장과 혈액순환, 기관지 등 주로 흉곽내(胸廓內)에 이상이 있다는 것을 알 수 있다.

가슴이 답답하고 상기감(上氣感)이 있고, 심장이 두근두근 뛰고 숨이 가쁘고 기침이 나오고 늑간통(肋間痛), 흉통(胸痛), 오심(惡心), 구토 등은 이 혈(穴)에서 이상(異常)이 있을 때 일어나는 증상이며 심장병, 협심증, 기관지염, 심장신경증, 늑간신경통, 유선염(乳腺炎) 등에서 흔히 볼 수 있다.

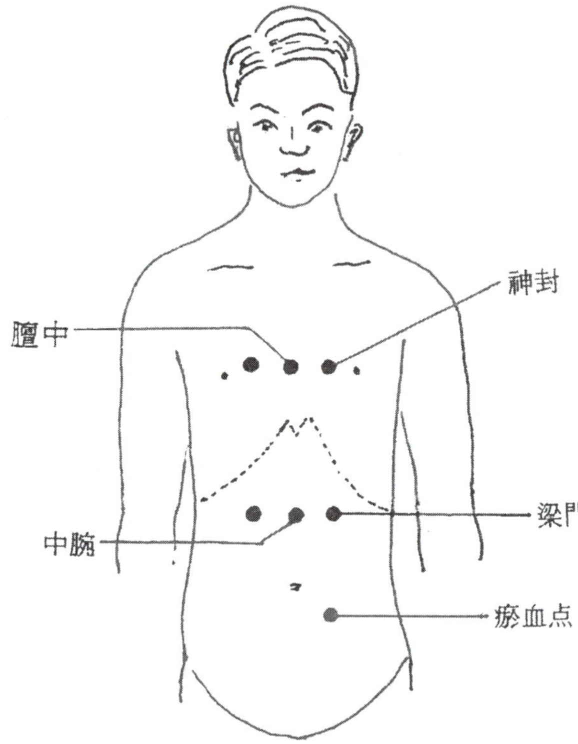

27) 양문(梁門)

양문혈(梁門穴)은 상복부(上腹部)의 정중선상(正中線上)에 있는 중완혈(中脘穴)애서 좌우로 2촌(寸: 약4cm)의 거리에 있는 혈(穴)이다.

오링테스트에 의하여 양문혈(梁門穴)에서 이상(異常)이 있으면 중완혈(中脘穴)과 같이 주로 위(胃)에 어떠한 병변이 있다는 것을 알 수 있다.

즉 위염, 위하수증, 위무력증, 위궤양, 소화불량, 위부(胃部)의 팽만감, 위통(胃痛), 신경성위염 등을 들 수 있으며 황달이나 담석증, 대변활설(大便滑泄) 등도 이 혈(穴)에서 검증할 수 있다.

28) 어혈점(瘀血点)

어혈(瘀血)은 체내에서 어떤 원인에 의하여 혈액순환의 장해를 일으켜서 생기는 증후군(症候群)이라고 한다.

어혈점(瘀血点)은 배꼽의 좌측아래 약 5~6cm의 거리에 있는 점이다. 이 어혈점(瘀血点)은 경락학(經絡學)에서 대거혈(大巨穴)에 해당 한다고 생각되는데 자세한 것은 알 수 없다. 그래서 편의상 어혈점(瘀血点)이라고 이름 붙여 본 것이다. 고방파(古方派)

의 의가들은 이부위에서 압통(壓痛)이나 응어리가 만져지면 어혈(瘀血)이 있다고 하는데 이것을 소복급결(少腹急結)이라고 한다.

어혈증(瘀血證)은 대부분의 부인에게서 발견할 수 있으며 남성(男性) 에게는 극히 드물게 나타난다. 남성의 경우는 심한 타박상을 입거나 기타의 질병 등에서 병발(併發)하여 나타나는 경우가 있다.

오링테스트에 의하여 이 검사점에서 이상(異常)이 나타나면 복진(腹診)을 하지 않고도 어혈증(瘀血證)이 있다는 것을 확인할 수 있다.

어혈증(瘀血證)의 증후로는 하복통, 하복부의 팽만감, 월경불순, 자궁출혈, 대하(帶下), 요통, 두통, 현운(眩暈), 변비경향, 피부의 자반(紫斑) 및 고조(枯操) 등을 들 수 있으며 주로 부인과(婦人科)의 질환으로서 자궁내막염, 자궁근종, 불임증, 난소기능부전, 산후의 오로정체(惡露停滯) 등에서 흔히 볼 수 있다. 이밖에 좌골신경통, 신경쇠약, 히스테리, 치질환(痔疾患) 고혈압증 등도 참고가 된다.

29) 혈해(血海)

혈해혈(血海穴)은 혈(血)이 모이는 바다(海)라는 뜻이며 혈체(血滯), 어혈(瘀血) 등 혈(血)에 관계가 있는 질병을 주관하는 혈(穴)이다. 허벅다리의 안쪽에 있으며 무릎의 종지뼈(膝蓋骨)에서 상방(上方)으로 2촌(寸)이 되는 곳에 있다. 다리를 쭉 펴고 힘을 주면 무릎의 종지뼈의 내측(內側)에 따라 근육과 근육 사이에 옴폭 들어가는 골망이 생기는데 이 골망의 끝이 혈해혈이다.

이 혈해혈(血海穴)은 혈(血)이 내려가서 모이는 곳이라고 할 수 있으며, 특히 여성의 생리불순이나 하복부의 팽만감, 어혈증(瘀血證) 등과 관계가 있다. 이곳을 손가락으로 눌러보면 심한 통증을 느낀다.

여성에게 있어서는 대개 좌측의 혈해혈에 대하여 **오링테스트**를 실시하는 경우가 많으며, 이 혈(穴)에서 이상이 있다는 것이 인정되면 월경불순, 기능성 자궁출혈, 경폐(經閉), 요통, 하복부의 긴장감, 슬통(膝痛), 어깨결림, 두통, 빈혈증, 임질, 갱년기장애 등 주로 어혈증(瘀血證)으로 인한 증상이 나타난다는 것을 예측할 수 있다.

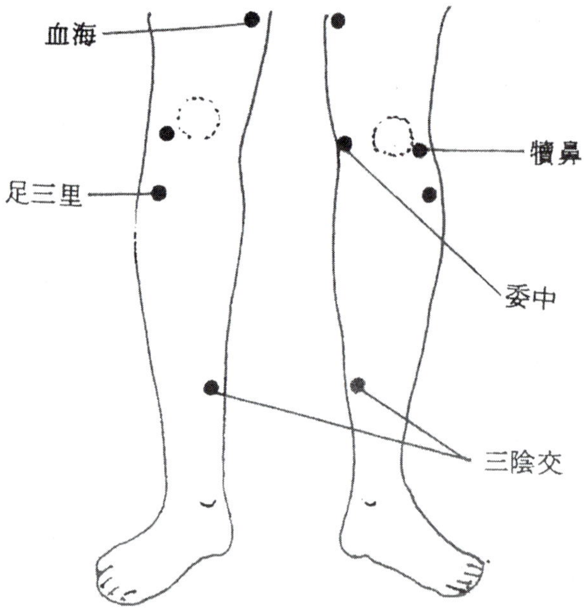

30) 독비(犢鼻)

독비혈(犢鼻穴)은 무릎을 90도(度) 가량 굽혔을 때 슬개골(膝蓋骨)의 하단(下端)에서 약간 바깥쪽으로 옴폭 들어간 부위에 있다.

오링테스트에 의하여 독비혈(犢鼻穴)에서 이상이 있으면 주로 하지(下肢)의 통증이나 마비감, 부종(浮腫), 하지(下肢)의 운동장애 등이 나타난다는 것을 예측할 수 있다.

슬관절염(膝關節炎), 관절통, 류머티스, 각기(脚氣), 하지통(下肢痛), 하지(下肢)의 마비, 좌골신경통 등은 독비혈(犢鼻穴)에서 검증이 된다.

31) 족삼리(足三里)

족삼리(足三里)는 경골(脛骨)의 외측(外側) 무릎의 아래에 옴폭 들어간 곳에 있다. 즉 무릎을 약간 굽히고 경골(脛骨)의 전면(前面)을 손끝으로 더듬어 올라가면 멈추는 곳이 있는데 이곳과 비골두(腓骨頭)의 직하부(直下部)의 중간이 삼리혈(三里穴)이다.

족삼리혈(足三里穴)은 소화기병(消化器病), 호흡기병(呼吸器病), 심장병, 다리(脚)의 병 등과 연관이 있다고 한다.

오링테스트에 의하여 족삼리에서 이상반응(異常反應)이 인정되면 주로 하지(下肢)에 이상이 있다는 것을 알 수 있다. 좌골신경통, 각기(脚氣), 반신불수(半身不隨), 뇌졸중(腦卒中)으로 인한 하지(下肢)의 무력감(無力感) 마비감 등이 그것이다.

또 급만성위염, 장염(腸炎), 급성췌염(急性膵炎), 소화불량증 등 소화기계(消化器系)의 질환과도 관계가 있다고 하는데 이에 대해서는 오링테스트로는 아직 경험한 바가 없다.

32) 삼음교(三陰交)

삼음교(三陰交)는 발목의 안쪽에 있는 복숭아뼈(內踝)의 가장 높은 곳에서 경골(脛骨)의 뒷면을 따라 올라가 3촌(寸)의 높이에 있는 혈(穴)이다.

이 혈(穴)에 대하여 **오링테스트**를 실시하여 이상(異常)이 인정되면 주로 비뇨생식기에 어떠한 병변이 있다는 것을 예측할 수 있다.

즉 월경불순, 붕루(崩漏), 대하(帶下), 경폐(經閉), 불임(不姙), 산후의 오로정체(惡露停滯), 유정(遺精), 유뇨(遺尿), 소변불리, 백탁(白濁), 산통(疝痛) 등은 이 혈(穴)에서 검증이 된다. 또 소화불량, 심복창만(心腹脹滿), 복명설사(腹鳴泄瀉) 등 소화기병도 이 혈(穴)과 연관이 있다고 하는데 이에 대해서는 임상이 더 필요하다고 생각한다.

33) 위중(委中)

위중혈(委中穴)은 무릎의 뒤 안쪽 횡문(橫紋)의 중앙에 있는 혈(穴)이다.

오링테스트에 의하여 위중혈(委中穴)에서 이상(異常)이 인정되면 주로 허리와 무릎, 하지(下肢)에 어떠한 병변이 있는 것으로 판단한다. 요배통(腰背痛), 좌골신경통, 슬관절염(膝關節炎), 하지(下肢)의 운동마비, 비장근(腓腸筋)의 경련 등을 예측할 수 있다.

또 중풍(中風)으로 인한 혼미(昏迷), 반신불수, 요척부(腰脊部)의 강통(强痛), 전간(癲癎)발작 등도 이 혈(穴)에서 검증된다.

34) 용천(湧泉)

용천(湧泉)은 물이 솟아오르는 샘(泉)이라는 뜻인데 인간은 태어나면서부터 갖고 있는 생명력 즉 원기(元氣)가 솟아 나오는 샘(泉)이란 뜻으로 해석된다.

용천혈(湧泉穴)은 발바닥의 중심선상(中心線上)에 발끝에서 1/3이 되는 거리에 있으며 제2와 제3의 발가락 사이에 오목하게 만져지는 곳이다.

용천혈(湧泉穴)은 주로 뇌신경계, 비뇨생식기 및 하지(下肢) 등을 주관하고 있다고 한다. 특히 부인과의 질환, 하복부 및 요족(腰足)의 냉통(冷痛), 상기증(上氣症) 등에 효과가 있으며 전신적으로 체력이 쇠약해지는 것을 방지하고 스태미너를 증강하는 데 유효(有效)한 혈(穴)이라고 한다.

오링테스트에 의하여 용천혈(湧泉穴)에 이상(異常)이 있으면 두현(頭眩), 두정통(頭頂痛), 쇼크, 불면, 중서(中暑), 중풍(中風), 고혈압, 전간(癲癎), 히스테리, 정신병, 소아경풍, 하지마비(下肢痲痺), 시력장애, 수종(水腫), 배뇨곤란(排尿困難), 정력의 감퇴 등을 예상할 수 있다.

이상 설명한 검사점은 오링테스트를 실시할 때 실제 임상에서 흔히 응용할 수 있는 것인데 이 밖에도 수많은 검사점이 있으리라고 생각한다. 오링테스트의 응용범위는 매우 넓고 다양하기 때문에 실제 임상에 있어서는 자신의 지식과 경험에 의하여 독특한 방법을 개발하여 실시하는 것이 바람직하다.

7. 장기(臟器)의 새로운 대표점(代表点)

「오오무라(大村)박사는 오링테스트에 의하여 현대의학에서 말하는 장기(臟器)나 신체 각 부위의 대표점(代表点) 또는 대표영역(代表領域)을 발견하여 진단과 치료에 응용하였다고 한다.」

그는 개인차(個人差)가 있으므로 획일적인 것은 아니지만 이상부위(異常部位)가 있으면 그 부위를 상세하게 테스트함으로서 정상부위와의 경계선(境界線)이나 대표영역(代表領域)의 경계선을 구할 수 있다고 하였다. 또 대표점(代表点)이라고 표현한 것은 하나의 점(点)이 아 니라 대개는 어느 정도의 크기(領域)가 있다고 하였다. 예컨대 간장(肝臟), 담낭(膽囊) 췌장(膵臟) 등은 비교적 큰 영역(領域)을 차지하고 있다는 것이다.

다음에 오오무라(大村)박사가 제안한 서양의학적인 장기(臟器)의 대표점(代表点)을 소개하기로 한다. 이는 동양의학적인 장부(臟腑)의 모혈(募穴)이나 기타의 경혈(經穴)과도 연관성이 있는 것이 많으므로 한방에서도 임상에 널리 응용할 수 있다고 생각한다.

1) 두부(頭部), 안면(顔面), 경부(頸部)

• 전대뇌동맥(前大腦動脈: Anterior cerebral artery) (1)

우전대뇌동맥(右前大腦動脈)의 분포영역은 전두부(前頭部)에서 두정부(頭頂部)와 후누부(後頭部)의 일부에 길쳐 있으며 정중선(正中線)에서 우외측(右外側)에 2.5~3.0 cm 내외의 폭(幅)의 대상부(帶狀部)를 이루고 있다.

좌전대뇌동맥(左前大腦動脈)의 분포영역은 마찬가지로 전두부(前頭部)에서 두정부(頭頂部)와 후두부(後頭部)의 일부에 걸쳐 있으며 정중선(正中線)에서 좌외측(左外側)으로 2.5~3.0cm 내외의 폭(幅)의 대상부(帶狀部)를 이루고 있다.

• 중대뇌동맥(中大腦動脈: Middle cerebral artery) (2)

우중대뇌동맥(右中大腦動脈)의 분포영역은 우전대뇌동맥(右前大腦動脈)의 우외측부(右外側部)에 있다. 좌중대뇌동맥(左中大腦動脈)의 분포영역은 좌전대뇌동맥(左前大腦動脈)의 좌외측부(左外側部)에 있다.

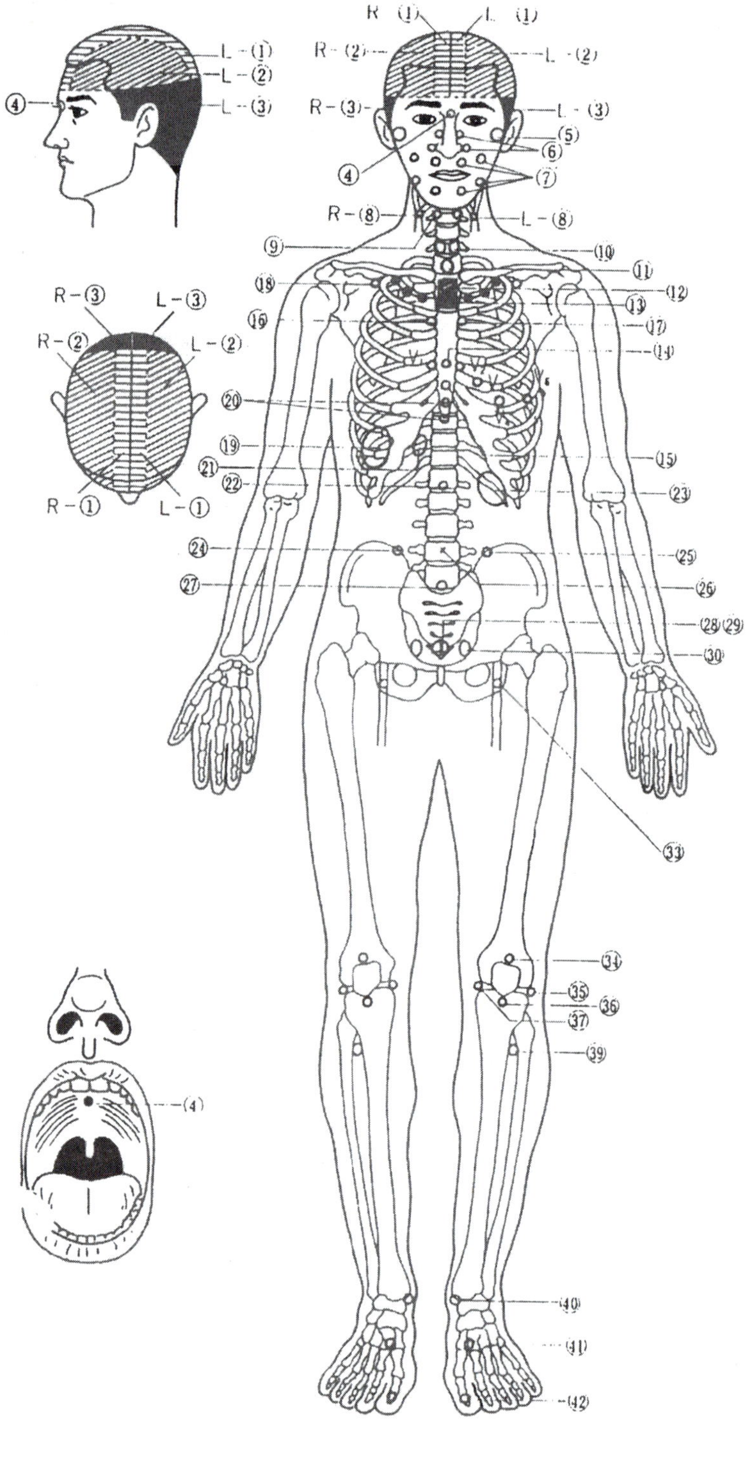

▶ 장기대표점 전면(臟器代表点 前面)

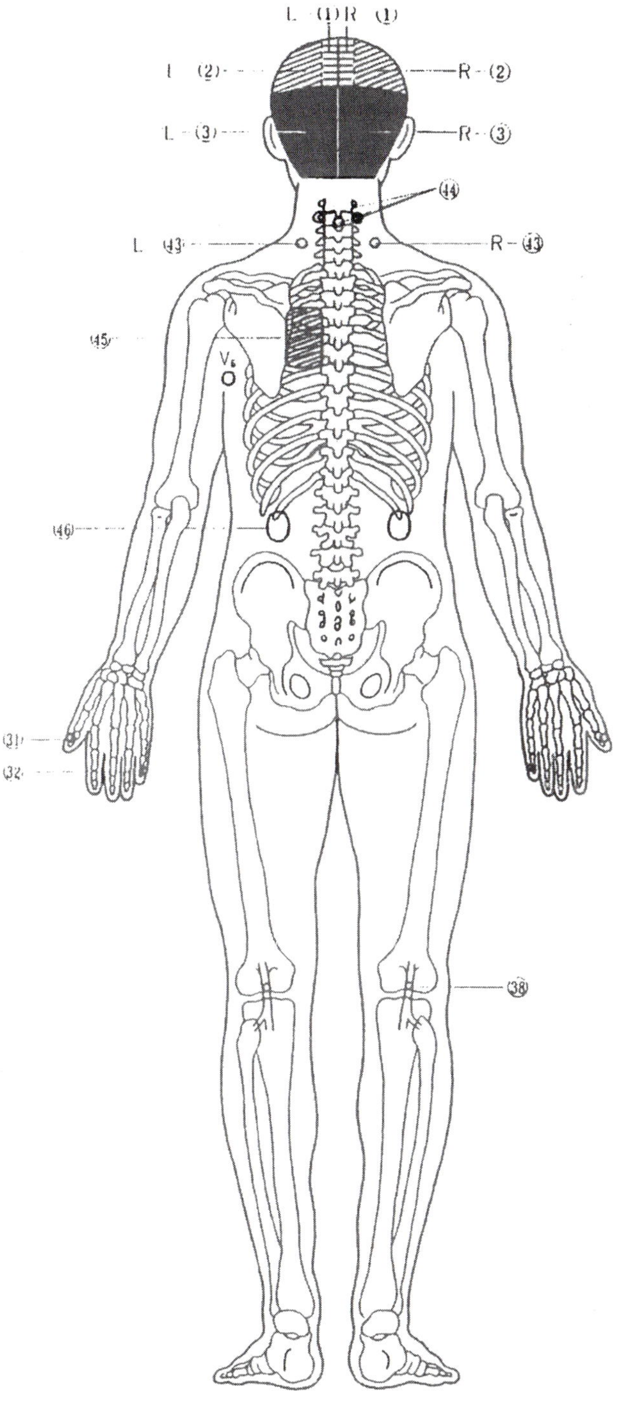

▶ 장기대표점 후면(臟器代表点 後面)

- **후대뇌동맥(後大腦動脈: posterior cerebral artery) (3)**

우후대뇌동맥(右後大腦動脈)의 분포영역은 우중대뇌동맥(右中大腦動脈)의 바깥쪽에 있으며 눈썹의 위쪽 1cm가량 되는 높이에서 수평선을 일주(一周) 시켰을 때 이 선(線)에서 아래쪽에 있다.

좌후대뇌동맥(左後大腦動脈)의 분포영역은 좌중대뇌동맥(左中大腦動脈)의 바깥쪽에 있으며 눈썹의 윗쪽 1cm 가량 되는 높이에서 수평선을 일주(一周)시켰을 때 이 선(線)에서 아래쪽에 있다.

- **뇌하수체(腦下垂體 : Pituitary gland) (4)**

비근부(鼻根部)와 구강내(口腔內)의 중앙선상의 전상악부(前上顎部)이다.

- **악관절(顎關節: Temporo-mandibularjoint) (5)**

악관절(顎關節)이 있는 부위이다.

- **코(鼻: Nose) (6)**

비익(鼻翼)의 양쪽과 코등(鼻背)의 양쪽이다.

- **치아(齒牙), 치육(齒肉: Teeth Gum) (7)**

직접 치아(齒牙)와 치육(齒肉)을 테스트 한다. 대개 조사하고자 하는 부분의 안면의 피부에서 검사할 수 있다.

- **총경동맥(總頸動脈: Common carotid artery) (8)**

쇄골(鎖骨)의 위쪽 경동맥삼각〈頸動脈三角)의 중앙 부근의 박동부(拍動部)이다. 총경동맥(總頸動脈)의 내경동맥(內頸動脈)과 외경동맥(外頸動脈)이 분기되는 점이다.

2) 전흉부(前胸部)

• **인후(咽喉: Throat) (9)**

후두융기(喉頭隆起)의 양쪽 바깥쪽이다.

• **갑상선(甲狀腺: Thyroid gland) (10)**

후두융기(喉頭隆起: 輪狀軟骨)의 양쪽 바깥쪽이다.

• **기관(氣管: Trachea), 기관지(氣管支: Bronchus) (11)**

경와(頸窩)의 중앙이다.

• **식도(食道: Oesophagus) (12)**

흉골병(胸骨柄)의 상반부분(上半部分)의 내부(內部)이다.

• **흉선(胸線: Thymus gland) (13)**

흉골병(胸骨柄)의 상반부분(上半部分)의 바깥쪽 3mm전후와 하반부분(下半部分)의 전역(全域)에 있다. 또 흉골부(胸骨部)의 바깥쪽 제1늑간강(肋間腔) 중에 좌우로 각각 3개씩 있다.

정상인은 이에 대하여 테스트하면 마이너스(-)가 된다. 신체의 다른 부위에서는 항상 (+)가 정상인데 유일한 예외이다. 이들의 마이너스(-)는 구슬과 같이 선(線)으로 연결되어 있으며 흉골병(胸骨柄)의 하반부분(下半部分)에 접합(接合)하여 있다.

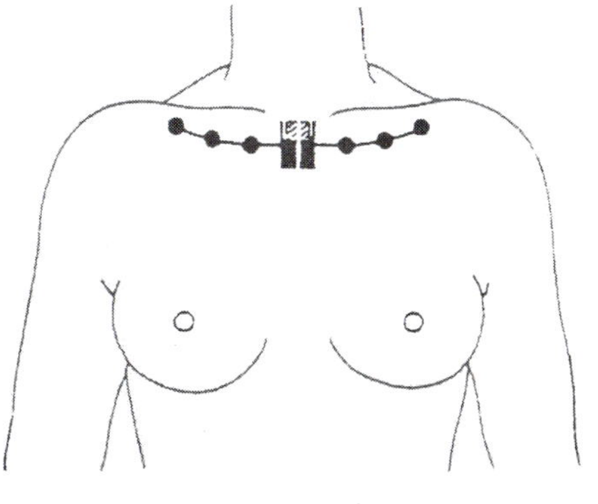

▶ 흉선(胸腺)의 대표영역. 사선(斜線)의 부위는 식도의 대표영역이다.

• **심장(心臟)의 대표점(Cardio-vascular point) (14)**

제4늑간(肋間)의 위치로서 흉골상(胸骨上)에 있으며 V1과 V2의 중간지점에 해당한다. 여기서는 심장(心臟)의 평균적작용(平均的作用)을 알아볼 수 있다. 또 여기서 약간 아래에서는 심장의 하벽부(下壁部)를 진찰하는 점(点)이 있다. (15)

VI ~ V6는 심전도검사(心電圖檢査)에서 흉부유도(胸部誘導)의 전극(電極)을 접촉시키는 위치이다.

• **심장각부(心臟各部)**

* 우심방(右心房): 제2늑간(肋間)의 흉골(胸骨), 우측(右側)의 가장자리 (16)
* 좌심방(左心房): 제2늑간(肋間)의 흉골(胸骨) 좌측가장자리 (17)
* 우심실(右心室): V1 ~ 제4늑간(肋間)의 흉골(胸骨) 우측 가장자리
  V2 ~ 제4늑간(肋間)의 흉골(胸骨) 좌측 가장자리
* 심실중격(心室中隔): V3 – V2와 V4를 연결하는 선상(線上)의 중심점
* 좌심실(左心室): V4 – 좌쇄골중선상(左鎖骨中線上)과 제5늑간(肋間)의 교차점
  V5 – 좌전액와선상(左前腋窩線上)의 V4와 같은 레벨
  V6 – 좌중액와선상(左中腋窩線上)의 V2와 같은 레벨

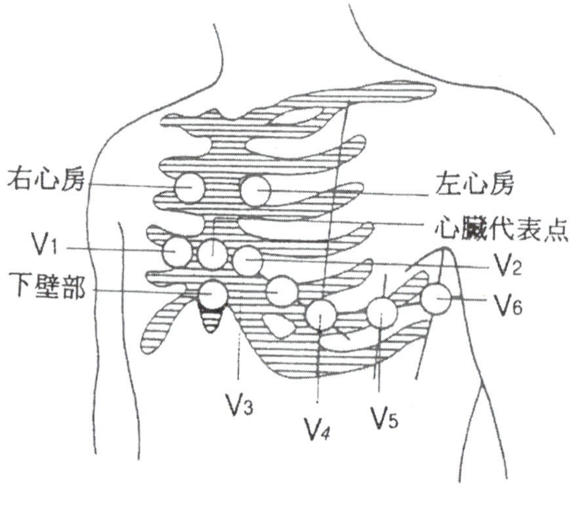

▶ 심장(心臟) 및 심장 각부의 대표점. 심장(心臟)의 대표점은 배부(背部)에도 있다.

- **폐장(肺臟: Lung) (18)**

전흉부(前胸部)로서 제2늑간(肋間), 전흉벽(前胸壁)의 바깥쪽 상단(上端)이다. 경혈(經穴)로는 중부(中府)에 해당한다.

- **간장(肝臟: Liver) (19)**

우측(右側)의 유두선상(乳頭線上)에서 이것이 늑골궁(肋骨弓)과 교차하는 점과 심와부(心窩部)의 중앙의 레벨과 교차하는 점을 연결하면 그 중앙점에 있다. 늑골이 있을 경우에는 그 아래 또는 가장 가까운 늑간강(肋間腔)에서 취한다.

- **횡격막(橫膈膜: Diaphragm) (20)**

흉골체(胸骨體)의 하단(下端)과 검상돌기와 관절부이다.

검상돌기(劍狀突起)의 아래에 두 곳이 있다.

3) 복부(腹部)

- **담낭(膽囊: Gall bladder) (21)**

늑골궁(肋骨弓)에 연(沿)하여 간장점(肝臟点)보다 약간 위쪽이다.

- **위(胃: Stomach) (22)**

흉골체(胸骨體)의 하단(下端)과 배꼽의 중간점이다.

- **췌장(膵臟: Pancreas) (23)**

위(胃)의 대표점에서 수평으로 그은 선(線)이 늑골궁(肋骨弓)과 교차하는 점이다. 흉곽하구(胸廓下口)의 각도에 따라 위치가 다르다. 췌장의 대표영역은 췌미부(膵尾部)에 해당한다.

- **상행결장(上行結腸: Ascending colon) (24)**

배꼽(臍)의 우측 5-6cm 되는 곳이다.

- **하행결장(下行結臟: Descending colon) (25)**

배꼽의 좌측 5-6cm 되는 곳이다.

- **소장(小腸: small intestin) (26)**

  배꼽(臍)의 부위이다.

- **방광(膀胱: Urinary bladder) (27)**

  배꼽(臍)에서 아래로 6-8 cm 되는 곳이다.

- **전립선(前立腺: Prostate gland) (28)**

  음모(陰毛)가 나 있는 부위의 중앙

- **자궁(子宮: Uterus) (29)**

  음모(陰毛)가 나 있는 부위의 중앙

- **난소(卵巢: Ovary) (30)**

  음모(陰毛)의 중앙에서 좌우로 약간 떨어진 곳인데 자궁의 높이 보다 약간 위쪽이다.

4) 상지(上肢)

- **손가락(指: Finger)**

  제 1지조갑근부(第一指爪甲根部) **(31)**

  제 5지조갑근부(第五指爪甲根部) **(32)**

5) 하지(下肢)

- **대퇴동맥(大腿動脈: Femoral artery) (33)**

  서혜인대(鼠蹊靭帶)의 중앙부의 부근이다.

- **무릎(膝: Knee)**

  슬개골(膝蓋骨) 상연(上緣)의 중앙부 **(34)**

  슬관절(膝關節)의 외측부(外側部) **(35)**

  슬개골(膝蓋骨)의 하연(下緣) **(36)**

  슬관절(膝關節)의 내측부(內側部) **(37)**

슬와중앙부(膝窩中央部) (38)

- **하퇴(下腿) (39)**

족삼리(足三里)에 해당한다.

- **후경골동맥(後脛骨動脈: Posterior tibial artery) (40)**

안쪽 복숭아뼈(內踝)의 뒷편에 있는 박동부(拍動部)

- **족배동맥(足背動脈: Dorsalis pedis artery) (41)**

발등(足背)의 박동부(拍動部)이다.

- **제1지조갑근부(第一趾爪甲根部) (42)**

6) 등(背部)

- **추골동맥(椎骨動脈: Vertebral artery) (43)**

제6경추극돌기(第六頸椎棘突起)의 바깥쪽 약 3-3.5cm 횡돌공(橫突孔)의 부근에 해당한다.

- **경추(頸椎), 경신경(頸神經: Cervical vertebra & nerve)**

제1경추(頸椎) · 제2경신경(頸神經): 후두골(後頭骨)의 하연(下緣)

제2경추(頸椎) · 제3경신경(頸神經): 제2경추극돌기부(頸椎棘突起部)

제3경추(頸椎) · 제4경신경(頸神經): 제3경추극돌기부(頸椎棘突起部)

제4경추(頸椎) · 제5경신경(頸神經): 제4경추극돌기부(頸椎棘突起部)(43)

이상의 각 검사점에서 이상(異常)이 있을때에는 그 좌연(左緣)과 우연(右緣)에 대하여 각각 조사한다.

제5경추(頸椎) · 제6경신경(頸神經): 제5경추극돌기부(頸椎棘突起部)

제6경추(頸椎) · 제7경신경(頸神經): 제6경추극돌기부(頸椎棘突起部)

제7경추(頸椎) · 제8경신경(頸神經): 제7경추극돌기부(頸椎棘突起部)

- **흉추(胸椎: Thoracic vertebra)**
- **요추(腰椎: Lumbar vertebra)**
- **선골(仙骨: Sacrum)**
- **심장(心臟 : Cardio-vascular representation area) (45)**

흉추(胸椎)의 좌측에 있는 장방형(長方形)의 영역이다.

제4흉추(胸椎)의 상부(上部)의 레벨, 제6흉추(胸椎)의 하부(下部)의 레벨, 흉추의 좌연(左緣), 좌견갑골(左肩甲骨)의 안쪽(內側)의 사이에 둘러싸여 있다.

- **신장(腎臟: Kidney)(46)**

제12늑골(肋骨)의 선단(先端)과 그 하부(下部)이다.

경혈(經穴)로는 경문(京門)을 포함한다.

8. 오링테스트에 의한 불문검색(不問檢索)

「오링테스트를 실시해보면 환자에게 일일이 묻지 않더라도 신체의 어떤 기관에 이상(異常)이 있는가를 쉽게 발견할 수 있다.」

즉 호흡기(呼吸器), 순환기(循環器), 소화기(消化器), 간담(肝膽), 비뇨생식기(泌尿生殖器), 뇌중추(腦中樞) 등의 각 기관에 이상(異常)이 있는지 없는지를 오링테스트에 의하여 불문검색(不問檢索)할 수 있다. 그러나 오링테스트는 신체의 특정한 부위나 각 기관의 이상여부(異常與否)를 검색하는 방법이며 현대의학적인 병명을 결정하고자 하는 것이 목적이 아니다.

체내에 흐르고 있는 기(氣)는 일정불변(一定不變)한 것이 아니라 신체의 건강상태에 따라 변화한다. 기(氣)가 허(虛)하거나 실(實)하거나 한 것은 다같이 기(氣)의 변조(變調)이므로 오링테스트의 검사결과도 이에 따라 변화한다는 것은 당연한 일이다.

한방에서는 증(證)이란 개념이 있다.

이에 대하여 니시야마(西山英雄) 선생은『증(證)이란 병자가 현재 나타내고 있는 모든 자타각증상(自他覺症狀)을 한방적인 척도(尺度)로 정리하여 통괄함으로 해서 얻어지는 그 시점에 있어서의 한방적 진단이며 동시에 치료의 지시이다』라고 하였다,

즉 증(證)이란 그 시점(時点)에 있어서의 한방적 진단이라고 하였으니 증(證)은 언제나 고정되어 있는 것이 아니라 유동적으로 변화한다는 것을 알 수 있다. 그러므로 증(證)의 변화에 따라 오링테스트의 검사결과도 변화한다는 것은 쉽게 이해할 수 있다.

예컨대 간경(肝經)의 모혈(募穴)인 기문혈(期門穴)에 대하여 오링테스트를 실시하니 이상(異常)이 있는 것으로 판단되었다면, 이것은 간염(肝炎)이나 간경화(肝硬化)등 간(肝)의 병으로 단정할 것이 아니라 간(肝)의 기(氣)가 변조(變調)를 일으킨 것이라고 판단하는 것이 옳을 것이다.

평소에 간(肝)에 이상이 없었던 사람이라도 과음하고 난 후에는 오링테스트로서 좋지 않은 반응이 나타나는 경우가 있다. 이러한 사람은 당분간 음주를 금하면 간(肝)의 기(氣)가 정상으로 회복되는 경우가 많다.

이제 각장부(各臟腑)의 이상여부(異常與否)를 오링테스트에 의하여 불문검색(不問檢

索)하는 방법에 대하여 생각해 보기로 하겠다.

호흡기 질환은 중부(中府), 천돌(天突), 염천(廉泉) 등의 혈에 대하여 오링테스트를 실시하면 그 이상여부(異常與否)를 판단할 수 있다.

호흡기에 병변(病變)이 있으면 해수(咳嗽), 천식, 호흡곤란, 객담(喀痰), 인통(咽痛), 흉만감(胸滿感) 기침을 할 때의 흉통(胸痛), 애성(嗄聲) 등의 증상을 호소한다.

중부혈(中府穴)은 폐경(肺經)의 모혈(募穴)이며 주로 폐장(肺臟)에 이상이 있을 때 오링테스트로 그 반응이 인정된다. 즉 폐결핵, 폐염, 폐농양(肺膿瘍) 폐암(肺癌) 등은 이 중부혈(中府穴)에서 검증(撿症) 할 수 있다.

천돌(天突)과 **염천혈**(廉泉穴)에 대하여 오링테스트를 실시하여 이상(異常)이 나타나면 감모(感冒), 편도선염, 기관지천식, 인후염, 후두염(喉頭炎), 후두암(喉頭癌)등 주로 기도(氣道)나 기관지, 인후 등에 병변이 있다는 것을 예측할 수 있다.

그런데 경험에 의하면 염천(廉泉)이나 천돌(天突)에서는 오링테스트로서 이상반응이 인정되었으나 중부(中府)에서는 이상반응이 나타나지 않는 경우가 많다. 이것은 인후(咽喉) 또는 기관(氣管), 기관지(氣管支) 등에는 어떠한 병변이 있으나 폐장(肺臟)에는 이상이 없는 것이라고 해석된다.

순환기(循環器)의 대표가 되는 기관(器官)은 심장이다. 그런데 한방에서 말하는『심(心)』은 심장을 포함한 순환기계(循環器系) 전반을 가리킬 뿐 아니라 정신신경이나 자율신경(自律神經)을 함께 포괄(包括)하는 것으로 해석한다.

흉부(胸部)에 있는 전중(膻中), 거궐(巨闕), 신봉(神封) 등의 혈(穴)은『심(心)』과 관계가 깊은 혈(穴)로서, 이 혈(穴)에 대하여 오링테스트를 실시하여 이상이 있다는 것이 인정되면 동계(動悸), 심계항진(心悸亢進), 호흡촉박(呼吸促迫), 천식, 흉부의 고민감, 흉통(胸痛), 맥결대(脈結 代), 이피로(易疲勞) 등의 증상을 예측할 수 있다. 또 불안감, 초조감, 불면, 다몽(多夢), 이경(易驚), 건망(健忘), 상기감(上氣感), 흉부의 번열감(煩熱感) 등의 정신신경이나 자율신경(自律神經)의 실조(失調)로 인한 증상을 수반하기도 한다.

이상과 같은 증상은 주로 심장병, 심장판막증(心臟瓣膜症), 기울병(氣鬱病), 협심증(狹心症), 신경쇠약, 히스테리, 자율신경실조증, 스트레스 등에서 흔히 볼 수 있다.

거궐혈(巨闕穴)은 심경(心經)의 모혈(募穴)로서 심장의 기능을 검색하는데 중요한 혈(穴)이다, 심장이 나쁜 사람은 이 혈(穴)에 대하여 오링테스트를 실시해보면 즉시 알 수 있다. 이 혈(穴)에서는 주로 심장의 기질적(器質的) 질환을 판단하는 경우가 많다.

전중혈(膻中穴)은 심포경(心包經)의 모혈(募穴)로서 정신신경이나 자율신경의 실조(失調)로 인한 심장의 질환을 판단하는데 도움이 된다.

신봉혈(神封穴)은 협심증(狹心症)이나 늑간신경통(肋間神經痛), 흉통(胸痛) 등 흉부의 압박감이나 통증을 검색 할 수 있다.

기문(期門)과 **일월혈**(日月穴)은 간경(肝經)과 담경(膽經)의 모혈(募穴) 이다.

오링테스트에 의하여 기문혈(期門穴)과 일월혈(日月穴)에서 좋지 않은 반응이 인정되면 주로 간담(肝膽)에 어떠한 이상(異常)이 있다고 판단 할 수 있다.

증상으로는 흉협고만(胸脇苦滿), 상복부의 팽만감, 오심(惡心), 구토, 구고(口苦), 소화불량, 상복통(上腹痛), 안충혈(眼充血), 견통(肩痛), 황달, 소변황(小便黃) 등을 들 수 있으며, 또 이노(易怒), 번경(煩驚), 불안, 초조, 불면, 번조(煩躁) 등 정신신경 증상을 수반하기도 한다.

간염, 간종대(肝腫大), 간경화증, 간암, 담낭염(膽囊炎), 담석증(膽石症) 자율신경실조증 등에서 이상과 같은 증상을 흔히 볼 수 있다. 경험에 의하면 기문(期門)과 일월혈(日月穴)에서 오링테스트의 반응이 이상(異常)이 있으면 대개 비(脾)의 모혈(募穴)인 장문혈(章門穴)에서도 똑같은 반응이 나타나는 경우가 많다. 그러므로 간담(肝膽)과 비(脾)는 서로 밀접한 관계가 있다는 것을 알 수 있다.

소화기의 이상(異常)은 복부(腹部)에 있는 중완(中脘), 장문(章門), 관원(關元), 천추(天樞) 등의 혈(穴)에 대하여 오링테스트를 실시해 보면 쉽게 판단할 수 있다.

이것은 비(脾), 위(胃), 대장(大腸), 소장(小腸) 등 소화기(消化器) 전반의 상황을 검색하는 것이다.

중완(中脘)은 위경(胃經)의 모혈이다.

중완혈(中脘穴)에 대하여 오링테스트를 실시하여 이상반응이 인정되면 위(胃)의 기능이 좋지 않다는 것을 알 수 있다.

그런데 위(胃)의 기능의 이상도 한열(寒熱)이나 허실(虛實) 등을 감별하여야 치료방침을 정할 수 있다. 이때에는 전지(電池)의 양극(陽極) 또는 음극(陰極)을 각각 중완혈(中脘穴)에 접촉시키고 오링테스트를 실시 해보면 쉽게 판별할 수 있다.

소화불량, 식욕부진, 위통(胃痛), 오심(惡心), 구토, 탄산(呑酸), 조잡(嘈雜), 위내

(胃內)의 진수음(振水音), 상복부의 팽만불쾌감 등은 중완혈 (中脘穴)에서 오링테스트를 실시함으로써 예측할 수 있으며, 이러한 증상은 위염, 위궤양, 위하수증, 위아토니, 위산과다증, 위확장증, 급체, 위암 등에서 흔히 볼 수 있다.

위(胃)는 음식물을 일단 받아들여 일차적인 소화 작업을 하는 것이라고 볼 수 있는데 어떤 사람은 음식물을 받아들여 먹을 수는 있으나, 먹고 난 후에 소화가 잘 되지 않고 배가 더부룩하고 팽만감이 있거나 설사를 하는 경우가 있다.

이러한 상황은 비(脾)의 기능에 어떠한 이상이 있는 것으로 해석된다. 실제로 중완혈(中脘穴)에 대하여 오링테스트롤 실시해 보면 아무런 이상이 없으나 비경(脾經)의 모혈(募穴)인 장문(章門)에서는 이상이 있음을 발견하는 경우가 있다.

비경(脾經)의 모혈(募穴)은 장문(章門)이다.

비(脾)는 현대의학적으로 어떠한 기관(器官)을 지칭하는 것인지 분명하지 않다. 일설에는 췌장(膵臟)을 가리키는 것이라고 하는데 이것은 그 일단(一端)에 지나지 않는다.

한방에서는 소화기의 전반을 총칭하고 있으며, 주로 소화흡수기능, 영양의 대사(代謝), 체액(體液)의 조정, 면역유지기능(免疫維持機能) 등을 포괄하는 기능계(機能系)라고 해석하고 있다.

즉 여러 가지 소화효소에 의하여 음식물을 소화하고 소화된 영양물질이나 수분을 소화관 벽을 통하여 혈중(血中)이나 임파관(淋巴管)으로 흡수하여 기(氣), 혈(血), 진액(津液), 정(精) 등의 생성원(生成源)을 만들고 또 영양물질이나 수분을 전신에 배분하여 생명 에너지를 공급하는 것으로 해석한다.

그러므로 비(脾)를『후천(後天)의 근본』이라고 말하기도 한다.

비경(脾經)의 모혈(募穴)인 장문혈(章門穴)에 대하여 오링테스트를 실시할 때 이상반응이 인정되면 소화불량, 식사결핍(食思缺乏), 구토, 하리, 복명(腹鳴), 흉복통(胸腹痛), 체중감소, 황달, 심한 피로감 등의 증상이 예측된다.

위장병, 간장염, 간장비대, 췌장염, 복막염, 당뇨병 등은 비기(脾氣)의 이상으로 인하여 발병하는 경우가 많다.

소장경(小腸經)의 모혈(募穴)은 관원(關元)이다.

소장은 소화된 음식물중의 영양물질이나 수분을 흡수하고 잔사(殘渣)를 대장(大腸)

으로 내려보내는 작용을 한다, 그러므로 한방적으로 본다면 소장(小腸)의 기능은 결국 비(脾)의 범주에 속하는 것이라고 볼 수 있다. 관원혈(關元穴)에 대하여 오링테스트를 실시하여 이상반응이 인정되면 소장의 기능에 이상이 있다는 것을 알 수 있다. 즉 소화불량, 장카다르, 이질, 복막염 등으로 복통, 하리, 복명(腹鳴), 하복부의 팽만감 등이 있음을 예측할 수 있다.

대장경(大腸經)의 모혈(募穴)은 천추(天樞)이다.

천추혈(天樞穴)은 배꼽의 좌우(左右) 양쪽에 있는데 우측의 천추혈(天樞穴)은 상행결장(上行結腸)과 연관이 있고 좌측의 천추혈(天樞穴)은 하행결장(下行結腸)과 관계가 있는 것으로 사려된다. 대장은 소장에서 분리된 음식물의 잔사(殘渣)를 받아들여 일부의 잔여수분(殘餘水分)을 흡수하여 분변(糞便)의 경도(硬度)를 조정하고 항문(肛門)으로 배출하는 작용을 한다.

오링테스트에 의하여 천추혈(天樞穴)에서 이상이 인정되면 변비 또는 하리, 복통, 복명(腹鳴) 이급후증(裏急後重), 대변난(大便難), 이질, 장마비(腸麻痺), 대장염, 충수염, 복막염 등을 예측할 수 있다.

비뇨생식기(泌尿生殖器)는 한방적으로 신(腎)과 방광(膀胱)의 범주에 속한다. 일반의 상식으로는 신(腎)은 신장(腎臟)을 가리키는 것으로 생각하는데, 한방에서 말하는 신(腎)은 그 범위가 매우 넓다. 즉 신장(腎臟) 뿐만아니라 내분비계(內分泌系), 생식기계(生殖器系), 중추신경계의 일부, 면역감시능(免疫監視能) 등을 포괄하는 기능계(機能系)이다.

신(腎)의 기능은 정(精)을 저장하고 생장과 발육 및 생식을 주관하고 체액(體液) 전반을 조절하는 것이라고 해석된다.

다시 말하면 신(腎)이 저장하는 정(精)은 인체의 생장이나 발육, 생식 및 생명활동을 유지하는 물질적인 기초가 되는 것인데, 이것은 시상하부(視床下部), 하수체(下垂體), 부신계(副腎系), 성선(性線), 갑상선(甲狀腺), 송과선(松果腺) 등의 내분비계(內分泌系) 전반의 기능을 가리키는 것이라고 생각한다.

또 신(腎)은 체액(體液)의 대사(大謝) 전반에 대하여 조절작용을 하는데 부신피질(副腎皮質)과 하수체후엽(下垂體後葉) 호르몬 등에 의하여 신뇨세관(腎尿細管)에서 수분의 재흡수(再吸收) 과정을 조절하는 작용도 있다,

방광(膀胱)은 현대의학적인 방광과 같은 것으로서 뇨(尿)를 저장하고 배설하는 작용을 한다.

비뇨생식기의 이상은 경문(京門), 중극(中極), 석문(石門), 관원(關元) 등 주로 하복부에 있는 혈(穴)에 대하여 오링테스트를 실시해 보면 알 수 있다.

신경(腎經)의 모혈(募穴)은 경문(京門)이다.

경문혈(京門穴)에 대하여 오링테스트를 실시하여 이상이 있다는 것이 인정되면 소변불리, 부종, 요통, 복통, 협통(脇痛), 하지(下肢)의 통증 등의 증상이 있다는 것을 예측할 수 있으며, 신장염, 신우염, 신장결석, 늑간신경통, 좌골신경통 등 에서 이상과 같은 증상을 볼 수 있다.

중극혈(中極穴)은 방광경(膀胱經)의 모혈(募穴)이다.

오링테스트에 의하여 중극혈(中極穴)에서 이상반응이 나타나면 소변불리, 뇨빈삭(尿頻數), 배뇨통(排尿痛), 유뇨(遺尿), 소변난(小便難), 유정(遺精), 하복통, 하복부의 팽만불쾌감 등의 증상이 있다는 것을 예측할 수 있다.

그러므로 방광염, 뇨도염, 전립선비대, 임질, 야뇨증〈夜尿症) 음위(陰萎) 등은 중극혈(中極穴)에서 오링테스트에 의하여 검색(檢索) 할 수 있다.

석문혈(石門穴)은 삼초경(三焦經)의 모혈(募穴)이다.

석문혈(石門穴)을 중심으로 하는 부위를 일명 단전(丹田)이라고도 하는데, 일반에서는 단전호흡법(丹田呼吸法)에 의하여 신기(腎氣)를 강화함으로써 정력을 증강하고자 하는 운동법이 성행 되고 있다.

오링테스트에 의하여 석문혈(石門穴)에서 이상반응이 인정되면 성욕감퇴, 음위(陰萎) 유정(遺精), 조루(早漏), 하복통, 하복무력감, 요통, 피로감, 냉증, 당뇨병 등을 예측할 수 있다. 또 여성에게 있어서는 월경불순, 월경통, 자궁내막염, 대하증, 자궁근종, 자궁출혈, 불임증 등도 석문혈(石門穴)에서 검증할 수 있다. 어혈점(瘀血点)은 고방파(古方派)의 의가(醫家)들이 어혈(瘀血)의 여부(與否)를 검색하고자 복진(腹診)을 할 때 이것을 확인하는 부위인데 이 부위에서 저항이나 압통(壓痛) 또는 응어리가 촉지되면 이것을 소복급결(小腹急結)이라고 한다.

어혈점(瘀血点)에 대하여 **오링테스트**를 실시해 보면 남성에 비하여 여성에게서 이상반응이 인정되는 경우가 많다. 또 여성이라도 노인은 어혈반응이 거의 나타나지 않는 경우가 많다. 그러므로 어혈(瘀血)은 젊은 여성에게 많고 나이가 들어 노인이 되면 차츰 소실된다는 것을 알 수 있다.

어혈점(瘀血点)에 대하여 **오링테스트**를 실시하여 이상반응이 인정되면 주로 부인과적 질환이 있다는 것을 예측할 수 있다. 그러므로 월경불순, 월경통, 하복통, 하복부의 팽만감, 대하, 자궁출혈, 자궁내막염, 자궁근종, 불임증, 요통, 좌골신경통, 타박상 등은 어혈점(瘀血点)에 대하여 오링테스트로서 검증할 수 있다.

두부(頭部)와 안면부(顔面部)에는 수많은 경혈(經穴)이 집중되어 있다.

그러므로 이들의 혈(穴)에 대하여 일일이 오링테스트를 실시한다는 것은 매우 곤란하다. 그래서 주요한 혈(穴)을 몇 가지 선택하여 오링테스트를 실시하는 것이 좋을 것이다.

두부(頭部)에서는 백회(百會), 풍지(風地), 풍부(風府), 솔곡(率谷) 등의 혈(穴)을 선택한다. 이들의 혈(穴)에 대하여 **오링테스트**를 실시하여 이상 반응이 있으면 두통, 편두통, 현운(眩暈), 이명(耳鳴), 불면, 고혈압, 중풍, 히스테리, 소아경간(小兒驚癎), 뇌성마비, 뇌수종(腦水腫), 뇌종양, 전간(癲癎), 정신분열증, 기억력감퇴 등을 예측할 수 있다. 그리고 뇌에 수종(水腫)이나 종양(腫瘍)등이 생겨있거나 또는 뇌출혈을 일으켰을 때 뇌의 어느 부위에 이상이 생겨 있는지 그 부위를 오링테스트에 의하여 김색할 수 있다.

안면부(顔面部)에서는 인당(印堂) 동자료(瞳子髎), 이문(耳門), 영향(迎香), 협거(頰車), 대영(大迎), 하관(下關) 등의 혈(穴)을 선택한다. **오링테스트**에서 이상의 각 혈(穴)에서 이상이 인정되면 두통, 안질환(眼疾患), 시력감퇴, 눈의 피로감, 중이염(中耳炎), 난청(難聽), 축농증, 비염, 삼차신경통(三叉神經痛), 안면신경마비 등을 예측할 수 있다.

이 밖에 어깨와 상지(上肢), 하지(下肢)에 대해서도 적당한 혈(穴)을 선택하여 오링테스트를 실시해보면 많은 참고가 된다.

예컨대 어깨나 상지(上肢)에서는 견정(肩井), 견우(肩髃), 천종(天宗), 수삼리(手三里), 공최(孔最) 등을 선택하고, 하지(下肢)에서는 혈해(血海), 위중(委中), 독비(犢鼻), 족삼리(足三里), 삼음교(三陰交) 등을 선택하는 것 등이다.

9. 약명(藥名)을 적은 종이와 오링테스트

「오링테스트를 많은 사람에게 대하여 실시해 보면 너무나 신기한 현상이 나타나기 때문에 검사자나 검사를 받는 사람이 다 같이 놀라는 경우가 있다.」

특히 종이에 약명(藥名)을 적고 이것을 가지고 오링테스트를 실시하여 똑같은 결과가 나타난다면 더욱 놀라운 일이다. 실제로 이러한 현상이 나타난다면 어떻게 설명할 것인가?

필자는 그 이유에 대하여 알 길이 없으며 이것은 다만 기(氣)의 현상이라고 생각할 수밖에 없다. 필자가 이에 대하여 관심을 갖게 된 것은 일본의 마루야마 히로유끼(丸山寬之) 선생의 글을 읽고 난 후 부터였다.

이 글에서는 『약명(藥名)을 적은 종이를 몸에 지니고 있으면 병이 낫는다는 말은 진실인가?』라는 제목으로 상세한 설명과 경험담을 기술하고 있다. 좀 긴 문장이지만 마루야마(丸山) 선생의 글을 소개해 보기로 하겠다.

『약 100년전에 미국의 의학자(하버드대학 생리학 교수)라기 보다는 기지(機知)가 많은 엣세이스트로서 알려진 올리버 · 웬델 홈스는 매우 철저히 약을 싫어하였는데, 그는 "모든 약을 바다에 던져 버리면 인류에게는 이것보다 더한 행복은 없겠으나 어류(魚類)에 대해서는 이것 보다 더한 불행은 없을 것이다"라고 하였다.

홈스 교수에 비하여 조금도 뒤지지 않는 학자가 일본의 가이바라(貝原益軒) 선생이며 그의 저서인 양생훈(養生訓)을 보면, "병이 났을 때 돌팔이 의사의 약을 복용하여 몸을 더욱 나쁘게 해서는 안된다. 약을 복용하지 않고 병이 자연히 치료되는 것을 기다려야 한다."라고 하였고, 또 "약은 모두 편성(偏性)을 가진 것으로서 그 병에 적응하지 않으면 반드시 독(毒)이 된다. 그러므로 모든 병에 함부로 약을 먹어서는 안된다"라고 하여 약불신론(藥不信論)을 거듭 말하였다.

이제 최근의 일례를 들면, 수년전에 명성(名城)대학 약학부의 니노미야(二宮英) 교수 등이 해본 조사에 의하면, 의료기관에서 처방해준 약을 함부로 복용하는 사람이 매우 많았으며, 경우에 따라서는 나쁜 결과를 가져올 수 있다고 지적하였다.

그래서 이제부터 소개하고자 하는 것은 이러한 약해(藥害)의 염려가 전혀 없고, 홈

스교수나 가이바라(貝原) 선생에게도 꼭 마음에 드는 궁극적인 약방(藥方)이다.

그것은 약의 이름을 적은 종이를 몸에 지니고 있으면 병이 낫는다고 하는 것인데, 만약 이것이 사실이라면 이것보다 편하고 안심이 되고, 또 인간의 불가사의한 본성(本性)에 다가오는 의료는 없을 것이라고 생각되는 방법이다.

먼저 아이찌현(愛知縣)의 오와리아사히시(尾張旭市)의 히다 가즈히꼬(樋田和彦) 선생의 환자의 실례이다.

임신 중에 약을 복용할 수 없는 알레르기성 비염의 환자에게 "이것을 주머니에 넣고 다니십시오"라고 하고, 메모지에 "소청룡탕(小靑龍湯)"이라고 적어서 주었더니, 3~4일 후에 이 환자가 와서 말하기를 "선생님 저는 기분이 좀 이상합니다. 믿기 어려운 일이 생겼습니다. 그 종이를 블라우스의 주머니에 넣고 있었는데 재채기와 콧물이 멈췄습니다. 증상이 깨끗이 없어졌습니다"라고 하였다는 것이다.

소청룡탕(小靑龍湯)은 천식이나 알레르기성비염에 잘 듣는 한약인데 간혹 위장장애를 일으키는 경우가 있다.

그런데 이러한 방법이라면 임신부나 위장이 약한 사람이라도 전혀 염려가 없다. 또 소청룡탕(小靑龍湯) 뿐만 아니라 어떠한 약이라도 자유롭게 사용할 수 있을 것이다.

이 놀라운 기묘한 치료법에 대하여 더 상세하게 배우고자 히다(樋田) 선생의 의원(醫院)을 방문하였더니 "아니 그 본가본원(本家本元)은 와다나베(渡邊貞夫) 선생인데, 제가 경험한 것은 그 일례에 지나지 않습니다"라고 히다(樋田)선생이 말하였다.

와다나베(渡邊) 선생은 30년 이상이나 동양의학을 연구하였으며, 동양의학의 심오(深奧)인 기(氣)의 존재에 착안하여 그 특성을 이용하여 개개의 환자에게 적합한 약을 선택할 수 있는 "적약선택(適藥選擇)테스트"를 고안한 의사이다. 이 적약선택 테스트를 와다나베 선생은 최초에는 실물(實物)인 약을 가지고 사용해 보았다.

환자를 반듯하게 눕히고 복진(腹診)을 하여 그 복증(腹證)에 적합하다고 생각되는 약을 2~3g가량 취하여 그 환자의 가슴이나 배 위에 얹어 두면 약이 적합할 때에는 복증(腹證)이 곧 소실한다는 것이다.

이 약은 종이에 싸거나 유리 또는 플라스틱의 작은 병에 넣어도 모두 똑같은 반응이 나타난다는 것이다. 이와 같이 투과성(透過性)이 있는 것이 약의 기(氣)의 특징이라고 와다나베(渡邊) 선생은 말하고 있다.

또한 환자의 몸 위에서 뿐만 아니라 조금 떨어진 곳에 약을 두어도 복증(腹證)에 변화가 생기고, 또 약의 사진을 사용하여도 같은 반응이 일어난다는 것을 와다나베(渡邊) 선생은 발견하였다, 그리고 "이 사진은 컬러가 아니고 단색(單色)이라도 좋으며, 약제가 들어있는 병을 찍은 사진이라도 똑같은 결과를 얻을 수 있다."고 하였다. "실로 신기한 현상이지만 틀림없는 사실이다."라고 하였다.

약의 실물(實物)만이 아니라 약을 찍은 사진도 똑같이 기(氣)를 발산 하고 있다는 것인데 이렇게 되면 종이에 약의 이름을 적은 것과 별다른 차이가 없을 것이다.

옛부터 언령(言靈: 말가운데 들어있는 영력(靈力))이라는 관념이 있는 것으로도 추측할 수 있듯이 글자에도 또한 기(氣)가 있기 때문이다.

그래서 약의 이름을 적은 종이를 환자의 배위에 얹어놓고 복진(腹診)을 하였더니 약의 실물(實物)을 얹어놓았을 때와 똑같이 복증(腹證)이 변하는 것을 확인하였다는 것을 와다나베(渡邊) 선생은 보고하였다.

그러므로 이 그림의 떡에 지나지 않는 약의 이름을 적은 종이는 그 환자에게 적합한 약을 찾아내는 적약선택(適藥選擇)테스트의 시험지(試驗紙)로서 매우 유용성이 높다고 할 수 있다.

다만 이 종이를 몸에 지니고 있기만 하여도 병이 나을 것인가? 하는데 대해서는 아직 치료의 경험례가 부족하여 단정할 수 없으며 금후의 연구를 기다릴 수밖에 없는 단계인 것이다.

와다나베(渡邊)선생이 어느 잡지에 실은 이야기에 따르면 위(胃)가 나쁜 여성에게 적약(適藥)테스트를 하여 결정한 약의 이름을 종이에 적어 주었더니 이것을 몸에 지니고 있었는데 위(胃)의 부조(不調)가 치료되었다. 그래서 그녀의 남편도 위(胃)의 부조(不調)를 호소하기에 그가 이 종이를 주었더니 그의 남편은 UFO는 믿을수 있으나 그런 것은 믿지 않는다 하였으나 그도 역시 치료되었다고 알려주었다는 것이다.

어찌하여 이러한 현상이 생기는 것일까? 이미 말한 바와 같이 그 비밀을 풀 수 있는 열쇠는 기(氣)라는 것인데 와다나베(渡邊) 선생의 연구에 힌트를 얻어 가나가와현(神奈川縣) 오다와라시(小田原市)의 가쓰다(勝田正泰) 선생은 약의 이름을 적은 종이를 사용하여 오링테스트를 해보았더니 그 결과는 약의 실물(實物)을 사용하였을 때와 같았다고 하였다.

오링테스트란 엄지손가락과 검지손가락의 끝에 힘을 주어 이 두 개의 손가락으로 동그라미를 만들고 그 강약(强弱)의 반응에 의하여 신체의 이상부위(異常部位)를 발견하거나 약물의 적부를 판단하는 방법이다.

가쓰다(勝田)선생은 이제까지 환자의 이마에 있는 인당(印堂)에 약을 얹어놓고 오링테스트를 하였다. 약이 환자에게 적합하면 환자의 손가락으로 만든 동그라미(○링)는 의사가 아무리 힘을 주어도 열리지 않는다. 약이 적합하지 않으면 간단히 열리게 된다. 이 약 대신에 약의 이름을 적은 종이를 이마에 얹었을 경우에도 오링(○링)은 똑같은 반응이 일어난다는 것이다.

즉 가쓰다(勝田) 선생도 이 방법을 적약(適藥)을 선택하는 진단법으로 하고 있었으며, 약의 이름을 적은 종이의 유용성은 인정하나 이것을 병을 치료할 목적으로 몸에 지니고 있어야 하는데 대해서는 "잠시 기다려 보아야 한다"라고 하였다.

"약의 실물(實物)을 몸에 지니는 방법은 패법(佩法)"이라 하여 약 100년 전에 쓰여진 이약변문(理淪變文)아라는 중국의 의학서적에도 나와 있다. 또 예컨대 알로에를 손에 쥐고 있으면 멀미를 하지 않는다고 하는 악약(握藥: 약을 손에 쥐는 것)에도 일정한 효과가 있음이 알려져 있다. 이것까지는 확실히 의료(醫療)라고 하여도 되겠으나, 약의 이름을 적은 종이… 라고 한다면 이것은 말하자면 요술이나 미신과 같은 것으로서 종교의 세계에서 일컫는 말이 될 것이다. 이것을 함께 몰아서 부정하는 것은 아니나 매우 미묘하고 어려운 문제를 내포하고 있다고 생각한다"라고 말한 것은 가쓰다(勝田)선생의 결론이었다.

이제까지 여러 선생의 상세한 가르침의 일부를 들어 보았다. 끝으로 덧붙혀서 말하고자 하는 것은 내가 입고 다니는 옷의 주머니 속에는 얼마 전부터 어떤 약물의 이름을 적은 종이쪽지 한 장이 간직되어 있다.』

이상이 마루야마(丸山寬之)선생이 경험한 내용의 일면이다. 필자도 이에 대하여 적지 않은 의문을 갖고 있었으나 실제로 환자에게 적합하다고 생각되는 약의 실물(實物)이나 또는 약명(藥名)을 적은 종이를 셔츠의 호주머니에 넣게 하고 오링테스트를 실시하였더니 긍정적인 반응이 나타난다는 것을 여러 번 경험하였다.

10. 오링테스트에 의한 원격검색(遠隔檢索)

「심령과학(心靈科學)에서는 텔레파시라는 말이 있다. 멀리 떨어져 있는 두 사람의 영감(靈感)이 서로 공감(共感)하여 일반상식으로는 이해할 수 없는 일을 서로 알게 된다는 말일 것이다.」

또 이심전심(以心傳心)이란 말이 있는데 내가 이렇게 생각하고 있으면 다른 사람도 똑같은 생각을 하게 된다는 뜻이다. 호랑이가 제 말을 하면 온다는 속담도 있다. 이러한 일은 일상생활에서도 흔히 경험하는 경우가 있다.

과학적으로는 해석할 수 없고, 아마도 심령과학자들이 말하는 텔레파시와 같은 것이거나, 또는 동양철학에서 말하는 기(氣)의 작용에 의한 것이 아닌가 생각되기도 한다.

기(氣)는 온 누리에 충만하여 있으며 항상 유동하고 교류하고 있다고 한다. 인간에게 있어서도 마찬가지이다. 그러므로 서로 멀리 떨어져 있더라도 기(氣)가 교류(交流)할 수 있을 것이라고 생각된다.

이렇게 생각해 보면 멀리 떨어져 있는 사람의 건강상태를 알아보는 방법이 없을까? 하는 호기심이 생기게 된다. 흔히 경험하는 일인데 환자가 직접 오지 않고 가족이 와서 이러이러한 증상이 있으니 적합한 약을 달라고 요구하는 경우가 있다. 이 경우에는 환자의 체격이나 체질 증상 등을 물어보고 적합하다고 생각되는 약을 주는 것이 관례(慣例)이다.

그런데 어떤 경우에는 예감이나 영감(靈感)에 의하여 즉시 적절한 치료법이 생각에 떠오르는 때가 있다. 이렇게 하여 환자가 치료되었다면 일반에서는 연때가 맞았다고 말한다. 그런데 오링테스트에 의하면 먼 곳에 있는 환자를 직접 대하지 않고도 환자의 병적 상태와 이에 적응하는 약을 선택할 수 있다. 이렇게 말하면 도무지 믿어지지 않는 허무맹랑한 생각이라고 일축할는지 모른다. 그러나 오링테스트에 익숙해지면 신기하게도 그 사실이 믿을 만한 것이라고 수긍하게 될 것이다.

즉, 종이에 쓴 글자에도 기(氣)가 있다면 어느 정도 납득이 갈 것이다. 그러면 오링테스트에 의한 원격검색(遠隔檢索)에 대하여 생각해 보기로 하겠다.

환자가 기동(起動)이 불편하여 오지 못하거나 먼 곳에 있어서 오지 못할 때에는 그 가족이 와서 환자와 과거의 병력(病歷)이나 현재의 병상(病狀)을 이야기하는 경우가 많다. 그러나 간접적으로 전하는 말만으로는 불충분하다.

이때에는 부득이 오링테스트에 의하여 환자의 상태를 검색(檢索)하여 적절한 약을 선택할 수밖에 없다. 그 방법은 우선 종이에 환자의 성명, 성별, 나이, 주소 등 인적사항을 기재한다. 다음에 가족이나 제3자로 하여금 이 종이를 왼손에 쥐게 하고 오링테스트를 실시해 본다.

이때 **오링**(O-RING)이 쉽게 열리면 환자에게 어떠한 이상이 있다고 판단하는 것이다. 다만 오링테스트를 실시할 때에는 마음속으로 환자를 연상케 하는 것이 바람직하다고 생각한다. 다음에는 환자의 어느 장부 (臟腑)에 이상이 있는가를 오링테스트에 의하여 검색(撿索)하여야 한다.

즉 심(心), 폐(肺), 간(肝), 비(脾), 신(腎) 등의 오장(五臟)과 위(胃), 담(膽), 대장(大腸), 소장(小腸), 방광(膀胱) 등의 오부(五腑)의 명칭을 따로 종이에 기재하고 이것을 환자의 인적사항을 기재한 종이와 함께 차례로 왼손에 쥐게 하고 오링테스트를 실시해 보는 것이다.

이때 그 **반응**이 강하게 나타나면 그 해당하는 장부(臟腑)에는 이상이 없고, 약한 반응이 나타나면 그 장부(臟腑)에 이상이 있다고 판단한다.

또 다음과 같은 표를 만들어서 차례로 손가락으로 글자를 짚어가면서 오링테스트를 실시해 보는 방법도 있다.

이밖에 참고로 검색(檢索)이 필요하다고 생각되는 사항이 있으면 같은 방법으로 오링테스트를 실시하여 판단하여도 된다. 예컨대 병명으로서 위궤양, 간장염, 신장염, 고혈압증, 자궁암 등을 종이에 기재하고 오링테스트를 실시해 보면 그 여부를 판단할 수 있다.

이상과 같은 방법은 과학적으로는 도저히 이해할 수 없기 때문에 믿어지지 않을 것이라고 생각되지만, 실제로 오링테스트를 실시해 보면 환자의 병상과 일치하는 결과가 나오는 것을 보면 참으로 신기하고도 불가사의한 일이다.

48세 부인이 평소에 혈압이 높았다고 하는데, 어느 날 갑자기 쓰러져서 의식을 잃었다고 한다. 즉시 병원에 입원하여 치료를 받고 있으나 2개월이 지났는데도 의식이 회복되지 않는다고 한다. 병원에서는 뇌졸중(腦卒中)을 일으킨 것이라고 하였다.

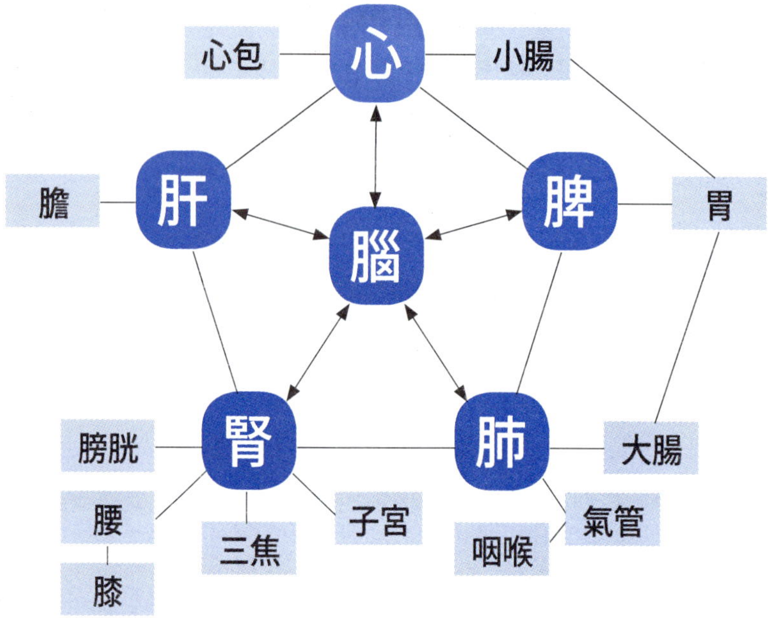

이 환자에게 대하여 우선 오링테스트로 원격검색(遠隔檢索)을 해보았더니 풍부(風府), 풍지(風池), 백회(百會), 솔곡(率谷), 인당(印堂) 등 주로 두부(頭部)에 있는 혈(穴)에서 이상이 있음을 발견하였고, 또 전중혈(膻中穴)에서도 이상반응이 인정되었다. 수일 후에 가서 환자에게 대하여 직접 오링테스트를 실시해 보았더니 원격검색(遠隔檢索)을 한 것과 정확하게 일치되는 결과가 나왔다. 그러나 이 환자는 치료가 어려울 것이라고 생각되었다.

다음에 원격검색(遠隔撿索)에 의하여 밝혀진 환자의 상태나 증상을 개선하려면 어떠한 치료법이나 약이 적합할 것인가를 결정하여야 한다.

우선 환자에게 적합하다고 예측되는 약을 몇 가지 취하고 이것을 환자의 인적사항을 기재한 종이와 함께 왼손에 쥐게 하고 오링테스트를 실시해 본다. 오링테스트로서 가장 강한 반응이 나타난 약이 선택되면 이것을 다시 이상이 있는 장부(臟腑)나 그 외의 검사점에 대하여 다시 오링테스트를 실시하여 확인한다. 이렇게 하여 선택된 약을 환자에게 투여하면 십중팔구는 효과를 얻을 수 있다.

이상에서 설명한 것은 환자가 직접 오지 않았을 때에 부득이 실시할 수 있는 편법에 지나지 않으며 이에 너무 얽매여서는 안된다고 생각한다. 그러므로 직접 환자를 대하여 그 상태를 상세히 살펴서 증(證)을 결정하여 투약을 하는 것이 가장 바람직하다.

11. 체질의 감별법

「환자에게 적합한 한약을 투여하려면 우선 환자의 체질을 정확하게 판단하여야 한다. 아무리 좋은 약이라도 체질에 맞지 않으면 좋은 치료효과를 거둘 수 없기 때문이다. 예컨대 인삼이나 녹용이 체질에 맞지 않으면 오히려 부작용을 일으키는 경우도 있다. 그러므로 한방의학을 체질의학이라고 말하기도 한다. 이제까지 체질에 관한 학설은 여러 가지 있으나 한방에서는 대개 다음과 같은 것을 들 수 있다.」

1) 고방파(古方派)·후세파(後世派)가 주장하는 체질

실성체질(實性體質) – 열성체질(熱性體質)

허성체질(虛性體質) – 한성체질(寒性體質)

2) 일관당(一貫堂)의학에서 주장하는 체질

어혈증체질(瘀血證體質)

장독증체질(臟毒證體質)

해독증체질(解毒證體質)

3) 사상의학파(四象醫學派)가 주장하는 체질

태양인(太陽人)

태음인(太陰人)

소양인(少陽人)

소음인(少陰人)

이상의 체질들을 감별하려면 어느 것이나 환자의 얼굴이나 전신 상태를 살펴보고, 맥상(脈狀)이나 복상(腹狀) 등을 관찰하여야 한다. 또 환자의 자각증상과 타각증상을 조사하고 음식물의 기호, 생활관습 등을 알아보는 것이 일반 임상가의 상식으로 되어 있다.

1) 허성체질(虛性體質)과 실성체질(實性體質)

「허실(虛實)이란 개념은 서양의학에서는 없으며 문제시하고 있지 않으나 한방의학에서는 증(證)을 구성하고 치료의 방침을 세우는데 매우 중요한 것이다.」

허(虛)란 생명력이 쇠약한 것으로서 발육부진, 순환장애, 식욕부진, 이피로(易疲勞), 맥이나 복부의 허연(虛軟), 발열이 없는 것 등의 증상이 있는 것을 가리켜 말하는데 체질적으로 이러한 상태인 자를 허성체질(虛性體質)이라고 한다.

모리다(森田幸門)선생은『체질에 대하여 말한다면 어릴 때부터 발육이 허약하기 때문에 일반대사작용(一般代謝作用)이 완만하고 조금만 노동을 하더라도 피로하기 쉽다. 이러한 체질을 가진 자가 일단 병에 걸리면 병에 대한 생물반응(生物反應)이 활발하게 일어나지 않는다.

즉 발열(發熱)이 있어야 할 터인데 발열이 없고 쉽게 순환 장애를 일으켜서 위독한 상태에 빠지기 쉽다.』라고 설명하였다. 또 실(實)이란 허(虛)의 반대로서 충실하고 단단하며 긴장성이 강한 것으로 해석되는데 이것은 생명력이 왕성하거나 병사(病邪)에 대한 저항력이 강한 상태를 말한다.

모리다(森田幸門)선생은『체질에 대하여 말한다면, 육체의 발육이 양호하고, 일반 대사작용이 왕성하며 웬만한 노동을 하더라도 조금만 휴식을 취하면 쉽게 회복된다.

만약 병에 걸리더라도 치료적 활동이 용이하게 또 활발하게 일어나며 생물반응으로서의 체온도 병독(病毒)에 비례하여 상승하고 쉽게 순환장애를 일으키지 않는다』라고 하였다. 다쓰노(體野一雄)선생은 또 체질적으로 나타나는 허실(虛實)의 상태를 다음과 같이 구별하였다.

실성체질(實性體質)	허성체질(虛性體質)
튼튼하고 묵직하다	날씬하고 가날프다
근골질(筋骨質) 단단하다	근육이 연하다
어깨가 넓다	어깨가 좁다
목이 굵다	목이 가늘다
뚱뚱한 편이다	여윈 형이다

실성체질(實性體質)	허성체질(虛性體質)
손가락이 굵다	손가락이 가늘다
복벽(腹壁)이 두텁고 탄력이 있다	복벽이 얇고 연하다
배꼽이 깊고 크다	배꼽이 얕고 작다
백선(白線)이 깊다	백선(白線)이 얕고 넓다
얼굴이 남자답게 우람하다	얼굴이 여자같이 얄팍하다
턱이 넓다	턱이 좁고 얼굴이 길다
안색이 붉은 편이다	안색이 창백하다
눈이 크고 기운이 있어 보인다	피로한 눈이다
목소리가 굵고 힘차고 발음이 똑똑하다	목소리가 작고 발음이 정확하지 못하다
걸음걸이가 활발하고 힘차다	걸음걸이가 힘이 없다
위장이 튼튼하다	위장이 약하다
변비 경향이 있다	설사하기 쉽다 또는 이완성 변비
하제(下劑)에 잘 견디고 시원하다	하제(下劑)에 약하다
아스피린으로 발한이 잘 된다	아스피린으로 발한이 약하다
냉한 것을 좋아 한다	뜨거운 것을 좋아 한다
쓴 것을 잘 먹는다	단 것을 좋아 한다
노동을 해도 쉽게 피로하지 않는다	피로하기 쉽고 권태를 느낀다
저항력이 강하다	저항력이 약하다
반응이 강하다	반응이 약하다 또는 과민하다
적극적 기질	소극적기질, 또는 경솔
자기 긍정적 · 활동적	자기부정적, 정적(靜的)

이상의 설명으로 실증체질(實證體質)과 허증체질(虛證體質)을 쉽게 판별할 수 있으리라고 믿는다. 그런데 필자는 오링테스트에 의하여 체질의 허실(虛實)을 감별하는 방법이 없을까 생각하고 여러 가지 실험을 해보았다.

우선 검사를 받는 사람으로 하여금 손에 아무것도 쥐지 않고 오링테스트를 실시해 본다. 오링이 쉽게 열리면 기(氣)가 부족한 것이므로 허증(虛證)으로 판단하고 오링이 꼭 닫혀서 열리지 않으면 실증(實證)으로 판단하는 것이다.

그러나 이 방법은 미흡하다는 것을 알게 되었다. 실제로 체질이 허약하여 허증(虛證)으로 보이는 사람이라도 손가락의 힘이 강하여 오링이 쉽게 열리지 않는 경우가 있었기 때문이다. 그래서 다음과 같은 방법을 생각하여 오링테스트를 실시해 보았다.

즉 **실증체질자**(實證體質者)에게 적응하는 약으로서 대시호탕(大柴胡湯), 방풍통성산(防風通聖散), 대승기탕(大承氣湯), 대황(大黃), 망초(芒硝) 등을 선택하고 또 허증체질자(虛證體質者)에게 적응하는 소건중탕(小建中湯), 사군자탕(四君子湯), 보중익기탕(補中益氣湯), 인삼(人蔘), 녹용(鹿茸) 등을 선택하였다.

다음에는 이러한 약들을 차례로 검사를 받는 사람의 왼손에 쥐게 하고 오른손에 대하여 오링테스트를 실시해 보기로 하였다. 과연 어떠한 결과가 나올 것인가?

예상한대로 허증체질자는 실증(實證)에 쓰이는 대시호탕, 방풍통성산, 대승기탕 등으로는 모두 힘이 빠져서 오링이 쉽게 열리고, 사군자탕, 소건중탕, 보중익기탕 등은 오링의 힘이 강하여 쉽게 열리지 않는다는 것을 알게 되었다.

또 실증체질자(實證體質者)는 그 반대의 현상이 나타났다.

그러나 실제로 특정한 환자에게 어떤 약이 가장 적합한 것인지는 좀 더 세밀한 검색을 하여 신중히 판단해야 할 것이다.

또 어떤 경우에는 실증(實證)도 아니고 허증(虛證)도 아닌 중간증(中間證)이 있다는 것에 유의하여야 한다.

2) 일관당의학(一貫堂醫學)에서 주장하는 체질

일관당의학은 일본의 모리(森道伯)선생이 창안한 체질의 분류법이다. 그 당시에는 국민의 생활이 풍요하여 실증(實證)에 속하는 사람이 많았다고 한다.

일관당(一貫堂)에서는 주로 실증체질자를 대상으로 하고 있다.

일관당의학에서는 사람의 체질을 크게 어혈증체질(瘀血證體質), 장독증체질(臟毒證體質), 해독증체질(解毒證體質) 등 세 가지로 분류하고 있다.

① 어혈증체질(瘀血證體質)이란 체내에 어혈(瘀血)을 가지고 있는 체질을 말한다.

어혈(瘀血)이란 비생리적인 오염된 더러운 혈액이란 뜻인데 체내에 어혈이 있으면 여러 가지 질병을 일으키는 원인이 된다는 것이다. 특히 부인은 어혈이 생기기 쉽기 때문에 어혈증체질자의 대부분은 여성에게서 흔히 볼 수 있다.

이러한 체질을 가진 사람은 대개 실증(實證)으로서 혈색이 좋고 비만한 경우가 많으며, 일관당의학에서는 오로지 통도산(通導散)을 사용하여 치료한다고 하였다.

② 장독증체질(臟毒證體質)이란 체내에 장독(臟毒)이 축적하여 울체되어 있는 체질을 말한다.

장독(臟毒)이란 풍독(風毒), 식독(食毒), 수독(水毒), 매독(梅毒)의 사독 (四毒)을 가리켜 말하는 것이라고 하는데 이것은 신진대사의 장해물이나 기타의 유해(有害)한 독(毒)이 체내의 각 장기(臟器)에 축적하기 때문에 여러 가지 질병을 일으키는 원인이 된다는 것이다. 즉 영양과다로 인한 일종의 만성의 자가중독(自家中毒)이라고 할 수 있다.

일반적으로 장독증체질자는 영양상태가 좋고 체격이 튼튼하게 보이고 지방형(脂肪型), 근육형(筋肉型)인 자가 많다. 젊을 때에는 몸이 튼튼하여 병이 생기는 일이 적으나 장년기 이후에는 고혈압, 뇌졸중, 당뇨병, 심장병, 신경통 등이 생기기 쉽다. 일관당의학에서는 장독증체질자에게는 오로지 방풍통성산을 사용하여 치료한다고 하였다.

③ 해독증체질(解毒證體質)이란 체내에 결핵독(結核毒)을 가진 체질을 말한다.

여기서 말하는 독(毒)은 앞서 말한 장독(臟毒)과는 전혀 다른 것이다. 유년기에는 대개 결핵의 경과를 거치게 된다고 하는데 이것으로 인하여 체내에 결핵독이 형성된다고 해석하고 있다.

해독증체질자는 대개 신체가 허약하고 살이 찌지 않고 음식도 잘 먹지 않으며 감기나 호흡기의 질환을 자주 앓게 된다는 것이다. 유년기나 소년기에는 몸이 허약하여 잔병을 자주 앓지만 적절한 치료를 하거나 또는 자연히 완쾌하여 청년기나 장년기가 되면 건강이 좋아지는 경우가 있다. 고혈압이나 뇌졸중, 당뇨병 등의 성인병으로 고생하는 사람이 적다고 한다.

일관당의학(一貫堂醫學)에서는 유년기와 소년기에는 시호청간탕(柴胡淸肝湯)을 사용

하고, 청년기에는 형개연교탕(荊芥連翹湯)을 사용하고,

청년기 이후의 장년기에는 용담사간탕(龍膽瀉肝湯)을 사용한다고 하였다. 그러나 현재 많은 임상가들은 이에 얽매이지 않고 병증에 따라 널리 응용하고 있다.

일관당의학의 3대체질의 감별법을 표시하면 다음과 같다

	어혈증 체질(瘀血證 體質)	장독증 체질(臟毒證 體質)	해독증 체질(解毒證 體質)
주증상	비만형(지방과다)	비만근골형	여윈형
	얼굴이 붉다	피부 황백색	얼굴이 창백-거무스름
	손톱이 붉거나 암적색	배가 크다	피부가 거무스름, 광택
	하복팽만감	배가 부르고 단단하다	목이 가늘다
	복근구련(腹筋拘攣)	식욕왕성(大食家)	가슴이 좁다
	월경불순	두중, 두통	양복직근긴장
	두통, 두중(頭重)	불면	복(腹) 연약 무력
	현운, 이명	성격쾌활	간지럼을 잘 탄다
	변비	맥현홍실(脈弦洪實)	신경과민
		노년기의 졸중형	성격우울
			유년기의 잔병
걸리기 쉬운 질병	심장병	열성 전염병	폐결핵
	동맥경화증	뇌일혈	기관지염
	뇌일혈, 편마비	동맥경화증	편도선염
	간장병	고혈압증	경부임파선염
	위장병	신장염	중이염, 인후염
	부인과질환	당뇨병	늑막염, 유양돌기염
	치질, 변비	위축신	신, 방광, 결핵
	신경쇠약, 히스테리	상습성변비	방광염
	비뇨 생식기 질환	위장병	고환염(睾丸炎)
	바세도우씨병	치질	치질
	안병(眼病)	옹절(癰癤)	신경질
	각기, 요통증		

이제 오링테스트에 의하여 일관당의학의 3대 체질을 감별하는 방법이 없을까 하는 의문이 생긴다. 그래서 통도산(通導散), 방풍통성산(防風通聖散), 시호청간탕(柴胡淸肝湯)의 세 가지 약을 선택하고 각 개인에 대하여 이 약을 가지고 오링테스트를 실시해 보았다. 과연 그 결과는 예상한 그대로였다.

즉 **통도산**으로 오링테스트를 실시하여 강한 반응이 나타나면 어혈증체질이고, **방풍통성산**으로는 장독증체질이고, **시호청간탕**으로는 해독증체질이라는 것을 판별할 수 있었다. 그리고 오링테스트로서 감별한 각 체질을 앞서 말한 설명의 내용에 비추어보니 거의 일치한다는 것을 알 수 있었다.

그런데 어떤 사람은 위의 3대체질의 어느 것에도 해당하지 않는 경우가 있다. 이러한 사람은 일관당의학의 체질 분류의 범주에 들어가지 않는 것으로 볼 수 있다. 일관당의학은 주로 실증(實證)에 속하는 체질에 대하여 논한 것이므로 심한 허증(虛症)에 속하는 사람에게는 적용하지 않는다는 것은 당연한 이치이다.

또 위의 세 가지 약을 가지고 한사람에게 대하여 차례로 오링테스트를 실시해보면 두 가지 체질을 함께 가지고 있는 예를 발견할 수 있다.

즉 해독증체질과 어혈증체질을 겸한 사람이 있고, 장독증체질과 어혈증체질을 겸한 자가 있고, 또는 장독증체질과 해독증체질을 겸한 자가 있음을 발견할 수 있다.

이러한 사람에게는 두 가지 약을 합하여 사용하는 것이 마땅할 것이다.

3) 사상의학(四象醫學)에서 주장하는 체질

「사상의학(四象醫學)은 우리나라에서 연구개발한 체질의학이며 1894년에 이제마(李濟馬)선생이 "동의수세보원(東醫壽世保元)"을 저술하여 그의 독특한 체질론적 새로운 학설을 제안한 것이다.」

현재에는 일반사람 들도 자신이 사상의학적으로 어떤 체질에 속하는지 알 수 있을 만큼 널리 보급되어 있다. 그래서 음식물이나 약을 자신의 체질에 맞추어 선택하는 사람들도 있다. 사상의학(四象醫學)에서는 사람의 체질을 크게 네 가지로 분류하고, 체격이나 기거동작(起居動作), 식성, 심리상태, 약물 등의 적부를 판단하고자 한다.

※ 사대체질(四大體質)이란

태양인(太陽人)은 폐대이간소자(肺大而肝小者)
태음인(太陰人)은 폐소이간대자(肺小而肝大者)
소양인(少陽人)은 비대이신소자(脾大而腎小者)
소음인(少陰人)은 신대이비소자(腎大而脾小者)
라는 것이다.

여기서 폐대(肺大), 비대(脾大) 등의 "대(大)"란 "실(實)" 즉 기능의 항진을 의미하고 간소(肝小), 신소(腎小) 등의 "소(小)"는 "허(虛)" 즉 기능의 저하를 의미하는 것으로 사려된다.

사람은 태어나면서부터 선천적으로 장부(臟腑)의 대소(大小) 즉 허실(虛實)을 가지고 있는 것으로 보고 사상체질(四象體質)을 구분하였으리라고 생각한다. 그런데 사상의학파(四象醫學派)의 주장에 의하면 태양인은 10,000명중 3~4명 혹은 10여명에 불과하고 태음인은 10,000명중에 5,000명이고, 소양인은 10,000명중 2,000명, 소음인은 10,000명중에 3,000 명이라고 하였다. 그렇다면 대체로 사람의 체질은 태음인, 소양인, 소음인의 세 가지로 구분이 된다고 할 수 있다.

다음에 **윤길영**(尹吉榮)선생의 "사상체질의학론(四象體質醫學論)"에 기재된 사상체질에 감별법을 소개하여 참고에 공하고자 한다.

四象	태양인(太陽人)	태음인(太陰人)	소음인(少陰人)	소양인(少陽人)
外部狀態	용모(容貌)가 뚜렷하다 목덜미가 굵다. 기육(肌肉)은 수척(瘦瘠)하고 허리통이 가늘다	용모(容貌)가 잠간 흐른 것 같으나 후중(厚重)하다. 기육(肌肉)이 대개(大槪)는 비반(肥胖)하고 견실(堅實)하다. 다만 변체(變體)는 수척(瘦瘠)한 者도 있다. 골격(骨格)은 견실하며 빛이 검고 신장은 건장(健壯)장대(長大)하나 혹왜단(或矮短)한 者도 있다.	용모가 월형(月形)으로 동그나 혹(或) 말상도 있다. 기육은 부연(浮軟)가슴은 좁고 궁둥이가 넓다. 신장이 대개 왜단(矮短)하나 혹장대(或長大)한 자가 있다. 서면 뒤뚱뒤뚱하고 보행(步行)할 때 앞으로 수그린다.	용모가 목이 패이고 머리에 남북이 나왔다. 기육이 천박(賤薄)하고 미목(眉目)이 명랑(明朗)하며 입술이 얇고 하관(下觀)이 빠르고 턱이 둥글고 적다. 가슴이 넓고 궁둥이가 좁고 어깨가 평평하며 상성하허(上盛下虛)하고 빛이 희다. 或 단소정아(短小靜雅)하여 外形이 少陰人 같은 者도 있으나 병세한열(病勢寒熱)을 집증(執證)하면 된다. 성음(聲音)은 가늘어도 명랑(明朗)하다.
心理狀態	심정(心情)은 택교심(擇交心)이 부광(不廣)하다. 人身攻擊心이 많다. 규취심(窺取心)이 있다. 과장심(誇張心)과 자존심(自尊心)이 많다. 거조(擧措)가 麤疏하여 사업에 실패가 있어도 후회심이 없다 放縱心이 과하다. 果斷性과 疏通性이 많고 欲進不退性이 강하다. 暴怒와 심애(深哀)가 심(甚)하다.	가정을 중하게 여기고 外界를 輕忽히 아는 마음이 있다. 교만심(驕慢心) 빈욕심(貪慾心)이 많다. 안일(安逸)한 것을 좋아하고 動作하기를 싫어 한다. 꾹 참고 톡톡내밷시들 않는나. 喜怒를 形色에 나타내지 않는다.일을 제대로 못하고 늦게 시두른디. 메일 머리 빗기를 좋아한다. 浪樂과 深喜가 심(甚)하다.	투일심(偸逸心)이 많다. 여환심(慮患心)이 不周하다. 남을 中傷하고 害치기를 좋아한다. 야탈심(掠奪心)이 많다. 질투심(嫉妬心)이 많아서 남이 亡하는 것을 좋아하고 번영(繁榮)하는 것을 싫어한다. 항상(恒常) 집에 있기를 좋아하고 나가기를 싫어한다. 사치(奢侈)하기를 좋아하고 친숙인(親熟人)과 교류(交遊)하기를 좋아한다.호흡이 평균(平均) 하나 이따금 씩 한숨을 쉰다. 심성편협차교인(心性偏狹且驕吝)하다. 사려(思慮)가 세밀한 者도 있다. 여자는 혈분이 足하여 多産한다.	심정이 편사심(偏私心)이 과하다. 外交를 좋아하고 허화(虛華)를 잘 차린다. 外界를 重히 여기고 가정을 경홀(輕忽)히 여기며 적은 재주를 믿고 내가 난체하기를 잘한다. 매사에 限없이 자세(仔細)하며 하려고 하고 내버려두기를 싫어한다. 민예(敏銳) 호용(好勇)하여 강무성(剛武性)이 강하다. 폭애(暴哀)와 심노(深怒)가 甚하다. 生冷을 좋아한다. 行動이 부유경박(浮游輕薄)하여 언어와 노기(怒氣)를 참지 못한다. 자긍(自矜)과 고집(固執)이 심하여 가증(可憎)하기 짝이 없다.者도 少陽人이다.

四象	태양인(太陽人)	태음인(太陰人)	소음인(少陰人)	소양인(少陽人)
特徵	交際가 敏活하다.	事業成就에 長技가 있고 居處凡節에 儀範이 있으며 內明하다.	平時에 呼吸이 平均하나 이따금 긴 한숨을 쉰다.	聰明하고 事務에 能하다.
健康	面色이 희고 肌肉이 瘦瘠한 것 大便이 潤滑하고 且多大한 것	汗液이 通暢한 것. 脈搏이 緊張한 것	脈搏이 緩弱한 것. 飮食消化가 잘 되는 것	大便이 처음에 燥하고 끝에는 滑하여 자루가 굵고 疏通이 잘 되는 것
病的狀態	얼굴 빛이 검은 것. 肌肉이 肥滿한 것	大便이 秘燥하고 小便이 많으며 물이 많이 먹히는 것	平居에 속이 답답하고 땀이 많은 것. 一日間 二, 三次 泄瀉가 있는 것一日에 乾便 三, 四次가 있는 것. 갑자기 입맛이 나서 飮食을 倍씩이나 먹는 것.	忽然이 嘔吐하는 것. 平時 살이 차고 下痢가 많은 것, 간간 조금씩 코피가 나는 것. 주야(晝夜)이상 大便이 不通하는 것.口中에 暗暗히 冷涎이 逆上하는 것

사상의학(四象醫學)에서는 각 체질에 적응하는 약물이나 처방을 분류하고, 어느 특정한 환자에게는 그 중에서 적절한 약을 선택하여 사용한다는 것이다.

예컨대 **소음인**(少陰人)에게는 인삼, 당귀, 황기, 부자, 육계 등 기혈(氣血)을 보하거나 온열작용이 있는 약을 선택하고 보중익기탕, 십전대보탕, 이중탕, 소건중탕 등을 사용한다는 것이다.

소양인(少陽人)은 지황, 황련, 황백, 시호. 지모, 석고 등 자음(滋陰)과 청열(淸熱)작용이 있는 약을 선택하고 육미지황환, 소시호탕, 삼황사심탕, 형방패독산 등을 사용하고 있다.

태음인(太陰人)은 마황, 갈근, 승마 등의 발산해열(發散解熱)하는 약과 맥문동, 산약, 오미자, 의이인 등 생진작용이 있는 약을 선택하고 갈근탕, 마황탕, 마행의감탕, 소청룡탕, 생맥산 등을 사용한다고 하였다.

① 먼저 환자로 하여금 어혈증체질(瘀血證體質), 장독증체질(臟毒證體質), 해독증체질(解毒證體質)이라고 쓴 글자를 손가락으로 차례로 짚어가면서 오링테스트를 실시해보면 그 중에서 강한 반응이 나타나는 곳이 있는데 이것이 일관당에서 말하는 체질에 해당한다고 판단한다. 그런데 어떤 환자는 두 가지 체질이 함께 나타나는 경우도 있다.

② 다음에는 태양인(太陽人), 태음인(太陰人), 소양인(少陽人), 소음인(少陰人)이라고 쓴 글자에 대해서도 똑같은 방법으로 오링테스트를 실시해 보면 사상의학적으로는 어느 체질에 해당하는가를 판단할 수 있다. 필자는 수많은 사람에게 대하여 이런 방법으로 사상체질(四象體質)을 감별해본 결과 네 가지 체질 중 한곳에서만 강한 반응이 나타나고 다른 곳에서는 모두 반응이 나타나지 않음을 발견하였으며 정확한 감별을 할 수 있다는 것을 확신하게 되었다.

③ 다음에는 일관당의학의 3대체질과 사상체질(四象體質)은 서로 어떠한 관계가 있는지를 생각해 보았다. 오링테스트로 검증한 결과 태양인의 체질은 장독증체질과 해독증체질을 겸하고 있고, 태음인은 장독증체질과 어혈증체질을 겸하고 있고, 소양인은 해독증체질과 어혈증체질을 겸하고 있으며, 소음인은 해독증체질과 관계가 있다는 것을 확인할 수 있었다.

12. 병증(病證)의 음양(陰陽)

「음양(陰陽)이란 옛날에 중국에서 발상(發祥)한 자연철학의 이원론(二元論)의 사상인데 우주의 삼라만상은 모두 음(陰)과 양(陽)의 두 가지 대립된 세력(氣)으로 성립되어 있다는 것이다. 그리고 이 음(陰)과 양(陽)은 서로 교류하면서 조화를 이루고 항상 변화하고 있다는 것이다.」

그러므로 음양(陰陽)에 대하여 설명하자면 그 범위가 너무 방대하다.

한방에서는 대자연의 대우주에 대하여 인체를 소우주라고 해석하고 있으며, 이 음양론의 사상을 인체에 적용하여 질병의 진단이나 치료에 응용하고 있다.

한방에서 응용하는 음양의 내용을 표시하면 다음과 같다.

종류(種)	양(陽)	음(陰)
천지(天地)	천(天)	지(地)
물질(物質)	무형(無形)	유형(有形)
남녀(男女)	남(男)	녀(女)
수화(水火)	화(火)	수(水)
한열(寒熱)	열(熱)	한(寒)
색(色)	적(赤)	흑(黑)
기혈(氣血)	기(氣)	혈(血)
장부(臟腑)	부(腑)	장(臟)
인신(人身)	상반신배면(上半身背面)	하반신전면(下半身前面)
표리(表裏)	표(表)	리(裏)
내외(內外)	외(外)	내(內)
허실(虛實)	실(實)	허(虛)
심천(深淺)	천(淺)	심(深)
경중(輕重)	경(輕)	중(重)

종류(種)	양(陽)	음(陰)
부심(浮沈)	부(浮)	심(沈)
동정(動靜)	동(動)	정(靜)
정기(正氣) 사기(邪氣)	정기(正氣)	사기(邪氣)
주야(晝夜)	주(晝)	야(夜)
방위(方位)	남(南)	북(北)

양(陽)이란 산의 남쪽, 양지쪽, 적극적, 동적, 남성적, 발양적(發揚的), 생산적 등의 의미가 있으며, 대개 열성(熱性)을 띄고 있다. 그러므로 양(陽)의 병정(病情)을 나타내는 병증(病證)을 양증(陽證)이라고 한다.

양증(陽證)에 속하는 질병은 일반적으로 생리작용의 이상항진(異常亢進)을 가져오게 된다.

대개 체온이 상승하고 오한 또는 오한 전율(戰慄)을 수반한다. 혹은 다만 열을 발하기도 한다.

또 두통, 현운, 신체동통, 항배강급(項背强急), 안면홍조, 호흡빈삭, 식욕감퇴 또는 항진, 혹은 구토를 일으키기도 하고 혀에는 백태 또는 황태가 생기기도 한다.

혹은 변비의 경향이 있고, 발한(發汗)의 유무에 관계없이 뇨량이 감소하고 소변의 색이 농후(濃厚)하다. 맥은 대개 부(浮), 삭(數), 활(滑), 대(大) 등을 나타낸다.

음(陰)은 산의 북쪽, 음달, 소극적, 정적(靜的), 여성적, 잠복적, 저장적(貯臟的) 등의 의미가 있으며, 주로 한성(寒性)의 경향이 있다. 그러므로 음의 병정(病情)을 나타내는 병증(病證)을 음증(陰證)이라고 한다.

음증에 속하는 질병은 일반적으로 생리작용이 침쇠하여 체온이 높지 않고 평온 이하로 떨어진다. 때로는 체온이 상승하는 경우도 있으나 별다른 열성증상이 나타나지 않는 허열(虛熱)의 상태이다.

피부나 얼굴이 창백하고 신체가 한랭하며 심할 때에는 수족이 궐랭(厥冷)하게 된다. 혹은 기력이 쇠약하여 누워있기를 좋아하며 혹은 기면상태(嗜眠狀態)에 빠지기도 한다. 호흡이 천박(淺薄)하고 심장의 박동도 미약하며, 번갈의 증이 없고, 구설(口舌)은 습윤하며 설태(舌苔)가 생기지 않는다.

대변은 묽은 편이고 심하면 하리를 하기 쉽다. 소변은 맑고 날이 추우면 자주 화장실에 가게 된다. 맥은 대개 침(沈) 지(遲), 세(細), 색(濇) 등으로 나타낸다. 이상의 설명으로 환자의 병증(病證)이 양증(陽證)인지 음증(陰證)인지를 판별할 수 있으리라고 생각한다.

이제까지는 이른바 사진(四診: 望, 聞, 問, 切)에 의하여 병증(病證)의 음양을 판별하는 것이 일반의가(醫家)들의 상식으로 되어 있다.

그러나 그 판별은 임상가의 판단력에 좌우되는 경우가 많기 때문에 자칫 잘못하여 판단을 그르칠 염려 있을 것이다. 그러므로 치료방침을 세우는데 있어서도 차이가 생길 수 있다는 것은 당연한 일이다.

신체의 어느 부위나 기관에 이상이 생겼을 때 이것이 양(陽)의 과다로 인한 염증성(陽證)인 것인지, 음(陰)의 과다로 인한 마비성(陰證)인 것인지를 쉽게 판단하려면 오링테스트를 실시해 보는 것이 가장 간편하고 정확하다.

13. 한열(寒熱) · 허실(虛實)과 보사(補瀉)

「한방치료를 하려면 우선 음양(陰陽), 한열(寒熱), 허실(虛實), 표리(表裏) 등 팔강(八綱)에 의하여 증(證)을 구성하는 것이 원칙이다.」

음양(陰陽), 허실(虛實)에 대해서는 이미 전항에서 설명하였다.

한열(寒熱)은 한방에서만 독특한 개념으로서 서양의학에서는 볼 수 없는 것이다.

일반적인 의학상식으로는 열이 있다고 하면 체온계로 검온(檢溫)하여 상온(常溫)이상이 되었을 때를 말하는 것인데 그렇지 않으면 결코 열이 있다고 하지 않는다.

또 서양의학에서는 한(寒)에 대한 개념이 분명하지 않다.

그러면 한방에서 말하는 한열(寒熱)이란 어떠한 것인가?

이에 대하여 모리다(森田幸門)박사는『한열은 증후(證候) 또는 증후복합(證候複合) 이마비성(痲痺性)인지, 혹은 염증성(炎症性)인지를 판정할 때, 또는 약물이 소염성인지 혹은 자극흥분성인지를 변별할 때에 사용되는 개념이다. 증후의 한열은 증후의 음양과 대개 일치한다』라고 설명하였다.

한(寒)이란 춥고 냉하다는 의미이며, 자각적으로 냉한감이 있고, 타각적으로 만져보아도 냉하게 느껴지는 것을 말한다. 그러므로 체온계로 측정하여 체온이 높다 하더라도 자각적으로 열감(熱感)이 없고, 환자가 열이 있다고 말하지 않을 때에는 한(寒)인 것이다.

또 열이 있어야 할 터인데도 열색(熱色)이나 열감(熱感)이 없고 창백한 경우에도 한(寒)에 속하는 것이다.

즉 오한감(惡寒感), 한성(寒性)의 두통, 수족의 냉, 한성하리(寒性下痢) 묽은가래, 소변의 청징(淸澄) 및 따뜻한 것을 좋아하는 것 등은 한(寒)에 속하며 이러한 병증(病證)을 한증(寒證)이라고 한다.

한방에서 말하는 열(熱)도 체온계의 척도와 관계가 없다.

자각적으로 열감이 있거나 만져보아도 뜨거운 느낌이 있는 것을 열(熱) 이라고 한다.

전신적인 발열, 국소의 발열, 충혈, 염증 등을 들 수 있으며 또 발열에 수반하는 증상으로는 구갈, 소변의 적색, 번열감, 상기감, 불면 등이 있는데 이러한 병증을 열증(熱證)이라고 한다.

이제 한증(寒證)과 열증(熱證)을 오링테스트에 의하여 감별할 수 있을까? 오링테스트에 의하여 병증의 음양, 허실을 감별하는 방법에 대해서는 이미 설명한 바 있다.

한열(寒熱)은 음양(陰陽)과 관계가 깊기 때문에 이에 준하는 것이 좋을 것이다. 즉 음양감별기로 오링테스트를 하여 감별한 결과 양(陽)에 속하는 것은 열(熱)이고, 음에 속하는 것은 한(寒)인 것이다.

또 한증(寒證)의 환자에게는 온열성약물이 적합하고, 열증(熱證)의 환자는 한냉성약물이 적합하다는 것은 일반의 상식이다.

온열성 약물에는 부자, 건강, 육계 등이 있고 한냉성 약물에는 황련, 황금, 황백, 대황, 석고 등이 있다.

이러한 약물을 검사를 받는 사람의 손에 쥐게 하고 오링테스트를 실시해 보면 열증(熱證)인지 한증(寒證)인지를 쉽게 판단할 수 있다.

즉 부자 등을 손에 쥐게 하고 오링테스트를 실시할 때 오링이 쉽게 열리면 열증이고 황련 등으로 약한 반응이 나타나면 한증(寒證)인 것이다.

이상과 같이 한열(寒熱)은 음양(陰陽)과 밀접한 관계가 있으므로

寒 = 陰, 熱 = 陽 이 된다.

또 허실(虛實)도 음양(陰陽)과 관계가 있으므로

虛 = 陰, 實 = 陽 이 되는 것이다.

그러므로 음양(陰陽), 허실(虛實), 한열(寒熱)은 서로 다음과 같은 관계가 있다는 것을 알 수 있다.

陽 = 實 = 熱

陰 = 虛 = 寒

환자의 병증(病證)이 이러한 연관관계가 있으면 모순이나 상반(相反)하는 것이 없으므로 치료방침을 세우는데 있어서도 용이할 것이다.

그런데 만약

陽 ↔ 虛 ↔ 熱

陰 ↔ 虛 ↔ 熱

등의 관계가 있다면 이러한 환자는 음양이나 한열, 허실 등이 상반 또는 모순되게 엉겨 있어서 난치(難治)이거나 불치(不治)의 경우가 많은 것을 흔히 경험한다.

음양(陰陽), 허실(虛實), 한열(寒熱)은 한사람의 환자를 여러 측면에서 구분한 것으로서 똑같은 것이라고는 할 수 없다.

음양은 성질이나 작용이고, 허실은 양(量)을 의미하며, 한열은 상태라고 말할 수 있으므로 전혀 다른 것이다.

예컨대 여기에 하나의 물체가 있다고 하자. 이 물체에는 성질도 있고, 양(量)도 있고, 상태가 있다고 할 수 있다. 이것은 이 하나의 물체를 서로 다른 관점에서 본 것으로서 결국은 전체적으로 보면 하나의 물체인 것이다. 그러므로 음양, 허실, 한열의 구별이 있다고 하나 이것은 곧 한 사람의 환자를 다른 관점에서 관찰을 한데 지나지 않는다. 한방에서는 보사(補瀉)라는 치료법이 있다.

보(補)는 체내에 부족한 영양물질이나 에너지(氣)를 보급하는 것이고, **사**(瀉)는 체내에 과잉한 물질이나 에너지(氣)를 체외로 배출시키는 것을 말한다. 또 에너지(氣)를 보급한다는 것은 곧 따습게 한다는 뜻이 있으므로 온보(溫補)라 하고, 체내에 과잉한 에너지(氣)를 체외로 배출시키는 것을 한사(寒瀉)라고 말할 수 있다.

그러면 어떠한 경우에 온보(溫補)하여야 하고, 또 어떠한 경우에 한사(寒瀉)하여야 할 것인가를 판단할 필요가 있다. 이것은 환자에게 나타나는 상태나 여러 가지 증상을 조사하여 결정하는 것이 이제까지의 관례이다. 즉 음양(陰陽), 허실(虛實), 한열(寒熱)과 보사(補瀉)와의 관계를 명확하게 판단하여야 한다.

陰·虛·寒 → 溫補

陽·實·熱 → 寒瀉

위와 같이 온보(溫補)는 음(陰), 허(虛), 한(寒) 등의 증(證)에 적응하고, 한사(寒瀉)는 양(陽), 실(實), 열(熱) 등의 증(證)에 적응하는 경우가 많다.

예컨대 환자가 원기가 없고, 얼굴이 창백하고, 빈혈성으로 보이고, 맥이 연약하며, 추위를 많이 타고 식욕이 없을 때에는 온보(溫補)하는 것이 마땅하다.

또 반대로 환자의 얼굴이 붉고 충혈성이고, 식욕이 좋고 영양상태도 좋으며 맥이 강하게 빠르게 나타날 때에는 일견 건강하게 보이지만 이것이 지나치면 병이 생기는 경우가 있는데, 이때에는 한사(寒瀉)의 치료법이 적절하다.

14. 기(氣), 혈(血), 수(水)

「한방적으로 진찰을 하고 치료를 하려면 우선 증(證)을 결정하여야 한다. 즉 병위(病位)와 병정(病情)과 병적기능(病的機能)에 대하여 상세한 관찰을 하여 증(證)을 결정하여야 한다. 다시 말하면 어디에(病位), 무엇이(病的機能), 어떠한가(病情)하는 문제에 대한 답을 구하는 것이다.」

병위(病位)에는 표리(表裏)가 있고, 병정(病情)에는 음양(陰陽), 한열(寒熱), 허실(虛實) 등이 있고 병적기능(病的機能)에는 기, 혈, 수(氣, 血, 水)가 있다.

음양, 허실, 한열 등에 대해서는 앞에서 이미 설명하였으므로 여기서는 기, 혈, 수에 대하여 생각해 보기로 하겠다.

1) 기(氣)

인체에 있어서 기(氣)란 무엇인가 라고 묻는다면, 선뜻 이것이라고 대답하기가 어렵다. 기(氣)는 형체(形體)가 없기 때문이다.

어떤 사람은 생명력(生命力)이라고 말하기도 하고, 또 정신신경의 작용(作用)이라고 하기도 하고, 전기에너지라고 말하기도 할 것이다. 사람이 활동하고 생각하는 것은 모두 기(氣)의 작용에 의한다는 것은 누구나 다 이해하고 있다.

기(氣)가 없으면 인간은 움직이지 않는 하나의 물체에 지나지 않는다. 그러므로 한마디로 말하면 기(氣)란 형체(形體)가 없고 작용(作用)만 있는 것이라고 대답할 수밖에 없다.

인간이 건강하게 활동하고 생각을 하려면, 기(氣)가 체내에서 항상 순조롭게 순행하고 있어야 하며, 또 과(過)하거나 부족함이 없어야 한다.

만약 기(氣)가 체내에서 순조롭게 순행하지 않고, 울체하거나 또는 부족하거나, 상충(上衝)을 일으키거나 하면 이것은 모두 기(氣)의 변조(變調)로서 여러 가지 병을 일으키는 원인이 되는 것이다.

기(氣)의 변조(變調)로 인하여 일어나는 증상은 매우 많다.

흥분, 발광(發狂), 침울, 긴장감, 정체감, 마비, 운동장애, 지각장애 등은 정신신경의 이상으로 인한 것이고 동계(動悸), 해수, 호흡빈삭, 호흡곤란, 구역질, 하품, 흉만감, 복만, 인중이물감(咽中異物感), 복명(腹鳴), 방비(放屁) 등은 신체의 각 기관의 기능의 이상으로 인하여 일어나는 것인데 이것들은 곧 기(氣)의 이상으로 생기는 것이다.

이제 기(氣)의 변조(變調)를 오링테스트에 의하여 어떻게 판단할 것인가?

오링테스트는 체내에 흐르고 있는 기(氣)의 변조(變調)를 검색하는 것이므로 신체의 어느 곳에서도 기(氣)의 과부족이나 정체가 있으면 이것을 검사할 수 있다.

즉 신체의 표면에서 기(氣)의 이상이 있거나 또는 내부의 기관에 이상이 있으면 오링테스트로서 그 여부를 검증 할 수 있다.

예컨대 피부의 어느 부위에 화농증상이나 홍반(紅斑) 등이 생겨 있다면, 이것은 기(氣)의 울체가 관여하여 있는 것으로 볼 수 있으므로 국소에 대하여 오링테스트를 실시해 보면 쉽게 판단할 수 있다.

또 목에 있는 염천(廉泉)이라는 혈(穴)과 가슴에 있는 전중혈(膻中穴), 이마에 있는 인당혈(印堂穴) 등에 대하여 오링테스트를 실시하여 모두 이상이 있다고 판명이 되면, 이것은 기울(氣鬱)이나 기(氣)의 상충(上衝)이 있다는 것을 예측할 수 있다.

또 거궐(巨闕), 전중(膻中), 신봉(神封) 등의 혈(穴)에서 이상이 인정 되면 심기(心氣)의 변조(變調)를 일으킨 것으로 판단하고, 또 각 장부(臟腑)의 모혈(募穴)에 대하여 오링테스트를 실시하여 이상이 있으면, 각 장부(臟腑)의 기(氣)가 고르지 않다는 것을 예측할 수 있다.

이상과 같은 방법은 다만 기(氣)의 변조(變調)가 있다는 것만을 알 수 있으며 기(氣)가 허(虛)한 것인지 실(實)한 것인지는 판단할 수 없는 경우가 있다.

이때에는 전지의 음극이나 양극을 각 검사점에 접촉시키고 오링테스트를 실시하면 쉽게 그 상황을 알 수 있다.

이것은 이미 설명한 음양(陰陽)의 감별법과 일치한다.

2) 혈(血)

「한방에서는 인체의 기본을 이루고 있는 것은 기(氣)와 혈(血)이며, 기혈이 서로 조화하여야 건강을 유지할 수 있다고 한다.」

그리고 혈은 기(氣)의 작용에 의하여 전신을 순환한다는 것이다. 즉 기(氣)가 혈중(血中)으로 들어가서 비로소 혈은 활동성을 가지게 된다고 해석하고 있다. 이것을 혈기(血氣)라고 하기도 하고 영혈(營血)이라고 하기도 한다.

혈(血)은 항상 혈관 내에서만 순환하고 있어야 하며 만약 혈관 밖으로 흘러나오거나 하면 이것은 이미 생기(生氣)를 잃은 혈이 되는 것이다. 또 어떤 원인에 의하여 혈(血)이 혈관 내에 엉겨서 응어리가 생기거나 끈끈한 상태로 되거나 하면 순환장애를 일으키게 될 것이다. 이러한 상태가 된 혈을 한방에서는 어혈(瘀血)이라고 한다.

어혈(瘀血)은 한방에서만 독특한 개념이며 어떠한 특정의 병태를 설명하기 위한 용어이다. 서양 의학적으로 어혈의 개념을 설명하고자 한 사람은 일본의 유모도(湯本求眞)선생이다.

그는『어혈은 오염된 생기가 없는 혈액이란 뜻이며 비생리적인 혈액이며, 혈액으로서의 기능을 잃은 신체에 유해한 작용을 하는 것이다.』라고 하였다.

어혈의 증상은 전신적인 것과 국소적인 것으로 구분되는데, 국소적으로 나타나는 증상이라도 잘 관찰해 보면 일정한 증후군이 있다는 것을 발견할 수 있다.

또 어혈은 신체의 어떤 부위에서도 나타나지만 주로 하복부에서 가장 많이 생긴다고 한다. 따라서 신체의 하부에서는 순환장애가 생기고, 상부에서는 기(氣)의 상충(上衝)으로 인한 증상이 일어나는 경우가 많다. 그 주요한 증상을 들어보면 다음과 같은 것이 있다.

두통, 어지러움증, 어깨결림, 이명(耳鳴), 동계(動悸), 심계항진, 구건(口乾), 불면, 건망증, 토혈, 객혈 등은 주로 기(氣)의 상충(上衝)으로 인하여 나타나는 증상이고, 복만감, 요각(腰脚)의 한냉감, 저린감, 피부표면의 자반(紫斑) 하복부의 팽만감, 하혈, 손톱이나 발톱의 암석색 등은 어혈로 인한 순환장애 때문에 나타나는 증상이다.

어혈은 남자에 비하여 여성에게서 많이 볼 수 있다.

월경불순, 월경통 등은 그 대표적인 증상이며 좌측의 하복부에 저항이나 압통(壓痛), 경결(硬結) 등을 인정하는 경우가 많은데, 이것을 소복급결(少腹急結)이라고 한다.

이상과 같은 여러 가지 증상이 복합하여 나타나는 증후군(症候群)을 어혈증(瘀血證)이라고 한다.

어혈증은 환자의 상태와 증상을 관찰하여 그 유무(有無)를 판단하는 것이 일반 임상가의 상식으로 되어 있다.

이제 어혈(瘀血)의 유무(有無)를 오링테스트에 의하여 어떻게 판단할 것인가 하는 의문이 생긴다.

이에 대해서는 아직까지 만족할 만한 검사법을 발견하지 못하였으나 다만 하복부에 있는 어혈점(瘀血点)과 좌측의 하지(下肢)에 있는 혈해혈(血海穴)에서 그 반응을 인정할 수 있었다.

어혈점(瘀血点)은 고방파(古方派)의 의가(醫家)가 말하는 이른바 소복급결(少腹急結)이 나타나는 부위를 가리켜 말하는 것인데, 이 부위는 좌측의 하복부에 해당하는 곳으로서 손가락으로 눌러보면 응어리가 만져지거나 통증을 호소하게 된다.

이 부위에 대하여 오링테스트를 실시해 보면 즉시 그 반응을 확인할 수 있다. 이러한 반응은 특히 여성에게서 많이 나타난다는 것을 경험한다.

또 어혈이 있는 환자는 좌측의 하지(下肢)의 허벅다리의 안쪽에 있는 혈해혈(血海穴)에서 오링테스트에 의하여 반응이 나타난다는 것을 발견 할 수 있다. 즉 혈해혈(血海穴)은 혈(血)이 내려가서 모이는 곳이라고 해석되는데 특히 여성의 월경불순, 월경통, 하복부의 팽만감, 산후, 임신중절(妊娠中絶), 대하증 등으로 인한 어혈을 오링테스트에 의하여 검색하는데 도움이 된다.

또 월경통은 삼음교(三陰交)라는 혈에서도 반응이 인정된다.

3) 수(水)

「고방파(古方派)의 의가(醫家)들은 혈(血)에서 다시 수(水)를 분리하여 생리현상을 설명하였다. 그래서 기혈수설(氣血水說)이 나오게 된 것이다.」

한방에서 말하는 수(水)란 서양의학적으로 본다면 체액(體液), 임파액(淋巴液), 각종의 분비물, 배설물, 염증이 생겼을 때 나오는 삼출물 등 모든 수분을 포괄한 것으로 해석된다. 그리고 생리적인 수분을 특히 진액(津液)이라고 한다.

수(水)도 혈(血)과 마찬가지로 기(氣)의 작용에 의하여 전신을 고루고루 순환하고 있어야 건강을 유지할 수 있다.

만약 체내에 수분이 정체하거나 변조(變調)가 생기면 비생리적인 수분으로 변질할 것이라고 생각되는데 이것을 한방에서는 수독(水毒), 담(痰), 음(飮), 습(濕) 등으로 표현하고 있다.

이것은 곧 체내에 있는 수분의 대사장해로서 각종의 질병을 일으키는 원인이 된다는 것이다.

금궤요략(金匱要略)에는 수독(水毒)이 정체하는 부위에 따라 담음(痰飮), 현음(懸飮), 일음(溢飮), 지음(支飮), 복음(伏飮), 유음(溜飮), 풍습(風濕) 등으로 구별하여 설명하고 있다.

또 옛사람들은 "십병구담(十病九痰)이라든가 "괴병(怪病)은 담(痰)으로 보고 다스려야 한다라고 가르쳐 주었는데, 수독(水毒)은 각종의 질병에서 광범위하게 개재되어 있는 것이라고 보았기 때문이다.

수독(水毒)으로 인하여 일어나는 증상으로서 가장 똑똑히 알수 있는 것은 부종(浮腫)이다.

이밖에 심하부(心下部)의 진수음(振水音), 복중뇌명(腹中雷鳴), 하리, 구토, 변비, 뇨리감소(尿利減少), 다뇨(多尿), 동계(動悸), 현운, 이명(耳鳴), 두통, 권태감, 객담(喀痰) 타액의 분비과다, 관절통, 천명(喘鳴), 해수, 구갈, 다한(多汗) 또는 무한(無汗) 등도 수(水)의 변조(變調)로 일어나는 경우가 많다.

체내의 수분을 주관하는 장부(臟腑)는 폐(肺)와 비(脾), 신(腎), 방광(膀胱)등이다. 그러므로 폐(肺)의 모혈(募穴)인 중부(中府), 신(腎)의 모혈인 경문(京門), 비(脾)의 모혈인 장문(章門), 방광의 모혈인 중극(中極) 등의 혈(穴)에 대하여 오링테스트를 실시해 보면 수분의 변조(變調) 를 예측할 수 있으리라고 생각된다.

또는 수분의 변조(變調)를 개선하는 오령산(五苓散) 등을 가지고 오링테스트를 실시해 보는 것도 좋은 참고가 될 것이다.

오링테스트에 의하여 수분의 변조(變調)를 검증하는 방법에 대해서는 앞으로 더 많은 연구가 필요하다고 생각한다.

15. 한약(韓藥)과 오링테스트

「지구를 포함한 이 우주에는 헤아릴 수 없을 만큼 수많은 것들이 있다. 하늘에는 해와 달, 그리고 수많은 별들이 있고, 지구상에는 육지와 바다가 있고, 또 수많은 식물과 동물이 생존하고 있다.」

그리고 이것들은 항상 움직이고 끊임없이 변해가고 있다.

산이나 강은 세월이 갈수록 모르는 사이에 변해가고 식물이나 동물은 씨앗에서 생겨나 생장하고 번식하고, 때가 되면 죽어간다. 이것을 삼라만상(森羅萬象)이라고 한다.

잘 살펴보면 모든 생물이나 물체는 항상 움직이고 변화하고 있는데, 이것은 곧 그 내부에서나 외부에서 움직이게 하는 어떠한 힘이 있기 때문이라고 생각한다.

이 힘을 에너지라고 말하기도 하고, 또 기(氣)라고도 한다. 모든 생물은 기(氣)가 있기 때문에 성장하고 활동(活動)을 할 수 있고 또 물체도 기(氣)를 가지고 있기 때문에 움직이고 변화(變化)하는 것이라고 생각한다.

좀 더 생각해 보면, 여기에 하나의 물체가 있다고 하자 이 물체는 분자(分子)와 원자(原子)로 구성되어 있고, 또 분자나 원자 내에서는 전자(電子), 양자(陽子), 중성자(中性子) 등의 미립자(微粒子)가 있어서 항상 진동하거나 회전운동을 하고 있다는 것이 현대물리학의 이론이다.

즉 정지하여 있는 듯이 보이는 물체라도 그 내부에서는 항상 움직이고 진동하는 운동이 계속되고 있다는 것이다.

이 진동은 그 물체내에서만 있는 것이 아니라, 외부에 대하여 어떠한 파동(波動)을 발산하고 있을 것이다. 이러한 현상은 정지하여 있는 자석이 외부에 대하여 자력(磁力)을 발산하는 것과 같은 것이라고 해석된다.

즉 움직이거나 움직이지 않거나 모든 물체는 그 안에 에너지를 갖고 있으며 특유한 파장을 가진 일종의 파동을 외부로 발산하고 있는 것이다. 이것을 기(氣)라고 할 수 있다.

이때 발산하는 기(氣)는 인체에 도움이 되기도 하고, 또는 해가 되기도 한다. 그리고 도움이 되는 기(氣)를 생기(生氣)라 하고 해가 되는 기(氣)를 살기(殺氣)라고 말할 수 있다.

우리가 어떤 물건을 볼 때 마음에 드는 것이 있는가 하면 그렇지 않은 것도 있다.

또 사람을 대할 때에도 서로 잘 통하는 사람이 있고 그렇지 않은 사람이 있다. 이러한 현상은 사람이나 물체에서 발산하는 기(氣)와 우리 자신의 기(氣)가 서로 조화가 잘 되기도 하고 또 조화가 잘 되지 않기 때문이라고 생각한다.

예를 들면 예쁜 꽃을 보면 사람들은 온화한 감정이 생기고, 냄새도 맡아보고 만져보기도 하고 갖고 싶은 생각이 든다.

꽃이 발산하는 기(氣)가 사람의 눈을 통하여 들어올 때 조화가 잘 되기 때문이다. 그러나 뱀을 보면 그렇지 않다. 뱀은 사람에게 혐오감을 주는 기(氣)를 발산하기 때문이다.

이밖에 금속은 딱딱하고 차가운 느낌이 있고, 솜은 포근하고 온화한 느낌이 있다. 또 같은 금속이라도 금(金)은 따스한 느낌이 있고, 은(銀)은 시원한 느낌이 있다. 불은 나무가 탈 때 나오는 화기(火氣)인데 보기만 하여도 뜨겁게 느껴지고, 얼음은 차가운 느낌이 있다.

이상과 같은 현상은 물질이 발산하는 기(氣)의 파동의 차이에 의한 것이라고 생각된다.

물리학에서는 이러한 각종의 파동을 음파(音波) 광파(光波), 전자파(電磁波), 적외선(赤外線), 자외선(紫外線), X선, 감미선 등으로 구분하고 있으나, 여기서는 물리학적인 설명을 하고자 하는 것이 목적이 아니다.

다만 약물도 그 내부에 기(氣)를 가지고 있으며 이 기(氣)의 일부가 외부로 발산할 때 일종의 파동이 생기고, 이것이 인체에 대하여 어떠한 영향을 끼치기 때문에 치료효과를 나타내는 것이 아닌가라고 생각해 보고자 하는 것이다.

병이 났을 때에는 체내의 어느 부위에 기(氣)의 변조(變調)가 생긴 것이라고 볼 수 있다. 이때 약물을 복용하여 치료가 되었다면 이것을 어떻게 설명할 것인가?

약물은 대개 고분자화합물에 속하는 것이 많은데 이것이 체내에 들어가면 분해되어 마지막에는 물(H_2O)이나 탄산가스(CO_2), 요소 등의 간단한 물질로 변하여 배설된다.

이러한 분해작업(分解作業)이 체내에서 진행될 때에는 일종의 에너지(氣)가 생기게 되고, 이때 발산하는 특유한 파장(波長)을 가진 파동(波動)이 인체에 대하여 어떠한 영향을 끼치게 될 것이라고 생각한다.

이때 약물이 발산하는 기(氣)가 인체의 기(氣)와 조화 할 때에는 치료 효과가 나타나고, 그렇지 않을 때에는 해가 되어 부작용이 나타나기도 할 것이다. 이렇게 생각해 보면 약물의 효과는 약물이 가지고 있는 기(氣)의 작용에 의한 것이라고 해석된다.

한방의 본초학(本草學)에서는 약물의 기미(氣味)에 대하여 기재되어 있는 것이 있다. 기미(氣味)란 약물이 가지고 있는 기(氣)와 맛(味)을 말하는 것인데, 약물의 기(氣)를 온, 열, 한, 양(溫熱寒凉) 등으로 구분한 것이다.

약물의 기미(氣味)는 약물의 효능과 깊은 관계가 있으며 환자에게 약을 투여할 때 많은 참고가 된다.

예들 들면 건강(乾薑), 부자, 계지, 촉초(蜀椒) 등은 온열성(溫熱性)으로서 매운맛(辛味)을 가지고 있기 때문에 한냉성(寒冷性)을 띈 질환에 유효하다. 이러한 약물은 적외선(赤外線)과 비슷한 기(氣)를 발산하기 때문이다.

또 황련, 황금, 황백, 대황 등은 그 기미(氣味)가 고한(苦寒)하여 각종의 열성질환(熱性疾患)에 응용된다. 이러한 약물은 냄새나 색깔도 그 약물의 기(氣)와 관계가 있으므로 약물의 효능을 추측하는데 도움이 된다.

예를 들면 신이(辛夷)는 그 특유한 향기가 있어서 코막힌 것을 열어 주기 때문에 비염(鼻炎)을 다스리는 효과가 있다.

숙지황, 육종용 등은 색깔이 검고 음기(陰氣)를 발산하기 때문에 신(腎)을 보하는 작용이 있다고 생각한다.

이밖에 수많은 약물도 각기 특유한 기(氣)를 가지고 있어서 치료효과를 나타내는 것이다. 약물의 기(氣)가 환자에게 유효하게 작용하는지 아닌지를 어떻게 판단할 것인가 하는 것이 문제이다.

물론 복약을 하고 난 후에 그 결과를 살펴보면 알 수 있으나 이것은 이미 늦은 감이 있다. 약물을 투여하기 전에 그 유효 여부를 미리 예측하는 방법이 있다면 가장 바람직할 것이다. 그래서 옛사람들은 약물의 기미(氣味)에 대하여 많은 관심을 갖고 있었던 것이다.

그런데 오링테스트를 실시해 보면 간단히 약물의 적부를 판단할 수 있다. 그 방법은 투여하고자 하는 약물을 환자의 왼손에 쥐게 하고 오링테스트를 실시해 보는 것이다.

이때 손가락으로 만든 오링이 쉽게 열리는 경우도 있고 꼭 닫혀서 열리지 않는 경우도 있다. 꼭 닫혀서 열리지 않으면 약물의 기(氣)와 환자의 기(氣)가 서로 조화가 된 것이므로 치료효과가 나타난다고 판단한다.

예를 들면 어떤 환자에게 부자(附子)나 건강(乾薑) 등의 약물을 손에 쥐게 하고 오링테스트를 실시하였더니 오링이 쉽게 열렸다면 이 환자에게는 부자나 건강 등 온열성약물이 맞지 않는다고 판단한다.

또 황련(黃連), 황금(黃芩) 등의 약물을 손에 쥐게 하고 똑같은 방법으로 오링테스트를 실시하니 이번에는 오링이 꼭 닫혀서 열리지 않았다고 한다. 이 환자에게는 한성(寒性)을 띈 황련, 황금 등이 적합하다고 판단한다.

이상 설명한 바와 같이 모든 약물은 각기 특유한 기(氣)를 가지고 있으며, 이 기(氣)를 외부로 발산함으로써 치료효과가 나타난다는 것을 알 수 있다.

약 5년 전에 있었던 일이다. 한 친구가 와서 말하기를 요즈음 웬일인지 몸이 나른하여 일할 의욕이 나지 않으니 보약을 복용하면 어떠하냐고 한다.

이 친구는 몸이 튼튼하여 평소에 병이 나서 자리에 눕는 일이 없었다. 전에도 보약을 복용한 적이 있느냐고 물으니 약 2년 전에 어느 한약방에서 보약을 지어 먹었는데 약을 복용하면 얼굴에 열이 달아오르고 머리가 멍해지고 온몸이 떨려서 불안하기에 복약을 중지하였다고 한다. 아마도 그 보약이 체질에 맞지 않기 때문이 아니냐고 한다.

우리나라에서는 보약이라 하면 일반적으로 인삼이나 녹용(鹿茸) 등이 배합된 약을 사용하는 것이 상식으로 되어 있다.

그래서 이 친구에게 대하여 오링테스트로서 검증해 보기로 하였다.

① 먼저 이 친구의 오른손의 엄지손가락과 검지손가락의 끝을 맞부쳐서 ○모양의 동그라미를 만들게 하고, 손가락에 힘을 집중하도록 하였다.

② 다음에 필자의 양손의 검지손가락을 동그라미 안에 걸고 수평으로 힘껏 잡아당겨 보았다. 그러나 힘이 매우 강하여 조금도 열리지 않았다.

③ 다음에는 이 친구의 왼손에 녹용(鹿茸)을 한 조각 쥐게 하고 똑같은 실험을 하였더니 이번에는 오링이 힘없이 쉽게 열렸다. 녹용이나 인삼, 부자 등은 모두 온열성(溫熱性) 약물로서 이 친구의 체질에는 잘 맞지 않는다는 것이 판명되었다.

④ 그래서 이번에는 황백(黃柏), 황련(黃連), 황금(黃芩), 지모(知母) 등 한냉성(寒冷

性)을 띈 약물을 왼손에 쥐게 하고 오링테스트를 해보았더니 손가락의 힘이 강해져서 조금도 열리지 않았다.

결국 이 친구의 체질은 열성(熱性)으로서 음허증(陰虛證)에 속하는 것이 아닌가 생각하고, 지백지황환(知栢地黃丸)을 한첩분을 지어서 똑같은 방법으로 오링테스트를 실시하였더니 적합하다는 것이 판명되었다. 그래서 15일분을 주었다. 다음에 와서 말하기를 피로감이 많이 없어지고 머리가 무거운 증상이 없어졌다고 한다.

이 친구의 예는 필자가 실제로 한약을 투여할 때 오링테스트에 의하여 그 적부(適否)를 판단한 것 중의 일례에 지나지 않는다.

필자가 오링테스트를 실시하여 한약을 투여하게 된 것은 1989년 2월부터인 것으로 생각한다. 그동안 수많은 환자를 접하여 오링테스트를 실시하여 한약을 투여하였는데 너무나 신기하고 부작용 등이 거의 없기 때문에 어떤 환자는 요술이나 마술을 하는 것이 아니냐고 말하는 사람도 있었다. 또 선생님이 힘을 더 쓰고 덜 쓰는 것이 아니냐고 반문하는 경우도 있었다.

그러나 오링테스트는 결코 요술이나 마술 같은 것이 아니라 엄연한 사실이며 경험을 쌓을수록 그 정확한 결과에 감탄하지 않을 수 없다. 이제까지는 환자에게 한약을 투여할 때마다 적절한 처방약을 어떠한 방법으로 선택해야 할 것인가에 대하여 여러 가지로 연구도 하고 노력도 해 보았다.

한방에 관한 원전(原典)도 살펴보고 선배의 경험담도 읽어보았으나, 결국은 자신의 판단에 따를 수밖에 없었으며 때로는 어림짐작으로 약을 투여한 경우도 있었다. 그러나 오링테스트를 응용하면서 부터는 복약을 하기에 앞서 그 적부(適否)를 미리 판단할 수 있었고, 또 복약후의 경과도 검토할 수 있다는 것을 알게 되었다.

또 어떠한 약물을 가감(加減)하여야 할 것인지도 예측할 수 있었다. 뿐만 아니라 환자의 눈으로도 똑똑히 그 결과를 확인할 수 있고, 신뢰감을 줄 수 있다는 이점(利點)이 있다.

오링테스트는 1970년대에 의사이면서 물리학자인 오오무라(大村惠昭) 박사가 개발한 독특한 방법이다. 이 테스트법을 사용하면 신체의 국소 (局所)나 내부기관(內部器官)의 이상(異常)을 발견할 수 있기 때문에 불문진단(不問診斷)도 가능하다. 또 어떤 약물이 적합한지, 음식물이나 술, 담배 등이 그 사람에게 맞는지 안 맞는지를 판단할 수 있다.

오오무라(大村) 박사는 오링테스트의 이점(利點)에 대하여 『환자의 호소나 상세한 설명을 전혀 듣지 않더라도 머리에서 발끝까지 계통적으로 이상(異常)이 있는 곳을 검출할 수 있다. 종래의 검사법은 시간이 걸리고, 치료 시기를 놓치거나 때로는 환자를 괴롭혀 왔었다.

새로 개발한 바이 · 디지털 · 오링테스트(Bi-Digital O-Ring Test)는 고가(高價)의 검사기계를 사용하거나 시간이 걸리는 검사를 최소한으로 줄이고 능률이 좋은 테스트를 행함으로서 시간과 경제적인 절약을 할 수 있다.』라고 하였고, 또 『일상의 음식물이나 영양제, 기호품(嗜好品), 상용약 등이 그 사람에게 해(害)가 되는지 효용(效用)이 되는지를 조사할 수 있으므로 일상생활의 지시도 적극적으로 할 수 있다.』라고 하였다.

이어서 오링테스트의 특색에 대하여 『오링테스트를 사용함으로서 장기(臟器)의 대표점을 새로 찾아내고, 이전보다 정확하고 상세한 점(点)이나 구역을 지적하였다.

이것은 내장기(內臟器)의 치료에 도움이 될 뿐 아니라, 이 방법을 사용하여 양약이나 한약, 침치료(鍼治療) 및 기타의 치료법의 효과를 판정할 수 있는 경우가 많으므로 치료의 지침이 되기도 한다.』라고 하였다.

16. 약물의 적합성과 용량(用量)

「앞서도 말한 바와 같이 양약이나 한약, 민간약 등이 환자에게 적합한 가 아닌가를 복약을 하기 전에 오링테스트에 의하여 판단할 수 있다고 하였다. 또 각 장기(臟器)에 대하여 어떠한 영향을 끼치는가를 예측할 수 있다.」

따라서 오링테스트롤 실시함으로서 약물의 효과를 최대한으로 발휘할 수 있게 하고 또 약물로 인한 부작용이나 알레르기반응 등을 미리 알아서 방지할 수 있다.

그 방법은 환자에게 투여하고자 하는 약물의 일정량을 왼손에 쥐게 하고 오른손에 대하여 오링테스트를 해보면 쉽게 그 적부(適否)를 판단 할 수 있고, 또 그 적량(適量)도 알 수 있다.

예를 들면 아스피린은 일반사람들도 위(胃)에 나쁘다는 것을 알고 있다. 아스피린은 위점막(胃粘膜)에 작용하여 경미한 출혈을 일으키거나 위가 쓰리고 아픈 증상을 일으키기 쉽다. 그래서 피검사자(被檢査者)로 하여금 아스피린 1~2정을 손에 쥐게 하고 위(胃)의 대표점인 중완혈(中脘穴)에 대하여 오링테스트를 실시해 보면 대개 마이너스(-)의 반응이 나타난다. 위가 튼튼한 사람이라도 3~4정으로 마이너스로 나타나는 경우가 많다.

그런데 제산작용(制酸作用)이 있는 탈시드와 같은 약물을 함께 손에 쥐고 오링테스트를 해보면 이번에는 플러스(+)의 반응이 나타나는 경우가 있다. 아스피린 뿐만 아니라 항염제(抗炎劑)인 인도메타신, 이부부루펜 등 위(胃)나 장(腸)에 대하여 해(害)가 될 염려가 있는 약물도 오링 테스트로서 복약을 하기 전에 그 적부(適否)를 판별 할 수 있다. 또 항생 물질이나 피린계의 약물로서 알레르기 반응이나 부작용을 일으킬 염려가 있을 때에도 오링테스트에 의하여 사고를 예방할 수 있다.

또 병원에서 조제한 약을 복용하니 부작용이 생겼을 때에는 약물 하나하나에 대하여 오링테스트를 실시해 보면 적합하지 않는 약물을 선별할 수 있다.

간장질환이나 간기능개선제로 사용되는 우루소데옥시콜산을 함유한 제제가 많이 시판되고 있다.

어떤 제품은 1 캡슐당 50mg을 함유한 것이 있고, 또 100mg을 함유한 것 이 있다. 이에 대하여 오링테스트를 실시 해보면 50mg을 함유한 것은 적합하지 않으나 100mg을 함유한 것이 적합하다는 것을 발견하는 경우가 있다. 이때 50mg을 함유한 캡슐 2개를 함께 손에 쥐게 하고 오링테스트를 실시해 보면 적합하다고 인정되는 경우가 있다. 즉 약물의 용량(用量)을 오링테스트로서 판단할 수 있다.

오오무라(大村)박사는 세균감염이 있을 때 그 판별법을 다음과 같이 설명하였다. 즉 "이상(異常)부위의 원인이 세균감염인지 아닌지를 오링테스트로 확인할 수 있다. 또 어떠한 세균으로 인한 것인지도 조사할 수 있다. 우선 몇 가지 종류의 항생물질을 준비하고 이것을 차례로 하나씩 손에 얹어놓고 오링테스트를 하는 것이다. 예컨대 오링테스트로서 이상부위가 -3이였었는데 어떤 항생물질을 손에 얹어 놓고 검사하였더니 +4가 되었다면 그 부위에 세균감염이 있다는 것을 알 수 있으며 그 항생물질에 감수성이 있는 세균에 의한 것이라고 판단할 수 있다"라고 하였다.

오링테스트에 의하면 환자 각 개인에 대한 약물의 적량(適量)도 알 수 있다.

이때의 적량은 1회의 투여량을 말한다. 즉 약물의 일정량을 손에 얹어놓고 가감을 하면서 오링테스트를 실시해보면 +의 반응이 나타나는 양이 적량(適量)인 것이다.

약물의 적량은 나이에 따라 차이가 있다. 60~70세 이상의 노인은 일반성인에 비하여 적량이라고 하는 양으로는 대개 유해량(有害量)에 해당한다.

왜 그런가 하면 60~70세 이상이 되면 대부분의 사람은 간장이나 신장의 혈류량(血流量)이 20~40세 전후의 사람에 비하여 50%가량 감퇴하기 때문이다. 그러므로 노인의 적량(適量)은 20~40세전후의 사람에 비하여 절반 정도밖에 되지 않는다.

젊은 사람과 동량(同量)의 약을 복용하면 효과가 없을 뿐 아니라 유해(有害)한 반응이 나타나는 경우가 많다. 또 같은 연령이라도 개인차가 있다. 그러므로 약물의 성분이 밝혀진 약은 물론 성분이나 용량(用量)이 일정하지 않은 한약 등의 적량을 결정하려면 오링테스트를 실시하여 판단하는 것이 바람직하다.

몇 가지 약을 병용하고자 할 때 이들의 약물이 서로 잘 맞는지 아닌지를 오링테스트에 의하여 조사할 수 있다. 병용을 함으로서 효력이 증강하는 경우도 있고 의외의 부작용을 초래하는 경우도 있다. 이때에는 병용하고자 하는 약을 손에 쥐게하고 오링테스트를 실시해보면 쉽게 그 가부를 판단할 수 있다.

한약을 사용할 때에도 마찬가지이다. 환자에게 투여하고자 하는 처방약에 증상의 변화에 따라 다른 처방약을 합하거나 또는 몇 가지 약물을 더 가하고자 할 때 오링테스트에 의하여 같은 방법으로 검사하면 간단히 그 적부(適否)를 판단할 수 있다.

한약은 처방약(생약)을 그대로 손에 쥐게 하고 오링테스트를 실시하거나 또는 전제(煎劑)로 하거나 같은 반응이 나타난다. 그러나 가능한 복용 직전에 전제(煎劑)에 대하여 오링테스트를 실시하면 더욱 정확하다.

한약을 복용할 때 금해야 할 음식이 무엇이냐고 묻는 경우가 많다. 이때에는 한약의 전제(煎劑)와 함께 주의하여야 할 음식물을 함께 손에 쥐게 하고 오링테스트를 실시하는 것이 좋을 것이다,

음식물을 즉석에서 구할 수 없을 때에는 종이에 음식물의 이름을 기재하고 이것으로 오링테스트를 하는 방법도 있다.

질병을 치료하는 수단으로서 가장 많이 사용하는 방법은 약물을 투여하는 것이다. 그런데 환자에게 얼마만한 약물을 투여하여야 치료효과를 얻을 수 있는가를 알아야 할 것이다. 투여하는 약물의 양이 너무 적으면 치료효과가 나타나지 않고 너무 많으면 부작용을 일으킬 염려가 있다.

양방의학에서는 환자에게 약을 투여할 때 일정한 상용량(常用量)을 지키고 있다, 그리고 극량(極量)이라는 것을 정하여 그 이상 약물의 투여량을 넘지 않도록 규정하고 있다.

한약도 마찬가지이다. 다만 특정한 약물을 제외하고는 상용량(常用量)의 범위가 넓은 것이 많이 있음을 발견할 수 있다.

예컨대 감초의 용량은 2~4g, 대제(大劑)는 37.5g
지황의 용량은 4~16g, 대제(大劑)는 80~120g
당귀의 용량은 4~20g 등이다.

한약이라 할지라도 환자의 건강상태나 체질에 따라 약물의 용량에 차이가 있다는 것은 당연한 일이다.

필자는 오래전부터 한약의 사용량을 오링테스트에 의하여 알아내는 방법이 없을까 생각하고 있었다. 그런데 그 동기는 다음과 같다.

어느 모임에서 친구 한사람이 말하기를 "나는 술을 조금만 마셔도 얼굴이 붉어지는데 주량이 얼마만한 것인지 알고 술을 마시면 좋겠다"라고 하였다. 그래서 이 친구의 주량을 오링테스트로서 알아보는 것이 좋을 것이라 생각하고 즉석에서 실시해 보기로 하였다.

① 우선 맥주글라스에 소주를 하나 가득 채우고 이 친구의 왼손을 컵 위에 얹게 한 다음에 오른손에 대하여 오링테스트를 실시해 보았더니 오링이 힘없이 쉽게 열렸다.
② 다음에는 작은 소주잔에 하나 가득 채우고 다시 오링테스트틀 해보았더니 이것도 마찬가지이다.
③ 이번에는 작은 소주잔에 반 분량만큼 소주를 채우고 똑같은 방법으로 검사를 하였더니 오링이 꼭 닫혀서 열리지 않았다. 그래서 이 친구의 주량은 소주 반 잔이라고 말해 주었다.
④ 또 한사람은 술을 아무리 마셔도 취하지 않는다고 장담하는 사람이 있었다. 이 사람은 힘든 일을 많이 하는 노동자인데 체격이 튼튼하고 매우 건강하게 보였다. 이 사람의 주량을 알아보기 위하여 우선 물 컵에 소주를 하나 가득 채우고 오링테스트를 해 보았더니 오링이 꼭 닫혀서 열리지 않았다.
⑤ 다음에는 1.8ℓ들이 소주 한 병을 손에 쥐게 하고 오링테스트를 하였더니 이번에는 오링이 힘없이 쉽게 열렸다. 그래서 반 분량 가량 덜어내고 검사를 하였더니 오링이 꼭 닫혀서 열리지 않기에 당신의 주량은 바로 이것이라고 말해 주었다. 생각컨대 한약의 약용량(藥用量)도 같은 방법으로 오링테스트를 실시하여 알아볼 수 있을 것이라고 생각하고 여러 가지 실험을 해 보았다.
⑥ 어떤 사람이 와서 말하기를 인삼을 매일 많이 먹으면 보(補)가 되느냐고 한다. 그래서 40g 가량의 인삼을 취하여 왼손에 쥐게하고 오른손에 대하여 오링테스트를 해보았다. 그랬더니 오링이 힘없이 쉽게 열렸다. 그래서 인삼의 양을 조금씩 덜어가면서 오링테스트를 하였더니 6g 가량이 가장 적당하다는 결과를 얻었다.

어떤 사람은 인삼을 가지고 오링테스트를 실시해 보면 전혀 맞지 않는 결과가 나오는 경우도 있다. 그렇다고 해서 인삼은 부작용이 생기기 때문에 절대로 복용해서는 안된다고 말 할수는 없다. 적은 분량이라면 이상이 없는 경우도 있기 때문이다. 다만 과다한 양을 복용하는 것은 삼가는 것이 좋다고 생각한다.

필자는 평소에 몸이 냉한 편이라서 항상 따뜻한 것을 좋아한다. 그래서 온열성(溫熱性)을 된 약물인 부자(附子)에 대하여 오링테스트를 실시해 보았다. 4g과 8g이 적합하고 12g은 부적합하다는 결과가 나왔다.

이상과 같이 어떠한 약물을 얼마만큼 투여하여야 할 것인지 오링테스트에 의하여 조사한다면 한약의 운용에 많은 도움이 될 것이다.

다음에 본초학에 기재된 한약의 사용량을 몇 가지 들어 보겠다.

인삼(人蔘): 2 ~ 12g (대제는 37.5g)

백출(白朮): 4 ~ 12g (대제는 70 ~ 110g)

작약(芍藥): 6 ~ 12g

맥문동(麥門冬): 6 ~ 12g

갈근(葛根): 6 ~ 12g

복령(茯苓): 4 ~ 8g

부자(附子): 4 ~ 12g

시호(柴胡): 3 ~ 6g

황련(黃連): 2 ~ 4g

계지(桂枝): 4 ~ 20g

황금(黃芩): 6 ~ 12g

황백(黃柏): 6 ~ 12g

마황(麻黃): 4 ~ 12g

이상과 같은 양에 대하여 오링테스트에 의하여 각 개인의 체질에 따라 실제로 사용할 수 있는 양을 검증하는 것은 바람직하다고 생각한다.

17. 약물의 작용점과 인경보사(引經報使)

「앞서도 설명한 바와 같이 모든 약물은 기(氣)를 가지고 있으며, 이 기(氣)를 발산하기 때문에 그 특유한 약효를 나타낸다고 말한바 있다.」

그러면 어떠한 약물이 신체의 어느 부위에 작용하여 효과를 나타내는가를 알아야 할 것이다. 이에 대해서는 옛 부터 수많은 선철(先哲)들이 연구와 노력을 쌓아 그 진실을 밝혀 놓은 것이 많이 있다.

아득한 옛날에 염제신농씨(炎帝神農氏)가 약초의 맛을 보고 냄새를 맡아보고 그 약효를 백성에게 가르쳤다는 전설이 있다. 그 후 선현(先賢) 들은 수천종의 새로운 약을 발견하여 인류의 병고(病苦)를 덜어주기 위하여 끊임없이 노력을 계속하여 왔다.

이와 함께 약물의 적응증을 어떻게 표현할 것인가, 약리(藥理)를 어떻게 설명할 것인가 하는데 대하여, 혹은 음양론(陰陽論)으로, 혹은 기미론(氣味論)으로, 혹은 장부(臟腑)와 결부시키고, 혹은 상형약리론(象形藥理論)으로 여러 가지 설명을 하고자 노력하였던 것이다.

인경부사(引經報使: 약물의 歸經)도 이러한 노력 중의 하나이다.

이것은 약물이 인체의 어느 부위에 주로 작용하는 가를 밝히고자 하는 하나의 가실이다. 누기 이에 대하여 제창(提唱)하였는지는 잘 알 수 없으나 중국의 금원시대(金元時代)에 장결고(張潔古), 이동원(李東垣), 왕호고(王好古) 등에 의하여 성립되었고 청(淸)나라의 왕앙(汪昂), 명(明)나라의 이시진(李時珍) 등도 이를 계승하여 인경보사(引經報使)의 설(說)을 지지한 것은 사실이다.

인경보사(引經報使)란 어떠한 약이 어느 경락(經絡)에 들어가서 작용을 나타내는가 하는 것을 말한다. 그 예를 몇 가지 들어보면

마황(麻黃)은 폐경(肺經)과 방광경(膀胱經)에 들어가고, 계지(桂枝)는 심경(心經), 폐경(肺經), 방광경(膀胱經)에 들어가고, 작약(芍藥)은 간경 (肝經), 비경(脾經), 폐경(肺經)에 들어가고, 백출(白朮)은 비경(脾經), 위경(胃經)에 들어가고, 감초(甘草)는 십이경(十二

經)에 모두 들어간다는 것 등이다.

이상과 같은 약물은 특정한 경락(經絡)이나 장부(臟腑)와 친화성(親和性)이 있다고 규정하고, 약물이 신체의 일정한 부위와 결부되어 있다는 것을 밝혀 놓은 것은 큰 진전이라고 할 수 있다.

즉 내장(內臟)에 병변(病變)이 생기면 경락에도 변동이 일어나는데, 경락(經絡)은 곧 내장(內臟)의 병변이 외부로 나타나는 곳이라고 볼 수 있다. 따라서 약물이 내장(內臟)에 작용함으로써 경락(經絡)의 변동도 간접적으로 작용을 받게 되는 것이다.

이것을 옛사람들은 경(經)을 주로 하여 표현하였기 때문에 인경보사(引經報使)란 말이 생기게 되었는데, 실제로는 그 중에는 장부(臟腑)를 포함하고 있다고 해석하여야 할 것이다.

그러나 어찌하여 어느 약물이 어느 특정한 경(經)에 들어가는지 그 이유에 대해서는 잘 알 수 없으며 또 각 약물의 귀경(歸經)에 대해서는 학자에 따라 차이가 있음을 발견할 수 있다.

예를 들면 황금(黃芩)의 귀경(歸經)에 대하여 중약대사전(中藥大辭典)에는 심, 폐, 담, 대장경에 들어가고, 품회정요(品匯精要)에는 폐, 대장경에 들어가고, 본초강목(本草綱目)에는 심, 대장, 폐, 비, 담, 삼초경에 들어가고, 뇌공포제약성해(雷公炮製藥性解)에는 폐, 대장, 방광, 담경에 들어간다고 하였다.

또 현대본초학(現代本草學: 陸昌洙저)에는 심, 폐, 대장, 소장, 담경에 들어간다고 하였고, 본초학(本草學: 李尙仁저)에는 폐, 심, 대장, 소장경에 들어간다고 하였다.

도인(桃仁)의 귀경(歸經)에 대해서도

탕액본초(湯液本草)에는 심포, 간경에 들어가고

뇌공포제약성해(雷公炮製藥性解)에는 간, 대장경에 들어가고,

본초경해(本草經解)에는 폐, 심, 비경에 들어가고,

중약대사전(中藥大辭典)에는 심, 간, 대장경에 들어가고,

현대본초학(現代本草學)에는 심포, 간, 대장경에 들어가고,

본초학(本草學: 李尙仁저)에는 간, 폐, 대장경에 들어간다고 하였다.

이상에 의하여 살펴보면 약물의 귀경(歸經)이 일치하는 것도 있으나 그렇지 않은

것도 있어서 그 이유에 대하여 적지 않은 의문을 갖게 된다. 이것은 아마도 학자들이 자신의 경험이나 연구에 의하였거나 또는 선배의 뜻을 그대로 답습하였기 때문에 이러한 차이가 생긴 것이라고 해석할 수밖에 없다.

그런데 일부의 학자들은 이 인경보사설(引經報使說)에 대하여 극히 부정적이었다. 그 대표가 요시마스(吉益東洞)이며 그를 추종하는 고방파(古方派)의 의가(醫家)들도 약물의 귀경에 대하여 무관심한 입장을 취해 왔던 것이다.

요시마스(吉益)는 "이것으로 병을 다스리지 못할 때에는 견강(牽强)함을 알 수 있다."라고 하여 친시시험(親試試驗)에 의하지 않는 공리공론 (空理空論)은 모두 배척하였던 것이다.

그러나 **인경보사설**(引經報使說)에 대한 이러한 부정적인 생각은 진실로 옳은 것인가 하는데 대해서는 약간의 의문이 있다. 왜 그런가 하면 신체 내에 어떠한 병변(病變)이 있을 때 어떤 약물을 투여하여 그 질병이 치료되면 내장(內臟)과 연관이 있는 체표(體表)의 일정한 부위의 병변(病變)도 함께 사라지는 것을 보면, 인경보사(引經報使)의 설(說)을 부정 하기에는 너무 성급한 감이 있지 않을까 생각한다.

그러면 약물이 어느 장부(臟腑)의 경락(經絡)에 들어가는가를 확인하는 방법이 없을까 하는 의문이 생긴다. 이제까지는 임상상의 효과나 주리에 의하여 약물의 귀경(歸經)을 규정하였을 것이다. 그러므로 학자에 따라 차이가 있다는 것은 당연한 일이다.

그래서 필자는 오링테스트에 의하여 약물의 귀경(歸經)을 확인하기 위하여 여러 가지 실험을 해 보았다.

즉 각 경락(經絡)의 모혈(募穴)에 대하여 오링테스트를 실시함으로서 약물의 기(氣)가 경락(經絡)을 타고 어느 장부(臟腑)에 들어가는지를 검사해 본 것이다. 각 경락(經絡)의 모혈(募穴)은 흉부와 복부에 있기 때문에 오링테스트를 실시하기에 매우 편리하다.

예컨대 어떤 환자의 간경(肝經)의 모혈(募穴)인 기문혈(期門穴)에 대하여 오링테스트를 실시하니 약한 반응이 나타났다고 하자 이것은 곧 간(肝)에 이상이 있다는 것을 의미한다.

다음에는 시호(柴胡)를 손에 쥐게 하고 다시 기문혈(期門穴)에 대하여 오링테스트를 실시해본다. 과연 어떠한 반응이 나타날 것인가. 틀림없이 강한 반응이 나타난다는 것을 알 수 있다. 그러므로 시호(柴胡)는 간경(肝經)에 들어간다는 것을 확인 할 수 있다.

또 신경(腎經)의 모혈(募穴)인 경문혈(京門穴)에 대하여 오링테스트를 실시하였더니 이상이 인정되었다고 하자. 다음에는 복령(茯苓)을 손에 쥐게하고 다시 경문혈(京門穴)에 대하여 오링테스트를 해보면 강한 반응이 나타난다는 것을 확인할 수 있다. 즉 복령(茯苓)은 신경(腎經)에 들어간다는 것을 알 수 있다.

이와 같이 약물 하나하나를 똑같은 방법으로 각 경락(經絡)의 모혈(募穴)에 대하여 오링테스트를 실시해보면 그 약물이 어느 경락(經絡)으로 들어가는지 확인할 수 있다.

이러한 방법으로 실험을 해보면 선배들이 주장한 약물의 귀경(歸經)에 대한 생각이 올바른 것인지 아닌지를 가려낼 수 있을 것이다.

그러나 수많은 약물의 귀경(歸經)을 일일이 오링테스트에 의하여 검증하려면 많은 시간과 노력이 필요할 것이다.

몇가지 약물에 대하여 판명된 검사 성적을 예시하면 다음과 같다

마황(麻黃): 폐, 대장, 신, 방광, 소장, 삼초경

황련(黃連): 심, 간, 담, 폐, 위, 대장, 소장, 심포, 삼초경

황금(黃芩): 간, 담, 심, 대장경

반하(半夏): 폐, 위경

길경(桔梗): 폐경

백작약(白芍藥): 간, 대장경

감초(甘草): 십이경(十二經)에 모두 들어간다.

오링테스트에 의하여 약물의 귀경(歸經)이 확인되었다 하더라도 환자의 상태, 즉 음양(陰陽), 허실(虛實), 한열(寒熱) 등의 변화에 따라 각 개인마다 그 성적이 다르게 나타날 것이다.

예를 들면 위장이 냉한 사람에게는 감초나 인삼 등이 위(胃)나 장(腸)의 경(經)에 들어가지만 황련(黃連), 황금(黃芩) 등은 그렇지 않은 경우도 있을 것이다. 그러므로 약물의 귀경(歸經)도 환자의 상태에 따라 차이가 있다는 것은 당연한 일이다.

각 장부(臟腑)에 어떤 약물이 들어가는가를 김정제(金定濟)선생의 "동양의학진료요

감(東洋醫學診療要鑑)에서 옮겨 놓았다. 이것은 오링테스트에 의하여 약물의 귀경(歸經)을 검색하는데 좋은 참고가 될 것이다.

1) 심장약(心臟藥)

보(補): 원지, 석창포, 백복신, 토사자, 천문동, 맥문동, 산조인, 천축황, 산약, 당귀, 천궁, 영양각, 홍화

사(瀉): 황련, 고삼, 진교, 지실, 정력자, 패모, 반하, 행인, 울금, 현호색, 전호, 목향

온(溫): 당귀, 백작약, 오수유, 육계, 창출, 곽향, 소자, 석창포

양(凉): 서각, 생지황, 우황, 죽엽, 진주, 맥문동, 울금, 황련, 지모, 패모, 연교, 시호, 노근

2) 간장약(肝臟藥)

보(補): 목과, 아교, 천궁, 황기, 인삼, 사삼, 의이인, 오가피, 산조인, 검실, 호황련, 초룡담.

사(瀉): 청피, 작약, 시호, 전호, 청대, 서각, 위유, 관동화, 오수유, 진피(秦皮)

온(溫): 목향, 육계, 반하, 진피, 빈랑, 육두구, 필발

양(凉): 별갑, 국화, 조결명, 차진자, 삼능

3) 비장약(脾臟藥)

보(補): 인삼, 황기, 백출, 산약, 백복령, 감초, 진피, 창출, 산사육, 맥아, 검실, 연육, 백편두, 반하, 건강, 백작약, 활석, 대복피, 지각, 승마, 시호

사(瀉): 파두, 삼능, 적작약, 청피, 상백피, 별갑, 정력자

온(溫): 향부자, 사인, 건강, 생강, 목향, 육계, 육두구, 익지인, 오수유, 곽향, 호초, 부자, 양강, 천궁

양(凉): 산치자, 황련, 영양각, 활석, 백작약, 연교, 승마, 택사

4) 폐장약(肺臟藥)

보(補): 인삼, 황기, 아교, 오미자, 산약, 자원, 산조인, 맥문동, 차전자, 괄루인, 백복령

사(瀉): 정력자, 상백피, 합개, 방풍, 빈랑, 지각, 통초, 택사, 적복령, 호박, 동규자

온(溫): 진피, 반하, 건강, 관동화, 생강, 백두구, 육계, 목향, 행인, 소자

양(凉): 지모, 괄루, 길경, 사삼, 천문동, 패모, 마두령, 동과자, 나복자, 서각, 백부, 산치자, 비파엽, 청대

5) 신장약(腎臟藥)

보(補): 숙지황, 구기자, 녹용, 구판, 용골, 호골, 오미자, 쇄양, 산약, 산수유, 두충, 연육, 검실, 지모, 복분자, 상표소, 모려, 우슬, 당귀, 현삼, 합환피, 오가피, 저실

사(瀉): 고삼, 저령, 호박, 택사, 복령

온(溫): 침향, 토사자, 부자, 건강, 육계, 파극, 호로파, 보골지, 오약

양(凉): 지모, 황백, 목단피, 지골피, 현삼, 죽력

6) 담약(膽藥)

보(補): 호황련, 초룡담, 목통

사(瀉): 청피, 시호, 황련

온(溫): 귤피, 반하, 생강, 천궁

양(凉): 황련, 죽여, 시호

7) 위약(胃藥)

보(補): 백출, 산약, 연육, 검실, 산사, 진피, 백두구, 맥아(초), 신국(초), 활석, 황기, 반하, 백합, 창출

사(瀉): 파두, 대황, 지각, 망초

온(溫): 정향, 육두구, 백두구, 초두구, 양강, 향부자, 생강, 목향, 천궁, 곽향,

후박, 익지인, 오수유, 신이, 호초

양(凉): 연교, 활석, 한수석, 백출, 석곡, 모근, 황련, 황금, 건갈(乾葛), 천화분, 승마, 산치자, 죽여

8) 소장약(小腸藥)

보(補): 모려, 석곡

사(瀉): 해금사, 여지핵, 백총(白葱), 속수자, 자소

온(溫): 파극, 소회향, 오약

양(凉): 모근(茅根), 통초, 천화분, 황금

9) 대장약(大腸藥)

보(補): 앵속각, 오배자, 종려, 모려, 목향, 육두구, 연육, 가자, 용골

사(寫): 대황, 망초, 속수자, 지각, 마인, 석곡, 빈랑, 선복화, 비실(榧實), 파두, 총백, 견우자

온(溫): 오수유, 인삼, 건강, 육계, 반하, 목향

양(凉): 황금, 황련, 괴화, 모근, 현삼, 사탕

10) 방광약(膀胱藥)

보(補): 귤핵, 익지인, 창포, 용골, 속단, 황금

사(瀉): 차전자, 구맥, 활석, 망초, 택사, 천초근

온(溫): 필징가, 회향, 오약

양(凉): 생지황, 방기, 지부자, 황백, 방풍

11) 명문약(命門藥)

보(補): 육종용, 호로파, 침향, 황기, 육계

사(瀉): 오약, 지각

온(溫): 부자, 육계, 해구신, 보골지, 침향

양(凉): 황백, 산치자, 황련, 시호

12) 삼초약(三焦藥)

보(補): 폐위(肺胃)를 보(補)함으로써 중초(中焦)의 한(寒)을 제거한다. 인삼, 황기, 건강, 백출, 감초, 익지인, 양강

사(寫): 심비(心脾)를 사(寫)함으로서 중초(中焦)의 열(熱)을 제거한다.

사심(寫心): 황련, 황백, 산치자, 연교, 박하, 생지황, 맥문동, 시호, 길경, 목통, 용담

사비(寫脾): 저령, 견우자, 택사, 적복령, 지각, 목통, 빈랑, 망초, 대황, 후박

온(溫): 온신(溫腎)함으로써 하초(下焦)의 한(寒)을 제거한다. 부자, 보골지, 당귀, 숙지황, 목향, 지유, 아교, 포황

양(凉): 간(肝)을 양치(凉治)함으로써 하초(下焦)의 열을 제거한다. 형개, 방풍, 지골피, 은시호, 국화

18. 한약(韓藥)의 처방(處方)과 오링테스트

「환자를 한방적으로 진찰하고 한약을 투여하려면, 우선 환자의 병증(病證)을 결정하고 적합한 약을 선택하여야 한다.」

약물을 투여할 때 간혹 단일(單一)약물을 사용하는 경우도 있으나 대개는 두 가지 이상의 약물을 배합한 처방약(處方藥)을 사용하는 경우가 많다.

처방약을 사용하는 목적은 약물 상호간의 협력작용을 증강시키고자 하는 경우도 있고 또 어느 특정한 약물의 준열(峻烈)한 작용을 완화하고 약물 상호간의 조화를 이루게 하고자 하는 경우도 있다.

한방의 처방은 상한론(傷寒論)이나 금궤요략(金匱要略) 화제국방(和劑局方) 등을 비롯하여 선인(先人)들이 창안한 것이 수없이 많이 있다.

이들 수많은 처방 중에서 환자에게 가장 적합한 처방을 찾아낸다는 것은 결코 쉬운 일이 아니다.

환자에게 적합한 처방 약을 선택하려면,

우선 환자의 자각 증상과 타각적 증상이 음양(陰陽), 허실(虛實), 한열(寒熱), 기혈수(氣血水) 등의 어느 범주에 속하는가를 관찰하고 병증(病證)을 결정하여야 한다.

다음에 환자의 병증(病證)과 일치하는 약증(藥證)을 가진 처방을 선택하는 것이다.

이제까지는 환자의 상태나 수소(愁訴)를 관찰하여 의자(醫者)가 자신의 지식과 경험에 의하여 적합하다고 생각하는 처방을 선택하는 것이 상례로 되어 있다. 따라서 의자(醫者)의 판단에 좌우되는 경우가 많다. 만약 의자(醫者)의 판단이 잘못되면 병이 치료되지 않을 뿐 아니라 때로는 해(害)를 끼치게 되는 경우도 있을 것이다. 그런데 오링테스트를 응용하면 어떤 처방약이 환자에게 적합한 것인지 미리 예측할 수 있다.

예를 들면 어떤 환자가 상복부에 팽만감(胸脇苦滿)이 있어서 괴롭고, 식욕이 없으며, 오심(惡心), 복통 등의 증상이 있고, 얼굴이 밝지 못하고 우울감, 불안감 등이 곁들여 있다고 하자.

이 환자는 혹시 간에 이상이 있는 것이 아닌가 생각된다. 아마도 시호(柴胡)가 배합된 처방이 마땅할 것이다. 시호(柴胡)가 배합되어 있는 처방에는 소시호탕(小柴胡湯), 대시호탕(大柴胡湯), 시호계지탕(柴胡桂枝湯), 시호계지건강탕(柴胡桂枝乾薑湯) 등이 있는데, 이들 중에서 어느 것이 이 환자에게 적합한가를 오링테스트에 의하여 판별할 수 있다.

즉, 위의 처방약을 각각 취하여 환자의 왼손에 쥐게 하고 오른손에 대하여 차례로 오링테스트를 실시해 본다. 만약 소시호탕(小柴胡湯)이 가장 강한 반응으로 나타났다면 이것이 적합한 처방이라고 판단하는 것이다.

이것을 더욱 확인하려면 소시호탕(小柴胡湯)의 처방약을 왼손에 쥐게 하고 간경(肝經)의 모혈(募穴)인 기문혈(期門穴)에 대하여 오링테스트를 실시해 본다. 이 때 반응이 강하게 나타나면 이 환자에게는 소시호탕(小柴胡湯)이 가장 적절하다고 판단하는 것이다. 이 때 시험하고자 하는 약은 생약이거나 전제(煎劑)이거나 엑기스제이거나 모두 똑같은 반응이 나타난다.

그런데 어떤 환자는 자신의 증상을 일체 말하지 않고 알아 맞추어보라는 듯이 대하는 경우도 있다. 물론 망(望), 문(聞), 문(問), 절(切) 등의 사진(四診)에 의하여 어느 정도 환자의 상태를 관찰할 수 있으나, 능숙하지 못한 의자(醫者)로서는 결코 쉬운 일이 아니다.

이때에도 오링테스트에 의하여 불문검색(不問檢索)을 할 수 밖에 없다. 적절하다고 생각되는 처방을 몇 가지 선택하고 이것을 차례로 하나씩 손에 쥐게 하고 오링테스트를 해본다. 가장 강한 반응이 나타나는 처방이 선택되면 이 처방약의 적응증을 참고로 하여 환자의 상태나 증상 등을 설명해 줄 수 있다.

필자는 환자에게 적합한 처방약을 선택하기 위하여 편의상 다음과 같이 분류하여 응용하고 있다.

1) 호흡기(呼吸器)의 질환

감모(感冒), 기관지염, 기관지천식, 폐염, 백일해, 폐결핵, 폐기종(肺氣腫), 늑막염, 폐암 등으로 기침과 가래가 나오고 호흡곤란, 천식, 흉통 등이 있을 때에는 중부(中府), 천돌(天突), 염천(廉泉), 결분혈(缺盆穴) 등에 대하여 오링테스트를 실시해보면 그 이상 여부를 확인할 수 있다.

즉 **중부혈**(中府穴)에서 이상이 있다는 것이 인정되면 폐결핵, 폐기종, 폐농양(肺膿瘍), 폐암 등 주로 폐에 병변(病變)이 있음을 예측 할 수 있고, 천돌혈(天突穴)에서 이상반응이 나타나면 기관지염, 기관지천식 등 주로 기도(氣道)에 병변이 있음을 예측할 수 있다. 또 인후염, 편도선염, 인중이물감(咽中異物感), 애성(嗄聲) 등은 염천혈(廉泉穴)에서 이상 반응이 인정되는 경우가 많다.

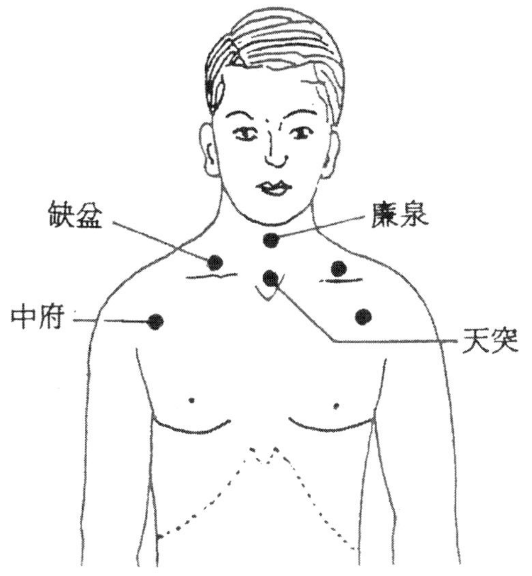

호흡기의 질환에 사용되는 다빈도 처방

소청룡탕(小青龍湯: 辛溫解表, 溫肺化痰, 平喘止咳, 利水)

마행감석탕(麻杏甘石湯: 淸肺平喘, 止咳)

영감강미신하인탕(苓甘薑味辛夏仁湯: 溫肺化痰, 平喘止咳, 利水)

소함흉탕(小陷胸湯: 淸熱化痰, 寬胸散結)

사간마황탕(射干麻黃湯: 平喘止咳, 溫肺化痰)

삼소음(蔘蘇飮: 益氣解表, 化痰止咳, 理氣和胃)

소자강기탕(蘇子降氣湯: 降氣平喘, 溫化濕痰)

천사군자탕(喘四君子湯: 降氣平喘, 健脾益氣, 理氣化痰)

신비탕(神秘湯: 止咳平喘, 疏肝解鬱, 理氣化痰)

청폐탕(淸肺湯: 淸肺止咳, 祛痰, 滋陰)

보폐탕(補肺湯: 補肺益氣, 化痰止咳)

십미해수(十味咳嗽: 止咳平喘, 化痰)

죽엽석고탕(竹葉石膏湯: 淸熱生津, 益氣和胃, 止咳)

맥문동탕(麥門冬湯: 滋陰益氣, 補益肺胃, 降氣止咳)

반하후박탕(半夏厚朴湯: 理氣降逆, 化痰散結)

맥문동음자(麥門冬飮子: 潤肺止咳, 淸熱)

정천탕(定喘湯: 淸熱化痰, 宣肺平喘)

패모괄루산(貝母括樓散: 淸熱化痰, 潤肺止咳)

이상 열거한 처방 중에서 어떤 것이 환자에게 적합한가를 찾아내야 한다. 물론 의자(醫者)의 지식과 경험에 의하여 선방(選方) 할 수도 있으나, 가장 적절한 방법은 오링테스트에 의하여 결정하는 것이 좋을 것이다. 몇 가지 선택하고, 이 처방약을 환자의 왼손에 쥐게 한 다음에 오른손에 대하여 오링테스트를 실시해 보는 것이다,

이렇게 하여 가장 적절하다고 인정되는 처방을 선택하고, 다시 중부(中府), 천돌(天突), 염천(廉泉) 등의 혈(穴)에 대하여 오링테스트를 실시하여 확인한다.

마지막으로 이 처방의 적응증이 환자의 병증(病證)과 일치하는가를 검토한 후에 투약을 하는 것이 바람직하다.

2) 심장(心臟)의 질환

「심장이 두근두근 뛰거나, 가슴이 답답하고 때로는 뻐근하게 아프거나, 부정맥(不整脈)이 나타나거나 하면 심장병이 생긴 것이 아닌가 걱정이 된다.」

이렇게 되면 조금만 힘든 일을 하여도 숨이 가쁘고 피로감이 심하고, 때로는 어지러움증과 부종이 생기기도 한다.

심장병이라 하면 현대의학적으로는 심부전(心不全), 심내막염(心內膜炎), 지방심, 심장판막증, 심장신경증, 협심증, 심장성천식 등 주로 심장에 생긴 병변을 가리켜 말하는 것이라고 볼 수 있는데, 한방에서는 심장 뿐만 아나라 고차신경(高次神經)이나 자율신경의 변조(變調)도 그 범주에 포함시켜서 해석하는 경우가 많다.

그러므로 불안, 초조감, 불면, 우울, 두통, 기(氣)의 상충, 흥분, 어지러움증 등을 일으키게 하는 신경쇠약, 노이로제, 스트레스, 히스테리, 자율신경실조증 등도 심(心)의 병에 속하는 것이라 하겠다.

한방에서는 이것을 심기(心氣)가 허(虛)하거나 또는 심화(心火), 간화 (肝火) 등으로 인한 것이라고 말하고 있다.

이상과 같은 상태를 개선하기 위하여 한방에서는 다음과 같은 처방을 운용하고 있다.

자감초탕(炙甘草湯: 益氣通陽, 滋陰補血)

삼황사심탕(三黃瀉心湯: 淸熱瀉火, 淸熱化濕, 瀉下)

치자시탕(梔子豉湯: 淸熱透表, 除煩)

황련아교탕(黃連阿膠湯: 滋陰降火, 安神除煩)

감맥대조탕(甘麥大棗湯: 養心安神, 健脾緩中)

영계출감탕(苓桂朮甘湯: 溫化寒飮, 健脾利水)

시호가용골모려탕(柴胡加龍骨牡蠣湯: 淸熱安神, 補氣健脾)

계지가용골모려탕(桂枝加龍骨牡蠣湯: 安神通陽, 補氣血)

귀비탕(歸脾湯: 氣血雙補,補脾, 養心安神)

증손목방기탕(增損木防己湯: 利水滲濕, 降氣化痰, 淸熱)

가미소요산(加味消遙散: 疏肝解鬱, 健脾補血, 淸熱凉血)

억간산(抑肝散: 平肝熄風,補氣血)

이 밖에도 복령행인감초탕(茯苓杏仁甘草湯), 지축이진탕(枳縮二陳湯), 황련해독탕(黃連解毒湯), 괄루해백백주탕(括蔞薤白白酒湯), 분돈탕(奔豚湯), 분심기음(分心氣飮), 변제심기음(變製心氣飮), 진무탕(眞武湯), 계지감초용골모려탕(桂枝甘草龍骨牡蠣湯), 감초사심탕(甘草瀉心湯), 구미빈랑탕(九味檳榔湯), 온담탕(溫膽湯), 반하후박탕(半夏厚朴湯) 등을 들 수 있다.

이들 중에서 환자에게 적합한 처방을 선택해야 할 터인데, 이제까지의 경험으로는 의자(醫者)의 판단에 의하여 증(證)을 결정하고 처방을 선택하였다.

그러나 오링테스트를 응용한다면 한층 더 정확한 처방을 선택할 수 있을 것이다. 즉 적합하다고 생각되는 몇 가지 처방을 선택하고, 이것을 환자의 왼손에 쥐게 한 다음 오링데스트를 실시하여 그 반응을 살펴본다. 가장 적절하다고 인정되는 처방이 선택되면, 다음에는 흉부에 있는 전중혈(膻中穴)과 신봉혈(神封穴), 상복부에 있는 거궐혈(巨闕穴)에 대하여 오링테스트를 실시하여 그 적부를 확인하는 것이다.

특히 거궐혈(巨闕穴)은 심부전이나 심장판막증, 심내막염 등의 심장질환을 검색하는데 매우 중요한 혈(穴)이다.

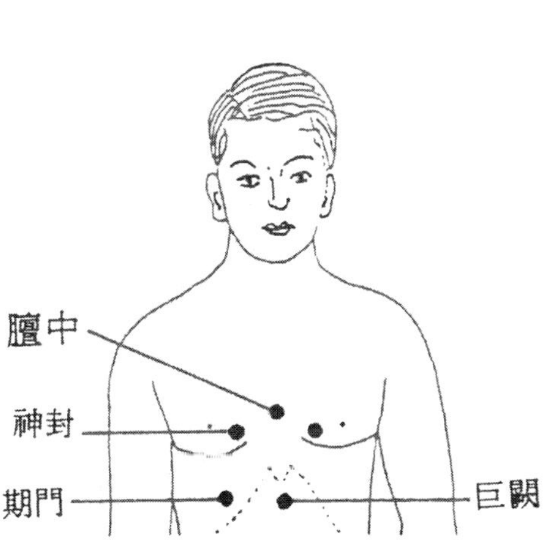

만약 오링테스트로서 거궐혈(巨闕穴)에서는 이상이 나타나지 않고 전중(膻中)이나 신봉혈(神封

穴)에서 이상이 있다는 것이 인정되면 이것은 심장자체에는 병변(病變)이 없고, 다분히 자율신경이나 정신신경에 어떠한 실조(失調)가 일어난 것이라고 예측된다.

또 기문혈(期門穴)에서 이상반응이 인정되면 간화(肝火)가 개재되어 있는 것으로 해석된다.

3) 간담(肝膽)의 질환

간담(肝膽)에 어떠한 이상이 생기면 흉협부(胸脇部)에 팽만감이나 고민감이 생기고, 식욕부진, 오심(惡心), 구토, 복통 등을 호소한다. 또 열이 수반할 때에는 왕래한열(往來寒熱), 구고(口苦), 인건(咽乾), 소변황(小便黃) 등이 나타나기도 한다. 이렇게 되면 정신신경의 흥분을 초래하여 불안, 초조, 이노(易怒), 불면, 심번(心煩) 등의 증상도 호소하는 경우가 많다.

이상과 같은 증상은 발열성질환, 간염, 간경화증, 간기능장해, 지방간, 간암, 담낭염, 황달 등에서 흔히 볼 수 있다.

간(肝)의 질환에 대해서는 현대의학에서 많은 연구가 되어 있으므로 설명하지 않아도 좋을 것이다. 여기서는 다만 오링테스트에 의하여 간편하게 그 이상여부를 검색하고자 하는 것이다.

즉 간경(肝經)의 모혈(募穴)인 기문혈(期門穴)과 담경(膽經)의 모혈(募穴)인 일월혈(日月穴)에 대하여 오링테스트를 실시하는 것이다. 그 방법은 앞서 설명한 바와 같다.

또 간(肝)에 이상이 있으면 간기(肝氣)가 울체하여 간화(肝火)를 일으키고 이것이 상충(上衝)하여 정신신경이나 자율신경에 영향을 끼치게 될 것이라고 생각한다.

그러므로 기문(期門)이나 일월혈(日月穴)외에도 전중혈(膻中穴)이나 인당혈(印堂穴)에서도 오링테스트에 의한 반응이 나타날 것이다.

또 간담(肝膽)의 이상은 소화기에 대해서도 영향을 미치게 되므로 위경(胃經)의 모혈(募穴)인 중완(中脘)이나 비경(脾經)의 모혈(募穴)인 장문혈(章門穴)에서도 오링테스트의 반응이 나타나는 경우도 있다.

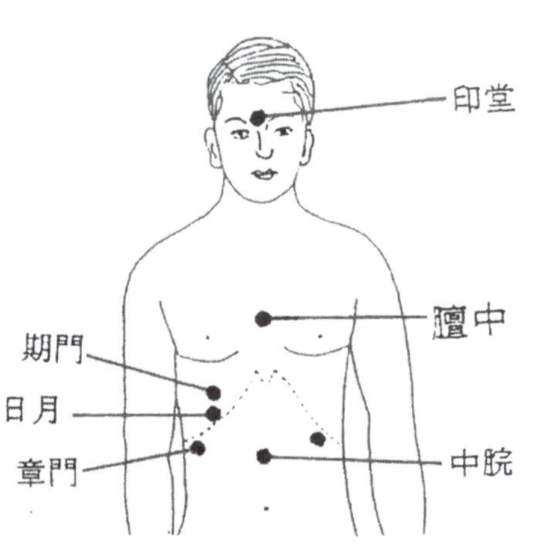

예컨대 소시호탕(小柴胡湯)에 대하여 오링테

스트를 실시해 보면 기문혈(期門穴)과 일월혈(日月穴)에서 그 반응이 인정되는데 상한론(傷寒論)에서는 또 소시호탕의 적응증으로서 심번(心煩), 흉중번(胸中煩), 불욕음식(不欲飮食), 희구(喜嘔), 복중통(腹中痛) 등을 지시하고 있다. 이것은 정신신경이나 소화기에 대해서도 영향을 끼친다는 것을 의미한다, 그러므로 오링테스트의 반응이 전중(膻中)이나 중완(中脘), 장문(章門)에서도 나타나는 것은 당연한 일이다.

또 양방 의학적으로 간(肝)이 나쁘다고 진단이 내려진 환자에 대해서도 오링테스트에 의하여 이것을 확인할 수 있다,

한 가지 예를 들어보겠다.

60세가량 되는 남자가 와서 말하기를 병원에서 정밀검사를 받았는데 담석증(膽石症)이라는 진단을 받았다고 한다. 그러나 평소에는 통증을 느끼지 않고 가끔 우측의 옆구리에 무끈한 느낌이 있을 뿐이라고 한다.

그래서 일월혈(日月穴)에 대하여 오링테스트를 해 보았더니 과연 담(膽)에 이상이 있음을 발견하였다. 그러나 이것만으로는 담석증이라고 판단하기 어렵다. 그래서 다음에는 종이에 "담석증"이라는 글자를 쓰고 이것을 손에 쥐게 하여 오링테스트를 해보았더니 긍정적인 반응이 나타났다. 이러한 방법은 믿기 어려운 일이라 생각되기도 하나 그 결과가 나타나는 것을 보면 이상한 일이다.

간담(肝膽)에 이상이 있을 때에는 주로 시호(柴胡)가 배합된 처방을 사용한다. 어떤 처방이 환자에게 적합한가를 판단하려면 환자의 병증(病證)과 처방의 적응증을 잘 살펴서 판단하여야 한다. 오링테스트를 응용하면 더욱 정확한 처방을 선정하는데 좋은 참고가 된다.

즉 적합히다고 예상되는 몇 가지 처방약을 선택하여 기문(期門), 일월(日月) 등의 혈(穴)에 대하여 오링테스트를 실시하여 가장 적합한 처방을 선택하는 것이다.

간담(肝膽)의 질환에 사용되는 처방에는 다음과 같은 것이 있다.

소시호탕(小柴胡湯: 和解半表半裏, 疏肝解鬱, 補氣健脾)

대시호탕(大柴胡湯: 和解半表半裏, 瀉下熱結, 疏肝解鬱)

시호계지탕(柴胡桂枝湯: 和解半表半裏, 解表, 疏肝解鬱, 健脾)

시호계지건강탕(柴胡桂枝乾薑湯: 和解半表半裏, 疏肝解鬱, 安神, 溫裏祛寒)

사역산(四逆散: 疏肝解鬱, 理氣止痛)

시호가용골모려탕(柴胡加龍骨牡蠣湯: 清熱安神, 補氣健脾)

가미소요산(加味消遙散: 疏肝解鬱, 健脾補血, 調經)

해로산(解勞散: 疏肝解鬱, 解硬結)

억간산(抑肝散: 平肝熄風, 補氣血)

인진호탕(茵陳蒿湯: 清熱利濕, 退黃)

인진오령산(茵陳五苓散: 清熱利水)

이 밖에도 시호청간탕(柴胡清肝湯), 시호소간탕(柴胡疏肝湯), 십미패독탕(十味敗毒湯) 등을 들 수 있다.

4) 소화기(消化器)의 질환

비(脾), 위(胃), 대장(大腸), 소장(小腸)은 소화기에 속하는 기관이며, 그 이상의 여부(與否)는 중완(中脘), 장문(章門), 천추(天樞), 관원(關元) 등의 혈(穴)에 대하여 오링테스트를 실시하여 검색할 수 있다.

중완(中脘)은 위경(胃經)의 모혈(募穴)이고, 장문(章門)은 비경(脾經)의 모혈(募穴)이며, 천추(天樞)는 대장(大腸), 관원(關元)은 소장경(小腸經)의 모혈(募穴)이다.

소화기에 질환이 생기면 그 상황에 따라 여러 가지 증상이 나타난다. 식욕이 떨어지고, 소화가 잘되지 않으며, 오심(惡心), 구토, 위통, 위부의 팽만감, 또는 복부의 무력감 등을 호소하고 위내진수음(胃內振水音), 복명(腹鳴) 등이 나타나기도 한다. 또 조잡(嘈雜), 탄산(呑酸), 애기(噯氣), 하리, 변통부조(便通不調), 변비, 이급후중(裏急後重) 등의 증상을 일으키기도 한다.

현대의학에서는 소화기의 질환을 급만성위카다르, 위산과다증, 위아토니, 위하수증, 위확장증, 위궤양, 십이지장궤양, 위암, 급만성장카다르, 장결핵, 충수염, 장폐색, 과민성대장염 등의 병명을 붙여서 진단을 내리고 이에 적합한 치료법을 강구하고 있다.

그러나 위(胃), 비(脾), 대장(大腸), 소장(小腸) 등 소화기의 각 기관은 각각 분리하여 독립된 것이 아니라 서로 밀접한 관계가 있다. 예컨대 위(胃)에 어떠한 이상이 생기면 소장이나 대장에도 이에 수반하여 좋지 못한 증상이 나타나는 경우가 많다. 또 소화기는 다분히 정신신경이나 자율신경의 영향을 많이 받는다. 따라서 전중혈(膻中穴)이나 인당혈(印堂穴)에 대하여 오링테스트를 실시해 보면 이상반응이 인정된다.

경험에 의하면 중완혈(中脘穴)에서는 이상이 없으나 장문혈(章門穴)에서 이상이 나타나는 경우가 있다. 이러한 현상은 위(胃)에는 이상이 없어서 음식을 먹을 수 있으나 먹고 난 후에 소화가 잘되지 않고 복부에 불쾌감이 있고 피로감이 심하다고 호소하는 자에게 흔히 볼 수 있다.

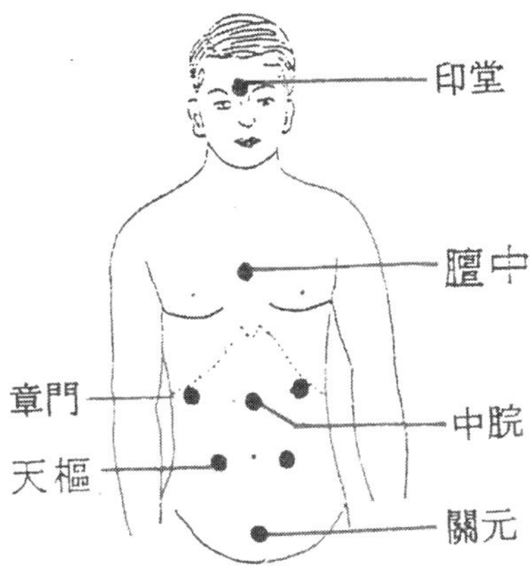

천추혈(天樞穴)은 배꼽의 좌우에 있는 대장경(大腸經)의 모혈(募穴)이다. 필자의 생각으로는 우측의 천추혈(天樞穴)은 소장에서 대장에 이르는 부분의 기능, 즉 소화흡수와 연관이 있다고 볼 수 있고, 좌측의 천추혈(天樞穴)은 배변(排便) 즉, 하리나 변비 등과 관계가 있을 것이라고 생각하고 있다. 이것은 좌측의 천추혈(天樞穴)에 대하여 오링테스트를 실시하고 환자의 호소를 들어보면 쉽게 납득할 수 있다.

한방에서 소화기의 질환에 응용되는 처방은 매우 많다.

주요한 것을 들면 대개 다음과 같은 것이 있다.

작약감초탕(芍藥甘草湯: 解痙止痛, 平肝)

반하사심탕(半夏瀉心湯: 和胃降逆, 消痞, 止瀉, 淸熱, 調和腸胃)

소건중탕(小建中湯: 緩急止痛, 溫中補虛)

대건중탕(大建中湯: 溫中散寒, 解痙止痛, 補氣健脾)

인삼탕(人蔘湯: 溫中散寒, 補氣健脾)

계지인삼탕(桂枝人蔘湯: 溫中散寒, 健脾益氣, 辛溫解表)

안중산(安中散: 溫中散寒, 止痛, 止嘔, 制酸)

오수유탕(吳茱萸湯: 散寒止嘔, 溫胃止痛, 健脾益氣)

복령음(茯苓飮: 理氣化痰, 和胃降逆, 健脾益氣)

사군자탕(四君子湯: 補氣健脾, 利水消腫)

육군자탕(六君子湯: 補氣健脾, 理氣化痰, 利水消腫)

보중익기탕(補中益氣湯: 補氣健脾, 升陽擧陷, 甘溫除熱)

평위산(平胃散: 理氣化濕, 和胃)

불환금정기산(不換金正氣散: 理氣化濕, 和胃止嘔)
삼령백출산(蔘苓白朮散: 補氣健脾, 理氣化濕, 止瀉)
진무탕(眞武湯: 溫陽利水)
귀비탕(歸脾湯: 氣血雙補, 補脾, 養心安神)
곽향정기산(藿香正氣散: 芳香化濕, 利氣和中, 解表, 止瀉)
대황감초탕(大黃甘草湯: 通便)
대승기탕(大承氣湯: 峻下熱結)
대황부자탕(大黃附子湯: 溫陽瀉下)
마자인환(麻子仁丸: 滋陰補血, 潤腸通便)

이밖에 감초사심탕(甘草瀉心湯), 생강사심탕(生薑瀉心湯), 시호계지탕(柴胡桂枝湯), 대시호탕(大柴胡湯), 계지가작약대황탕(桂枝加芍藥大黃湯), 사역산(四逆散), 삼출건비탕(蔘朮健脾湯), 반하백출천마탕(半夏白朮天麻湯), 반하후박탕(半夏厚朴湯), 오령산(五苓散), 위령탕(胃苓湯), 전씨백출산(錢氏白朮散), 사역탕(四逆湯), 장옹탕(腸癰湯), 부자갱미탕(附子粳米湯), 오적산(五積散), 보화환(保和丸), 의이부자패장산(意苡附子敗醬散), 윤장탕(潤腸湯) 등도 증(證)에 따라 각종의 소화기질환에 응용할 수 있다.

이상과 같이 각종의 처방 중에서 어느 것이 환자에게 적합한가를 감별하여야 한다. 우선 환자의 상태를 관찰하여 음양(陰陽), 허실(虛實), 한열(寒熱), 표리(表裏), 기혈수(氣血水) 등 어느 범주에 속하는가를 가려내어 적합하다고 생각되는 처방을 몇 가지 선택한다.

다음에 선택된 처방약을 하나씩 차례로 환자의 손에 쥐게 하고 오링테스트를 실시하여 가장 적절한 처방을 가려낸다. 그리고 다시 이 처방약을 가지고 중완(中脘), 장문(章門), 천추(天樞), 관원(關元) 등의 혈(穴)에 대하여 오링테스트를 실시하여 확인하는 것이다. 마지막으로 이 처방의 적응증과 환자의 병증(病證)을 대조한 다음에 투약을 결정한다.

5) 비뇨생식기(泌尿生殖器)의 질환

「비뇨기란 신장, 방광, 신우(腎盂), 수뇨관(輸尿管), 요로(尿路) 등 배뇨(排尿)와 관계가 있는 기관을 가리켜 말하는데 주로 체내의 수분대사에 관여하고 있는 기관이다.」

그런데 한방에서 말하는 신(腎)이란 비뇨기 전반을 가리킬 뿐 아니라, 생식기 및 각종의 내분비의 가능도 함께 포괄하여 해석하고 있다.

오링테스트에 의하여 신(腎)의 모혈(募穴)인 경문(京門)이나 방광의 모혈(募穴)인 중극(中極)에 이상이 있다고 인정되면 신장이나 방광에 어떠한 병변이 생긴 것이라고 판단한다.

또 석문(石門), 관원(關元), 장문(章門) 등의 혈(穴)에 대하여 오링테스트를 실시할 때 이상반응이 인정되면 주로 생식기의 기능이 감퇴한 것으로 판단한다. 이것을 신허(腎虛) 또는 하허(下虛)라고 한다.

그 증상으로는 배뇨의 이상으로서 소변불리, 빈뇨(頻尿), 다뇨(多尿), 뇨실금(尿失禁), 배뇨통(排尿痛), 혈뇨, 단백뇨 등이 나타나고, 부종, 구갈, 요통, 요슬무력(腰膝無力), 하복부의 무력감, 정력감퇴, 유정(遺精), 음위(陰萎) ,노인성치매 등의 증상을 예견할 수 있다.

양방의학적으로는 신염(腎炎), 네프로제, 위축신(萎縮腎), 신장결핵, 신우염, 방광염, 방광결석, 뇨폐증(尿閉症), 유수신(遊走腎), 요도염, 야뇨증, 당뇨병, 전립선비

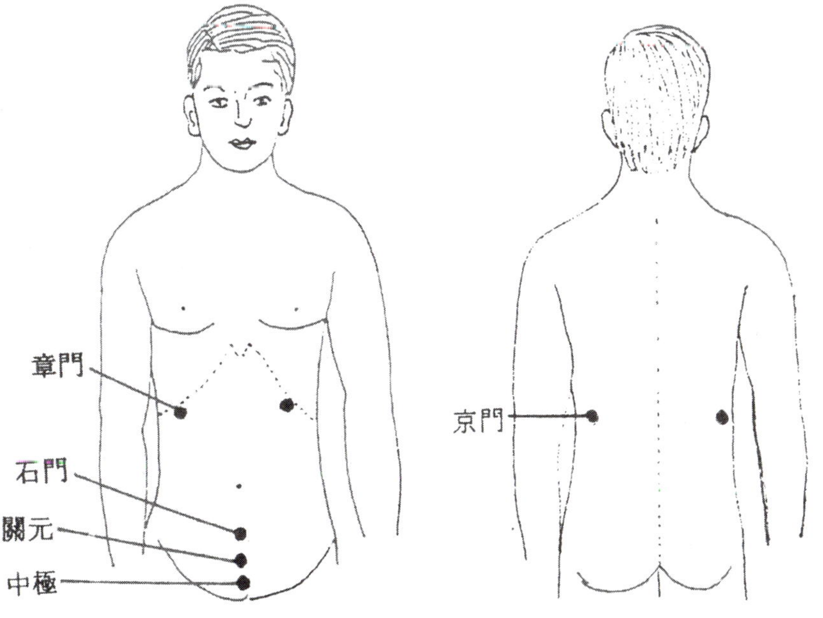

대증, 하감(下疳), 고환염(睾丸炎), 각위약증(脚萎弱症) 등에서 이상과 같은 증상을 볼 수 있다.

오오무라(大村)박사는 장기(臟器)의 새로운 대표점을 발견하였다고 하는데, 그 중에서 뇌하수체(腦下垂體)의 대표점을 정한 곳이 있다. 양 눈의 중앙에 해당하는 곳인데 비근(鼻根)에 위치한 점이다. 또 구강(口腔)내의 상부에도 뇌하수체의 대표점이 있다고 하였다. 뇌하수체는 배뇨(排尿)와 깊은 관계가 있다고 한다. 그러므로 이점(点)에 대하여 오링 테스트를 실시하여 이상이 있으면 야뇨(夜尿) 또는 소변불리, 뇨빈삭(尿頻數) 등을 예측할 수 있다.

비뇨생식기의 질환에 응용되는 처방은 다음과 같은 것이 있다.

오링 테스트에 의하여 처방을 선택하려면 앞서 말한 방법에 준하면 된다.

오령산(五苓散: 利水滲濕, 通陽, 解表)

저령탕(猪苓湯: 利水淸熱, 滋陰止血)

영계출감탕(苓桂朮甘湯: 溫化寒飮, 健脾利水)

영강출감탕(苓薑朮甘湯: 祛濕散寒, 止痛)

당귀작약산(當歸芍藥散: 補血活血, 健脾利水, 調經止痛)

진무탕(眞武湯: 溫陽利水)

팔정산(八正散: 淸熱瀉火, 利水通淋)

오림산(五淋散: 淸熱利水, 活血止痛)

육미지황환(六味地黃丸: 滋補肝腎, 淸虛熱, 利濕)

팔미지황환(八味地黃丸: 溫補腎陽)

청심연자음(淸心蓮子飮: 益氣滋陰, 淸心火, 利水)

인진호탕(茵陳蒿湯: 淸熱利濕, 退黃)

용담사간탕(龍膽瀉肝湯: 淸肝瀉火, 疏肝解鬱, 淸熱利濕)

월비가출탕(越婢加朮湯: 疏風宣肺, 利水)

방기황기탕(防己黃耆湯: 補氣健脾, 利水消腫, 祛風止痛)

목방기탕(木防己湯: 利水滲濕, 益氣, 淸熱)

육일산(六一散: 淸暑利濕)

이 밖에도 방풍통성산(防風通聖散), 분소탕(分消湯), 보중치습탕(補中治濕湯), 실비음(實脾飮), 계지가용골모려탕(桂枝加龍骨牡蠣湯), 녹용대보탕(鹿茸大補湯), 연령고본단(延齡固本丹) 등을 들 수 있다.

6) 두뇌부(頭腦部)의 질환

「두뇌부(頭腦部)의 질환은 뇌중추신경이나 정신신경의 이상 또는 머리에 손상을 입거나 충격을 받았을 때 생긴다.」

두뇌부의 이상여부는 인당(印堂), 백회(百會), 풍부(風府), 아문(瘂門), 풍지(風池) 등의 혈(穴)에 대하여 오링테스트를 실시해보면 확인 할 수 있다.

두뇌에 어떠한 병적 변화가 생겨 있거나 손상을 입었을 때에는 두통, 두중감, 현운, 이명(耳鳴), 불면, 언어불명, 운동장해, 수족의 떨림, 기(氣)의 상충(上衝)으로 인한 안충혈(顔充血) 등의 증상을 일으키고, 정신신경의 이상으로서 불안, 초조감, 이경(易驚), 이노(易怒), 심계항진, 다몽(多夢), 몽정(夢精), 하품(欠伸) 등의 증상을 수반하기도 한다.

이러한 상태가 되면 항상 목덜미나 어깨가 무겁고 뻐근하고 광조(狂躁) 상태를 일으키거나, 밤에 이를 가는 경우도 있다.

이상과 같은 증상은 두뇌에 이상이 있기 때문에 나타나는 것인데, 고혈압증, 뇌혈관장애, 뇌동맥경화증, 뇌일혈, 뇌혈전증(腦血栓症), 뇌수종(腦水腫), 뇌종양, 티크병, 전간, 노인성치매, 메니엘병, 파킨슨병 등에서 흔히 볼 수 있다. 이 밖에 히스

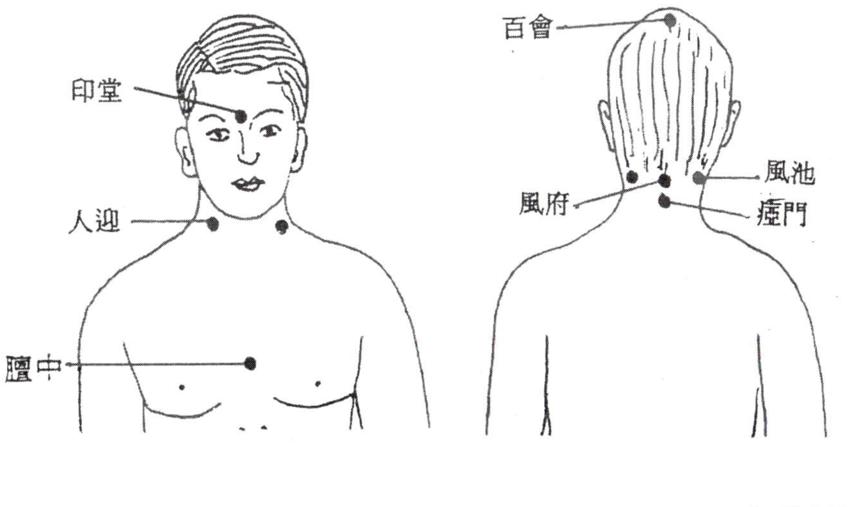

테리, 신경쇠약, 경풍, 자율신경실조증, 안면신경마비, 삼차신경통(三叉神經痛) 등도 들 수 있다.

오링테스트의 실시법에 대해서는 앞에서 여러 차례 설명하였다. 여기서 유의할 점을 들어보면, 풍부(風府)와 아문(瘂門), 백회(百會) 등의 혈 (穴)에서 이상이 있다는 것이 인정되면 뇌동맥경화증, 고혈압증, 뇌졸중 등을 일으킬 우려가 있다는 것을 알 수 있다.

풍지혈(風池穴)에서 오링테스트의 반응에 이상이 나타나면 견비통, 상완신경통(上腕神經痛) 등으로 뒷머리가 아프고, 목덜미, 어깨, 팔이 아프고 피로감을 느끼는 경우가 많다. 또 인영혈(人迎穴)에서 오링테스트의 반응에 이상이 인정되면 경동맥(頸動脈)이나 뇌동맥의 이상으로서 뇌충혈, 두통, 기(氣)의 상충(上衝) 등을 예측할 수 있다.

경험에 의하면 뇌졸중이나 뇌에 손상을 입은 환자에게 대하여 오링테스트를 실시함으로서 뇌내(腦內)에 이상이 생긴 부위를 찾아낼 수 있다. 즉 제3자로 하여금 환자의 두부(頭部)의 이곳저곳을 손가락으로 가리키면서 오링테스트를 실시해 보면 이상이 생긴 부위를 발견할 수 있다.

이것은 아마도 그 부위에 출혈이나 어떤 병변이 생긴 것이라고 판단된다.

두뇌부(頭腦部)의 질환에

일반적으로 사용되는 처방에는 다음과 같은 것이 있다,

속명탕(續命湯: 淸熱除煩, 辛溫解表, 補氣血)

감맥대조탕(甘麥大棗湯: 養心安神, 健脾和中)

시호가용골모려탕(柴胡加龍骨牡蠣湯: 淸熱安神,, 補氣健脾)

계지가용골모려탕(桂枝加龍骨牡蠣湯: 安神, 通陽, 補氣血)

산조인탕(酸棗仁湯: 養心安神, 淸熱除煩)

황련아교탕(黃連阿膠湯: 滋陰降火, 安神除煩)

억간산(抑肝散: 平肝熄風, 補氣血)

조등산(釣藤散: 平肝潛陽, 明目, 補氣健脾)

칠물강하탕(七物降下湯: 熄風, 補血益氣)

천마구등음(天麻鉤藤飮: 平肝潛陽, 淸熱熄風, 滋陰)

진간식풍탕(鎭肝熄風湯: 滋陰, 平肝熄風)

방풍통성산(防風通聖散: 淸熱解毒, 辛溫解表, 瀉下, 利水)

천왕보심단(天王補心丹: 滋陰淸熱, 養心安神)

이 밖에 오약순기산(烏藥順氣散), 삼황사심탕(三黃瀉心湯), 감초사심탕(甘草瀉心湯), 견정산(牽正散), 보양환오탕(補陽還五湯), 우황청심원(牛黃淸心元), 강활유풍탕(羌活愈風湯) 등을 들 수 있다.

7) 부인과의 질환

「여성은 남성과는 달리 월경, 임신, 분만 등 특유한 생리현상을 가지고 있으며 섭생을 잘못하거나 기타의 원인에 의하여 여러 가지 질병이 생기는 경우가 있다.」

월경불순, 과소월경, 과다월경, 부정성기출혈(不正性器出血), 무월경, 월경통, 자궁내막염, 자궁근종, 난소염, 자궁후굴, 불임증, 대하증 등을 들 수 있으며 또 임신중이나 분만 후에는 오조(惡阻), 자궁출혈, 태반잔류, 오로(惡露), 산욕열(産褥熱), 하지(下肢)의 혈전증, 유방염, 산후각기, 유즙결핍증, 자간(子癎) 등을 일으키기도 한다.

한방에서는 어혈(瘀血)이라 하여 비생리적인 혈액이 체내에 정체하여 있으면 여러 가지 병을 일으키는 원인이 된다고 한다. 이 어혈(瘀血)은 대부분의 부인에게서 흔히 볼 수 있으며 경험에 의하면 부인은 80~90%가 어혈(瘀血)을 가지고 있다고 한다.

어혈로 인하여 일어나는 증상은 매우 많다. 그 중 몇 가지를 들면 두통, 현운, 심

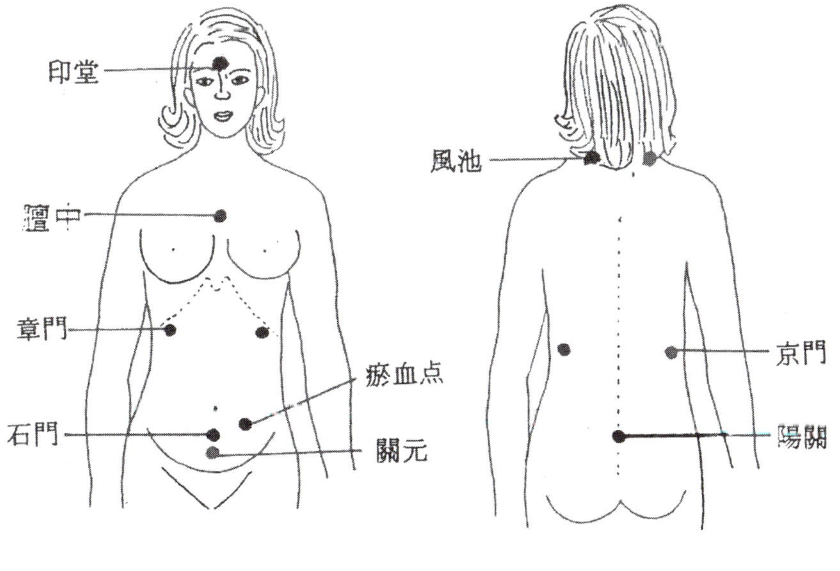

계항진, 하복부의 팽만감, 하복통, 월경이상, 자궁출혈, 대하, 하복부의 종류(腫瘤), 요통, 하지통(下肢痛), 수족의 냉, 변비 등이다.

이상과 같은 부인과의 질환을 검색하려면 하복부에 있는 석문(石門), 관원(關元), 어혈점(瘀血点) 및 대퇴부(大腿部)에 있는 혈해(血海) 등의 혈(穴)에 대하여 오링테스트를 실시해 보는 것이 좋다.

그런데 부인은 남성에 비하여 체내에 수습(水濕)이 정체하기 쉬우므로 부종(浮腫)이나 신중감(身重感), 마비감, 체중의 증가, 피로 등을 호소하는 경우가 많다. 그러므로 경문(京門)이나 장문(章門) 등의 혈(穴)에 대해서도 오링테스트를 실시해 보는 것이 바람직하다.

또 부인은 이른바 혈도증(血道症)이라 하여 다분히 신경증상을 수반하기 쉽다. 즉 자율신경실조증, 갱년기장애 등에서 나타나는 증후군(症候群)과 같은 증상을 일으키는 경우가 많다.

그러므로 두통, 상기감(上氣感), 현운, 이명(耳鳴) 불안, 초조감, 심계항진, 이노(易怒), 이경(易驚), 어깨결림 등을 호소한다.

이러한 경우에는 인당(印堂), 풍지(風池), 전중(膻中) 등의 혈(穴)에 대하여 오링테스트를 실시하여 검증할 수 있다.

부인과의 질환에 사용되는 처방은 매우 많다.

주요한 것을 열거하면 다음과 같은 것이 있다.

사물탕(四物湯: 補血活血)

당귀작약산(當歸芍藥散: 補血活血, 健脾利水, 調經止痛)

계지복령탕(桂枝茯苓湯: 活血化瘀, 消癥)

도핵승기탕(桃核承氣湯: 活血化瘀, 淸熱瀉下)

온경탕(溫經湯: 溫經散寒, 補血調經, 活血化瘀)

혈부축어탕(血府逐瘀湯: 活血化瘀, 理氣止痛, 補血)

당귀건중탕(當歸建中湯: 補血調經, 緩急止痛, 溫中補虛)

궁귀교애탕(芎歸膠艾湯: 補血止血, 調經安胎)

궁귀조혈음(芎歸調血飮: 活血化瘀, 補血, 理氣健脾)

도홍사물탕(桃紅四物湯: 活血化瘀, 補血, 凉血)

통도산(通導散: 理氣活血, 破血逐瘀, 瀉下)

가미소요산(加味消遙散: 疏肝解鬱, 健脾補血, 調經, 淸熱, 凉血)

생화탕(生化湯: 活血化瘀, 溫裏, 補血)

절충음(折衝飮: 活血化瘀, 理氣止痛)

오적산(五積散: 溫中散寒, 理氣化濕, 補血活血, 通絡調經)

대황목단피탕(大黃牧丹皮湯: 淸熱瀉下, 活血消癰)

십전대보탕(十全大補湯: 氣血雙補, 溫陽祛寒)

귀비탕(歸脾湯: 氣血雙補, 補脾, 養心安神)

용담사간탕(龍膽瀉肝湯: 淸肝瀉火, 疏肝解鬱, 淸熱利濕)

당귀사역가오수유생강탕(當歸四逆加吳茱萸生薑湯: 溫經散寒, 養血通脈)

삼물황금탕(三物黃芩湯: 滋陰淸熱)

이밖에 통경탕(通經湯), 당귀천궁산(當歸川芎散), 궁귀탕(芎歸湯), 팔진탕(八珍湯), 보생탕(保生湯), 팔미대하방(八味帶下方), 온청음(溫淸飮), 교애사물탕(膠艾四物湯), 조경종옥탕(調經種玉湯), 귀출파징탕(歸朮破癥湯) 등도 부인과의 각 질환에 응용할 기회가 있다.

8) 신체 및 사지, 관절통(四肢, 關節痛)

「신체통, 사지통(四肢痛), 관절통 등은 급성이나 만성의 관절류머티스, 좌골신경통, 완신경통(腕神經痛)을 비롯하여 각종의 신경통, 기형성관설염(奇形性關節炎) 등에서 흔히 나타나는 증상이다.」

근육이나 인대(靭帶), 관절 등에 어떠한 병변(病變)이 생기면 동통, 견인통(牽引痛), 결리는감, 저린감, 한냉감 또는 열감, 부종 등의 증상이 나타나고 통증이 심하면 기동(起動)이 불편하고 밤에 잠을 이루지 못하는 경우도 있다.

한방에서는 이것을 풍습(風濕), 중습(中濕), 습비(濕痺), 역절풍(歷節風), 통풍(痛風) 등으로 불리워지고 있으며, 풍비(風痺), 한비(寒痺), 습비(濕痺), 열비(熱痺) 등으로 구별하여 여러 가지 지료법을 강구하고 있다.

비증(痺症)이란 근육이나 연부조직(軟部組織), 관절의 병변(病變)으로 인하여 나타나는 동통, 저린감, 마비감 등을 주 증상으로 하는 증후군을 말한다.

풍비(風痺)는 일명 행비(行痺)라고도 하며, 주로 풍사(風邪)로 인한 이동성의 통증을 특징으로 한다. 한비(寒痺)는 통비(痛痺)라고도 하며 주로 한사(寒邪)로 인하여 생긴 고정성(固定性)의 통증과 냉(冷)을 특징으로 한다.

습비(濕痺)는 습사(濕邪)라 하여 수습(水濕)이 정체하여 부종과 함께 관절의 운동장애, 통증, 신체의 무거운감 등을 호소하는 것을 말한다. 열비(熱痺)는 급성 또는 만성의 염증성으로 오는 것인데, 국소의 발적(發赤), 발열, 종창(腫脹), 동통 등을 특징으로 하는 경우이다.

또 신체의 관절의 동통은 다분히 어혈(瘀血)이 개재되어 있는 경우가 많다. 대체적으로 신체의 동통은 목덜미와 어깨에서 팔의 부위에 걸쳐서 나타나는 것이 있고, 또 허리나 하지(下肢) 및 슬관절(膝關節)에 나타나는 경우도 있다.

목과 어깨와 팔에 나타나는 동통은 견관절주위염(肩關節周圍炎), 경견완증후군(頸肩腕症候群), 사십견(四十肩), 오십견(五十肩), 견응(肩凝) 등으로 말하고 있다.

어깨결림(肩凝)은 어깨를 많이 쓰거나, 일정한 자세나 동작만 오랫동안 하는 사람에게 많다. 또 고혈압증이나 저혈압중이 있는 사람도 어깨가 결린다고 하는 경우도 있다.

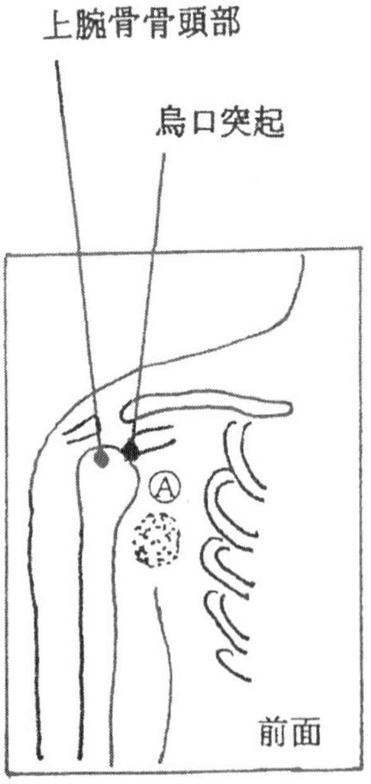

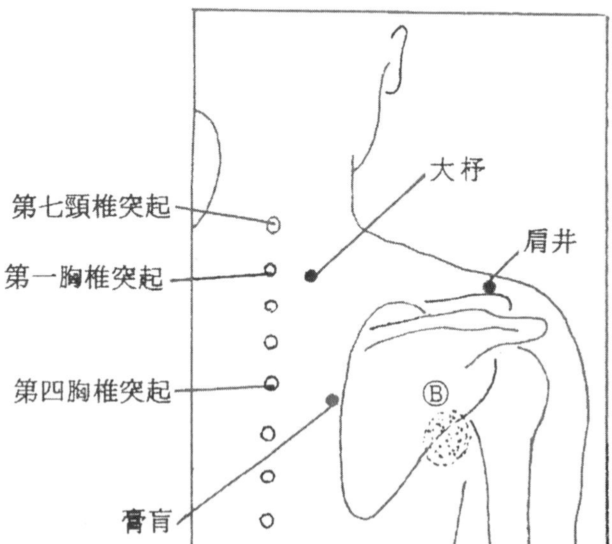

이것은 혈액의 순환이 나쁘거나, 피로물질이 쌓이거나 어혈(瘀血)로 인한 것이 많다. 목덜미와 어깨가 결리고 아픈 사람은 손이 저리거나 냉하다고 호소하는 경우도 있다. 어깨가 결리고 아픈 사람은 견정(肩井), 대저(大杼), 고황(膏肓) 등의 혈(穴)에서 압통(壓痛)이 나타난다.

견정혈(肩井穴)은 팔을 위로 치올리면 어깨에서 목 사이에 큰 근육이 나타나는데 그 중앙의 부위를 누르면 압통(壓痛)을 느끼는 점(点)이다.

대저혈(大杼穴)은 머리를 앞으로 숙이면 목뒤에 목뼈의 돌기(突起)가 나타나는데 이것은 제7경추돌기(第七頸椎突起)이다. 그 바로 아래에는 제1흉추돌기(第一胸椎突起)가 있으며 대저혈(大杼穴)은 여기서 조금 아래의 좌우양쪽으로 손가락 두 개의 거리에 있는 점이다.

고황혈(膏肓穴)은 제4흉추돌기(第四胸椎突起)의 조금 아래에서 좌우 양쪽으로 손가락 4개의 거리에 있는 혈(穴)이다.

이상의 각 경혈(經穴)은 오링테스트에 의하여 쉽게 그 부위를 발견할 수 있으며, 오링테스트의 반응이 이상(異常)으로 나타나면 목덜미와 어깨의 부위에 어떠한 병변(病變)이 있다는 것을 알수 있다.

사십견(四十肩), **오십견**(五十肩)은 40대에서 50대에 걸쳐서 목덜미와 어깨에서 팔에까지 통증이 생겨서 동작이 자유롭지 못한 것을 말한다.

사십견, 오십견은 시일이 지나면 자연히 해소되는 경우도 있으나, 통증이 심하여 견딜수 없다고 하는 사람이 있다. 이것은 곧 어깨의 노화 현상으로서 나타나는 증상이며, 어깨를 둘러싸고 있는 근육이나 인대(靭帶)의 작용이 쇠약하여 견관절(肩關節)의 작동이 나빠지는 현상이다.

그 증상은 어깨가 잘 움직이지 않고, 억지로 움직이고자 하면 통증이 심한 것이 특징이다. 그리고 다음 세 가지형의 운동장애를 호소한다.

① 팔을 위로 올릴 수 없다.

② 팔을 뒤로 돌릴 수 없다,

③ 팔이 반대편의 어깨에까지 닿지 않는다.

이것은 견관절(肩關節)이 굳어져서 유연성을 잃고, 혈행(血行)이 나빠지기 때문이다.

사십견(四十肩), 오십견(五十肩)의 경우에는 견관절의 주위에 압통점(壓痛点)이 있다. 즉 상완골(上腕骨)의 골두(骨頭)와 오구돌기(烏口突起) 또는 상완(上腕) 전면의 옴폭 들어간 부위(그림 A)와 반대편의 등쪽에 옴폭 들어간 부위 (그림 B)에서 압통(壓痛)이 인정된다.

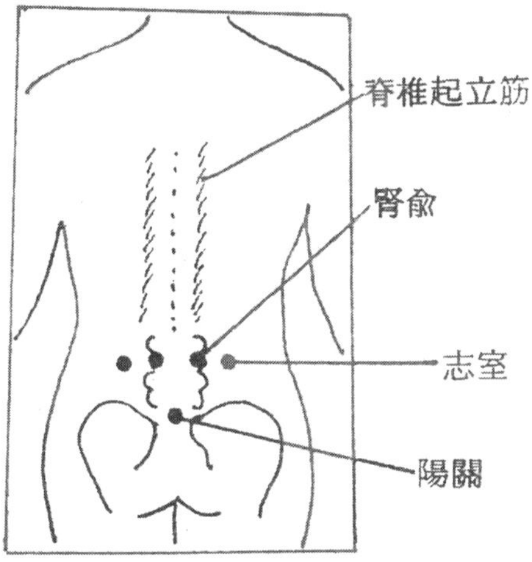

이때에도 **오링테스트**에 의하여 그 부위를 찾을 수 있다. 요통(腰痛)은 추간판(椎間板) 헤르니아나 내장(內臟)의 병이 원인이 되어 일어나는 경우가 있다. 일반적인 요통은 요추(腰椎)의 제4와 제5나 선장관절(仙腸關節)에 이상이 있어서 이것이 원인이 되어 주위의 근육에 염증이 생기거나 유연성(柔軟性)을 잃거나 하면 일어나는 경우가 많다.

오링테스트에 의하여 요통증을 검색하려면 신유(腎兪), 지실(志室), 양관(陽關) 등의 혈(穴)에 대하여 그 이상여부를 검증하면 알 수 있다.

배꼽에서 수평으로 허리 쪽으로 선을 그어 가면 척추(脊椎)와 만나는 부위가 제2요추(第二腰椎)인데, 이곳의 바로 아래에 옴폭 들어간 곳에서 좌우양쪽으로 손가락 두 개의 거리에 신유혈(腎兪穴)이 있다.

지실(志室)은 신유(腎兪)에서 바깥쪽으로 손가락 두 개의 거리에 있으며 척추기립근(脊椎起立筋)의 바로 바깥부위에 해당한다. 또 양관혈(陽關穴)은 요추(腰椎)의 제4와 제5사이에 있다.

좌골신경통은 이름 그대로 좌골신경의 주행(走行)에 따라 통증이 나타나는 병이다.

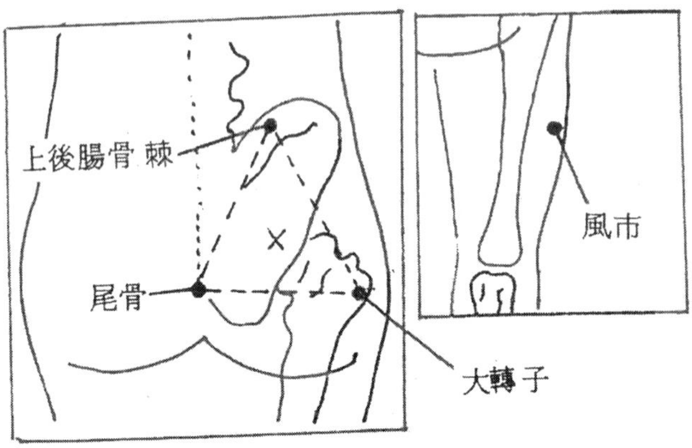

엉덩이에서 허벅다리의 안쪽과 발끝까지 통증을 일으키는 것이다. 또 다리가 무겁고 발이 저리고 냉하다. 좌골신경통의 원인은 대부분은 좌골신경이 압박을 받기 때문에 일어나는 경우가 많다.

좌골신경은 허리의 부위에서 나와 허벅다리의 뒷면의 중앙을 통과하고, 무릎의 뒤쪽에서 두 갈래로 갈라진다. 하나는 다리의 외측(外側)에서 전면(前面)을 통과하여 발등과 발가락으로 가고, 또 하나는 장딴지를 지나 발바닥과 발가락으로 연결되어 있다.

좌골신경통이 있는 사람은 미골(尾骨)과 상후장골극(上後腸骨棘)과 대전자(大轉子)의 3점(三点)을 연결하여 만든 삼각형의 중심부위(重心部位. 그림X표)에서 압통을 느낀다.

이 부위에 대하여 **오링테스트**를 실시하여 이상이 있다는 것이 인정되면 좌골신경통을 검증할 수 있다.

상후장골극(上後腸骨棘)은 장골(腸骨)의 상단(上端)인 장골능(腸骨稜)에서 척추 쪽으로 살펴보면 척추에서 약 3cm 되는 곳에 톡 튀어나온 뼈 끝이 만져지는 부위이다.

대전자(大轉子)는 똑바른 자세로 서서 한쪽다리를 위로 올려보면 대퇴골(大腿骨)이 불거져서 움직이는 부위이다. 또 좌골신경통은 허벅다리의 바깥부위에 있는 풍시혈(風市穴)에 대하여 오링테스트를 실시해 보아도 그 이상여부를 판단할 수 있다.

다음에는 무릎관절의 통증인데

이것은 무릎을 다쳤을 때 생기기도 하고, 또 특정한 원인이 없이 노화현상으로서 통증이 나타나기도 한다. 통증이 나타나는 부위는 주로 슬개골(膝蓋骨)의 주위에 옴폭 들어간 곳에서 압통을 느끼는 경우가 많다. 오링테스드에 의하여 무릎의 통증을 검색하려면 독비(犢鼻), 음곡(陰谷), 음능천(陰稜泉) 등의 혈에 대하여 그 이상여부를 검사하면 알 수 있다.

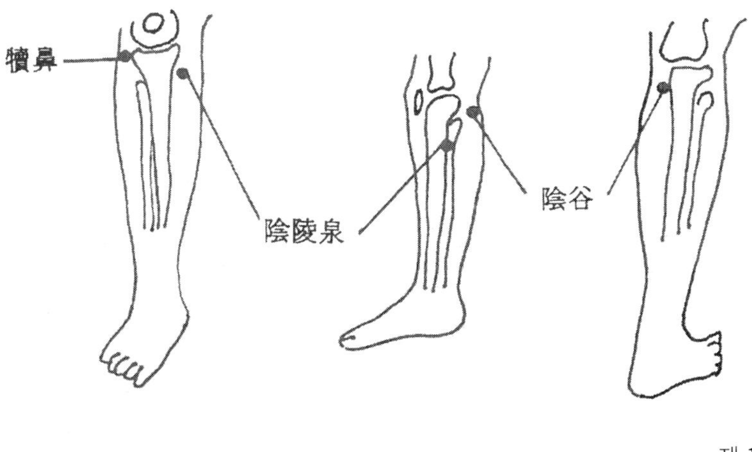

독비혈(犢鼻穴)의 위치는 무릎을 약간 구부리면 슬개골(膝蓋骨)의 아래 바깥쪽에 약간 옴폭 들어간 곳이다.

음능천(陰陵泉)의 혈(穴)은 장단지의 안쪽에 있는 경골(脛骨)을 위로 더듬어 올라가면, 무릎 가까이에 큰 뼈의 끝이 만져지는데 그 바로 아래에 있는 혈(穴)이다.

음곡혈(陰谷穴)은 무릎을 반쯤 구부리면 무릎의 뒷편에 주름살이 생기는데 그 안쪽의 부위에 있다.

무릎의 관절에 이상이 있으면 위의 혈(穴) 등에 대하여 오링테스트를 실시하면 그 이상을 확인할 수 있다.

신체 및 사지(四肢), 관절통에 쓰이는 처방도 매우 많다. 다만 그 통증이 풍(風), 한(寒), 서(暑), 습(濕)의 어느 범주에 속하는가를 관찰하여 선방(選方)하는 것이 마땅하다.

이 때에도 오링테스트에 의하여

그 적부(適否)를 검증하면 정확한 처방을 선택할 수 있다.

작약감초탕(芍藥甘草湯: 解痙, 止痛, 平肝)

갈근탕(葛根湯: 舒筋, 辛溫解表)

괄루계지탕(括蔞桂枝湯: 舒筋, 辛溫解肌)

출부탕(朮附湯: 散寒祛濕, 止痛)

계지가출부탕(桂枝加朮附湯: 散寒祛濕, 止痙, 解表)

갈근가출부탕(葛根加朮附湯: 散寒祛濕, 止痙, 解表)

마행의감탕(麻杏薏甘湯: 祛風濕, 解表, 止咳平喘)

방풍탕(防風湯: 祛風濕)

의이인탕(薏苡仁湯: 通陽利水, 活血止痙)

계작지모탕(桂芍知母湯: 散寒祛濕, 止痙止痛, 清熱)

오두탕(烏頭湯: 散寒祿濕, 止痛, 補氣血)

소경활혈탕(疎經活血湯: 祛風濕, 補血, 活血化瘀)

독활기생탕(獨活奇生湯: 祛風濕, 散寒, 補氣血, 活血止痛)

대방풍탕(大防風湯: 祛風濕, 散寒, 補氣血, 活血止痛)

방기황기탕(防己黃耆湯: 祛風止痛, 利水消腫, 補氣健脾)

당귀사역가오수유생강탕(當歸四逆加吳茱萸生薑湯: 溫經散寒, 養血, 通脈)

이출탕(二朮湯: 祛風濕, 化痰利水)

백호가창출탕(白虎加蒼朮湯: 淸熱祛濕, 止痙)

신통축어탕(身痛逐瘀湯: 活血化瘀, 通絡止痛, 祛風濕)

오적산(五積散: 溫中散寒, 理氣化濕, 補血活血, 通絡調經)

영강출감탕(苓薑朮甘湯: 祛濕散寒, 止痛)

이밖에 보음탕(補陰湯), 팔미지황환(八味地黃丸), 당귀점통탕(當歸拈痛湯), 소풍활혈탕(疎風活血湯), 대강활탕(大羌活湯), 서근입안산(舒筋立安散), 오두계지탕(烏頭桂枝湯), 보안만령단(保安萬靈丹) 등을 들수 있다.

9) 안과(眼科)의 질환

「눈은 마음의 창(窓)이라고 한다. 또 신체의 건강상태를 들여다 볼 수 있는 창(窓)이라고도 할 수 있다. 그만큼 눈은 신체에 있어서 매우 중요 하다는 것이다.」

필자의 친구 한사람은 약 20년 전부터 당뇨병으로 고생을 하고 있었는데, 3년전 부터는 백내장이 생겨서 수술을 받았다고 한다. 그 후에도 시력이 극도로 나빠져서 이제는 밤에 길을 다니지도 못하게 되었다고 한다. 참으로 안타까운 일이다.

안질환(眼疾患)은 갑자기 발병하는 경우도 있고 만성으로 서서히 진행하여 시력이 나빠지는 경우도 있다. 현대의학에서는 안질환을 그 증상이나 상태에 따라 맥립종(麥粒腫), 인검연염(眼瞼緣炎), 급만성누낭염(急慢性淚囊炎), 급만성결막염, 트라코마, 수포성결막염(후리구텐), 각막염, 망막염, 녹내장, 백내장, 야맹증 등의 병명을 부쳐서 진단하고 적절한 치료나 수술 등을 실시하고 있다.

그러나 한방에서는 **증**(證)에 따라 치료하는 것이 원칙이므로 음양, 허실, 한열, 기혈수(氣血水) 등의 상황을 살펴서 치료방침을 세우기 때문에 병명에 구애되지 않는다.

안질환에서 흔히 나타나는 증상을 열거해 보면 실열성(實熱性)인 경우에는 발적(發赤), 충혈, 종창(腫脹), 동통 등을 일으키고 두통을 수반한다. 또 눈에 이물감(異物感)을 느끼고, 눈이 시검고, 눈물이 나오고, 때로는 가려움증이나 건조감이 있고, 눈꼽이 낄 때도 있다, 또 허증(虛 證)으로서 만성의 경과를 취할 때에는 안정(眼精)이 피로하고 시력이 감퇴하여 두중감(頭重感)을 호소하기도 한다.

여기서는 안과에 대한 전문적인 생리나 병리를 밝히고자 하는 것이 목적이 아니고, 한방적으로 어떠한 치료방침을 세우는가 하는데 있다.

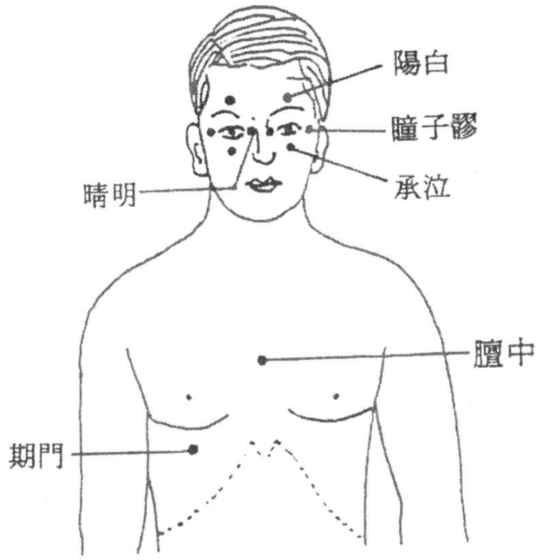

안질환에 쓰이는 처방도 선배들이 많이 개발하여 가르쳐 주었다. 이들 처방 중에서 어느 것이 환자에게 가장 적합한가를 감별하려면 세밀한 관찰과 의자(醫者)의 충분한 지식과 경험이 필요하다. 그러나 오링테스트를 실시해 보면 처방을 선택하는데 어려움이 없을 것으로 생각한다.

즉 동자료(瞳子髎), 정명(睛明), 양백(陽白), 승읍(承泣) 등 주로 눈의 주위에 있는 경혈(經穴)에 대하여 적절하다고 예측되는 처방약을 가지고 오링테스트를 실시해 보는 것이다.

그런데 안질환이 있는 환자는 다분히 스트레스나 음주 등으로 인하여 간화(肝火)나 심화(心火)가 개재되어 있는 경우가 많으므로 기문(期門)이나 전중혈(膻中穴)에 대해서도 오링테스트의 반응이 인정되는 경우가 많다.

또 수분의 대사이상(代謝異常)도 안질환의 원인이 되기 때문에 경문혈(京門穴)에 대해서도 오링테스트를 실시해 보는 것이 좋을 것이다.

안질환에 사용되는 다빈도 처방

소청룡탕(小青龍湯: 辛溫解表, 利水)

오령산(五苓散: 利水滲濕, 解表)

팔미지황환(八味地黃丸: 溫補腎陽)

백호가인삼탕(白虎加人蔘湯: 淸熱瀉火, 生津止渴)

명목지황환(明目地黃丸: 養肝補腎, 健脾, 滋陰明目)

세간명목탕(洗肝明目湯: 養肝明目, 淸熱瀉火)

이밖에 명랑음(明朗飮), 자신명목탕(滋腎明目湯), 기국지황환(杞菊地黃丸), 월비가출탕(越婢加朮湯), 갈근탕가천궁대황황금석고(葛根湯加川芎大黃黃芩石膏), 청상방풍탕(淸上防風湯), 방풍통성산(防風通聖散), 도핵승기탕(桃核承氣湯), 당귀작약산(當歸芍藥散), 형방패독산(荊防敗毒散), 궁황산(芎黃散), 영양각산(羚羊角散) 등을 들수 있다.

10) 코(鼻)의 질환

「코의 질환 중에서 가장 가벼운 것은 감기 등으로 인하여 급성으로 일어나는 것으로서 재채기와 콧물이 나오고, 또는 코가 막혀서 호흡이 곤란한 경우이다. 그런데 만성의 경과를 취하면 좀처럼 증상이 개선되지 않고 오랫동안 고생하는 사람도 있다.」

또 화농증을 일으켜 축농증이 되기도 하고 코에서 악취가 나기도 하며, 때로는 비용(鼻茸)이라 하여 콧속에 버섯과 같은 것이 생겨서 코가 막히는 경우도 있다.

이렇게 되면 두통, 두중감과 함께 기억력이나 사고력이 감퇴하고 권태감을 느끼기도 한다.

코의 질환에는 급성비염, 만성비염, 상악동화농증(上顎洞化膿症), 비취(鼻臭), 비후성비염(肥厚性鼻炎) 등을 들 수 있으며 또 요즈음은 알레르기성비염도 많이 있는 것 같다.

또 코피가 자주 나오거나 딸기코라 하여 술을 많이 마시는 사람에게서 흔히 볼 수 있는 주사비(酒皶鼻)도 있다.

오링테스트에 의하여 코의 질환이 있는지를 판단하고 이에 적합한 처방을 선택하려면 주로 코의 주위에 있는 영향(迎香), 거료(巨髎), 화료(禾髎)등의 혈(穴)과 이마에 있는 신정혈(神庭穴)에 대하여 오링테스트를 실시해 보는 것이 좋을 것이다.

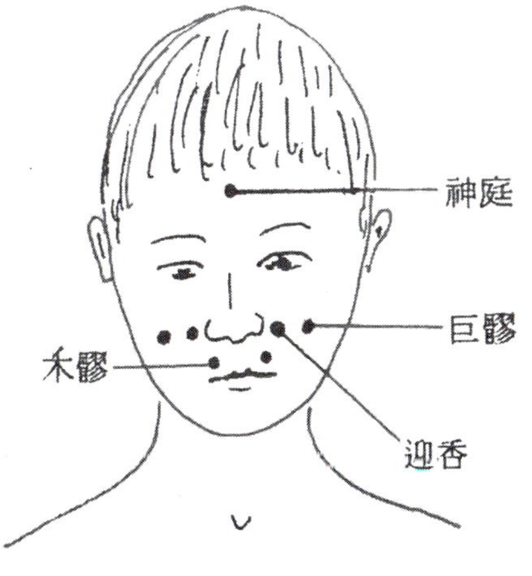

경험에 의하면 비익(鼻翼)의 좌우 양쪽에 있는 영향혈(迎香穴)에 대하여 각각 오링테스트를 실시해 보면 어떤 환자는 한쪽에서만 이상반응이 나타나는 것을 발견할 수 있는데, 실제로 환자에게 물어보면 한쪽 코가 나쁘

다고 말하는 것을 보면 오링테스트로서 검사하는 것이 매우 정확하다는 것을 알 수 있다.

코의 질환에 사용되는 다빈도 처방

- 소청룡탕(小靑龍湯: 辛溫解表, 溫肺化痰, 平喘止咳, 利水)
- 마황탕(麻黃湯: 辛溫解表, 止咳平喘)
- 배농산급탕(排膿散及湯: 淸熱解毒, 祛痰排膿, 和胃)
- 신이탕(辛夷湯: 祛風止痛, 通竅)
- 소시호탕(小柴胡湯: 和解半表, 半裏, 疎肝解鬱, 神氣建脾)
- 마황부자세신탕(麻黃附子細辛湯: 神陽, 辛溫解表, 和水)
- 천궁다조산(川芎茶調散: 疎風散寒, 止頭痛)
- 황련해독탕(黃連解毒湯: 淸熱瀉火, 解毒, 淸熱化濕, 止血)

이 밖에 갈근탕가천궁신이(葛根湯加川芎辛夷), 갈근탕가천궁대황길경석고신이(葛根湯加川芎大黃桔梗石膏辛夷), 신이청폐탕(辛夷淸肺湯), 시호청간탕(柴胡淸肝湯), 형개연교탕가신이(荊芥連翹湯加辛夷), 방풍통성산가신이(防風通聖散加辛夷), 갈근홍화탕(葛根紅花湯), 황금탕(黃芩湯: 方藥合篇), 서각지황탕(犀角地黃湯) 등을 들수 있다.

19. 처방의 가감(加減)과 합방(合方)

한방의 처방은 옛 선배들의 경험과 노력에 의하여 창작한 것이 수없이 많이 있다. 상한론(傷寒論)이나 금궤요략(金匱要略)을 비롯하여 천금방(千金方), 외대비요(外臺秘要), 화제국방(和劑局方), 동의보감(東醫寶鑑) 등 수많은 한방서적에는 많은 처방들이 기재되어 있다.

이것을 **기성처방**(既成處方)이라고 할 수 있으며 그 사용목표와 적응증 등을 실제 경험에 의하여 지시해 주었다. 현재 많은 의가(醫家)들도 이 기성처방(既成處方)의 지시에 따라 환자에게 투약을 하는 것이 관례로 되어 있다.

그런데 환자의 체질이나 병태, 증상 등은 각 개인마다 차이가 있고, 또 동일 환자라도 때에 따라 다양하게 병상(病像)이 변화하기 때문에 기성처방(既成處方)만으로는 만족할 만한 치료효과를 얻기 어려운 경우가 있다.

그래서 이 기성처방(既成處方)에 적절하다고 생각되는 약물을 더 가하거나 또는 제거하여 사용하는 경우가 많다. 이것을 처방의 가감(加減) 이라고 한다. 선배들은 자신의 임상경험에 의하여 많은 처방에 대하여 가감법(加減法)을 가르쳐 주었다.

예를 들면 **갈근탕**(葛根湯)은 급성열성병의 초기에 오한과 발열, 두통이 있고, 항배부(項背部)의 강통(强痛)을 목표로 하여 사용되는데 만약 구토증이 있으면 반하(半夏)를 가하고, 인통(咽痛)이 있으면 길경(桔梗)을 가하고, 번갈(煩渴)이 있으면 석고(石膏)를 가하고, 화농증상이 있으면 길경(桔梗)과 석고(石膏)를 가한다.

또 관절이 붓고 아프면 의이인(薏苡仁)을 가하고, 변비가 있으면 대황(大黃)을 가하고, 축농증 등으로 코가 막히는 증상이 있으면 천궁(川芎), 길경(桔梗), 황금(黃芩), 석고(石膏), 신이(辛荑) 등을 가한다.

선배들은 흔히 사용되는 처방의 가감법을 고안하여 사용하였는데, 그 대표로서 김창호(金昌浩)선생의 『김사물활용방(金四物活用方)』, 최치문(崔致文)선생의 『최오적활용방(崔五積活用方)』, 허창수(許昌洙)선생의 『허육미활용방(許六味活用方)』, 김광익(金光益)선생의 『김보익활용방(金補益活用方)』등을 들 수 있다. 이에 대해서는 정민현(鄭民鉉)선생의 『포켓방약합편』을 참조하기 바란다.

이제까지는 환자에게 특이한 증상이 나타나 있으면, 가미하여야 할 약물의 성능이나 효능을 알아서 어떠한 처방에 어떤 약물을 가미하는 것이 좋은가를 결정하는 것이 상례(常例)이다.

이렇게 하려면 경험이 많은 의자(醫者)가 아니고서는 좀처럼 판단하기 어렵다. 그러나 오링테스트에 의하면 초보자라도 쉽게 가감의 적부를 판별할 수 있다. 즉 선택한 처방약에 가미하고자 하는 약물을 첨가하여 이것을 환자의 왼손에 쥐게 하고 오른손에 대하여 오링테스트를 실시해 보는 것이다. 그 반응이 강하게 나타나면 이 약물을 가미하여도 된다고 판단한다.

예컨대 어떤 환자가 감기에 걸려 10여일이 되었는데도 낫지 않고 열이 오락가락하고 가슴이 답답하여 입이 마르고 입맛이 써서 음식이 당기지 않으며 땀이 난다고 하면 이 환자에게는 **시호계지건강탕**(柴胡桂枝乾薑湯)이 적합할 것이라고 예상된다.

그런데 이 환자는 또 목이 간질간질하여 마른기침을 하고 가래가 목에 달라붙어서 잘 떨어지지 않는다고 하면, 맥문동(麥門冬)이나 오미자(五味子)를 가미하는 것이 어떨까 생각된다.

이것을 확인하려면 시호계지건강탕의 처방약에 맥문동과 오미자를 첨가하여 왼손에 쥐게 하고 왼손의 검지손가락을 펴서 천돌(天突)이나 염천혈(廉泉穴)을 가리키게 하고 오링테스트를 실시해 보면 쉽게 그 적부를 판단할 수 있다.

또 한가지 예를 들겠다.

40세 되는 부인이 하복부에 팽만감이 있고 캥기고 아파서 고통을 받고 있었다. 병원에서 진찰을 받고 보니 자궁에 근종(筋腫)이 생겼으니 수술을 받으라는 것이었다.

그래서 한약으로 치료하는 방법이 없느냐고 한다. 이 환자는 몸이 약간 뚱뚱하고 살결이 희고 항상 피로감이 있다고 한다.

① 그래서 당귀작약산(當歸芍藥散)과 계지복령환(桂枝茯苓丸)을 합하여 주는 것이 좋으리라 생각하고 이 처방약을 손에 쥐게 한 다음 오링테스트를 실시하였더니 적합하다고 인정되었다.

② 다음에는 이 처방약을 쥔 손의 검지손가락을 펴서 하복부의 아픈 부위를 가리키게 하고 오링테스트를 실시하였더니 그 반응이 약간 약하여 만족할 만한 결과가 나오지 않았다.

③ 그래서 이번에는 빈랑(檳榔)과 별갑(鼈甲)을 첨가하여 같은 방법으로 오링테스트를 실시하였더니 이번에는 만족할 만한 결과를 얻었다.

그런데 이 환자는 또 어깨와 목덜미가 뻐근하니 이것도 함께 낫는 약을 더 넣어 달라고 한다. 다시 갈근(葛根)을 더 가하여 오링테스트를 실시하였더니 뜻밖에 적합하지 않다는 것을 알게 되었다.

결국 이 환자에게는 당귀작약산과 계지복령환을 합하고 빈랑(檳榔)과 별갑(鱉甲)을 가미하여 주기로 하였다. 이 환자는 약 3개월간 복약하여 근종(筋腫)이 없어졌다.

이상의 예로서 알 수 있듯이 오링테스트에 의하면 처방의 가감을 쉽게 판단할 수 있다. 그러나 어디까지나 약물의 성능(性能)을 충분히 살펴본 다음에 신중히 대처하는 것이 바람직하다고 생각한다. 가감법에 대해서는 기성처방서(既成處方書)에 많이 기재되어 있으므로 참고하는 것이 좋을 것이다.

다음에는 두 가지 이상의 처방을 합방하는 문제에 대하여 생각해 보기로 하겠다.

환자에게 한약을 투여하고자 할 때 두 가지 이상의 병증(病證)이 겹쳐져 있는 경우가 있다. 이때에는 두 가지 또는 세 가지 처방을 합하여 투여하는 것이 관례(貫例)로 되어 있다. 그리고 선배들은 이 합방(合方)한 처방에 처방명을 따로 붙여서 사용하도록 가르쳐 주었다.

예컨대

소시호탕 + 오링산 → 시령탕(柴苓湯)

소시호탕 + 소함흉탕 → 시함탕(柴陷湯)

소시호탕 + 반하후박탕 → 시박탕(柴朴湯)

사물탕 + 영계출감탕 → 연주음(連珠飮)

사물탕 + 사군자탕 → 팔진탕(八珍湯)

계지탕 + 마황탕 → 계마각반탕(桂麻各半湯)

황련해독탕 + 사물탕 → 온청음(溫淸飮)

평위산 + 오령산 → 위령탕(胃苓湯)

등을 들 수 있다.

뿐만 아니라 현재 많은 임상가도 자신의 경험에 의하여 여러 가지 합방(合方)을 고안하여 사용하고 있는 것으로 알고 있다.

그런데 어떤 분들은 다섯 가지 이상 또는 심지어는 10여종 이상의 처방을 합방(合方)하여 사용하는 예를 간간이 볼 수 있다. 이렇게 많은 처방을 합방하여 병자의 병이 치료되었다면 말할 여지가 없겠으나 한편 필요이상의 많은 처방을 합방한다는 것은 재고(再考)할 문제가 아닌가 생각한다. 이러한 합방법은 주로 고방(古方)만을 사용하는 분들에게 많은 것 같다.

가령 어떤 환자가 a, b, c, d, e, f .... x, y, z 등 잡다(雜多)한 증상을 많이 가지고 있다고 하자 증치사상(證治思想)에 의하여 이 환자에게 적절하다고 생각되는 증(證)은

a, b, c 의 증후군에 대해서는 A 탕증(湯證)이 되고,

d, e, f 의 증후군에 대해서는 B 탕증이 되고,

a, f, z 의 증후군에 대해서는 C 탕증이 되고,

x, y, z 의 증후군에 대서는 Y탕증이 되고,

a, e, x, y 의 증후군에 대해서는 Z 탕중이 된다고 하면,

이 환자에게 투여할 처방은 이들을 합한 것이라야 할 것이다. 그러나 이러한 합방법(合方法)은 선표후리(先表後裏)의 법칙이나 선급후완(先急後緩)의 법칙에 맞지 않을 수도 있고, 또 음양, 허실, 한열, 기혈수 등의 범주를 염두에 두지 않았으므로 합리적인 방법이라고 할 수 없다.

합방론(合方論)을 주창(主唱)한 학자는 일본의 유모도(湯本求眞) 선생이며, 대부분의 합방론자는 대개 선생의 주장을 답습하고 있는 것으로 알고 있다.

선생은 이에 대하여 『황한의학(皇漢醫學)』에서 다음과 같이 설명하였다.

『가령 심히 복잡한 예로서 갈근탕(葛根湯), 소시호탕(小柴胡湯), 계지복령환(桂枝茯苓丸)및 황해환(黃解丸)의 여러 증(證)이 병발한 경우라 하더라도 전3방(前三方)을 합한 갈근(葛根), 마황(麻黃), 대조, 생강, 계지, 작약, 감초, 시호(柴胡), 황금(黃芩), 인삼, 반하(半夏), 복령(茯苓) 도인(桃仁), 목단피(牧丹皮)로 된 하나의 처방에 후1방(後一方)을 겸용하여 대처해서 조금도 유감이 없다.

그리고 이 합방은 그것이 포용(包容)하고 있는 약물이 매우 많다고는 하지만, 이것은 역시 만연(漫然)히 취집(聚集)된 것이 아니라 이미 통일이 있고 훈련이 되어 있

는 일대(一隊)로 편성된 3방(三方)을 합병한 것인만큼 번(繁)한듯하나 그 실은 간(簡)하여 마치 통일이 있고 연락이 있고 부서(部署)가 있는 삼군(三軍)의 대오(隊伍)가 당당히 적진(敵陣)에 달려드는 것과 같고, 겸용방(兼用方)은 유격군(遊擊軍)의 소수 병력으로 단도직입 적군의 허(虛)를 찌르는 것과 같다. 그러므로 아무리 완강한 병적(病敵)이라 하더라도 마침내는 패주(敗走)하지 않을 수 없는 것이다.』라고 하였다.

필자는 합방론(合方論)에 대하여 이렇다 할 지론(持論)을 가지고 있지 않으므로 그 시비를 논하는 것을 삼가겠다. 그러나 경험에 의하면 2방(二方) 또는 3방(三方)을 합방(合方)하는 것은 있을 수 있으나 5, 6방 (五, 六方) 또 10방(十方)이상을 합방한다면 증(證)의 개념이 모호해지고 치료효과도 예측하기 어렵기 때문에 찬성하기 어렵다고 생각한다.

다음에 합방(合方)의 적부를 어떻게 판단할 것인가?

이것은 오링테스트를 실시해 보면 극히 간단하다. 그 방법은 합방하고자 하는 처방약을 각각 취하여 차례로 하나씩 환자의 왼손에 쥐게 하고 오링테스트를 해본다.

이렇게 하여 가장 강한 반응이 나타나는 처방만을 취하고 약한 반응이 나타나는 처방을 제거한다. 다음에는 선택된 처방약을 모두 합하여 손에 쥐게 하고 다시 오링테스트를 실시하여 확인한다.

가령 어떤 부인이 상복부에 충색감(充塞感)이 있고, 식욕이 부신하고 소화불량을 호소한다고 하자. 이 부인에게는 소시호탕(小柴胡湯), 대시호탕(大柴胡湯), 사역산(四逆散), 시호계지탕(柴胡桂枝湯) 등의 시호제(柴胡劑)가 적당하리라고 예측된다. 이들 처방 중에서 어떤 것이 가장 적절한가를 판단하려면 오링테스트에 의하여 그 적부를 감별하는 것이 좋다. 그런데 이 부인은 또 월경불순(月經不順), 월경통, 하복부의 팽만감 등을 겸하고 있다면, 이번에는 계지복령환, 당귀작약산, 온경탕, 도핵승기탕 등의 구어혈제(驅瘀血劑)가 적당할 것이다.

결국 이 부인은 **시호제**(柴胡劑)와 **구어혈제**(驅瘀血劑) 중에서 가장 적절하다고 인정되는 처방을 합방하여 사용하는 것이 좋을 것이다.

20. 식품(食品)과 오링테스트

「우리의 일상생활에서 가장 가깝고도 필수적인 것은 음식물이다. 그래서 옛부터 하루에 세 끼씩 식사를 하는 것이 일반의 관습으로 되어 있다. 약은 병이 났을 때에만 필요하지만 식사는 하루도 중단할 수 없다. 그러므로 약보다는 음식물이 더 중요하다.」

우리가 매일 섭취하는 음식물은 그 종류가 매우 많다. 곡류(穀類), 육류(肉類), 야채류(野菜類), 과실류(果實類), 해조류(海藻類), 어패류(魚貝類) 등 약 200 ~ 300종 이상이 되지 않나 생각한다.

이들 음식물을 섭취함으로서 신체에 필요한 영양분을 흡수하고 이것이 생명의 에너지가 되어 매일 활동을 하는 것이다.

음식물은 너무 많이 먹으면 좋지 않다. 체질에 알맞게 적당량을 먹어야 한다.

또 어떤 음식물은 독(毒)을 가진 것이 있다. 변질되었거나 부패한 식물은 중독을 일으키는 경우도 있다. 요즈음 O-157이라는 것이 발견되어 비상한 관심을 끌게 한다.

음식물에 대한 각 개인의 기호(嗜好)도 다르다.

요즈음 일반에서는 사상체질(四象體質)에 대하여 관심을 갖고 있는 사람이 많아졌다. 사상체질이란 태양인(太陽人), 태음인(太陰人), 소양인(少陽人), 소음인(少陰人) 등 네 가지 형태의 체질을 말하는데 자신은 어느 체질에 속하는 것인지 알고 싶어 하는 사람이 많다. 그리고 어떤 음식이 유익하고 어떤 음식이 해로운가를 알고 싶어 한다.

현대의 식품영양학을 연구하는 분들은 과학적인 분석에 의하여 식품의 영양가라든가 비타민, 미네랄 등을 검색하여 나름대로의 학설을 주장하고 있다.

그런데 한방의학 특히 **사상의학**(四象醫學)을 연구하는 분들은 각 체질에 어떤 음식물이 유익하고 또는 해로운가를 여러 가지 서적이나 홍보물 등을 통하여 주장하고 있다.

그 일례를 들어보면 다음과 같다.

	태양인	태음인
해로운 음식	찹쌀, 차조, 수수, 밀가루, 흰콩, 율무, 땅콩, 설탕, 참깨, 무 , 당근, 도라지, 더덕, 마, 무우잎(열무), 미나리, 모든육류, 우유, 요구르트, 계란, 담수어, 기름진 음식, 사과, 밤, 대추, 호두, 잣, 은행, 살구씨, 참외, 메론, 수박, 꿀, 로얄제리, 인삼, 녹용, 영지, 홍차, 커피, 비타민A, B, C, D, E	모밀, 밀가루, 검은콩, 색이 있는 콩, 녹두, 옥수수, 검은깨, 들깨, 설탕, 초콜릿, 배추, 양배추, 케일, 미나리, 상추, 조개류, 게, 새우, 굴, 오징어, 낙지, 갈치, 고등오, 감, 곶감, 포도, 대추, 참외, 메론, 바나나, 모과, 배, 영지, 결명자, 구기자, 오미자, 오가피, 비타민E
유익한 음식	쌀, 현미, 보리, 팥(회색), 검은콩, 색이 있는 콩류, 호밀, 포도당, 검은깨, 들깨, 모 밀, 메조, 배추, 양배추, 푸른 야채, 연근, 우엉, 파, 양파, 고추, 생강, 마늘, 호박, 가지, 오이, 토마토, 케일, 컴푸리, 김, 미역, 다시마, 기타 해조류, 바다에서 나는 어패류, 특히 새우, 조개, 게, 굴, 오징어, 청어, 고등어, 배, 감, 포도, 귤, 오렌지, 모과, 복숭아, 자두, 살구, 딸기, 바나나, 파인애플, 구연산, 비타민C, 오가피, 녹차	쌀, 현미, 찹쌀, 보리, 차조, 수수, 흰콩, 율무, 감자, 고구마, 무, 당근, 도라지, 연근, 마, 더덕, 시금치, 마늘, 우엉, 김, 미역, 다시마, 기타의 해조류, 쇠고기, 개고기, 닭고기, 우유, 계란, 여러 가지생선, 사과, 귤, 수박, 밤, 호도, 잣, 은행, 인삼, 녹용, 비타민A, B, C, D, 구연산, 갈근

	소양인	소음인
해로운 음식	찹쌀, 차조, 수수, 밀가루, 흰콩, 율무, 감자, 고구마, 참깨, 설탕, 파, 양파, 당근, 도라지, 더덕, 마, 생강, 카레, 후추, 미역, 김, 다시마, 닭고기, 개고기, 노루고기, 양고기, 조기, 사과, 귤, 오렌지, 레몬, 밤, 대추, 호도, 인삼, 녹용, 꿀, 화분, 오가피, 비타민B	보리, 팥, 밀가루, 모밀, 수수, 검은콩, 색이 있는 콩, 녹두, 율무, 땅콩, 검은깨, 들깨, 초콜릿, 배추, 양배추, 미나리, 도라지, 당근, 오이, 참외, 수박, 메론, 돼지고기, 조개, 새우, 게, 굴, 오징어, 낙지, 갈치, 고등어, 청어, 감, 포도, 밤, 호도, 잣, 은행, 배, 바나나, 영지, 결명자, 구기자, 오미자, 맥주, 찬 음식, 얼음, 비타민E
유익한 음식	쌀, 현미, 보리, 팥(회색), 검은콩, 색이 있는 콩, 모 밀, 검은깨, 들깨, 배추, 양배추, 푸른야채, 상추, 시금치, 무잎(열무), 미나리, 케일, 오이, 돼지고기, 소고기, 계란, 대부분의 어패류, 배, 감, 포도, 참외, 수박, 딸기, 메론, 바나나, 파인애플, 영지, 비타민E, C, 결명자, 구기자, 오미자, 구연산	쌀, 현미, 찹쌀, 차조, 흰콩, 옥수수, 감자, 고구마, 상추, 시금치, 파, 양파, 생강, 마늘, 고추, 후추, 카레, 참기름, 무, 연근, 우엉, 미역, 김, 다시마, 파래, 닭고기, 개고기, 소고기, 양고기, 보통 생선, 사과, 귤, 오렌지, 토마토, 복숭아, 대추, 인삼, 녹용, 꿀, 구연산, 비타민B

이상과 같이 **사상체질**(四象體質)을 주장하는 분들은 체질에 따라 유익한 음식과 해로운 음식을 구별해 놓았다.

만약 자신의 체질에 맞지 않는 음식을 먹으면 병이 나기 쉽고 장수(長壽)하지 못한다고 한다. 그러므로 유익한 음식물만 골라서 먹는 것이 건강에 좋다고 한다. 그런데 이러한 주장에 따르기는 매우 어려울 뿐 아니라 실천이 거의 불가능한 경우도 있다. 경우에 따라서는 잘 맞는 음식이라도 일정한 기간이 지나면 음식물에 대한 기호(嗜好)가 변하여 전에 잘 맞던 것이 후에는 잘 맞지 않아 먹기 싫은 경우도 있다.

✚ 치험례

40세 가량 되는 부인이 와서 말하기를 자신은 태음인(太陰人)인데 이러한 음식을 먹으면 어떠하냐고 하면서 보자기에 싸가지고 온 여러 가지 식품을 내 놓았다. 보니 감자, 고구마, 무, 당근, 시금치, 우엉, 사과, 귤, 김, 마늘 등이었다. 처음에는 이러한 식품이 체질에 좋다고 하기에 얼마 동안 먹고 보니 소화가 잘되지 않고 피로감이 심하여 괴롭다고 한다.

그래서 이 부인에게 대하여 음식물 하나하나를 손에 쥐게 하고 오링테스트를 실시하였더니 고구마, 무, 당근, 사과, 시금치 등이 마이너스 (-)의 반응이 나타났다. 이러한 식품이 식욕에 당기느냐고 하였더니 처음에는 잘 몰랐는데 지금은 쳐다보기도 싫다고 한다. 이것으로 보아 음식물에 대한 기호가 변하는 것을 알 수 있다.

또 **사상체질**(四象體質)을 주장하는 분들에 의하면 배추, 미나리, 당근, 오이, 수박, 돼지고기, 김, 포도 등은 소음인(少陰人)에게 해로운 음식이니 먹어서는 안된다는 것이다. 그러나 일상의 식생활에서 이것을 꼭 지키기는 어렵다.

자신의 체질에 유익하다고 해서 매일 이것을 먹으면 음식을 쳐다보기만 해도 싫어지는 경우가 많다, 예컨대 소양인(少陽人)에게는 돼지고기가 유익하다고 하였는데, 매일 돼지고기를 먹는다면 어떻게 되겠는가?

필자의 생각으로는 어떤 음식물을 보거나 생각이 날 때 식욕이 생기는 것은 그 음식물을 생리적으로 요구하기 때문이 아닌가 생각한다. 즉 음식물에 들어있는 영양소 등을 필요로 하기 때문에 먹고 싶은 생각이 나는 것이라고 할 수 있다. 그러므로 체질에 너무 얽매이지 말고, 제철에 나오는 음식물을 골고루 먹어야 한다고 말한 홍문화 박사의 주장에 동감이 간다. 여기서 알아두어야 할 것은 음식물에도 인체에 해가 되는 유독성분이 있는 것도 있다는 것이다. 식중독을 일으키는 예도 있고, 알레르기 반응을 일으키는 경우도 있다. 예컨대 메밀 냉면을 먹고 두통과 구토를 일으키고 고등어를 먹고 두드러기가 생기고 버섯을 먹고 심한 설사를 하는 경우도 있다,

오링테스트를 통해 어떤 음식물이 체질에 맞는지 아닌지를 실시해 보는 것이 정확하다. 즉 음식물을 왼손에 쥐게 하거나 또는 음식물을 담은 그릇에 왼손을 얹어놓고 오링테스트를 실시하여 그 적부를 판단하는 것이다. 이렇게 하여 선택된 음식물은 과식을 하지 않는 한 절대로 안전하다.

음식의 기호(嗜好)는 때에 따라 변한다.

육류(肉類)가 당기는 경우가 있는가 하면 야채가 입에 맞는 경우도 있다. 그러므로 사상체질(四象體質)로서 음식물의 적부적을 판단하는 것은 믿을 만한 것이 못된다고 생각한다. 예컨대 소양인(少陽人)에게는 돼지고기, 메밀, 상추, 오이 등이 유익하고 닭고기, 개고기, 파, 생강, 사과 등은 해로운 음식이라고 한다.

그러나 해롭다고 하는 음식이라도 입맛에 당겨서 알맞게 먹으면 아무런 탈이 없는 경우도 있다. 또 오링테스트에 의하여 검사를 해 보아도 체질에 합당하다는 결과를 얻을 때가 있다.

그리고 해롭다고 하는 음식을 먹었다고 해서 수명이 짧아지거나 병이 생긴다고 하는 말은 믿어지지 않는다, 그러므로 자신에게 어떤 음식이 가장 적당한가를 감별하려면 오링테스드를 실시하여 판단하는 것이 좋을 것이다.

21. 수기(水氣)에 대하여

「땀을 많이 흘리거나 또는 그 밖의 원인에 의하여 체내의 수분을 많이 잃었을 때는 심한 갈증과 함께 피로감을 느낀다. 이때 깨끗하고 시원한 물을 한 컵 마시면 피로감이 없어지고 생기가 난다.」

갈증이 있을 때 물을 마시는 것은 수소(水素)와 산소(酸素)의 화합물인 H_2O라는 물질을 섭취하기도 하겠지만 잘 생각해보면 물속에 들어 있는 수기(水氣)를 마시는 것이라고 생각된다.

그러면 과연 물에도 기(氣)가 있는가 하는 의문이 생긴다.

앞서도 말한 바와 같이 모든 물질은 기(氣)를 가지고 있으며 항상 기(氣)를 외부로 발산한다고 하였다. 그러므로 물에도 기(氣)가 있다는 것은 당연한 이치이다.

옛날 사람들은 약을 달일 때 장류수(長流水)로 달여야 한다고 가르쳐 주었다. 장류수는 흘러서 움직이는 물이다.

즉 정지하여 있는 물보다는 흐르는 물에는 기(氣)가 있다는 것을 가르쳐 준 것이라고 하겠다.

물이라고 하지만 우리의 주위에는 여러 가지 종류의 물이 있다. 수돗물, 샘물, 생수(生水) 또는 약수(藥水), 빗물, 개울물, 증류수, 탄산수 등을 들 수 있다. 그리고 이러한 물에는 주성분인 H_2O 이외에도 미량의 광물질이나 유기물질, 또는 탄산가스, 산소 등의 기체도 함유되어 있다.

최근 수질의 오염에 대하여 국가와 일반 시민들이 비상한 관심을 갖게 되었다. 공장의 폐수가 강이나 댐으로 흘러 들어가고 폐기물의 부패한 것이 흘러 들어가고 있다.

지하수도 마찬가지이다. 특히 식수(食水)에 대한 문제가 심각하다. 이 문제는 국가와 국민이 협력하여 해결하지 않으면 안될 것이다.

요즈음 **물요법**(水療法)이라는 것이 화제가 되어 있다. 이것은 이제 새로 나온 것이 아니라 옛부터 알려져 있었던 것이다. 그래서 약수터에는 매일 같이 많은 사람이 모여서 물을 떠가는 것을 볼 수 있다.

음식을 먹지 않고 물만 마셔도 2주일은 살수 있다고 한다.

물맛이 좋다고 느껴질 때에는 건강상태가 좋은 것이다. 평소의 수분의 섭취에 따라 건강상태가 크게 좌우된다. 사람은 나이가 들면 체내의 수분이 감소하여, 혈액의 점도(粘度)가 높아져서 동맥경화를 일으키기 쉽다, 또 수분의 부족을 감지(感知)하는 능력이 쇠약해짐으로 중장년(中壯年)이 되면 의식하여 물을 마셔야 한다.

충분한 물을 마심으로 해서 얻어지는 건강법인 "수요법"은 건강의 유지나 노화의 방지에 도움이 될 뿐 아니라 특정한 증상이나 질병의 개선에도 유익하다.

물을 충분히 마시기만 해도 감기나 숙취증(宿醉症)을 완화하고 통풍(痛風)이나 요로결석(尿路結石) 등의 통증을 완화하며, 천식의 발작을 진정한다. 심장병이나 뇌졸중(腦卒中)을 예방하고 노인성치매(痴呆)를 예방하고 피부가 거칠거나 비만한 자에게도 효과가 있다. 물은 평소에 고통을 받고 있는 여러 가지 증상에 대응한다는 것이다.

그러면 물은 어찌하여 이러한 작용이 있는 것일까?

인체의 약 60~70%가 수분이며 이 수분은 자연계에 흐르고 있는 물과 같이 체내에서 순환하면서 혈액이나 소화액을 만들고 있다.

만약 체내에서 필요한 수분이 부족하면 혈액이나 소화액을 만드는데 나쁜 영향을 주고 세포를 활성화하는 신소나 영양분의 수송이 잘 안되고, 노폐물이 체외로 배설되기 어렵다. 그 결과 병이 생기고 노화가 빨리 오게 되는 것이다.』라고 하였다.

그리고 수요법(水療法)으로 치매(痴呆), 심장병, 통풍(痛風)을 비롯하여 뇌졸중(腦卒中), 피부의 기미, 주름살, 비만증, 천식, 야간뇨(夜間尿), 요로결석(尿路結石), 위십이지장궤양, 숙취, 상역감(上逆感), 감기, 변비, 고혈압, 어깨결림, 요통, 무릎의 통증, 두통 등을 치료하거나 예방할 수 있다고 하였다.

이상과 같이 물은 각종의 질병에 유효하다고 하였는데 이것은 앞서도 말한바와 같이 물이 가지고 있는 기(氣)의 작용에 의한 것으로 생각한다.

그러면 물에 기(氣)가 있는지 어떻게 알아볼 수 있을까?

똑같은 물이지만 기(氣)가 빠진 물이 있고 기(氣)가 충만한 물이 있다. 일반사람들도 기(氣)가 많이 들어있는 생수(生水)를 선호하는 경향이 있다.

그래서 수기(水氣)의 강약(強弱)을 오링테스트에 의하여 다음과 같은 실험을 해보았다. 우선 빈 컵 몇 개를 준비하고 여기에 적당량의 수돗물, 생수, 샘물, 증류수 등을 채운다.

다음에 피검사자의 왼손을 물을 담은 컵 위에 얹게 하고 **오링테스트**를 해본다. 분명히 물의 종류에 따라 강약(強弱)의 차이가 있음을 발견할 수 있을 것이다.

이와 같이 여러 종류의 물에 대하여 오링테스트를 실시해보면 우물물이나 생수 등의 자연수에는 기(氣)가 있다는 것을 알 수 있고, 수돗물이나 끓인 물, 증류수 등에는 기(氣)가 빠져 있다는 것을 알 수 있다.

요즈음 많은 사람들이 자연의 생수(生水)를 선호하는 것은 다만 수분만을 섭취하기보다는 자연수 안에 있는 기(氣)를 마시고자 하는 것이 아닌가 생각한다.

22. 지황(地黃)과 무우

「한약을 복용할 때 주의하여야 할 음식이 무엇이냐고 묻는 경우가 많다. 특히 복약중에 무우를 먹으면 백발이 생긴다고 하는데 무우를 먹지 않는 것이 좋지 않으냐고 반문하는 사람도 있다. 일반 사람들은 숙지황이 들어있는 한약을 복용할 때 무우를 먹으면 백발이 생길 것이라고 믿고 있는 사람이 많기 때문이다.」

과연 지황(地黃)과 무우는 서로 맞지 않는 것일까? 그렇다면 어찌하여 백발이 생기고 또 그 이외의 부작용이 나타나는 경우도 있을 것인가? 이에 대해서는 경험이나 연구를 해본 일이 없기 때문에 잘 알 수 없다.

지황(地黃)은 d-mannitol, stachyose, glucose 등을 함유하고 있으며 자음(滋陰), 보혈, 강장 및 혈당강하(血糖降下) 등의 효능이 있다고 한다.

또 무우(蘿蔔)는 수분이 많고 비타민 A, C, B_1, B_2, 칼슘 등과 함께 아밀라제, 카타라제 등의 효소를 함유하고 있다고 한다.

이들의 성분들이 어떠한 기전(機轉)에 의하여 서로 맞지 않는 것인지 이제까지 연구된 바가 없는 것으로 알고 있다. 그러므로 억지 궤변으로 말한다면 지황은 그 색깔이 검고 머리카락도 검다. 그런데 무는 그 색이 희다. 따라서 숙지황(熟地黃)과 함께 무를 먹으면 머리카락이 희게 될 것이 아니겠느냐고 생각되기도 한다.

지황에는 생지황(生地黃), 건지황(乾地黃), 숙지황(熟地黃)의 세 가지 종류가 있다.

신길구(申佶求)선생의 **'신씨본초학(申氏本草學)'**에는 지황의 금기(禁忌)에 대하여 다음과 같이 기재되어 있는 것을 볼 수 있다.

1) 생지황 : 철물기와 다(茶)와 무(蘿蔔)와 제혈물(諸血物)을 기(忌)한다.
2) 건지황 : 무이(蕪荑)를 외(畏)하고 패모(貝母)를 오(惡)하고 무(蘿蔔), 마늘(蒜), 동철(銅鐵器), 제혈(諸血) 등을 기(忌)한다. 만일 잘못을 범하면 신소발백(腎消髮白)하는데 남자는 영(營)을 손(損)하고 여자는 위(衛)를 손(損)한다.
3) 숙지황 : 배합의 금기는 건지황과 같다.

이상의 설명에 의한다면 지황과 무를 함께 먹으면 백발이 생길 것이라고 예상되는데 실제로는 경험이 어려울 뿐 아니라 통계도 얻기 어렵다.

그렇다면 지황과 무우가 서로 맞지 않는다는 것을 어떻게 판별할 것인가 이에 대하여 필자는 오링테스트에 의하여 검사해 보았다.

오링테스트: 우선 지황과 생무우를 각각 피검사자의 왼손에 쥐게 하고 오링테스를 실시하여 두 가지 다 강한 플러스(+)의 반응이 나타나는 사람을 선정한다.

다음에는 지황과 무우를 함께 손에 쥐게 하고 오링테스트를 실시해 본다. 어떤 사람은 플러스(+)의 반응이 나타나고, 어떤 사람은 마이너스(-)의 반응이 나타나는 것을 발견할 수 있다. 또 지황과 무우를 각각 손에 쥐게 하고 오링테스트를 실시하였을 때 마이너스(-)의 반응이 나타난 사람에게 대해서도 지황과 무우를 함께 손에 쥐게 하고 같은 방법으로 오링테스트를 실시해 본다.

이렇게 함으로서 지황과 무우가 사람의 체질에 따라 잘 맞는지 아닌지를 판단할 수 있다. 따라서 잘 맞지 않는 사람은 백발이 생길 우려가 있다고 예측할 수밖에 없다.

그런데 생무우와 여러 가지 양념을 넣고 조리한 음식과는 차이가 있을 것이다. 예컨대 깍두기, 동치미, 열무김치, 무우생채, 무나물, 무우국 등을 들 수 있는데 이러한 음식물에 대해서도 오링테스트를 실시하여 그 적부를 판단하는 것이 좋을 것이다. 경험에 의하면 조리를 한 무우는 지황과 잘 맞는 경우도 있었다.

그러므로 숙지황이 들어있는 한약을 복용할 때에는 생무우는 먹지 않는 것이 좋고 조리를 한 음식물은 무방하리라고 생각한다.

제 2 장

O-Ring Test

한의약진단처방표 (韓醫藥診斷處方表)

陽虛	陰虛	氣虛	血虛	水證	濕症	寒證	風證	火病	熱證	燥證	傷食	印堂	風池	風府
虛證	實證	虛勞	厥證	痰飮證	濕熱	冷病	中風	虛火	熱毒	津燥	中暑	頷厭	天柱	瘂門
陰盛格陽	陽盛格陰	氣上衝	血瘀	水氣症	風熱	中寒	類中風	心火	氣虛熱	血燥	傷暑	頭維	頭項强	高血壓
亡陽	傷陰	氣不順行	瘀血点	肥滿	風寒濕	陽虛表寒	陰虛動風	肝火	血熱	潮熱	暑濕	頭脹	項背强	高脂血
內分泌	代謝	氣下陷	太陽蓄血症	太陽畜水症	水濕停滯	表熱裏寒	血虛生風	心肝火	陰虛熱	骨蒸熱	暑熱	頭痛	背痛	動脈硬化
血栓	出血	氣鬱	六鬱	火鬱	陽虛陰亢	上熱下寒	肝陽化風	痰火	心熱	肌熱	冬暑	頭寒痛	背寒	癲狂症
氣壅氣痛	水火不濟	氣陰不足	木鬱	五鬱	濕熱下注	眞寒假熱	肝風內動	陰虛火旺	眼	耳鳴	傷風	熱頭痛	背熱	躁鬱症
氣不攝血	上氣	氣機組滯	氣滯血瘀	自汗	盜汗	眞熱假寒	喎斜	偏摩痺	風水	支飮	懸飮	胸水	腹水	少陰人
WBC	RBC	血小板	短氣	痺症		關節痛	腰痛	脇痛	疝痛	解毒證体質	瘀血證体質	臟毒證体質	傷寒	類傷寒
風痰	氣痰	熱痰	燥痰	痛風	骨節痛	闍座痛	腎虛痛	膝痛	風痺	肩臂痛	四肢痛	內傷	外傷	五臟
寒痰	痰核	驚痰	痰厥	內癰	癰疽	痰積	血積	瞑眩	不作用				投藥期間	一日
血分	營分	氣分	衛分	痰迷心竅	痰組清竅	痰濕內組	痰火撩心	貼藥一回量	一貼	1/4貼	1/2貼	1/3貼	一回量(g) 所要帖數	0.3 1

百會	膻中	石門	廉泉	天突	中府	巨闕	章門	中脘	關元	天樞	期門	日月	京門	中極
記憶力	不寐	消渴	咽喉	喘息	肋膜	心瓣膜	膵臟	十二指腸	虫垂	直腸	脂肪肝	肝膽濕熱	肝腎陰虛	肺腎陰虛
判斷力	煩燥	蛋白尿	扁桃腺	咳嗽	結核	狹心症	脾臟	胃脘痛	腹痛	肛門	肝炎	皮膚	腎陰虛	膀胱濕熱
集中力	虛煩	奔豚	淋巴腺	陰虛喘	肺燥	心氣虛	嘈雜	呑酸	泄瀉	便秘	中毒	鼻漏	腎陽虛	膀胱虛寒
自制力	心中懊憹	心膽虛怯	甲狀腺	火喘	肺熱	心悸	脾胃濕熱	心下痞	腹滿	鼓脹	肝硬変	鼻塞	腎虛不固	下焦濕熱
怔忡	驚悸	驚痫	痰熱結胸	肺陰虛	肺燥熱	心陰血虛	脾陽不足	脾胃不和	小腸熱	大腸濕熱	結石	黃疸	小便不利	小便頻數
心腎不交	七情鬱結	臟躁	心氣不定	肺胃陰虛	肺水腫	心水症	胃陰不足	肝脾不和	小腸虛寒	大腸虛寒	肝陰虛	肝鬱偏寒	浮腫	氣中
少陽人	太陰人	太陽人	表熱證	半表半裏症	上焦	心腎陰虛	濕困脾胃	胃寒證	小腸氣痛	熱結腸胃	肝血虛	膽經實熱	淋症	寒中
十全大補湯		溫疫	表寒證	裏熱實證	中焦	脾腎兩虛	脾不統血	胃火	受姙	種嗣	肝陽上亢	口舌	月經	火中
六腑	中樞	關節	末梢	骨髓	下焦	頸樞	胸樞	腰樞	坐骨	軟骨	腦髓	牙齒	膣	暑中
一日	三日	四日	五日	六日	八日	十日	十二日	十五日	二十日	三十日	四十日	二月	三月	五月
0.5	0.8	1.0	1.2	1.5	2.0	2.5	3.0	3.5	4.0	5.0	6.0	7.0	8.0	10
2	3	5	8	10	12	14	16	20	30	40	50	60	80	100

脯公英湯	錢氏白朮散	柴芍龍牡湯	交泰丸	調經種玉湯	延經期方	四苓五皮散
大七氣湯	香砂平胃散	奔豚湯	心腎兩交湯	膠艾四物湯	歸朮破癥湯	五皮散
正香茯苓湯	平胃散	苓桂甘棗湯	堅膽湯	膠艾芎歸湯	下瘀血湯	澤瀉湯
三和散	平胃五苓散	七物降下湯	針砂湯	安胎和氣飮	抵當丸	理苓湯
烏梅丸	堅中湯	八物降下湯	補夜湯	養胎飮	龍骨散	眞武湯
新效湯	大金飮子	釣藤散	助走湯	安胎如勝飮	藤龍湯	實脾飮
九味檳榔湯	保和丸	天麻鉤藤飮	制忡湯	清胎萬全飮		溫白元
溫脾丹	內消散	鎭肝熄風湯	金鼎湯	安胎飮	methe rin	明郞飮
淨腑湯	枳實導滯丸	當歸龍會丸	安靜湯	達生散	芎歸膠艾湯	木防己湯
白朮散	平胃散加減方	滋陰寧神湯	兩靜湯	佛手散	升揚補胃湯	茯苓湯
橘皮湯	厚朴七物湯	深香天魔湯	解煩益心湯	牛膝湯	黃土湯	消脹飮子
柿蒂湯	胃風湯	奇應丸	上下兩濟丹	失笑散	十灰散	中滿分消湯
丁香柿蒂湯	橘皮大黃朴硝湯	牛黃抱龍丸	引寢湯	當歸川芎散	清營湯	導水茯苓湯
良枳湯	理中安蛔湯	小兒清心丸	衛生湯	生化湯	犀角地黃湯	La six

利膈湯	坐神湯	正氣天香湯	順氣和中湯	消積正元散	旋覆花代磁石湯	藿苓散	八味順氣散	木香順氣湯	蘇合香元	星香正氣散	烏藥順氣散	藿香正氣散	加味香蘇散	香蘇散
善奪煎	補火解鬱湯	解鬱開結湯	發火湯	開鬱支神湯	分心氣飲	女神散	交感丹	開結舒經湯	月鞠丸	加味四七湯	四七湯	六鬱湯	半夏厚朴湯	行氣香蘇散
Valium	柴胡抑肝湯	柴胡加龍骨牡厲湯	桂枝加龍骨牡厲湯	甘草瀉心湯	甘麥大棗湯	仁熟散	竹茹溫膽湯	加味溫膽湯	溫膽湯	加味歸脾湯	加味逍遙散	逍遙散	抑肝散加陳皮半夏	抑肝散
黃連阿膠湯	滋陰健脾湯	滋陰降火湯	栢子養心丸	四物安神丸	朱砂安神丸	醒心散	安神定志丸	清心湯	養心湯	天王補心丹	黃連清心飲	清心蓮子飲	酸棗仁湯	一貫煎
當歸飲子	生血潤膚飲	芎歸湯	芎歸調血飲	薏苡附子敗醬散	開尾清解湯	金銀腸癰湯	腸癰湯	大黃牧丹皮湯	腹元活血湯	少腹逐瘀湯	通竅逐瘀湯	身通逐瘀湯	血府逐瘀湯	當歸鬚散
定經湯	清經湯	艾附暖芎丸	益母勝金丹	溫經攝血湯	補心湯	通經湯	活血散瘀湯	桃紅四物湯	膈下逐瘀湯	折衝飲	甲字湯	桂枝茯苓丸	桃核承氣湯	通導散
四苓散	連珠飲	茯苓甘草湯	五朮散	苓桂味甘湯	苓桂朮甘湯	苓薑朮甘湯	五苓散	猪苓湯	防己黃耆湯	防己茯苓湯	疎風利水湯	越婢加朮湯	越婢湯	當歸芍藥散

新增二陳湯	消風散	疎肝湯	保安萬靈丹	木香保命湯	双敗湯	解表二陳湯
降痰舒膈湯	黃連解毒湯	復肝二號方	加味八疝湯	牽正散	再造散	三子兩親湯
助氣消痰湯	溫清飮	加味解勞散	加味四物湯	加味牽正散	葛根加川芎辛夷	橘皮半夏湯
運痰湯	三黃瀉心湯	解勞散	三痺湯	和血息化湯	辛夷清敗湯	越婢加半夏湯
加味運痰湯	涼膈散	達原飮	當歸貼通湯	清熱導痰湯	銀翹散	茹藿湯
開氣消痰湯	葛根黃芩黃連湯	達鬱湯	二朮湯	祛風導痰湯	桑菊飮	藿苓湯
散寒湯	當歸六黃湯	柴胡芎歸湯	清濕化痰湯	導痰湯	桑杏湯	桂枝加人蔘湯
消疊散	清暑益氣湯	柴苓湯	治打撲一方	滌痰湯	川芎茶調散	
建運湯	六一散	柴平湯	如神湯	加味大補湯	香薷飮	海金散
釋驚湯	益元散	柴朴湯	三叉神經通經驗方	大秦艽湯	十味香薷飮	二神散
開竅消痰湯	瀉胃湯	柴陳湯	舒筋立安散	三和湯	桂枝加黃嗜湯	膽道排石湯二號方
燥土湯	清火補陰湯	加減小柴胡湯	調營活絡湯	白虎加蒼朮湯	升麻葛根湯	秘尿管結石基本方
疎土湯	清胃散	平肝流氣飮	桂芍知母湯	舒經湯	蒼耳散	腎石一方
歸源湯	清胃瀉火湯	化肝消毒湯	回首散	三合湯	六和湯	排石湯

二陳湯	增味二陳湯	香砂二陳湯	六君子湯	香砂六君子湯	不換金正氣散	保生湯	小半下加茯苓湯	導痰湯	導痰六君子湯	滌痰湯	淸熱導痰湯	寧神導痰湯	半夏白朮天麻湯	正傳加味二陣湯
白虎湯	白虎加人蔘湯	竹葉石膏湯	梔子豉湯	梔子栢皮湯	茵蔯蒿湯	茵蔯五苓散	茵蔯四逆湯	茵蔯地黃湯	加減胃苓湯	柴胡淸肝湯	荊芥連翹湯	龍膽瀉肝湯	防風通聖散	淸上防風湯
芍藥甘草湯	半夏瀉心湯	生薑瀉心湯	甘草瀉心湯	黃連湯	小柴胡湯	柴胡桂枝湯	柴胡桂枝乾薑湯	四逆散	通四要方	大柴胡湯	柴陷湯	小陷胸湯	大陷胸湯	柴胡疎肝湯
疎風活血湯	疎經活血湯	麻杏薏甘湯	薏苡仁湯	獨活寄生湯	補陰湯	防風湯	大防風湯	甘草附子湯	桂肢加附子湯	蠲通湯	桂枝加朮附湯	大羌活湯	羌活勝濕湯	獨活葛根湯
牛黃淸心丸	蘇合香元	藿香正氣散	烏藥順氣疝	星香正氣散	羌活愈風湯	小續命湯	續命湯	疎風湯	理氣祛風散	地黃飮子	補陽還五湯	八寶回春湯	萬金湯	小活絡丹
加味香蘇散	桂枝湯	麻黃湯	葛根湯	麻黃附子細辛湯	芎蘇散	杏蘇散	十神湯	大靑龍湯	九味羌活湯	柴葛解肌湯	三拗湯	人蔘敗毒散	荊防敗毒散	加味敗毒散
蔘蘇飮	小靑龍湯	小靑龍湯加石膏	射干麻黃湯	神秘湯	桔梗湯	甘桔石湯	加味桔梗湯	白朮湯	麻杏甘石湯	止嗽散	瀉白散	甘草麻黃湯	喘四君子湯	五虎二陳湯

養陰清肺湯	補肺湯	補肺阿膠湯	貝母瓜蔞散	葦梗湯	桔梗湯	清燥救肺湯	金銀桔肺湯	橘皮半夏湯	生津起痿湯	解表二陳湯	全肺湯	完肺湯	
清上蠲痛湯	桂枝加桂湯	清神散	半夏白朮天麻湯	清上瀉火湯	順氣和中湯	當歸補血湯	養血祛風湯		hemorrhoid	乙子湯	當歸連翹湯	秦艽蒼朮湯	桃花湯
當歸建中湯	歸耆建中湯	大建中湯	甘草乾薑湯	暖肝煎	天台烏藥散	導氣湯	十二味寬中湯	蔘附湯	補陰助陽湯	四逆湯	通脈四逆湯	甘露飮	茯苓石脂湯
增方補益湯	益胃升陽湯	獨蔘湯	黃耆湯	玉屛風散	養胃湯	益胃湯	資生湯	人蔘黃耆湯	四神丸	眞人養臟湯	牡厲散	四六湯	
六味地黃湯	知柏地黃湯	味麥地黃湯	杞菊地黃湯	七味地黃湯	明目地黃湯	右歸飮	八味地黃湯	牛車腎氣丸	十補丸	保元煎	人蔘胡桃湯	人蔘蛤蚧散	補虛湯
麥門冬飮子	增液湯	人蔘固本丹		urethritis	五淋散	導赤散	瀉心導赤散	八正散	萆薢分清飮	水火分清飮	小薊飮子	禹功散	豬苓湯
當歸六黃湯	滋陰降火湯	滋陰支寶湯	清离滋차湯	心腎兩資湯	潤燥交心湯	兩濟湯	清心湯		補肝湯	清肝湯	洗肝散	瀉清丸	三五溫膽湯

定喘湯	dulcorax	當歸四逆湯	四君子湯	四物湯	双和湯	大補陰丸
定喘化痰湯	調胃承氣湯	吳茱萸湯	異功散	補血湯	益胃升陽湯	左歸飮
麥門冬湯	小承氣湯	當歸四逆加吳茱萸生薑湯	錢氏異功散	當歸補血湯	補陰益氣煎	嗔陰湯
麥門冬飮子	三一承氣湯	溫經湯	六君子湯	滋燥養榮湯	大補元煎	加味四物湯
二母寧嗽丸	增液承氣湯	理中湯	香砂六君子湯	歸脾湯	固眞飮子	四物湯脚氣加減
清肺湯	大承氣湯	桂枝人蔘湯	歸芍六君子湯	黑歸脾湯	大營煎	供辰丹
清金降火湯	麻子仁丸	附子理中湯	柴芍六君子湯	補肝湯	鹿茸大補湯	瓊玉膏
滋陰降火湯	大黃子湯	五積散	壽脾煎	養心湯	橘皮煎元	二仙湯
蘇子降氣湯	大黃附子湯	安中散	益脾湯	炙甘草湯	補元湯	生麥散
沈香降氣湯	潤腸湯	良附湯	擧元煎	眞元陰	理陰煎	清暑益氣湯
清上補下丸	五仁丸	香砂養胃湯	蔘苓白朮散	人蔘養榮湯	益肺湯	黃耆鱉甲湯
百合固金湯	十棗湯	人蔘養胃湯	蔘朮健脾湯	双補湯	百合固金湯	秦艽鱉甲湯
人蔘白合湯		建理湯	補中益氣湯	八珍湯	一貫煎	菁蒿鱉甲湯
金水六君煎	tylenol	小建中湯	味麥益氣湯	十全大輔湯	養胃湯	清骨散
沙蔘麥門冬湯	治頭痛一方	黃耆建中湯	調中益氣湯	都氣丸	沙蔘麥門冬湯	

化水種玉丹	升帶湯	清骨湯	補中益氣湯加味	開鬱種子湯	寬帶湯	毓麟湯	溫飲散	養陰種玉湯	受姙		橘皮枳實生薑湯	瓜蔞湯	三和散	丹蔘飲
		氣虛	血虛	陰虛	陽虛	風	寒	冷	濕	暑	熱	火	燥	內傷
肝			*			*	*				*	*	*	
心			*								*	*		
脾												*		
肺				*									*	
腎(水)														
命門(火)														
心包												*		
三焦												*		
膽											*			
小腸														
胃				*								**		*
大腸														
膀胱														
氣				*										
血					*								*	
津液														

digoxin	枳縮二陣湯	冠心二號方	補心丹	手帖散	柴胡半夏湯	茯苓杏仁甘草湯	瓜蔞枳實湯	瓜蔞薤白白酒湯	瓜蔞薤白半夏湯	千金當歸湯	定悸飲	變製心氣飲	木防己湯
種飼種飼	助仙丹	生髓麟麟丹	平火散	溫精麟子丹	淸火延飼丹	宣男化育丹	當歸補血湯	忘憂散	奪天丹		danzen	排膿散及湯	實 *
黃芩湯	桂枝加芍藥湯	芍藥湯	白頭翁湯	甘露飲	國老膏	仙方活命飲	散種共堅湯	淸肝解鬱湯	千金內托散	托裏消毒飲	十味敗毒散	連翹敗毒散	
Insuline	麥冬生地湯	活血潤調生進飲	降糖飲	生津養血飲	二冬湯	生地八物湯	合治散	加味地黃湯	人蔘白朮湯	蓮子天門冬湯	玄蔘麥門冬湯		
										Impotence	陰痿	起陽湯	
										火土開晴湯	宣志湯	扶命生火湯	*
												救相湯	*

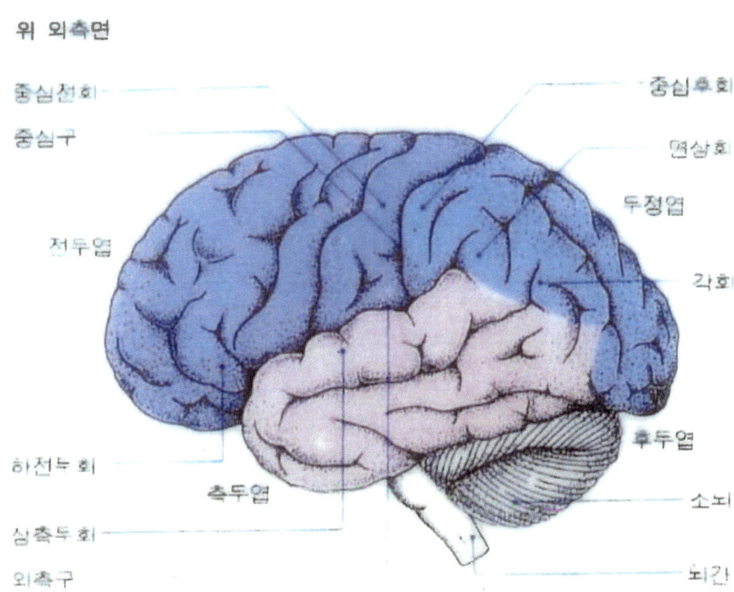

補髓湯	補筋湯	安胎和氣飲	夏枯草散	加味金櫻子散	外科		養陰辟邪丹	補中益氣湯	補中益氣湯加味	順陰湯	四物湯加味	十全大補湯加減	安肺散	安厥湯
和營養衛湯	生血補髓湯	調營活絡散	通氣湯	活血散瘀湯	補損續筋丸	如神湯	治打撲一方	舒筋活血湯	補損當歸散	葛根紅花湯	治頭瘡一方		蔓荊子散	滋腎明目湯
寒多熱少湯	熱多寒少湯	葛根解肌湯	麻黃定痛湯	麻黃發表湯	調理肺元湯	補肺元湯	鹿茸大造湯	經驗淸心湯	太陰調胃湯		薑朮破積湯	大補湯	白何首烏理中湯	赤白何首烏寬中湯
獼猴藤植腸湯	五加皮壯脊湯		淸凉散火湯	水火旣濟湯	七味猪苓湯	新小柴胡湯	防風通聖散	玄蔘敗毒散	六味地黃湯	木通大安湯	熟地黃苦蔘湯	忍冬藤地骨皮湯	凉膈散火湯	地黃白虎湯
錢	0.5	0.75	1.0	1.25	2	3	5	10	20	30	鬱金	桔梗	蘇葉	羌活
人蔘											艾葉	竹茹	桂枝	獨活
黃耆											淡豆豉	白芥子	乳香	防風
熟地											前胡	桑白皮	沒藥	白芷
附子			*		*						貝母	紫菀	甘菊	木瓜
升麻	*		*								砂仁	瓜蔞仁	神曲	荊芥
柴胡	*		*								白豆蔲	白扁豆	山楂	五加皮
芍藥											抗癌劑	抗結核劑	steroids	antiroid
石膏											抗生劑	抗眞菌劑	sulfa 제	synthroid

加減小柴胡湯	和順湯	兩治湯	脾胃双益丹	利肺湯	金水兩滋湯	補陰助陽湯	加味四君子湯	六君子湯	護內湯	助功湯	衛君湯	逍遙散加味	內傷
石決明散	洗肝明目湯		壯原湯	茯苓湯	助氣分水湯	補氣建中湯	補中治濕湯	加味半夏湯	分消湯	中滿分消湯	消張飮子	行濕補氣養血湯	Lasix
香附子八物湯	實中湯	人蔘陳皮湯	薑朮寬中湯	升陽益氣湯	芎歸香蘇散	川芎桂枝湯	八物君子湯	黃耆桂枝湯	補中益氣湯	藿香正氣散	香砂養胃湯	香砂六君子湯	四傷方
荊防地黃湯	荊防導赤散	加味地黃湯	荊防敗毒散		淸肺瀉肝湯	升金調胃湯	淸心蓮子飮	淸心山藥湯	鹿茸大補湯	生脈散	牛黃淸心丸	麥門冬遠志散	乾栗根皮湯
豬苓	酸棗仁	藿香	柴胡	金銀花	黃芩	石膏	桃仁	熟黃地	枸杞子	蓮子	鹿茸	人蔘	附子
澤瀉	柏子仁	木香	升麻	連翹	黃連	梔子	牧丹皮	龍眼肉	麥門冬	五味子	鹿角	黃耆	乾薑
茯苓	遠志	烏藥	葛根	茵陳	龍膽	玄蔘	紅花	何首烏	天門冬	山茱萸	杜冲	山藥	肉桂
車前子	石菖蒲	菁皮	麻黃	苦蔘	黃柏	知母	蘇木	阿膠	沙蔘	烏梅	益智	黃精	吳茱萸
薏苡仁	牛黃	半夏	細辛	夏枯草	熊膽	天花分	三稜	當歸	百合	覆分子	破故	玉竹	草烏
防己	麝香	南星	大黃	龍骨	牡厲	竹葉	蓬朮	芍藥	石斛	桑螵蛸	兎絲子	白朮	茴香
滑石	天麻	鉤藤	芒硝	枳實	枳殼	川楝子	蒲黃	龜板	鱉甲	訶子	肉蓯蓉	蔓蔘	良薑
insulin	抗憂鬱劑	anti histam	抗高脂血	pontal	tylenol	valium	novasc	zoco T	a-block	Ace-block	Estrogen	甘草	丁香
sporanox	消炎劑	抗高血壓	利尿劑	brufen	prozac	lasix	amaryl	zantac	B-block	眞嗽液	Progestron	ca-block	草果

贊育丹	青娥丸	固精丸	陽和湯	兎絲子丸	內補丸	右歸丸							

金鎖固精丸	縮泉丸	桑螵蛸散	Enuresis		收澁止帶湯	鹿角兎絲子丸	加味二陳湯	蔘苓白朮散	清心蓮子飮	加味逍遙散	八味帶下方	龍膽瀉肝湯	大黃牧丹皮湯	Leucorrea

虛症治療(正格)				
	補		瀉	
肝補	陰谷	曲泉	經渠	中封
膽補	通谷	俠溪	商陽	竅陰
心補	大敦	少沖	陰谷	少海
小腸補	臨泣	后溪	通谷	前谷
脾補	少府	大都	大敦	隱白
胃補	陽谷	解溪	臨泣	陷谷
肺補	太白	太淵	少府	魚際
大腸補	三里	曲池	陽谷	陽溪
腎補	經渠	復溜	太白	太溪
膀胱補	商陽	至陰	三里	委中
心包補	大敦	中沖	陰谷	曲澤
三焦補	臨泣	中渚	通谷	掖門

實症治療(勝格)				
	補		瀉	
肝瀉	經渠	中封	少府	行間
膽瀉	商陽	竅陰	陽谷	陽輔
心瀉	陰谷	少海	太白	神門
小腸瀉	通谷	前谷	三里	少海
脾瀉	大敦	隱白	經渠	商丘
胃瀉	臨泣	陷谷	商陽	厲兌
肺瀉	少府	魚際	陰谷	尺澤
大腸瀉	陽谷	陽溪	通谷	二間
腎瀉	太白	太溪	大敦	湧泉
膀胱瀉	三里	委中	臨泣	束骨
心包瀉	陰谷	曲澤	太白	大陵
三焦瀉	通谷	掖門	三里	天井

寒症治療(熱格)				
	補		瀉	
肝補	然谷	行間	尺澤	曲泉
膽補	崑崙	陽輔	二間	俠溪
心補	行間	少府	陰谷	少海
小腸補	陽輔	陽谷	通谷	前谷
脾補	少府	大都	曲泉	陰陵泉
胃補	陽谷	解溪	俠溪	內庭
肺補	大都	魚際	少海	尺澤
大腸補	解溪	陽溪	前谷	二間
腎補	魚際	然谷	陰陵泉	陰谷
膀胱補	陽溪	崑崙	內庭	通谷
心包補	行間	勞宮	陰谷	曲澤
三焦補	陽輔	支溝	通谷	液門

熱症治療(寒格)				
	補		瀉	
肝瀉	尺澤	曲泉	少府	行間
膽瀉	二間	俠溪	陽谷	陽輔
心瀉	陰谷	少海	大都	少府
小腸瀉	通谷	前谷	解溪	陽谷
脾瀉	曲泉	陰陵泉	大敦	魚際
胃瀉	俠溪	內庭	陽溪	解溪
肺瀉	少海	尺澤	然谷	魚際
大腸瀉	前谷	二間	崑崙	陽溪
腎瀉	陰陵泉	陰谷	行間	然谷
膀胱瀉	內庭	通谷	陽輔	崑崙
心包瀉	陰谷	曲澤	大都	勞宮
三焦瀉	通谷	液門	解溪	支溝

腰脚痛	大腿痛	디스크	脇痛	腰痛	膝痛	關節炎	頸項痛	肩痛	肘關節痛	腕關節痛	口眼喎斜	齒牙
行間上一寸	通關	崑崙(瀉)	支溝(瀉)	中脈	肩中	少府(瀉)	后溪	腎關	靈骨	側三里	內關	靈骨
支溝(瀉)	通山	崑崙(補)	陽陵泉(瀉)	解溪(補)	腎關	太白(瀉)	束骨	側三里	支溝(瀉)	側下三里	公孫	側三里
靈骨	通天	正筋	鶴頂穴	臨泣(瀉)	三金(防血)	商陽(瀉)	丞漿	太衝	足竅陰	上白	解溪(瀉)	側下三里
大白	八關	正宗	失音穴	俠溪(瀉)	火膝	曲泉(瀉)	人中(水溝)	中脘(瀉)	明黃	六完	陽輔(瀉)	支溝(瀉)
中白(中渚)	叉三	七虎穴	手解穴	委中(防血)	肩凝	俠溪(瀉)	上白	合谷	復溜	太白(補)	厲兌(瀉)	中渚(瀉)
下白	風市(瀉)	環跳	足解穴	陰谷(補)	上曲	三里(瀉)	重子	公孫(瀉)	火菊	太淵(補)	臨泣(瀉)	然谷(瀉)
骨關	僕參	坐骨	十宣穴	曲泉(補)	雲白	至陰(補)	重仙	經渠(瀉)	上白	曲池(瀉)	太溪(瀉)	商陽(瀉)
木關	水通	駟馬	少商(防血)	經渠(瀉)	鼻瀷	金津玉液	腎關	經渠(補)	珠圓	外關(瀉)	行間(瀉)	陰谷(補)

女子午前	男子午後	男子午前	女子午後
左手陰經 右手陽經	左手陽經 右手陰經	左手陰經 右手陽經	左手陽經 右手陰經
督脈 女	督脈 男	任脈 女	任脈 男
右轉爲補 左轉爲瀉	左轉爲補 右轉爲瀉	左轉爲補 右轉爲瀉	右轉爲補 左轉爲瀉
左足陰經 右足陽經	左足陽經 右足陰經	左足陰經 右足陽經	左足陽經 右足陰經
任脈 女	任脈 男	督脈 女	督脈 男
左轉爲補 右轉爲瀉	右轉爲補 左轉爲瀉	右轉爲補 左轉爲瀉	左轉爲補 右轉爲瀉

十四經脈, 經外奇穴, 五兪穴, 八脈交會穴, 八會穴

手太陰肺經(폐경)

中府【LU1】임맥 옆6寸 운문直下1寸
雲門【LU2】쇄골외단下凹 임맥옆6寸 쇄골하연
天府【LU3】액와횡문두下3寸 상완이두근 요측
俠白【LU4】액와횡문두下4寸 상완이두근 요측
尺澤【LU5】주와횡문상 상완이두근건 요측
孔最【LU6】완횡문上7寸 (태연-척택) 전완장측
列缺【LU7】완횡문上1.5寸 요골경상돌기 상방
經渠【LU8】완횡문上1寸 요골동맥 요측凹
太淵【LU9】완횡문요측단 요골동맥 요측凹
魚際【LU10】제1중수골 中央요측 적백육제
少商【LU11】무지요측 조갑각 後0.1寸

手陽明大腸經(대장경)

商陽【LI1】식지요측 조갑각 後0.1寸
二間【LI2】제2중수지관절前方 요측 적백육제
三間【LI3】제2중수골소두後 요측凹
合谷【LI4】제1, 2중수골사이 제2중수골요측中央
陽谿【LI5】팔목관절요측 장, 단무지신근건사이凹
偏歷【LI6】양계 上3寸 (양계-곡지) 측완굴주시
溫溜【LI7】양계 上5寸 (양계-곡지) 측완굴주시
下廉【LI8】곡지 下4寸 (양계-곡지)
上廉【LI9】곡지 下3寸 (양계-곡지)
手三里【LI10】곡지下2寸 (양계-곡지)
曲池【LI11】주횡문외단凹 (척택-외측상과) 中央
肘髎【LI12】곡지 外上方1寸
手五里【LI13】곡지 上3寸 (곡지-견우)
臂臑【LI14】곡지 上7寸 (곡-견) 삼각근하단上方
肩髃【LI15】견봉전하방 삼각근상부 거비시 凹
巨骨【LI16】쇄골견봉단-견갑극 間凹
天鼎【LI17】부돌直下1寸 흉쇄유돌근 후연
扶突【LI18】후두융기와수평 흉쇄유돌근 후연 중앙
口禾髎【LI19】비공외연直下 水溝(수구) 옆0.5寸
迎香【LI20】비익외연중앙점과 수평 비순구內

足陽明胃經(위경)

承泣【ST1】동공直下 안구-안와하연사이
四白【ST2】동공直下 안와하공凹
巨髎【ST3】동공直下 비익하연과수평 비순구외측
地倉【ST4】동공直下 구각외측
大迎【ST5】하악각前方 교근이 부착된 전연
頰車【ST6】하악각前上方1횡지 저작시교근융기부
下關【ST7】관골궁하연-하악골과상돌기 전방凹
頭維【ST8】신정옆4.5寸 액각직상 전발제상0.5寸
人迎【ST9】후두융기水平 총경동맥측지 SCM 전연
水突【ST10】인영-기사의 中央 흉쇄유돌근(SCM) 전연
氣舍【ST11】쇄골내측단상연 SCM의 흉골과 쇄골두 間
缺盆【ST12】쇄골상와중앙 天突(천돌) 옆4寸
氣戶【ST13】쇄골중앙하연 璇璣(선기) 옆4寸
庫房【ST14】제1늑간 華蓋(화개) 옆4寸
屋翳【ST15】제2늑간 紫宮(자궁) 옆4寸
膺窗【ST16】제3늑간 玉堂(옥당) 옆4寸
乳中【ST17】제4늑간 유두중앙 膻中(전중) 옆4寸
乳根【ST18】제5늑간 유두직하 中庭(중정) 옆4寸
不容【ST19】배꼽上6寸 巨闕(거궐) 옆2寸
承滿【ST20】배꼽上5寸 上脘(상완) 옆2寸
梁門【ST21】배꼽上4寸 中脘(중완) 옆2寸
關門【ST22】배꼽上3寸 建里(건리) 옆2寸
太乙【ST23】배꼽上2寸 下脘(하완) 옆2寸
滑肉門【ST24】배꼽上1寸 水分(수분) 옆2寸
天樞【ST25】배꼽(신궐) 옆2寸
外陵【ST26】배꼽下1寸 陰交(음교) 옆2寸
大巨【ST27】배꼽下2寸 石門(석문) 옆2寸
水道【ST28】배꼽下3寸 關元(관원) 옆2寸
歸來【ST29】배꼽下4寸 中極(중극) 옆2寸
氣衝【ST30】배꼽下5寸 曲骨(곡골) 옆2寸
髀關【ST31】전상장골극직하선과 치골결합하연 수평선과의 교차점 봉장근 외측 凹
伏兎【ST32】전상장곡극-슬개골외측상연 上6寸
陰市【ST33】전상장곡극-슬개골외측상연 上3寸
梁丘【ST34】전상장곡극-슬개골외측상연 上2寸
犢鼻【ST35】슬개골하연 슬개인대외측 凹
足三里【ST36】독비下3寸 전경골릉 외측1횡지
上巨虛【ST37】족삼리下3寸 전경골릉 외측1횡지
條口【ST38】상거허下2寸 (독비-해계) 중앙
下巨虛【ST39】상거허下3寸 전경골릉 외측1횡지
豊隆【ST40】외과上8寸 條口(조구) 옆1횡지
解谿【ST41】족배과관절횡문중앙
衝陽【ST42】발등최고점 제2, 3종족골-설상골 間凹
陷谷【ST43】제2, 3종족골결합부 前凹
內庭【ST44】족배제2, 3지봉간 제2지종족관절 前凹
厲兌【ST45】제2지 외측조갑각 後0.1寸

足太陰脾經(비경)

隱白【SP1】족무지내측 지갑각 後0.1寸
大都【SP2】제1중족지관절 前下 적백육제
太白【SP3】제1중족골소두 후하방 적백육제
公孫【SP4】제1중족골 기저부 하연凹 적백육제
商丘【SP5】내과전하방凹 주상골결절-내과 선상
三陰交【SP6】내과첨단直上3寸 경골내측면 후연
漏谷【SP7】삼음교直上3寸 내과-음릉천 선상
地機【SP8】음릉천下3寸 내과-음릉천 선상
陰陵泉【SP9】경골내측과 하연 경골내연凹
血海【SP10】슬개골내측상연 上2寸 대퇴사두근
箕門【SP11】혈해上6寸 혈해-충문 선상
衝門【SP12】곡골옆3.5(4)寸 치골결합상연과수평
府舍【SP13】충문上0.7寸 임맥 옆4寸
腹結【SP14】대횡下1.3寸 임맥 옆4寸
大橫【SP15】배꼽(신궐) 옆4寸 복직근의 외측
腹哀【SP16】대횡上3寸 건리 옆4寸
食竇【SP17】제5늑간극 중정 옆6寸
天谿【SP18】제4늑간극 전중 옆6寸
胸鄕【SP19】제3늑간극 옥당 옆6寸
周榮【SP20】제2늑간극 자궁 옆6寸
大包【SP21】액와直下6寸 (액와-11늑단) 중앙

手少陰心經(심경)

極泉【HT1】액와중앙 액와동맥내측
靑靈【HT2】굴주시 소해(내측횡문두) 上3寸
少海【HT3】직각굴주시 내측횡문두-내상과 間凹
靈道【HT4】척측수근굴근건요측 완횡문上1.5寸
通里【HT5】척측수근굴근건요측 완횡문上1寸
陰郄【HT6】척측수근굴근건요측 완횡문上0.5寸
神門【HT7】척측수근굴근건요측 완횡문척측단
少府【HT8】제4, 5중수골사이 악권시 소지첨단
少衝【HT9】소지요측 조갑각後0.1寸

手太陽小腸經(소장경)

少澤【SI1】소지척측 조갑각後0.1寸
前谷【SI2】제5중수지관절앞 척측 적백육제
後谿【SI3】제5중수지관절후연 횡문두 적백육제
腕骨【SI4】척측 제5중수골 기저와 삼각골사이 凹
陽谷【SI5】손등횡문척측단 척골경상돌기-삼각골 間凹
養老【SI6】척골소두 배면 척골경상돌기 요측골봉
支正【SI7】양곡上5寸 (양곡-소해)
小海【SI8】주두와 상완골내측상과 間凹
肩貞【SI9】견관절後下方 액와후문두上1寸
臑兪【SI10】견정直上 견갑극하연 凹
天宗【SI11】견갑극하와 극하연-견갑골하각2/3
秉風【SI12】견갑극상와 중앙점
曲垣【SI13】견갑극상와 내측단 (노유-T2) 중앙
肩外兪【SI14】도도(T1下) 옆3寸
肩中兪【SI15】대추(C7下) 옆2寸
天窓【SI16】흉쇄유돌근 후연 부돌의 後上方
天容【SI17】하악각後方 흉쇄유돌근 전연凹
顴髎【SI18】외안각直下 관골의 하연凹
聽宮【SI19】이병(tragus) 앞 하악골 과상돌기 후연

足太陽膀胱經(방광경)

睛明【BL1】목내안각 상방0.1寸 凹
攢竹【BL2】눈썹 내측단 안와위의 절흔부위
眉衝【BL3】찬죽直上 入발제0.5寸 신정-곡차間
曲差【BL4】신정옆1.5寸 (신정-두유) 內1/3外2/3
五處【BL5】상성옆1.5寸 곡차 直上0.5寸
承光【BL6】오처뒤1.5寸 독맥 옆1.5寸
通天【BL7】승광뒤1.5寸 독맥 옆1.5寸
絡却【BL8】통천뒤1.5寸 독맥 옆1.5寸
玉枕【BL9】뇌호옆1.3寸 외후두조면융기상연
天柱【BL10】아문옆1.3寸 승모근 외연凹
大杼【BL11】T1下 도도 옆1.5寸
風門【BL12】T2下 독맥 옆1.5寸 부분(+1.5)
肺兪【BL13】T3下 신주 옆1.5寸 백호(+1.5)
厥陰兪【BL14】T4下 독맥 옆1.5寸 고황(+1.5)
心兪【BL15】T5下 신도 옆1.5寸 신당(+1.5)
督兪【BL16】T6下 영대 옆1.5寸 의희(+1.5)
膈兪【BL17】T7下 지양 옆1.5寸 격관(+1.5)
肝兪【BL18】T9下 근축 옆1.5寸 혼문(+1.5)
膽兪【BL19】T10下 중극 옆1.5寸 양강(+1.5)
脾兪【BL20】T11下 척중 옆1.5寸 의사(+1.5)
胃兪【BL21】T12下 독맥 옆1.5寸 위창(+1.5)
三焦兪【BL22】L1下 현추 옆1.5寸 황문(+1.5)
腎兪【BL23】L2下 명문 옆1.5寸 지실(+1.5)
氣海兪【BL24】L3下 독맥 옆1.5寸
大腸兪【BL25】L4下 요양관 옆1.5寸
關元兪【BL26】L5下 독맥 옆1.5寸
小腸兪【BL27】S1와 水平 독맥옆1.5寸 (S후선골공)
膀胱兪【BL28】S2와 水平 독맥옆1.5寸 포황(+1.5)
中膂兪【BL29】S3와 水平 독맥옆1.5寸
白環兪【BL30】S4와 水平 독맥옆1.5寸
上髎【BL31】제1후선골공 中
次髎【BL32】제2후선골공 中
中髎【BL33】제3후선골공 中
下髎【BL34】제4후선골공 中
會陽【BL35】미골하단 양옆0.5寸
承扶【BL36】둔횡문 中央
殷門【BL37】승부下6寸 (승부-위중) 선상
浮郄【BL38】위양上1寸 대퇴이두근건 내측
委陽【BL39】위중外側 대퇴이두근건의 내연
委中【BL40】슬횡문中 대퇴이두근건-반건양근건
附分【BL41】T2下 독맥 옆3寸 풍문(-1.5)
魄戶【BL42】T3下 신주 옆3寸 폐수(-1.5)
膏肓【BL43】T4下 독맥 옆3寸 궐음수(-1.5)
神堂【BL44】T5下 신도 옆3寸 심수(-1.5)
譩譆【BL45】T6下 영대 옆3寸 독수(-1.5)
膈關【BL46】T7下 지양 옆3寸 격수(-1.5)
魂門【BL47】T9下 근축 옆3寸 간수(-1.5)
陽綱【BL48】T10下 중추 옆3寸 담수(-1.5)
意舍【BL49】T11下 척중 옆3寸 비수(-1.5)
胃倉【BL50】T12下 독맥 옆3寸 위수(-1.5)
肓門【BL51】L1下 현추 옆3寸 삼초수(-1.5)
志室【BL52】L2下 명문 옆3寸 신수(-1.5)
胞肓【BL53】S2와 水平 독맥 옆3寸 방광수(-1.5)
秩邊【BL54】S4와 水平 요수 옆3寸
合陽【BL55】위중直下2寸 비복근내외양두間
承筋【BL56】위중下5寸 비복근 근복 중앙
承山【BL57】위중(下8)-곤륜(근건) 중앙
飛揚【BL58】곤륜直上7寸 승산外下方1寸
跗陽【BL59】곤륜直上3寸
崑崙【BL60】외과와 근건사이 凹
僕參【BL61】곤륜直下 외과後下方 종골凹 적백육제
申脈【BL62】외과正下方 凹
金門【BL63】신맥前下方 입방골 하연
京骨【BL64】제5종족골 조면융기下 적백육제
束骨【BL65】제5종족골 소두 後下方 적백육제
足通谷【BL66】제5종족지관절 前下方 凹
至陰【BL67】족소지외측 지갑각 後0.1寸

足少陰腎經(신경)

湧泉【KI1】족저 前1/3중앙凹
然谷【KI2】족내과 前下方 주상골조면융기凹
太谿【KI3】내과와 근건 사이凹
大鍾【KI4】내과後下方 근건내측凹
水泉【KI5】태계直下1寸 종골결절내측전상부凹
照海【KI6】내과下1寸 내과하연 凹
復溜【KI7】태계直上2寸 근건전연
交信【KI8】부류앞0.5寸태계上2寸경골내측연후방
築賓【KI9】태계直上5寸 비복근 내측근복하방
陰谷【KI10】슬와횡문내측단 반건-반막양근건間
橫骨【KI11】배꼽下5寸치골결합상연 곡골옆0.5寸
大赫【KI12】배꼽下4寸 중극 옆0.5寸
氣穴【KI13】배꼽下3寸 관원 옆0.5寸
四滿【KI14】배꼽下2寸 석문 옆0.5寸
中注【KI15】배꼽下1寸 음교 옆0.5寸
肓兪【KI16】배꼽(신궐) 옆0.5寸
商曲【KI17】배꼽上2寸 하완 옆0.5寸
石關【KI18】배꼽上3寸 건리 옆0.5寸
陰都【KI19】배꼽上4寸 중완 옆0.5寸
腹通谷【KI20】배꼽上5寸 상완 옆0.5寸
幽門【KI21】배꼽上6寸 거궐 옆0.5寸
步廊【KI22】제5늑간 중정 옆2寸
神封【KI23】제4늑간 전중 옆2寸
靈墟【KI24】제3늑간 옥당 옆2寸
神藏【KI25】제2늑간 자궁 옆2寸
彧中【KI26】제1늑간 화개 옆2寸
兪府【KI27】쇄골하연凹 선기옆2寸

手厥陰心包經(심포경)

天池【PC1】제4늑간 유두외측1寸
天泉【PC2】전액횡문두 下方2寸 이두근건 장단두間
曲澤【PC3】주횡문上 상완이두근건의 척측연
郄門【PC4】완횡문上5寸 장장근건요측수근굴근건
間使【PC5】완횡문上3寸 장장근건요측수근굴근건
內關【PC6】완횡문上2寸 장장근건요측수근굴근건
大陵【PC7】완횡문중앙 장장근건요측수근굴근건
勞宮【PC8】제2, 3중수골사이 제3중수골요측
中衝【PC9】손의 중지첨단의 중앙

手少陽三焦經(삼초경)

關衝【TE1】제4지 척측에서 조갑각 後0.1寸
液門【TE2】제4,5지접합부 지복연 後方
中渚【TE3】제4,5중수골사이 중수지관절 後方 凹
陽池【TE4】완배횡문에서 총지신근건 척측凹
外關【TE5】양지上2寸 척골과 요골사이
支溝【TE6】양지上3寸 척골과 요골사이
會宗【TE7】지구의 척측1횡지 척골요측연
三陽絡【TE8】양지上4寸 척골과 요골사이
四瀆【TE9】척골주두下5寸 척골과 요골사이
天井【TE10】척골주두上方1寸 凹
淸冷淵【TE11】천정上1寸
消濼【TE12】청랭연과 노회중앙 (척골주두-견료)
臑會【TE13】삼각근후연 (척골주두-견료) 선상
肩髎【TE14】견봉돌기외측하방 견우後1寸
天髎【TE15】견정과 곡원 중간 견갑골상각부
天牖【TE16】유양돌기후하부 SCM후연
翳風【TE17】귓볼後 하악각과 유양돌기사이凹
瘈脈【TE18】유양돌기중앙 예풍→각손1/3
顱息【TE19】예풍→각손2/3
角孫【TE20】이첨의 正上方 入발제
耳門【TE21】이병상절흔전방 하악골 과상돌기上凹
耳和髎【TE22】이문 正上方 이곽근전과 수평
絲竹空【TE23】눈썹끝의 외단에서 오목한곳

足少陽膽經(담경)

瞳子髎【GB1】외안각옆0.5寸 안와외측연凹
聽會【GB2】병간절흔앞 하악골 과상돌기
上關【GB3】耳前 협골궁상연 하관直上方凹
頷厭【GB4】빈발위 두유→곡빈1/4
懸顱【GB5】빈발위 두유→곡빈中間
懸釐【GB6】빈발위 두유→곡빈3/4
曲鬢【GB7】耳前 빈발후연直上 각손 앞1횡지
率谷【GB8】이첨直上 발제에서 入1.5寸
天衝【GB9】이근후연直上 入발제 2寸 솔곡 後0.5寸
浮白【GB10】耳後 유양돌기後上方 (천충-두규음)中
頭竅陰【GB11】유양돌기後上方 부백-완골
完骨【GB12】유양돌기後下方 凹
本神【GB13】전액 入발제0.5寸 신정 옆3寸
陽白【GB14】전두액의 눈썹중앙直上 1寸
頭臨泣【GB15】양백 直上 入발제0.5寸
目窓【GB16】두임읍後1.5寸 (두임읍-풍지)선상
正營【GB17】목창後1.5寸 (두임읍-풍지)선상
承靈【GB18】정영後1.5寸 (두임읍-풍지)선상
腦空【GB19】풍지直上 뇌호와水平 외후두융기 外側
風池【GB20】SCM과 승모근상단 間凹 풍부와 水平
肩井【GB21】대추-견봉中間 견부의 高處
淵腋【GB22】액와下3寸 제4늑간
輒筋【GB23】연액앞1寸 유두와 水平
日月【GB24】유두直下 제7늑간극
京門【GB25】측요부 제12늑골단 하제
帶脈【GB26】제11늑골단(장문)直下 배꼽과 水平
五樞【GB27】측복부 전상장골극前 제하3寸 水平
維道【GB28】전상장골극 前下方 오추 前下方 5分
居髎【GB29】전상장골극과 대퇴골대전자 中間 凹
環跳【GB30】대퇴골대전자→선골관열공1/3
風市【GB31】직립시 중지의 끝이 닿는곳
中瀆【GB32】대퇴외측 슬와횡문上5寸
膝陽關【GB33】양릉천上3寸 슬관절외측근골사이
陽陵泉【GB34】비골소두의 전하방 凹
陽交【GB35】외과첨단上7寸 비골 후연
外丘【GB36】외과上7寸 비골 전연
光明【GB37】외과첨단上5寸 비골 후연
陽輔【GB38】외과첨단上4寸 약간앞 비골 전연
懸鍾【GB39】외과첨단上3寸 비골후연-장단비근건間凹
丘墟【GB40】외과전하방 장지신근건외측凹
足臨泣【GB41】제4,5중족골결합부前方凹 소지신근건外側
地五會【GB42】제4,5중족골사이 소지신근건內側
俠谿【GB43】제4,5지 지봉간 지복연 후방
足竅陰【GB44】제4지外側 조갑각後0.1寸

足厥陰肝經(간경)

大敦【LR1】족무지말절外側 조갑근간-지관절間
行間【LR2】제1,2지지봉간 지복연후방
太衝【LR3】제1,2중족골접합부 前凹
中封【LR4】내과前1寸 상구-해계間 전경골근건內側凹
蠡溝【LR5】내과첨단 直上5寸 경골내측면 내측연
中都【LR6】내과첨단 直上7寸 경골내측면 내측연
膝關【LR7】경골내과 後下方 음릉천 後1寸
曲泉【LR8】슬내측횡문두凹 대퇴골내측상과 후연
陰包【LR9】대퇴골내측상과上4寸 내측광근-봉공근間
足五里【LR10】기충直下3寸 장내전근 외연
陰廉【LR11】기충直下2寸 장내전근 외연
急脈【LR12】치골결합下外側 임맥옆2.5寸
章門【LR13】측복부 11늑골단 하제
期門【LR14】유두직하 제6늑간극

督脈(독맥)

長强【GV1】미골첨단-항문 中間
腰兪【GV2】천골열공속
腰陽關【GV3】L4下 장골능과 水平 (대장수)
命門【GV4】L2下 (신수, 지실)
懸樞【GV5】L1下 (삼초수, 황문)
脊中【GV6】T11下 (비수, 의사)
中樞【GV7】T10下 (담수, 양강)
筋縮【GV8】T9下 (간수, 혼문)
至陽【GV9】T7下 견갑골하각水平 (격수, 격관)
靈臺【GV10】T6下 (독수, 의희)
神道【GV11】T5下 (심수, 신당)
身柱【GV12】T3下 (폐수, 백호)
陶道【GV13】T1下 (대저, 견외수)
大椎【GV14】C7下 (정천, 견중수)
瘂門【GV15】후발제正中直上0.5寸 C1下凹
風府【GV16】후발제正中直上1寸 후두융기직하
양쪽 승모근 間凹
腦戶【GV17】풍부直上1.5寸 외후두융기上方
强間【GV18】뇌호直上1.5寸 풍부-백회 中間
後頂【GV19】강간直上1.5寸
百會【GV20】후발제直上7寸 兩이곽첨연결中央
前頂【GV21】백회前1.5寸
顖會【GV22】전발제正中直上2寸 백회前3寸
上星【GV23】전발제正中直上1寸
神庭【GV24】전발제正中直上0.5寸
素髎【GV25】鼻첨단의 正中
水溝【GV26】인중구가운데 비공1/3
兌端【GV27】윗입술첨단 홍순과 피부가 만나는곳
齦交【GV28】상순계대와 치은이 만나는곳

任脈(임맥)

會陰【CV1】항문-(음낭근부/후대음순결합) 中間
曲骨【CV2】치골결합상연 중앙
中極【CV3】배꼽下4寸 (0.5대혁, 1.5귀래)
關元【CV4】배꼽下3寸 (0.5기혈, 1.5수도)
石門【CV5】배꼽下2寸 (0.5사만, 1.5대거)
氣海【CV6】배꼽下1.5寸
陰交【CV7】배꼽下1寸 (0.5중주 1.5외능)
神闕【CV8】배꼽正中 (0.5황수 1.5천추 2대횡)
水分【CV9】배꼽上1寸 (2활육문)
下脘【CV10】배꼽上2寸 (0.5상곡 1.5태을)
建里【CV11】배꼽上3寸 (0.5석관 1.5관문 2복애)
中脘【CV12】배꼽上4寸 (0.5음도 1.5양문)
上脘【CV13】배꼽上5寸 (0.5복통곡 1.5승만)
巨闕【CV14】배꼽上6寸 (0.5유문 1.5불용)
鳩尾【CV15】검상돌기 直下 배꼽上7寸
中庭【CV16】흉골정중선 제5늑간과 水平
膻中【CV17】제4늑간과 水平 兩유두연결선 中央
玉堂【CV18】제3늑간과 水平
紫宮【CV19】제2늑간과 水平
華蓋【CV20】제1늑간과 水平 흉골각 中央
璇璣【CV21】흉골병 中央 천돌下1寸
天突【CV22】흉골상와 正中
廉泉【CV23】후두융기상방 설골(hyoid b.)상연 凹
承漿【CV24】해순구 正中凹

經外奇穴(경외기혈)

太陽【Taiyang】눈썹끝-외안각사이 後方1寸凹
印堂【Yintang】양미두연결선 中央
上廉泉【Sanglianquan】턱밑 正中線에서 1寸
(설골-하악연) 間凹
耳尖【Erjian】귀를 꺾었을 때 이각상방의 첨단
魚腰【Yuyao】눈썹의 중앙
四神聰【Sishencong】백회(GV20)의 前後左右 각1寸
球後【Qiuhou】안와하연 外側1/4
夾承漿【Jiachengjiang】승장(CV24)옆1寸
金津.玉液【Jinjing, Yuye】설하대계 양측정맥上
鼻通【Bitong】비순구 상단끝
牽正【Qianzheng】이수(auricular lobe) 前0.5-1寸
翳明【Yiming】예풍(TE17)後1寸
安眠【Anmian】예풍(TE17)-풍지(GB20) 中央
定喘【Dingchuan】대추(GV14)옆0.5寸
華佗夾脊【Huatuojiaji】T1~L5 극돌기옆0.5寸
百勞【Bailao】대추(GV14)上2寸 독맥 옆1寸
胃脘下兪【Weiwanxiashu】T8下 水平 독맥 옆1.5寸
十七椎【Shiqizhui】L5下 (+1.5 관원수)
腰奇【Yaoqi】미골첨단(Coccyx)直上 2寸
痞根【Pigen】L1下(현추) 水平 옆3.5寸(삼초수, 황문)
腰眼【Yaoyan】L4下(요양관)水平 옆약3.5寸(대장수)
子宮穴【Zigongxue】중극(CV3:배꼽下4寸)옆 3寸
肩前【Jianqian】前액횡문두와 견우(LI15)의 中央
十宣【Shixuan】열손가락 첨단 지갑에서 0.1촌
四縫【Sifeng】손바닥 제2-5지 근위지관절횡문中
中魁【Zhongkui】손등 중지의 근위지관절 中央
八邪【Baxie】가볍게 악권 손등5지의 지봉상단
落枕【Louzhen】제2,3중수골間 중수지관절 後0.5寸
腰痛穴【Yaotongxue】손등 완횡문과 중수지관절
중점 제2,3 제4,5중수골 間
中泉【Zhongquan】양계(LI5)-양지(TE4) 間凹
二白【Erbai】완횡문上4寸 요측수근굴근건兩側
臂中【Bizhong】완횡문-주횡문중앙 요골-척골間
肘尖【Zhoujian】팔을 굽힐 때 척골주두의 첨단
環中【Huanzhong】환도(GB30)-요수(GV2) 中央
百虫窩【Baichongwo】혈해(SP10)上1寸
膝眼【Xiyan】슬개인대 양측 凹 (외슬안=독비)
闌尾穴【Lanweixue】족삼리(ST36)下 약2寸 압통처
鶴頂【Heding】슬개골상연 正中 凹
膽囊穴【Dannangxue】양릉천(GB34)下 1~2寸 압통처
八風【Bafeng】발등 지봉단凹 지복연 後方

(Jong Hui, Hong)

기호	經絡	穴數	井 木,金	滎 火,水	兪 土,木	經 金,火	合 水,土	原	絡	郄	募	背兪
LU	手太陰肺經	11	少商	魚際	太淵	經渠	尺澤	太淵	列缺	孔最	中府	肺兪
LI	手陽明大腸經	20	商陽	二間	三間	陽谿	曲池	合谷	偏歷	溫溜	天樞	大腸兪
ST	足陽明胃經	45	厲兌	內庭	陷谷	解谿	足三里	衝陽	豊隆	梁丘	中脘	胃兪
SP	足太陰脾經	21	隱白	大都	太白	商丘	陰陵泉	太白	公孫大包	地機	章門	脾兪
HT	手少陰心經	9	少衝	少府	神門	靈道	少海	神門	通里	陰郄	巨闕	心兪
SI	手太陽小腸經	19	少澤	前谷	後谿	陽谷	小海	腕骨	支正	養老	關元	小腸兪
BL	足太陽膀胱經	67	至陰	足通谷	束骨	崑崙	委中	京骨	飛揚	金門	中極	膀胱兪
KI	足少陰腎經	27	湧泉	然谷	太谿	復溜	陰谷	太谿	大鍾	水泉	京門	腎兪
PC	手厥陰心包經	9	中衝	勞宮	大陵	間使	曲澤	大陵	內關	郄門	膻中	厥陰兪
TE	手少陽三焦經	23	關衝	液門	中渚	支溝	天井	陽池	外關	會宗	石門	三焦兪
GB	足少陽膽經	44	足竅陰	俠谿	足臨泣	陽輔	陽陵泉	丘墟	光明	外丘	日月	膽兪
LR	足厥陰肝經	14	大敦	行間	太衝	中封	曲泉	太衝	蠡溝	中都	期門	肝兪

八脈交會穴(팔맥교회혈)

本經	交會穴	通穴脈	主治
手厥陰	內關	陰維	心, 胸, 胃 (痛症을 爲主)
足太陰	公孫	衝脈	
手太陽	後谿	督脈	目內眥, 頸項(項强), 耳 肩膊, 小腸, 膀胱
足太陽	申脈	陽蹻	
手少陽	外關	陽維	目外眥, 耳後, 頰, 頸(膽經筋 異常時), 肩
足少陽	足臨泣	帶脈	
手太陰	列缺	任脈	肺係, 咽喉, 胸膈
足少陰	照海	陰蹻	

八會穴 (팔회혈)

臟會	腑會	氣會	血會	筋會	脈會	骨會	髓會
章門	中脘	膻中	膈兪	陽陵泉	太淵	大杼	懸鍾
LR13	CV12	CV17	BL17	GB34	LU9	BL11	GB39

제 3 장

O-Ring Test

임상치험례편
(臨床治驗例篇)

1. 갱년기장애(更年期障碍)에 가미소요산(加味逍遙散)

「간기(肝氣)가 울결(鬱結)하면 여러 가지 증상들이 있지만 기분이 침울하며 말하기도 싫고, 불안초조, 노(怒)하기 쉽고 흉협부가 당기고 아프며, 옆구리가 아프고 배가 아프다.」

가슴이 두근두근 거리기도하고 깊은 잠을 못자며 꿈도 많이 꾸면서 피로감, 식욕부진, 어지러움도 호소하면서 사지권태(四肢倦怠), 사지의 저린감과 머리가 무겁고 두통(頭痛), 구갈(口渴) 등의 증상들이 나타난다.

가미소요산을 오링테스트를 하면 간화(肝火), 간비불화(肝脾不和), 간기울결(肝氣鬱結)에서 이상이 있다.

치험례

48세 여성 가슴과 옆구리 부위와 머리가 아프며, 음식을 챙겨먹지 못하고 정신적인 스트레스도 많이 쌓였고 오후에는 역상감(逆上感)과 안면홍조(顏面紅潮)가 일어나고 입과 목이 마르고 쓰며 음식도 많이 먹지 못하고 생리도 불규칙하였다. 설(舌)은 담홍하며 맥(脈)은 현허(弦虛)하였다.

가미소요산(加味逍遙散) 20일분을 복용시킨 결과 모든 증상이 호전되었음을 알 수 있었다.

특히 자율신경실조증, 만성간염, 대하증, 만성요도염, 월경불순(月經不順), 고혈압증, 위 · 십이지장궤양에 응용한다.

2. 홧병으로 인한 불면증(不眠證)에 가미온담탕(加味溫膽湯)

「위열(胃熱)로 오조(惡阻)가 있고 냉음(冷飮)을 즐기며 심번궤민(心煩憒悶)하여 불면(不眠)하는 자를 다스리고 심(心)과 담(膽)이 허하여 잘 놀라고 꿈이 많으며 허번증(虛煩證)이 생겨 잠을 잘자지 못하는데 쓰인다.」

치험례

60세 여성. 신경이 예민한 편이고 오래전부터 잠을 못자고 누우면 한참 뒤척이다. 자고 옅게 잔다. 자다가 잘 깨고 깨면 잠이 안온다. 잘 때 TV 소리가 나는 것이 너무 싫다.

홧병으로 숨이 많이 차고 입이 마르고 가슴이 항상 터질 듯 답답하다. 입과 목이 자주 마르므로 물도 많이 먹는 편이고, 얼굴도 자주 붓고 변비(便秘)도 있으면서 소변(小便)도 자주 보는 편이다. 가슴이 자주 두근거리고 갑갑함을 호소한다.

가미온담탕(加味溫膽湯)을 오링테스트를 해보면 심담화(心膽火), 불면(不眠), 담화(痰火), 담허불면(膽虛不眠)에서 이상이 있다. 자주 숨이 차서 사람이 많은 곳에 가면 숨이 차서 죽을 것만 같고 목에 항상 가래 걸린 듯하여 목이 자주 흡흡거린다.

이 환자한테 가미온담탕(加味溫膽湯)을 20첩을 투여한 결과 불면(不眠)이 없어지고, 숨찬 것, 가슴이 답답하고 두근거리는 것, 부종 등 모든 제반 증상이 매우 호전되어 생활에 불편함이 없을 정도로 완치되었다.

가미온담탕(加味溫膽湯)은 자율신경실조증, 불면증(不眠證), 심장신경증, 이경(易驚), 갱년기 증후군, 이명, 뇌동맥, 경화증, 위장염 등에 응용한다.

3. 견관절통(肩關節痛)과 갈근탕(葛根湯)

「급성열성병의 초기에 오한(惡寒), 발열(發熱), 두통(頭痛), 무한(無汗), 항배강(項背强)의 긴장감 등이 있다.」

맥(脈)은 부긴삭(浮緊數)하다. 열이 없는 잡병에는 머리, 눈, 귀, 코의 염증과 충혈 및 항배부(項背部)의 강급(强急)을 목표로 한다.

✚ 치험례

40세 남성. 교통사고 후유증으로 우측 어깨 통증이 심해서 자다가 깰 정도이고 우측으로는 누울 수가 없으며, 뒷목, 팔, 손목, 무릎, 허리도 늘 아프면서 진통제를 복용해도 별 차도가 없다. 어지럽고 두통, 기침, 가래, 코막힘도 종종 있는 편이다.

오링테스트로 갈근탕(葛根湯)을 실시해보면 태양병(太陽病), 항배강(項背强), 상한(傷寒), 견비통(肩臂痛), 관절통(關節痛), 표한이한(表寒裏寒), 무한오풍(無汗惡風)에서 이상이 있다.

수년 전부터 피로, 과로 시 신체통(身體痛)이 빈발하고 몸살 걸린 것처럼 온몸이 두드려 맞은 듯 아프고, 특히 밤에 자려면 허리, 엉치에서 다리까지 쑤시고 아프다.

필자는 이 환자한테 갈근탕(葛根湯)을 20일분을 주었는데 복용 5~7일 후부터 견관절통(肩關節痛), 신체통(身體痛) 등이 거의 소실되면서 피로감, 무기력이 개선되며 체력이 좋아졌다. 예전에는 밤 9시면 피곤해서 몸을 가누지 못하고 쓰러져 자기 바쁘고 아침 기상시에도 피로가 안 풀리고 찌뿌듯했는데 요즘은 밤 10시~11시가 되어도 정신이 또렷하고 몸도 가뿐할 뿐 아니라 아침에 일어날 때에도 몸이 무척 개운하다고 한다.

갈근탕(葛根湯)은 감기(感氣), 견비통, 관절통, 급만성 중이염, 유선염(乳腺炎, 젖몸살), 축농증, 두드러기, 기관지염 등에 사용한다.

4. 감맥대조탕(甘麥大棗湯)의 운용(運用)

「장조(藏躁)라 하며 뇌신경의 흥분이나 히스테리 모양의 증상을 다스린다. 불안감, 비애감, 이경(易驚), 불면(不眠), 신경과민이 심하면 경련이나 의식상실, 혼미, 광조(狂躁)의 상태를 나타내기로 한다.」

위장이 약하며 음식을 많이 먹지 못하고 발작성의 복통을 호소하고 하품을 자주 한다. 어린이나 부인에게 사용하는 경우가 많다.

치험례

60세 여성. 몸이 약한 사람이 조그마한 일에도 슬퍼하며 눈물을 흘리며 신경이 예민하여 항상 마음이 불안하고 흥분하기 쉽고 잘 놀라거나 잠이 오지 않고 깊은 잠을 이루지 못하고 하품도 자주하면서 머리가 항상 아프고 무겁다고 하고 피로를 많이 느낀다고 한다.

오링테스트로 감맥대조탕(甘麥大棗湯)을 실시해 보면 장조(臟躁), 경감(驚疳)에서 이상이 있다.

이 환자에게 감맥대조탕(甘麥大棗湯)을 20일분을 주었는데 제반 증상들이 많이 호전되었다고 한다.

6개월 남자아이. 자주 놀라면서 울고 손을 움켜쥐고 의식을 잃어버리는 경우가 있고 눈동자는 위로 치오르고 입에서 거품이 나오기도 하고 입술도 파랗게 변한다고 한다.

필자는 감맥대조탕(甘麥大棗湯) 10일분을 주었는데 제반 증상이 많이 호전되었다고 한다. 감맥대조탕(甘麥大棗湯)은 어린이뿐만 아니라 부인이나 허약한 사람의 신경쇠약, 히스테리, 불면증(不眠證), 정신병(精神病), 우울병(憂鬱病), 자율신경실조증 등 널리 응용할 수 있다.

5. 과민성대장염(過敏性大腸炎)에 감초사심탕(甘草瀉心湯)

「반하사심탕(半夏寫心湯) 중에 감초의 양을 증량한 것으로 심하비경(心下痞硬), 복중뇌명(腹中雷鳴), 하리(下痢) 등이 있고 심번(心煩), 불안(不安), 불면(不眠) 등의 급박증상(急迫症狀)에 목표로 한다.」

✚ 치험례

50세의 신경이 매우 예민하고 정신적 불안을 호소한 여성이 하루에도 3~4회나 연변(軟)이 되기도 하고 설사(泄瀉)를 한다는 것이다. 여행을 하거나 장시간 회의에 참석하거나 할 때에도 자주 화장실에 가야 하기 때문에 매우 불안하다고 한다.

현재 설사(泄瀉)와 함께 수반하는 증상으로는 하복부의 팽만감과 간간이 복통(腹痛)이 있고, 심하부가 막힌 듯하고 배에서 꾸룩꾸룩하는 끓는 소리 복명음(腹鳴音)이 많이 나고, 허리를 못 펴고 꼬부라지면서 트림도 많이 난다.

다만 냉한 음식을 먹었을 때에는 더욱 나빠진다고 한다. 약 1년 동안 병원에서 주는 약을 복용하였으나 좋은 효과를 보지 못했으며, 과민성대장염(過敏性大腸炎)이라고 진단이 내려졌다고 한다.

오링테스트로 감초사심탕(甘草瀉心湯)을 실시해 보면 심하비(心下痞), 복통(腹痛), 복명(腹鳴), 설사(泄瀉)에서 이상이 있다.

이 환자한테 **감초사심탕**(甘草瀉心湯)을 20일 복용한 결과 복통(腹痛), 복명(腹鳴), 설사(泄瀉)가 완전히 소실되었다. 한약(韓藥)이 이렇게 빨리 나을 줄 몰랐다면서 너무 신기해했다. 체력도 좋아지고 기력도 나고 목소리도 힘이 붙고 아주 좋았다고 하였다.

감초사심탕(甘草瀉心湯)은 과민성대장염, 위아토니, 위확장, 위하수, 식욕부진, 구내염, 신경쇠약, 노이로제, 목쉼 등에 응용한다.

6. 일체 풍병(一切風病)에 강활유풍탕(羌活愈風湯)

「간신(肝腎)이 허(虛)하고 근골(筋骨)이 약(弱)하며 말을 잘 못하고 정신이 혼궤(昏憒)하거나, 혹은 야윈 사람으로 한 쪽 팔이 편고(偏枯) 하거나 비만(肥滿)한 사람으로 반신불수(半身不遂)가 있는 등 일체의 풍병(風病)을 다스린다.」

중풍(中風)의 예방과 치료에 모두 쓰는 약이다.

강활유풍탕(羌活愈風湯)을 오링테스트를 실시해보면 풍병(風病), 풍습(風濕), 간신허(肝腎虛), 풍열(風熱)에서 이상이 있다.

치험례

65세 남성. 중풍이 걸린 후에 팔 다리가 힘이 없고, 관절 운동이 부자연스럽고 마비가 오며 무겁고 통증도 있으며 말도 잘 못하곤 했다. 설태(舌苔)는 백윤하고 맥(脈)은 침지(沈遲)하다.

필자는 이 환자한테 강활유풍탕(羌活愈風湯)을 20첩을 복용시켰는데 점차적으로 호선됨을 일 수 있었다.

강활유풍탕(羌活愈風湯)은 동맥경화증, 고혈압, 어둔증(語鈍症), 만성풍습성관절염, 반신불수, 구안와사 등에 사용한다.

7. 목울(木鬱)에 개울지신탕(開鬱至神湯)

「목울(木鬱)은 간담(肝膽)의 기울(氣鬱)이다.
혈(血)이 조(燥)해져서 비위(脾胃)를 형극(荊剋)하게 된다.」

흉협동통(胸脇疼痛)하고 한열(寒熱)이고 두통(頭痛) 토식(吐食) 등의 증상이 나타난다.

개울지신탕(開鬱至神湯)을 오링테스트를 실시해보면 목울(木鬱), 간울(肝鬱), 오울(五鬱), 간화(肝火)에서 이상이 있다.

치험례

45세 남성. 정신적, 육체적으로 스트레스를 많이 받아 매우 지쳐 있고 피로를 많이 느끼며 머리가 무겁고 맑지 못하며 어지럽고 눈이 잘 안보인다고 한다. 얼굴색은 창백하고 힘이 없으며 불안 초조해하고 마음의 변화도 심하고 우울증도 느끼며 조급함과 짜증을 자주내곤 한다.

설(舌)은 빨갛고 태(苔)는 누렇고 맥(脈)은 현삭(弦數) 유력하였다.

이 환자 한테 **개울지신탕**(開鬱至神湯)을 20일 복용하고 기진맥진하고 녹초가 되는 것 등이 완전히 사라지고 제반 모든 증상들이 모두 호전 되었다고 한다.

필자는 개울지신탕(開鬱至神湯)을 좋아하고 매우 많이 쓰는 처방이며 효과도 아주 탁월하다.

8. 외감풍한표허증(外感風寒表虛證) · 태양중풍증(太陽中風證)에 계지탕(桂枝湯)

「허약(虛弱)한 자의 외감병(外感病)의 초기에 오한 발열 두통 한출(汗出), 신체통이 있고, 맥이 부약(浮弱)한 자이다.」

두통(頭痛)과 함께 건구, 비명(鼻鳴) 등이 일어나기도 한다.

풍사(風邪)가 표(表)에 침입하여 위기(衛氣)와 싸우게 되면 열이 나게 되고 위기(衛氣)가 풍사에 상하게 되면 땀이 나는 것을 조절할 수 없게 되어 식은 땀을 흘리게 된다.

땀을 많이 흘릴수록 주리는 느슨해지고 위기는 약화되며 영기(營氣)가 밖으로 배출되기 때문에 바람을 싫어하고 맥상도 허약한 완맥(緩脈)으로 나타난다.

계지탕(桂枝湯)을 오링테스트를 실시해보면 표한(表寒), 표허(表虛), 풍한(風寒), 태양중풍(太陽中風), 한출(汗出), 영위불화(營衛不和)에서 이상이 있다.

✚치험례

45세 여성. 평소에 감기에 잘 걸리며 지금은 땀이 나고 바람을 싫어하며 머리가 아프고 온몸이 쑤시면서 뒷목이 뻐근하며 갈증은 없으며 코가 막힌듯하고 구역질을 하였다. 설태(舌苔)는 박백윤하고 맥(脈)은 부완(浮緩)하였다. 이 환자한테 계지탕(桂枝湯)을 10일분을 주었는데 모든 증상들이 나아졌음을 알 수 있었다.

계지탕(桂枝湯)은 감모, 두통, 근육통, 인플루엔자, 신경통 한냉성담마진, 피부소양증, 신경쇠약 등에도 쓴다.

9. 서병(暑病)과 곽향정기산(藿香正氣散)

「표한(表寒)을 수반하는 습곤비위(濕困脾胃)는 여름에 생냉(生冷)한 음식물을 과다하게 섭취하거나 하여 위장장애를 일으킨데다가 외감(外感)이 겹쳐 있는 자이다.」

오심구토(惡心嘔吐), 복통(腹痛), 하리(下痢), 복부팽만감, 식욕부진, 입안이 끈적거린다 등의 증상이 있고 또 오한(惡寒), 발열(發熱), 두통(頭痛), 해수(咳嗽), 무한(無汗) 등의 표증(表症)을 수반한다.

치험례

30세 남성. 어지럽고 기운이 없으면서 땀이 나고 입맛이 없다고 한다. 머리가 아프고 눈(眼)도 충혈되면서 아프고 오한(惡寒), 발열(發熱)하며 알러지성 비염(鼻炎)도 있으며 가슴 부위가 꽉 차면서 압박감을 느끼며 상복부(上腹部)와 복부(腹部)에 통증을 느낀다고 한다.

오링테스트로 곽향정기산(藿香正氣散)을 실시해보면 서병(暑病), 상서(傷暑), 서습(暑濕), 풍서(風暑), 동서(冬暑)에서 이상이 있다.

몸이 상당히 무겁고 속이 메스껍고 구토(嘔吐)를 하며 배에서는 소리가 나고 설사(泄瀉)를 한다고 한다. 그리고 피부도 가려움증이 있고 손발도 저린다고 해서 **곽향정기산**(藿香正氣散)을 15일분 복용한 결과 5일 후부터는 어지럼증, 목통(目痛), 오심(惡心), 구토(嘔吐) 증상도 거의 소실되기 시작. 15일치를 먹기 전에 깨끗이 소실되어 다시 재발하지 않은 것을 확인하였다.

곽향정기산(藿香正氣散)은 위장형 감모, 급성위장염(急性胃腸炎), 식중독(食中毒), 아토피성 피부염, 인플루엔자, 유행성이하선염 등에 응용한다.

10. 출혈(出血), 하혈(下血)에 궁귀교애탕(芎歸膠艾湯)

「궁귀교애탕(芎歸膠艾湯)은 하혈(下血)하는 여성, 유산후 하혈(下血)이 멎지 않는 경우, 임신했는데 하혈(下血)하는 경우, 포조(胞阻)로 임신 복중통(腹中痛) 있는 경우에 사용한다.」

혈허(血虛)에 의한 영양불량과 충임(衝任)이 불고(不固)하여 출혈(出血) 증을 대상으로 허한증(虛寒症)의 각종 출혈을 다스린다. 빈혈성으로 안색이 나쁘고 피로, 근육의 경련, 붕루부지(崩漏不止), 월경과다(月經過多), 태동불안(胎動不安), 수족냉, 마비감, 두운감(頭暈感), 하복통이 있고, 부정성기출혈, 혈변, 혈뇨, 치출혈 등을 일으킨 자이다.

분만 후의 지속적인 출혈, 유산 또는 산후의 오로부지(惡露不止)에도 유효하다.

궁귀교애탕(芎歸膠艾湯)을 오링테스트를 실시해보면 출혈(出血), 하혈(下血), 복중통(腹中痛), 허한증(虛寒症)에서 이상이 있다.

⊕ 치험례

38세 여성. 평상시에도 두통 어깨결림이 있고 손발이 차고 저리고 어지러우면서 머리도 무거운데 생리기간 중에는 더욱더 심하고 거므스레하고 생리통도 있다고 한다.

설(舌)은 담백하고 맥(脈)은 세(細)하다.

필자는 이 환자 한테 궁귀교애탕(芎歸膠艾湯)을 20일분을 투여 했는데 놀랄 정도로 제반 사항들이 모두 사라지고 컨디션이 아주 좋아졌다고 한다.

궁귀교애탕(芎歸膠艾湯)은 자궁출혈, 월경과다, 절박유산, 산후출혈, 치출혈, 적백대하, 혈뇨, 자반병, 유산벽, 부정성기출혈, 혈소판 감소증 등에 응용한다.

11. 폐신음허(肺腎陰虛), 습담(濕痰)에 금수육군전(金水六君煎)

「이진탕(二陳湯)에 숙지황과 당귀를 가한 약으로 인후의 건조감, 구건(口乾), 이수(羸瘦), 신체의 열감, 도한(盜汗) 등 폐신음허(肺腎陰虛)의 증후에 다담(多痰), 해수, 오심 등의 습담(濕痰)의 증후를 수반하는 자를 다스린다.」

금수육군전(金水六君煎)을 오링테스트를 실시해 보면 폐음허(肺陰虛), 신음허(腎陰虛), 폐신음허(肺腎陰虛), 습담(濕痰)에서 이상이 있다.

치험례

65세 남성. 해수 기침을 하며, 입과 목이 마르며 땀도 많이 흘리면서 가래를 많이 뱉어내고, 속이 메스껍고 구역질이 나고 숨이 찬 증상을 호소한다.

설(舌)은 붉고 태(苔)는 후백니 하고 맥(脈)은 활(活) 하였다.

이 환자한테 금수육군전(金水六君煎)을 20일분을 주었는데 제반 증상들이 매우 호전되었다고 한다.

금수육군전(金水六君煎)은 만성기관지염, 기관지확장증, 기관지천식 등에 응용한다.

12. 맹장염(盲腸炎)과 금은장옹탕(金銀腸癰湯)

「장옹(腸癰), 급성 · 만성충수염 등으로 하복부(下腹部) 맹장(盲腸)부위에 염증이 있어서 종창, 동통, 저항이 있고 하복통(下腹痛), 변비(便秘) 등을 호소하는 자를 다스린다.」

치험례

75세 남자가 허리를 구부리고 배가 너무 아파서 움켜쥐고 찾아왔다. 그 분이 하는 말이 4~5일 전부터 배가 너무 아프고 피로를 느끼며 오한(惡寒)과 발열(發熱)이 있어서 병원에 가서 진찰을 받고 보니, 맹장염(盲腸炎)이 생겼으니 수술을 받으라는 것이었다. 또 다른 병원에 가서 진찰을 받아 보았으나 그 결과는 같다는 것이다.

오링테스트로 금은장옹탕(金銀腸癰湯)을 실시해 보면 충수(蟲垂), 장옹(腸癰), 변비(便秘)에서 이상이 있다.

이 환자는 나이도 많고 기운이 없어서 수술을 받기가 두렵다고 한다. 그래서 맹장(盲腸炎)이 터져 있으면 수술을 받아야 하겠지만, 그렇지 않으면 한약을 복용하는 것이 좋다고 하였다. 이 환자한테 **금은장옹탕**(金銀腸癰湯) 10일분을 투여한 바 3일후에는 복통(腹痛), 발열(發熱), 변비(便秘) 등 모든 증상이 소실되고 완쾌하여 현재까지 재발하지 않고 있다.

금은장옹탕(金銀腸癰湯)은 급만성 충수염, 직장염, 항문주위염, 신장결석, 전립선염, 요도염 등에 응용한다.

13. 과민성방광염(過敏性膀胱炎)에 난간전(暖肝煎)

「한산(寒疝), 한체간맥(寒滯肝脈), 한응기체(寒凝氣滯), 한랭에 의해 생긴다. 하복부에서 대퇴부 내측에 방산통이 있다. 팔다리가 냉하다. 근육이 수축한다. 증상이 음낭 수축 등이 나타날 때 쓰인다.」

치험례

30세 되는 여성이다. 초등학교 때부터 증상이 있었는데 과민성방광염(過敏性膀胱炎)으로 낮에도 10회 이상 야간에도 3회 이상인데, 술 한잔 마시면 20분도 안돼서 몇번 왔다갔다 하면서 소변(小便)이 시원치 않고 졸졸 나온다. 잔뇨감이 계속 있다.

그리고 가끔 일어설 때 어지러움증이 있고 서있을 때 눈앞이 하얘지는 경우가 있다. 때때로 잠을 잘 자지 못하고 들지도 않고 꿈도 많이 꾸고 잘 깨는 편이고 일어나면 머리도 맑지 못하고 잘 일어나지 못한다.

피곤하거나 신경을 쓰면 불안해지고 두근두근거리며 한숨, 조금만 움직여도 숨이 차며 생리는 불규칙, 생리통도 심하고 냉도 심하다. 추위는 참지 못하는 편이며, 옷을 두텁게 입고 여름에도 양말을 신고 바람을 쏘이는 것을 싫어하고 창문을 닫고 있어야 하고 선풍기바람, 에어컨도 싫어한다.

오링테스트를 실시해 보면 방광허한(膀胱虛寒), 간한(肝寒), 대사(代謝), 양허표한(陽虛表寒)에 이상이 있다.

이 분은 난간전(暖肝煎) 20첩을 복용한 결과 술자리에서도 남들보다 소변(小便)을 보러 잘 안가고 제반증상들이 거의 소실되면서 정상인처럼 잘 생활하고 있다고 한다.

난간전(暖肝煎)은 서혜헤르니아, 대퇴헤르니아, 장관유착, 음낭수종, 부고환염 등에서 간신음한(肝腎陰寒)이 나타날때 응용한다.

14. 양허증(陽虛證), 일체의 허손(一切虛損)에 녹용대보탕(鹿茸大補湯)

양기(陽氣)가 부족하다는 것으로 계속되면 기허(氣虛)의 증상도 나타나게 되는데 양허(陽虛)의 증상으로는 기허(氣虛)의 증상 외에 추위를 몹시 타며, 식욕부진, 복부팽만감, 복부에 둔통이 있고 물 같은 변을 배설하거나 허리와 다리에 힘이 없고 만성기침이 있고 가래가 많으며 야간에 소변(小便)을 자주보며, 빈혈, 원기부족, 피로권태가 심하고 현훈(眩暈), 시력감퇴, 심계항진, 자한(自汗), 도한(盜汗), 수족냉(手足冷) 등의 증상이 있다.

오링테스트로 녹용대보탕(鹿茸大補湯)을 실시해보면 양허(陽虛), 허로(虛勞), 기허(氣虛), 혈허(血虛), 현훈(眩暈)에서 이상이 있다.

✚ 치험례

72세 남성. 큰 수술 후에 허리와 무릎이 통증이 있으며 시리고 무거우며 어지럽고 눈이 잘 안보이고 가슴이 두근거리며 땀이 많이나며 손발이 차고 피로하고 힘이 없다고 한다. 전신권태가 심하고 찬 것을 싫어하고 추위를 많이 타는 편이다. 설태(舌苔)는 활(滑)하고 설질은 담백하며 맥(脈)은 침지(沈遲)하다.

이 환자 한테 녹용내보탕(鹿茸大補湯)을 20첩을 투약했는데 많이 호전되었다고 한나.

녹용대보탕(鹿茸大補湯)은 허로(虛勞), 빈혈, 폐결핵, 카리에스, 백혈병, 시력감퇴, 치루, 심계항진증, 산후의제증 등에 응용한다.

15. 기체혈어(氣滯血瘀), 타박어혈(打撲瘀血)에 당귀수산(當歸鬚散)

「타박(打撲), 낙상(落傷), 질타손상(跌打損傷)으로 인하여 어혈(瘀血)이 생겨서 발열, 발적, 종창, 동통 등의 증상을 일으킨 자에게는 당귀수산(當歸鬚散)을 사용한다.」

하복부에서는 어혈증상이 인정되고 저항과 압통이 있는 경우도 있다. 또 흉부와 협부(脇部), 복부 및 요부(腰部) 등에 동통을 일으키고 혈액순환장애가 있는 자도 있다. 이러한 경우에도 당귀수산(當歸鬚散)이 잘 듣는다.

의학입문(醫學入門)에서는 "타박(打撲)으로 기응혈결(氣凝血結)을 이루고 흉복협통(胸腹脇痛), 혹은 한열(寒熱)함을 다스린다"라고 지시하였다. 특히 교통사고로 인하여 생긴 각종의 어혈(瘀血)에는 당귀수산(當歸鬚散)이 제일이다. 병원에 가보면 수많은 환자가 병상에 누워있는 것을 볼 수 있다. 그 중에서 교통사고를 당하여 입원하고 있는 환자가 더 많다.

옛날에는 나무에 올랐다가 떨어지거나 산이나 길에서 넘어져서 몸을 다치는 정도였으나 최근에는 교통이 복잡하여 자칫 잘못되면 생명을 잃거나 몸을 다치는 사람이 많다.

병원에서는 교통사고를 당한 환자에게 적절한 검사와 치료를 하고 있으나, 한방적으로 본다면 우선 어혈(瘀血)을 다스려 주는 것이 급선무라고 생각한다.

환자에게 당귀수산(當歸鬚散)을 투여해 보면 회복의 속도가 매우 빠르고 후유증도 적어진다는 것을 경험한다. 상처나 멍든 것이 속히 치료되고 통증이나 염증도 경감하고 골절상(骨折傷) 등도 빠르게 치유된다는 것을 알게 된다. 어혈(瘀血)을 오래 두면 혈액이 굳어져서 쉽게 풀리지 않는다. 될 수 있는대로 외상을 입은 직후부터 당귀수산(當歸鬚散)을 복용하는 것이 바람직하다.

치험례

50세 남자가 교통사고를 당하여 급히 모 병원에 입원을 하였는데 10여일 동안이나 의식불명의 상태로 있었다. **오링테스트**를 해보니 어혈(瘀血), 혈어(血瘀), 어혈통(瘀血痛), 기체혈어(氣滯血瘀), 두부(頭部)에서 이상이 있었다. 머리를 많이 다친 것 같고 신체의 여러 곳에 멍이 든 곳이 있었고, 우측의 발목에도 이상이 있었다.

그래서 **당귀수산**(當歸鬚散)을 20일 복용시키도록 하였더니 10일 후에는 약간의 의식이 회복되고 약 2주일 후에는 외부에 나타나 있는 멍과 통증은 거의 소실되었다고 한다.

당귀수산(當歸鬚散)은 타박상(打撲傷)으로 인하여 흉협부에 기혈(氣血)이 응결(凝結)하여 흉(胸), 복(腹), 협(脇)이 아프거나 혹은 한열(寒熱)이 있을때 쓴다.

16. 음허화왕(陰虛火旺)의 도한(盜汗)에 당귀육황탕(當歸六黃湯)

「음허(陰虛)에 화가 있어, 도한(盜汗)이 나고 열이 나며, 얼굴이 붉고, 가슴이 답답하여 괴로우며, 입이 건조하고, 입술이 마르며, 변을 보기 어렵고 소변색이 적색(赤色)일 때 증상이 나타난다.」

당귀육황탕(當歸六黃湯)을 오링테스트를 실시해보면 음허화왕(陰虛火旺), 도한(盜汗), 심번(心煩), 구순건조(口脣乾燥)에서 이상이 있다.

치험례

45세 남성. 잠을 잘 때 식은땀을 많이 흘리며 심계(心悸)가 있고 실면(失眠)하며 잠을 자도 잔 것 같지 않고 오후가 되면 조열(潮熱)이 나며, 빰이 붉고, 성격도 급하고 수족번열(手足煩熱)이 나며, 입술이 마르고 입이 건조하다고 한다. 설(舌)은 홍색이고 맥(脈)은 삭(數)하다.

이 환자에게 당귀육황탕(當歸六黃湯)을 20일분을 주었는데 10일 후에는 도한(盜汗), 실면(失眠) 등 제반 증상들이 모두 개선되었다.

당귀육황탕(當歸六黃湯)을 음허화왕(陰虛火旺)으로 인한 도한(盜汗), 자한(自汗)을 다스리고 병회복기, 만성소모성질환, 신경쇠약 등에 응용한다.

17. 만성습진(慢性濕疹)에 당귀음자(當歸飮子)

「가려움증을 수반하는 건조성 또는 위축성 피부염을 다스리는 효과가 있다. 빈혈성으로서 피부가 고조(枯燥)하고 분비물이 적고 소양감(瘙痒感)을 주소로 한다.」

피부가 말라서 비강양(粃糠樣)의 낙설(落屑)과 균열(皸裂)이 생기고 가려움증이 심하다.

피부에 출혈(出血)이나 혈가(血痂)가 생기지만 발적이나 삼출물은 없다.

당귀음자(當歸飮子)를 오링테스트를 실시해보면 혈허(血虛), 혈조(血燥), 진조(津燥)에서 이상이 있다.

치험례

42세 여성. 눈이 침침하고 건조하며 피로하다고 함. 얼굴색과 피부가 거칠고 말라서 가려움증이 심하다고 호소하고 매우 건조(乾燥)하여 윤기가 없다. 설(舌)은 담백하고 맥(脈)은 현세(弦細) 하였다.

이 환자한테 당귀음자(當歸飮子) 20일분을 주었는데 제반 모든 증상들이 호전되었으며 필자는 주부습진에 많이 사용하는 처방이며 효과도 매우 좋다.

당귀음자(當歸飮子)는 노인성피부소양증, 비강진, 두드러기, 노인(老人)의 건선, 만성습신, 양신(痒疹) 등에 응용한다.

18. 당귀작약산(當歸芍藥散)의 운용(運用)

「**당귀작약산**(當歸芍藥散)은 혈허(血虛)와 수습(水濕)을 함께 가지고 있는 자를 대상으로 한다. 혈허(血虛)란 쉽게 말하면 빈혈성(貧血性)을 띠고 있다는 말이다.」

그러나 양방의학에서 말하는 철분의 부족이나 적혈구, 혈액 등의 부족에서 오는 빈혈증(貧血症)과는 약간 그 뜻이 다르다. 물론 이러한 빈혈도 혈허(血虛)에 포함되지만, 한걸음 더 나아가서 혈액의 순환이 좋지 못하여 혈액으로써의 기능을 충분히 다하지 못하는 상태도 혈허(血虛)에 포함시켜서 해석하는 것이 한방의 생각이다.

수습(水濕)이란 신체 내에 필요이상의 좋지 못한 수분이 있다는 뜻이다. 체내에 여분의 수분이 많으면, 혈액의 순환이 나빠지고 몸이 냉해진다. 따라서 하복부와 허리가 냉하여 아프고, 자궁도 냉하여져서 묽은 대하가 흘러나오기도 하고 수족도 냉하여 저리고, 부종(浮腫)이 생기기도 한다. 소변(小便)에도 이상을 가져와서 소변의 양이 감소하거나, 소변을 자주 보게 된다.

수습이 위내(胃內)에 정체하여 있으면 위에서 물소리가 들리고(胃內停水, 위내정수), 소화력이 감퇴하여 식욕도 떨어지게 된다.

오링테스트를 실시해 보면 수증(水症), 혈허(血虛), 기상충(氣上衝), 비위허한(脾胃虛寒), 담음(痰飮)에서 이상이 있다.

당귀작약산(當歸芍藥散)이 적응하는 병태는 다음과 같다.

1) 전신적으로 영양상태가 좋지 못하고 빈혈성을 띠고 있다(血虛, 혈허).
   빈혈, 불임증, 자궁출혈, 대하증, 생리불순, 생리통증, 자궁경련 등
2) 수분의 흡수와 배설의 장애가 있을 때 사용한다(水濕, 수습).
   부종, 신장염, 고혈압, 심장판막증 등
3) 소화흡수 기능이 저하되어 있는 상태이다(脾胃虛寒, 비위허한).
   위경련, 위하수증, 위염 등의 위장질환 등

4) 내분비계나 자율신경계의 실조증에 사용한다(氣上衝, 기상충).

신경질, 불면증, 갱년기 장애, 신경쇠약, 히스테리 등

치험례

30세 여성. 2개월 전에 유산을 하고 수술을 받았는데 수일 후에 좌측의 다리에 부종(浮腫)이 생겨서 차츰 증대하여 2 배가량 되었으며 움직이기가 곤란한 상태로 되었다. 평소에 어지럼증과 두통, 어깨결림도 심하고 피로하기 쉬우며 생리도 불규칙적이며 생리통, 냉증도 있다고 한다.

필자는 이 환자한테 **당귀작약산**(當歸芍藥散) 20일분을 주었더니 수일 후에는 부종(浮腫)이 거의 사라지고 제반증상들도 소실되고 완치됨을 알 수 있었다.

당귀작약산(當歸芍藥散)은 월경불순(月經不順), 불임증(不姙症), 임신신(姙娠腎), 갱년기 장애, 신경쇠약, 자율신경실조증, 여드름, 기미, 고혈압증, 저혈압증, 신염, 네프로제, 방광염, 부정맥(不整脈), 동상 등에 이용한다.

19. 간신음허(肝腎陰虛), 기허(氣虛)에 대보원전(大補元煎)

「육미지황탕(六味地黃湯)에서 삼사(三瀉)인 복령, 택사, 목단피 대신에 보혈자음(補血滋陰) 작용이 있는 구기자, 두충, 당귀와 보기(補氣) 작용이 있는 인삼, 자감초를 가한 것이다.」

간신음허(肝腎陰虛)는 만성소모성 질환, 만성 염증성 질환, 영양불량(榮養不良), 선천성허약증(先天性虛弱症), 노화(老化) 등에서와 같이 음액이 소모되고, 여러 가지 물질적인 기반이 부족(不足)하거나 탈수된 상태에서 보상성으로 이화작용의 항진, 내분비 기능의 실조, 면역감시 등의 실조 및 중추억제 기능이 약화되어 양(陽)의 기능이 상대적으로 흥분된 상태라 할 수 있다.

기허(氣虛)의 증상으로 전신(全身) 또는 장부(臟腑)의 기능이 저하되거나 약해져서 그 기능을 수행할 수 없고, 그 결과 병에 대한 저항력도 약화된 병증을 말한다.

대보원전(大補元煎)을 오링테스트를 실시해보면 간음허(肝陰虛), 신음허(腎陰虛), 간신음허(肝腎陰虛), 기허(氣虛)에서 이상이 있다.

✚ 치험례

65세 남성. 얼굴살이 누렇고 무기력하고 원기도 없으며 머리가 아프며 어지럽고 귀에서 소리도 나고 허리, 무릎이 시리고 아프며 치아도 흔들리고 잠잘 때 땀도 많이나고 유정(遺精)이 있으며 식욕도 없고 피곤하다고 한다. 설(舌)은 홍색이고, 맥(脈)은 세약(細弱)하다.

필자는 이 환자한테 대보원전(大補元煎)은 20첩을 투약했는데 지금까지 먹은 한약 중에 제일 많이 효과를 보았다고 한다.

대보원전(大補元煎)을 여러 가지 만성질환 또는 열성질환의 회복기 등에서 간신음허(肝腎陰虛), 기허(氣虛)의 증상에 응용한다.

20. 소아천식(小兒喘息), 알러지성 천식(喘息)과 대청룡탕(大青龍湯)

「표실이열(表實裏熱)로서 오한(惡寒), 발열(發熱), 두통(頭痛), 천해(喘咳), 신체통(身体痛)이 있고 맥이 부긴(浮緊)하다. 또 구갈이 심하고 번조감을 호소하고 안충혈(眼充血) 등이 나타나기도 한다. 증상이 매우 극심하다.」

✚ 치험례

3세 남자 아이. 감기에 걸려 편도염을 일으켜 고열(高熱)이 나고 심한 기침을 하게 되었으며 차츰 심한 호흡곤란이 일어나게 되었다. 소아과 병원에서는 천식(喘息)이라고 하였다. 이 남자 아이는 감기에 걸리면 재채기가 심하고, 콧물이 많이 흘러나오는 버릇이 있다.

오링테스트로 대청룡탕(大青龍湯)을 실시해보면 태양중풍(太陽中風), 풍한습(風寒濕), 표한이열(表寒裏熱), 번조(煩躁), 폐열(肺熱)에서 이상이 있다.

이 남자 아이한테 **대청룡탕**(大青龍湯) 10일분을 주었더니 복약 후에는 감기에 걸리지 않게 되었으며 기침이나 호흡곤란이 일어나지 않고 건강해졌다고 한다.

40세 남성. 아침에 일어나면서 부터 쉴 사이 없이 기침이 나온다고 하고 길을 걸으면 숨이 몹시 가쁘고 어느 때에는 천식(喘息)이 일어나서 심한 고통을 느끼기도 한다는 것이다. 병원에 가서 진찰을 받아보니 의사는 알러지성 천식(喘息)이니 체질이 개선되어야 치료가 된다고 말하였다는 것이다. 가끔 재채기가 나오고 목이 간질간질하여 기침이 계속 나오며 갈증이 약간 있다고 한다.

이 환자한테 **대청룡탕**(大青龍湯) 20일분을 주었는데 제반 증상이 매우 호전되었으며 계절이 변할 때 약을 복용하였는데 그 후부터는 별다른 나쁜 증상이 나타나지 않았다고 한다.

대청룡탕(大青龍湯)은 감모, 기관지염, 급성폐렴(急性肺炎), 급성관절염, 급성신염 등에 응용한다.

21. 도핵승기탕(桃核承氣湯)과 어혈(瘀血)

「**혈액**(血液)은 항상 생기가 있어서 미끄럽게 혈관내에서 순환을 하고 있어야 한다. 탁하고 거무스름하고 끈끈하게 엉겨있는 혈액은 혈관을 통과하는 데 매우 곤란할 것이다.」

혈액(血液)이 탁하고 끈끈해지면 혈액의 순환속도가 느릴 것이다. 순환속도가 느리면 혈액은 모세혈관이나 정맥에 울체하게 된다. 오랫동안 혈액이 울체하여 있으면 이것이 엉겨서 더욱더 끈끈해지고 혈액의 순환에 장애를 일으킨다는 것은 쉽게 이해할 수 있다. 이렇게 하여 체내에 어혈(瘀血)이 생기는 것이라고 생각한다.

어혈(瘀血)이란 더러워진, 생기가 없는 혈액이란 뜻이며, 비생리적인 혈액이며 혈액으로서의 기능을 잃고 신체에 유해(有害)한 작용을 끼친다.

잘 생각해 보면 혈액(血液)은 뜨거운 열을 받으면 엉겨서 어혈(瘀血)이 생기고 또 너무 차가워져도 울체하여 엉겨서 어혈이 된다고 생각된다.

즉 지나친 한(寒)이나 열(熱)은 모두 혈액을 엉기게 하여 어혈(瘀血)을 형성한다고 해석된다.

그런데 혈액(血液)이 뜨거워지면 열(熱)과 함께 신체의 상부로 치올라가서 얼굴이 붉어지고, 머리가 아프고, 신경이 흥분해진다. 어혈이 하복부에 모이게 되면, 자각적으로 냉하면 더운 것은 대개 상부로 떠오르게 된다. 즉 상열하냉(上熱下冷)의 상태로 되는 것이다.

오링테스트를 실시해보면 어혈점(瘀血点), 기상충(氣上衝), 변비(便秘), 아문(瘂門), 태양축혈증(太陽蓄血症), 어혈증체질(瘀血症體質)에서 이상이 생긴다. 어혈(瘀血)이 있어서 하복부가 냉하면 더운 기운이 상부로 떠오르게 된다. 이것을 한방에서는 기상충(氣上衝)이라고 한다. 기상충은 열의 상승과 같은 뜻이 있다고 볼 수 있다. 기의 상충이 일어나면 머리가 무겁고 아프고 어지러운 증상이 일어난다. 이렇게 되면 불쾌한 신경증상도 일어날 것이다. 마음이 불안하고 초조감이 있고 불면, 건망증, 이명(耳鳴), 심계항진(心悸亢進) 등을 호소한다.

도핵승기탕(桃核承氣湯)은 각종의 부인과적 질환에 응용된다.

자궁이나 부속기에 어혈이 엉켜있으면 조직이나 세포점막에 염증이나 궤양을 본방으로 용해하여 제거한다. 따라서 난소염, 난관염, 자궁근종(子宮筋腫), 대하증(帶下症) 등에 좋은 효과를 나타낸다. 또 자궁내에 혈액순환이 원활해지면 자궁이 따뜻하기 때문에 불임증(不姙症)이나 유산벽(流産癖) 등도 개선된다. 산후에 태반이 잔류되어 배출이 되지 않을 때도 사용한다.

대상월경(代償月經)이라 하여 월경을 할 때에 월경혈이 나오지 않고 반대로 토혈(吐血)이나 비혈(鼻血) 등을 일으키는 경우가 있는데, 이것은 어혈이 하복부에 있어서 냉하여진 반면에 기(氣)와 혈(血)이 상충(上衝)하여 이렇게 되는 것이다.

본방을 사용하면 대상월경을 다스릴 수 있다는 것은 쉽게 이해할 수 있다.

도핵승기탕은 각종 신경증상을 일으킨 자에게 응용된다.

체내에 어혈(瘀血)이 있으면 기상충(氣上衝)이 일어나므로 상기(上氣) 하여 어지러움, 두통, 흥분하기 쉽고, 불안, 초조감 등의 신경증상을 일으키게 되어 신경이 과민하여 신경질이 많아지고, 히스테리, 노이로제, 우울병(憂鬱病) 등을 일으키고 중년기에 들어서면 갱년기 장애 등의 불쾌한 증상을 가져오는데 본방을 사용하여 어혈을 몰아내면 하복부(下腹部)가 따뜻해지고 상부의 열이 아래로 내려가서 머리가 시원해지고 정신 신경도 안정될 것이다.

도핵승기탕은 각종 피부질환(皮膚疾患)에도 응용된다.

어혈이 있으면 혈액순환에 장애를 받기 때문에 피부에 좋지 못한 증상이 나타난다. 즉 자반병(紫斑病), 피부염, 습진, 두드러기, 여드름, 피하출혈(皮下出血), 수장각피증(手掌角皮症) 등을 일으키는 원인이 되는 것이다.

타박(打撲)으로 인하여 피하출혈(皮下出血)을 일으켜 멍이 들어있는 것도 일종의 어혈 증상이고 크고 작은 종기나 뾰루지, 부스럼, 사마귀, 하지정맥류(下肢靜脈瘤) 등도 어혈과 깊은 관계가 있다.

도핵승기탕은 각종 신경통, 요통, 류마티스 질환에도 응용된다.

통즉불통, 불통즉통(通卽不痛, 不通卽痛)은 잘 통하면 아프지 않고, 통하지 않으면 아프다는 말이다. 그 뜻을 잘 생각해 보면 어혈이 체내에 막혀 있어서 통하지 않으면 팔다리, 허리, 무릎, 어깨가 저리거나 통증을 느낀다는 뜻으로 해석된다.

도핵승기탕은 각종 안질환(眼疾患)에도 응용된다.

어혈이 있으면 시력도 감퇴하고, 각막염, 눈다래끼, 안검염(眼瞼炎), 홍채염 이밖에 갑상선종(甲狀腺腫), 치질, 전립선비대증(前立腺肥大症) 등을 들 수 있다.

도핵승기탕은 각종 위장질환(胃腸疾患)에도 응용된다.

위장의 내막에 어혈(瘀血)이 생겨 있다면 소화 흡수나 소화관의 연동에 장애를 가져올 뿐 아니라 점막이 헐어서 궤양을 형성하므로 위염, 위궤양, 위산과다, 십이지장궤양, 변비 등을 응용할 수 있다고 생각한다. 이때 어혈을 제거하면 궤양이 생긴 부위의 세포가 회생되어 쉽게 치유가 될 것이다.

어혈(瘀血)은 건망증을 유발하는 원인이 되기도 한다.

노인이 되어 혈관이 굳어지고, 여기에 어혈이 생겨 있으면 동맥경화증이나 고혈압증, 뇌졸중(腦卒中)을 일으키는 원인이 된다. 본방은 이러한 질병을 예방하고 치료하는 데 많은 도움이 된다.

✚ 치험례

40세 여성. 아랫배가 몹시 아프고 허리, 다리에 까지 통증을 느끼게 되었다고 한다. 병원에 가서 진찰을 받았는데, 의사의 말로는 자궁에 혹(子宮筋腫)이 생겨 있으니 수술을 받으라는 것이었다. 평상시에 몸도 약한 편이고 두통, 어지러움증, 어깨결림, 생리통도 있다 해서 도핵승기탕(桃核承氣湯) 20일분을 복약시켰더니 모든 제반 증상이 소실되고 불쾌한 증상도 없어졌다고 한다.

이상에서 설명한 바와 같이 도핵승기탕(桃核承氣湯)은 각종의 만성질환(慢性疾患)에 폭넓게 응용할 수 있다는 것을 알 수 있다. 필자는 남녀노소(男女老少) 할 것 없이 많이 사용하는 처방중의 하나이다.

도핵승기탕(桃核承氣湯)은 월경불순, 자궁내막염, 대하 신경쇠약, 뇌출혈(腦出血), 고혈압증, 치질, 타박상, 치통, 히스테리, 요도염, 자궁출혈, 육혈(衄血), 불임증 등에 응용한다.

22. 독활기생탕(獨活寄生湯)과 좌골신경통(坐骨神經痛)

「**신기**(腎氣)**가 허**(虛)**한** 자가 습냉(濕冷)의 침입을 입어 사지 및 신체통 유주성 동통, 수족냉(手足冷), 운동장해, 하지의 마비감, 경도의 부종을 일으킨 자이다. 또 기혈(氣血)이 허(虛)하여 피로, 원기부족, 식욕부진, 안색창백, 두현(頭弦) 등을 호소하고 요슬(腰膝)이 무력하여 보행이 불편하며 하지의 경련이나 통증을 일으킨 자를 다스린다.」

치험례

55세의 부인이 약 20년전 부터 가끔 요통이 있었다고 한다. 통증이 그다지 심하지 않아 그때마다 진통제를 복용했다고 한다. 그런데 어느 날 갑자기 좌측의 하지(下肢)에 심한 통증이 발작하여 보행이 곤란하고 밤에는 잠을 이루지 못하게 되었다고 한다.

급히 모 병원에 입원하여 여러가지 검사를 받고 보니 디스크가 심하여 즉시 수술을 받으라는 것이었다.

그러나 수술이 두려워서 밍설이고 있던 중 소개로 필자의 약국에 방문하였다. 이 환자에게 **오링테스트**를 실시하였더니 비증(痺症), 사지통(四肢痛), 신허통(腎虛痛), 요통(腰痛)에서 이상이 있다는 것을 알고 독활기생탕(獨活寄生湯)을 주었다. 이 환사는 독활기생탕(獨活寄生湯)을 20일을 복용한 결과 서의 완전하게 회복된 것을 확인하였다.

독활기생탕(獨活寄生湯)은 간(肝), 비(脾), 신(腎)이 허(虛)하고 풍한습(風寒濕)의 침습을 받아 만성관절염, 요통, 사지(四肢)의 저린감, 견비통, 한냉감, 좌골신경통, 요통증, 만성견관절 주위염, 소아의 하지무력, 만성관절류마티스 등을 호소하는 자에게도 효과가 있다.

23. 사열옹폐(邪熱壅肺)에 마행감석탕(麻杏甘石湯)

「풍열(風熱)에 사기(邪氣)가 폐(肺)에 깊이 막혀 있어 폐열(肺熱)이 울증(鬱蒸)하면서 신열(身熱)이 난다. 이열(裏熱)이 훈증(熏蒸)하여 진액(津液)을 핍박하여 밖으로 흘러나오면 한출(汗出)이 된다.」

폐기(肺氣)가 막히면 인체의 기능활동이 통하지 않아 흉부별민(胸部憋悶)이 생기고 열(熱)이 폐(肺)의 진액(津液)을 손상시켜 진액(津液)을 태워 담(痰)이 되게 한다. 담(痰)은 인체의 정상적인 기능 활동을 막아 담점불상(痰粘不爽)이 된다. 온열(溫熱)의 사기(邪氣)가 폐에 침범하면 열(熱)이 폐(肺)의 경락(經絡)을 막아 흉통(胸痛)이 생기고 녹이슨 듯한 색의 담(痰)을 토하게 된다. 인후(咽喉)는 폐(肺)의 출입구이고 폐열(肺熱)이 상증(上蒸)하면 인후(咽喉)는 홍종동통(紅腫疼痛)하게 된다.

마행감석탕(麻杏甘石湯)을 오링테스트 하면 폐열(肺熱), 인후(咽喉), 기분증(氣分證), 풍열(風熱)에서 이상이 있다.

치험례

20세 남성이 기침을 심하게 하고 숨이 가쁘고 호흡이 곤란하며 누런 가래를 뱉으며 열이나며 갈증이 심했다. 설태는 황색이고 맥(脈)은 활삭(滑數)하였다.

이 환자 한테 마행감석탕(麻杏甘石湯) 10일을 주었더니 모든 증상이 사라지고 호전됨을 알수 있었다.

마행감석탕(麻杏甘石湯)은 기관지염, 기관지천식, 폐렴, 기관지천식의 발작 등으로 폐열증(肺熱證)을 나타날 때 쓰고, 치핵(痔核)의 종창, 동통에 쓰인다.

24. 양허(陽虛)의 외감증(外感證)에 마황부자세신탕(麻黃附子細辛湯)

「허냉(虛冷)한 체질자로서 외감병(外感病)의 초기에 오한, 두냉통, 신체 동중(疼重), 수족의 냉 등의 증상이 있고 기침과 함께 묽은 콧물, 묽은 가래가 많으며, 맥(脈)이 침약(沈弱) 한 자를 목포로 한다. 안색이 창백하고 빈혈성이며 전신권태, 무기력하고 열이 없으며 소변은 희박하다.」

마황부자세신탕(麻黃附子細辛湯)을 오링테스트를 실시해보면 양허(陽虛), 표한(表寒), 이한(裏寒), 오한(惡寒, 풍한(風寒)에서 이상이 있다.

치험례

78세 여성. 평소에 추위를 많이 느끼는 사람이 감기에 걸려 오한(惡寒)이 매우 심하게 나타나고, 정신이 피로하고 권태 무력하고 잠만 자려고 하고, 목소리도 힘이 없고 얼굴이 창백하고 식욕이 없다고 한다. 설(舌)은 담백하고 설태는 백색이고 맥(脈)은 침미(沈微)하다.

이 환자에게 마황부자세신탕(麻黃附子細辛湯)을 10일분을 주었는데 제반 증상들이 좋아졌다고 한다.

마황부사세신탕(麻黃附子細辛湯)은 감모, 기관지염, 기관지천식, 일레르기싱비염, 급성신염, 삼차신경통, 인플루엔자, 신경통 등이 응용한다.

25. 만성기침에 맥문동탕(麥門冬湯)

「폐(肺)와 위(胃)의 음허(陰虛)로서 기(氣)의 상승을 일으키고 인후(咽喉)의 건조감, 인후불리 자극감으로 인하여 기침을 연발하는 자이다. 끈끈한 가래가 목에 달라 붙어서 잘 떨어지지 않기 때문에 마른기침이 심하고 안면홍조, 상기 구역, 구갈 등의 증상을 목이 쉬기도 한다. 허증(虛症)으로서 피로, 원기부족, 호흡촉박 등을 호소한다.」

만성기침은 기침이 오랫동안 낫지 않기 때문이기도 하지만 공기의 오염이나 스트레스 등도 관계가 있다고 생각한다. 왜 그런가 하면 감기가 오래되었거나 대기의 오염, 스트레스 등은 다분히 체액의 소모를 가져올 뿐더러 기도나 폐, 기관지에도 건조상태가 되어 기침을 하게 된 것이라 고 생각한다.

구갈(口渴)이 있어서 물을 자주 마시고 피부가 건조하여 까실까실해지고 탄력감, 다뇨(多尿) 등의 증상이 있고 기도와 폐, 기관지가 건조하여 목이 간질간질하여 마른기침을 자주하고 끈끈한 가래가 목에 달라 붙어서 잘 떨어지지 않는 자에게 사용한다.

오링테스트로 맥문동탕(麥門冬湯)을 실시해 보면 조증(燥症) 폐조(肺燥), 염천(廉泉), 천돌(天突)에서 이상이 있다.

✚ 치험례

60세 여성. 폐렴에 걸려 수일간 입원 치료한 후 퇴원하였으나 기침이 멈추지 않는다. 양약은 계속 먹어도 기침이 낫지 않는다. 입맛이 하나도 없고 입이 꺼끌거리고 힘들어서 혓바닥이 다 벗겨졌다. 괜찮다가도 바람을 맞거나 기침을 시작하면 연속적으로 나온다. **맥문동탕**(麥門冬湯)을 15일간 투여했는데 오래된 기침이 완전히 소실되었고 컨디션도 많이 좋아졌다.

맥문동탕(麥門冬湯)은 만성기관지염, 천식, 폐렴, 폐결핵, 인두염, 객혈, 당뇨병, 고혈압, 백일해 등에 응용한다.

26. 시력감퇴(視力減退)에 명목지황탕(明目地黃湯)

「간신음허(肝腎陰虛)와 간혈(肝血)을 보강하여 이루어진 처방이다. 육미지황탕(六味地黃湯)과 신음(腎陰)과 간혈(肝血)을 보하는 귀작지황탕(歸芍地黃湯)과 구기자, 감초, 백질려, 석결명을 가한 것이다.」

치험례

45세의 남자. 약 3 개월 전부터 좌측의 눈이 흐릿하여 마치 안개가 낀 것 같이 시야가 맑지 못하다고 한다. 이러다가 혹시 실명이 되지 않을까 염려되어 안과전문의에게 진찰을 받았는데, 의사의 말로는 안압(眼壓)이 약간 높고 안저(眼低)에 출혈이 있는 듯 하다는 것이었다.

그 후 이제까지 약을 복용하고 있으나 별다른 효과가 없으니 한약으로 치료하는 방법이 없느냐고 한다. 체격이 비만한 편이며 평소에 갈증을 자주 느끼고 입에서 냄새가 나고 소화가 잘 되지 않는다고 한다.

오링테스트로 명목지황탕(明目地黃湯)을 실시해보면 안(眼), 간신음허(肝腎陰虛), 목통(目痛), 간음허(肝陰虛)에서 이상이 있다. 명목지황탕(明目地黃湯)은 양간보신건비(養肝補腎健脾), 자음명목(滋陰明目)의 효능이 있고, 양목훈화(養目暈花), 시물불청(視物不淸) 다스린다 하였고 처방의 조성은 다음과 같다.

숙지황 8양, 산수유, 구기자, 당귀, 백작약, 산약 각 4양, 질려, 목단피, 국화, 복령, 택사, 석결명 각 3양

이 환자의 소화불량은 즉 구갈(口渴), 다음(多飮), 구취(口臭) 등은 위열(胃熱)로 인한 것이고 결국 상열하냉(上熱下冷)의 상태로써 시야(視野)가 흐려진 것은 곧 혈열(血熱)의 상승으로 인한 것으로 예측된다. 우선 **명목지황탕**(明目地黃湯)을 15일분을 주었는데 시력(視力)이 좋아진 것 같다고 해서 1개월간 투약을 하였는데 증상이 많이 호전되었다.

27. 현훈(眩暈), 두통(頭痛)에 반하백출천마탕(半夏白朮天麻湯)

「비허(脾虛)에 의한 담탁상요(痰濁上擾), 풍담(風痰)으로 인한 현훈(眩暈)과 두통(頭痛), 그리고 오심구토(惡心嘔吐)를 다스린다.」

✚ 치험례

56세의 여자. 자주 어지럽고 두통(頭痛)이 동반하기도 한다.

병원에 가서 검사를 했으나 원인을 알 수 없고 빈혈(貧血)도 아니라고 판정됐는데 그런데도 계속 어지러웠다. 최근에는 어지럼증이 더 심해져 술 취한 사람처럼 머리가 핑핑 돌면서 몸을 가눌 수조차 없었다.

기립시(起立時)에는 물론 가만히 누워 있어도 천정이 팽팽 돌 정도로 심하면 속이 미슥미슥거리고 토하므로 음식을 먹지를 못한다.

신경도 예민해서 잠도 잘 못 자고 꿈도 많이 꾸고 잘 붓는 편이고 무릎, 어깨, 허리도 아픈 편이다.

오링테스트를 실시해 보면 현훈(眩暈), 담조발열(痰阻發熱), 담훈(痰暈) 담궐두통(痰厥頭痛), 뇌혈부족(腦血不足)에서 이상이 있다.

이 환자는 반하백출천마탕(半夏白朮天麻湯)을 20첩을 지어 주었는데 2~3일 부터 두통(頭痛) 어지럼증(眩暈), 미슥미슥거리는 것, 신경증상, 부종(浮腫), 요통(腰痛)도 호전되어서 거의 다 먹을 무렵에는 제반증상이 모두 소실, 완치되었다.

반하백출천마탕(半夏白朮天麻湯)은 상습성두통, 담궐두통, 현훈, 메니엘증후군, 자율신경실조증, 위아토니, 위하수증, 고혈압, 저혈압 인자의 두통과 현훈, 축농증 등에 응용한다.

28. 신경성위염(神經性胃炎)에 반하사심탕(半夏瀉心湯)

「반하사심탕(半夏瀉心湯)을 사용해야 할 병적증상으로는 첫째, 심하비(心下痞)를 들 수 있다.」

이 증상은 심하부(心下部) 즉 위(胃)의 부위에 무엇인가 막힌듯 하여 더부룩하고 불쾌한 느낌이 있는 것을 말한다. 그러므로 음식을 먹지 않아도 배가 부른 것 같이 느껴진다. 또 그 부위를 눌러보면 만져지는 것이 없고 다만 자각적으로만 느끼게 된다.

이러한 증상이 왜 일어나는가 하면 위(胃)의 부위에서 열사(熱邪)와 수사(水邪)가 서로 부딪혀 다투고 있기 때문이다. 열(熱)과 물(水)은 그 성질이 서로 상반(相反)하기 때문에 따로 분리하면 화합하기 어렵다. 서로 잘 화합하면 아무 탈이 없겠으나, 반하사심탕(半夏瀉心湯)의 경우에는 서로 대립(對立) 관계에 있다고 본다.

열(熱)은 상부로 떠오르는 성질이 있고, **물**은 아래로 내려가는 성질이 있다. 열과 물이 심하부(心下部)에서 불화(不和)를 일으킨 상태이므로, 경우에 따라서는 이것이 상부(上部)나 하부(下部)로 옮겨 갈 수 있다. 열의 세력이 강하면 상부로 치올라 가서 구토(嘔吐)를 일으키고, 가슴에 번열감이 생기고, 불안초조감 등의 정신신경의 흥분상태도 일어날 수 있을 것이다.

또 물의 세력이 강하면 아래로 내려가서 배에서는 물 끓는 소리(腹中雷鳴)가 나거나, 설사(泄瀉)를 하게 된다.

오링테스트를 실시해 보면 췌장(膵臟), 심하비(心下痞), 비위불화(脾胃不和), 복명(腹鳴)에서 이상이 있다.

✚ 치험례

40세 여성. 명치 밑이 답답하고 막힌듯 하더니 음식을 먹고 체하듯 하고 토할 것 같다고 한다. 처음에는 소화제를 복용하였으나 효과가 없어서 병원에 가서 진찰을 받고 1개월 이상 복약하였으나 효과는 보지 못하였다고 한다.

필자는 이 환자한테 반하사심탕(半夏瀉心湯) 20일분을 주었다. 10일 이후 부터는 증상이 매우 호전되었으며, 거의 완치가 되었음을 알 수 있었다. 앞서 말한 바와 같이 반하사심탕(半夏瀉心湯)은 심하부(心下部)에서 열사(熱邪)와 수사(水邪)가 불화를 일으켜 상복부에 팽만감이나 막힌 듯한 느낌이 있고, 오심(惡心), 구토(嘔吐) 및 복명(腹鳴) 하리(下痢) 등의 증상이 있는 자를 목표로 사용한다.

따라서 필자는 급성, 만성신경성위염, 역류성식도염을 비롯하여 소화불량, 위산과다, 위궤양, 십이지궤양, 신경성 구토, 신경성 장염, 위장 질환과 전간, 구내염, 임신구토 등 많이 사용한다.

29. 기울(氣鬱)과 반하후박탕(半夏厚朴湯)

「한방에서는 **매핵기**(梅核氣)라는 병증상이 있는데 목안에 무엇인가 걸려있는듯하여 불쾌한 느낌이 있는 것을 말하는 데 실제로 음식물이나 어떠한 물건이 목안에 걸려있는 것이 아니라, 인후의 부위에 어떠한 변화가 생긴 것이라고 생각한다. 이러한 경우에 반하후박탕(半夏厚朴湯)을 사용하면 효과가 있다.」

어찌하여 이러한 증상이 일어나는가 하면 한방에서는 기(氣)가 인후의 부위에 울체하여 있기 때문이라고 설명하고 있다. 기(氣)는 작용이나 활동만 있고 형체가 없는 것으로서 생명력, 정신작용, 신경작용, 에너지 등도 체내에서 순조롭게 순환이 잘 되어야 하는데, 어떠한 원인에 의하여 **기(氣)의 울체**가 생긴 경우에는 주로 신체의 상부인 머리나 목, 가슴 등의 부위에 울체 현상이 일어나며 울체하면 잘 통하지 않을 것이다.

오링테스트를 실시해 보면 매핵기(梅核氣), 기울(氣鬱), 염천(廉泉), 천돌(天突)에서 이상이 있다. 반하후박탕(半夏厚朴湯)은 주로 신체의 상부에 기(氣)가 울체하여 열리지 않고 담음(痰飮)이 곁들여 있는 자를 대상으로 사용하며, 그 응용은 광범하여 각종의 질환에 사용할 수 있다.

1) 기울(氣鬱)로 인하여 일어나는 각종의 신경증상을 개선한다. 신경쇠약, 히스테리, 부인의 신경질, 노이로제, 신경성식도협착증, 공포증, 우울증 등에 응용된다.
2) 인후 부위에 나타나는 각종의 질환이나 증상을 개선한다. 편도염, 기관지염, 천식, 백일해, 성대가 부어서 소리가 잘 나오지 않을 때, 인후의 부위에 자극감이 있거나 무엇이 걸려있는 듯한 느낌이 있거나 목안이 간질간질할 때에도 응용된다.
3) 위내(胃內)에 기(氣)의 울체와 담음(痰飮)의 정체가 있어서 일어나는 위장질환에 응용된다. 위장허약증, 위하수증, 위아토니, 식도의 경련, 임신오조 등에 사용한다.

✚ 치험례

40세 여성. 목안에 무엇인가 걸려있어서 불쾌하고 신경질이 난다고 한다. 삼켜도 내려가지 않고 기침을 하여도 나오지 않는다고 한다. 목소리가 카랑카랑하고 신경이 날카로워 보인 여성. 반하후박탕(半夏厚朴湯) 20일분을 주었다. 10일 이후부터는 목에 걸린 것이 많이 없어졌다고 하고 불편함이 없다는 것이다.

반하후박탕(半夏厚朴湯)은 위염, 위아토니, 식도경련, 식도계실증, 임신오조, 신경쇠약, 히스테리, 기울증, 기관지염, 천식, 인후의 자극감 등에 응용한다.

30. 대상포진(帶狀疱疹)에 방기복령탕(防己茯苓湯)

「음증(陰證)으로서 빈혈성을 띠고 있으며 수독(水毒)으로 인하여 근육의 경련, 진전, 마비감 등을 일으킨 자이다. 사지의 부종, 동통, 냉감을 수반하기도 한다.」

치험례

50세 남성이 3일전부터 좌측의 허벅다리에 동전만한 붉은 반점이 생겨서 차츰 커지고 지금은 그 부위가 검붉은 색으로 되었다고 한다. 따갑고 아파서 견딜 수가 없으며 보행을 할 때에는 옷에 스치기만 하여도 통증이 심하다는 것이다. 게다가 좌측의 서혜부(鼠蹊部)의 임파선이 부어서 아프고 또 좌측에 편두통이 있다고 한다.

오링테스트로 방기복령탕(防己茯苓湯)을 실시해 보면 풍수(風水), 수증(水症), 담음통(痰飲痛), 사지통(四肢痛)에서 이상이 있다.

필자는 이 환자한테 **방기복령탕**(防己茯苓湯)을 10일 동안 투여를 했는데 2~3일 복용하니 편두통이 씻은 듯이 없어졌다는 것이다. 이 두통은 대상포진(virus)으로 인하여 생기는 신경통이 아닌가 생각되었다. 다시 나머지 약을 복용하니 모든 증상이 완전히 없어졌다고 한다.

이는 극히 경중에 대한 일례에 지나지 않으며 모든 대상포진이 방기복령탕(防己茯苓湯)이 유효한 것은 아니다.

방기복령탕(防己茯苓湯)은 대상포진, 만성신염, 네프로제 증후군, 진전마비, 간염성 아나팔락시스, 각기 등에 쓰인다.

31. 풍수(風水), 풍습(風濕), 부종(浮腫)에 방기황기탕(防己黃芪湯)

「허증(虛證), 비만형(肥滿形)으로서 근육이 연하고 부종, 발열, 오한, 신중(身重), 요량이 감소한다. 등의 풍수(風水) 증상에 자한(自汗), 피로, 원기부족, 호흡촉박 등 기허(氣虛) 증상을 겸한 자이다. 특히 하지(下肢)의 슬관절이 종통(腫痛)하여 굴신(屈伸)이 곤란한 경우가 많다.」

방기황기탕(防己黃芪湯)을 오링테스트를 실시해보면 풍수(風水), 풍습(風濕), 부종(浮腫), 수독(水毒)에서 이상이 있다.

치험례

54세 여성. 하지에 부종이 심하고, 몸이 항상 무겁다고 느끼면서 땀도 많이 흘리곤 한다. 피로하기 쉽고 기운이 없고 손가락과 발가락이 빼근하면서 종종 마비도 온다고 한다.

설(舌)은 담백하고 설태는 희며 맥(脈)은 부연(浮軟)하다.

이 환자한테 방기황기탕(防己黃芪湯)을 20일 복용 시켰는데 제반증상들이 많이 호전되었고 몸무게도 많이 줄었다고 한다.

방기황기탕(防己黃芪湯)은 급만성신염, 부종(浮腫), 비만증, 슬관절염, 다한증, 신경통, 담마진, 네프로제, 변형성관절염 등에 응용한다.

32. 비만(肥滿), 졸중형체질(卒中型體質)에 방풍통성산(防風通聖散)

「오한, 두통, 무한(無汗), 해수, 호흡곤란 등의 표한(表寒)의 증후에 구고(口苦), 구갈, 안충혈, 인통(咽痛), 초조, 복부의 팽만감, 변비, 농뇨(濃尿) 등의 이실열(裏實熱)의 증후를 수반하는 자를 다스린다.」

체내의 식독(食毒), 수독(水毒), 풍독(風毒) 등 일체의 자가 중독물을 피부, 비뇨기, 소화기를 통하여 배설하고 해독하는 작용이 있다.

실증(實證)으로서 체격이 충실하고 배가 크고 변비의 경향이 있으며 맥(脈)이 유력하다.

방풍통성산(防風通聖散)을 오링테스트를 실시해보면, 표한증(表寒證), 이열실증(裏熱實證), 장독증체질(臟毒證体質), 변비(便秘)에서 이상이 있다.

✚ 치험례

55세 남성. 건장한 체질로 뒷목이 뻣뻣하여 돌리지 못하고 자주 두통을 호소하고 눈도 아프면서 충혈이 있으며 배도 불룩 나왔으며 팽만감을 느끼며 어깨 결림이나 변비도 아주 심하다고 호소한다. 설태(舌苔)는 누렇고 맥(脈)은 활삭(滑數) 하였다.

이 환자 한테 방풍통성산(防風通聖散) 20첩을 복용시켰는데 점진적으로 호전됨을 알 수 있었다.

방풍통성산(防風通聖散)은 감모, 인플루엔자. 폐렴, 기관지염, 비만증(肥滿症), 고혈압, 당뇨병, 뇌일혈, 급성신염, 급성간염, 담낭염, 방광염, 피부병, 옹저 등에 널리 응용한다.

33. 화농증(化膿症), 각종염증에 배농산급탕(排膿散及湯)

「**배농산급탕**(排膿散及湯)은 배농산(排膿散)과 배농탕(排膿湯)과 합(合)한 것으로서 소염, 진통, 배농, 항균 효과가 있다.」

배농산(排膿散)은 화농성 종물(腫物)로서 발적, 종창, 동통이 강하고, 침윤이 심하여 긴장하고 단단한 자에게 쓰인다. 환부가 폐색성(閉塞性)이 때문에 배농이 잘안되고 배농 후에도 궤양이 국소적으로 단단하다.

배농탕(排膿湯)은 허증으로서 초기 또는 완증의 화농증에 쓰인다. 화농증은 개방성으로 국소의 침윤이 강하지 않고, 육아(肉芽)도 단단하지 않으며 긴장성이 적다.

배농산급탕(排膿散及湯)을 오링테스트를 실시하면 화농증(化膿症), 배농(排膿), 부종(浮腫), 옹저(癰疽), 절(癤)에서 이상이 있다.

✚ 치험례

30세 남성. 감기에 잘걸리곤 하는데 맑은 콧물은 빨리 없어지고 축농증이 발생하고 편도도 잘 붓는다고 한다.

심한 운동이나 음주 후엔 혈변을 보며 부종이 생기기도 하며 체질적으로 다래끼도 자주 생긴다고 하소연한다.

설(舌)은 습윤(濕潤)하고, 맥(脈)은 활삭(滑數)하다.

이 환자한테 배농산급탕(排膿散及湯)을 15일 복용시켰는데 많이 호전되었고, 컨디션도 되찾았다고 한다.

배농산급탕(排膿散及湯)은 축농증, 치조농루, 편도염, 폐농양, 맥립종, 편도의농양, 임파선염, 직장궤양, 중이염 등에 응용한다.

34. 폐음허(肺陰虛)에 백합고금탕(百合固金湯)

「폐음허(肺陰虛)는 병(病)을 오래 앓아 몸이 약해졌거나 기침으로 폐음(肺陰)을 상할 때 사열(邪熱)이 폐(肺)에 몰려 진액(津液)이 상하는 경우에 생길 수 있다.

인후조통(咽喉燥痛)하고 해수기천(咳嗽氣喘)하며 가래가 적거나 점조할 때는 피가 섞여 있다.」

수족번열(手足煩熱), 오후의 미열, 신체의 열감, 도한(盜汗) 등의 증상이 나타난다.

백합고금탕(百合固金湯)을 오링테스트를 실시해 보면 인후(咽喉), 폐음허(肺陰虛), 허화(虛火), 도한(盜汗), 조열(潮熱)에서 이상이 있다.

치험례

50세 남자. 오랫동안 마른 기침을 하고 가래를 뱉는데 양은 적고 점조할 때는 피가래가 섞여 있고 목이 아프고 입안과 코가 마르며 피부가 거칠다.

식은땀을 흘리며 몸에는 열감(熱感)이 있고 오후가 되면 미열이 있다고 한다. 설(舌)은 홍색이고 태(苔)는 적고 맥(脈)은 세삭(細數)하다. 필자는 이 환자에게 **백합고금탕**(百合固金湯)을 20일 복용한 결과 모든 제반 증상들이 호전되었다.

백합고금탕(百合固金湯)은 폐결핵, 만성기관지염, 기관지확장증, 만성인후염 등에 응용한다.

35. 위열화화(胃熱化火)에 백호가인삼탕(白虎加人蔘湯)

「**백호가인삼탕**(白虎加人蔘湯)은 상한론(傷寒論)의 양명병편(陽明病篇)에 기재되어 있는 처방이다. 양명병(陽明病)이란 열병의 일종이다. 열(熱)이라 하면 염증과 통하는 데가 있다. 즉 열(熱)이 있다 함은 신체의 어디엔가 염증(炎症)이 있다는 뜻이다.」

양방의학에서는 열(熱)이 있으면 체온계로 측정하여 판단하고, 해열제나 항생제 등을 사용하여 열이나 염증(炎症) 등을 치료하는 수단을 강구한다. 그러나 한방의학에서는 우선 열이 어디에 많이 있는가를 판단하는 데 관심을 두고 있다. 열이 신체의 표면에만 국한되어 있는가, 신체의 내부에 많이 모여 있는가를 판단하는 것이다.

양명병(陽明病)은 주로 신체의 깊숙한 내부에 열이 많이 울체하여 있는 열병이다. 신체의 내부라 하면 폐(肺)나 심장(心臟)등의 가슴의 부위와 위(胃)나 간장(肝臟), 소장(小腸) 등의 복부의 부위로 나눌 수 있다.

백호가인삼탕(白虎加人蔘湯)이 적응하는 열병은 주로 흉부(胸部)와 위(胃) 횡경막 부위에 즉 상소(上消)에 열이 많이 울체하여 있을 때이다.

백호가인삼탕(白虎加人蔘湯)을 **오링테스트**를 실시해 보면 열증(熱症), 위화(胃火), 양명병(陽明病), 소갈(消渴)에서 이상이 있다. 같은 양명병(陽明病)이라도 복부인 소장(小腸), 대장(大腸) 등에 열이 많이 울체하여 있을 때에는 승기탕류(承氣湯類)의 적응인 것이다.

신체의 내부에 고열(高熱)이 있으면, 이 열은 신체의 바깥 부위인 근육이나 관절 및 피부에 까지 파급하게 된다. 그러므로 전신(全身)이 불덩이 같이 뜨거워진다. 즉 양명열(陽明熱)은 물론 소양열(少陽熱), 태양열(太陽熱)까지 겸하는 것이다. 이것을 삼양합병(三陽合病)이라고 한다.

이상으로 보아 백호가인삼탕(白虎加人蔘湯)은 양명병경증(陽明病經症) 즉 기분열성(氣分熱盛)과 위열(胃熱), 국소성의 염증(局所性炎症) 등을 대상으로 하여 널리 적용할 수 있다.

백호가인삼탕(白虎加人蔘湯)의 목표가 되는 것은 대열(大熱), 대갈(大渴), 대한(大汗), 맥홍대(脈洪大)의 4대 증상 이라고 볼 수 있다.

치험례

35세 남자. 처음에는 감기에 걸린 것같이 머리가 몹시 아프고 고열 (高熱)이 나며 얼굴이 붉어지고 전신(全身)에서 땀이 많이 나서 갈증이 심하여 냉수를 많이 마신다.

이 환자한테 백호가인삼탕(白虎加人蔘湯) 10일분을 투여한 결과 모든 증상이 사라지고 완치됨을 알 수 있었다.

그리고 필자는 **백호가인삼탕**(白虎加人蔘湯)을 당뇨병약으로 많이 사용하고 있고 가끔씩은 오래된 기침감기, 일본뇌염, 폐렴, 유행성뇌척수막염, 수막염, 구내염, 치주염에 사용하고 있다.

36. 간혈허(肝血虛), 혈통(血痛)에 보간탕(補肝湯)

「사물탕(四物湯)에 산조인(酸棗仁), 맥문동(麥門冬), 모과(木瓜)가 가미된 처방이다.」

간혈부족(肝血不足)으로 다리가 붓고 경련을 일으키며 손발이 저리고 다리에 쥐가 잘나며 통증이 있으면서 마비감이 있고, 눈이 침침하고 안구가 건조해지고 현기증과 피로감을 자주 느낀다. 안색이 창백하며 피부가 거칠고 윤기가 없으며 가슴이 두근두근 뛰기 겁이 많아지고 불안해하며 잘 놀라고 꿈이 많거나 잠을 잘 자지 못하고 습각기(濕脚氣) 등에 쓰인다.

보간탕(補肝湯)을 오링테스트를 실시해보면 간혈허(肝血虛), 혈통(血痛), 혈허(血虛)에서 이상이 있다.

치험례

48세 여성. 몇 달 전부터 가슴이 두근두근거리며 깜짝깜짝 잘 놀라고 눈이 침침하여 흐리고 시력이 떨어지고 온 몸 근육이 부드럽지 못하고 쥐가 잘나더니, 다리 발바닥 까지 통증이 심해졌다고 하고 생리 양도 많이 줄었다고 한다. 설(舌)은 담백하고, 맥(脈)은 현세(弦細)하다.

이 환자 한테 보간탕(補肝湯)을 20일 분을 투여한 바 모든 증상들이 없어지고 완쾌하였다고 한다.

보간탕(補肝湯)은 피로, 두모(頭冒), 현운, 동계, 사지마비감, 구갈, 불면, 빈혈, 체액의 고조(枯燥) 등에 응용한다.

37. 중기하함(中氣下陷), 기허발열(氣虛發熱)에 보중익기탕(補中益氣湯)

「중기하함(中氣下陷), 청양불승(淸陽不昇), 비불통혈(脾不統血), 기불섭혈(氣不攝血), 기허발열(氣虛發熱) 등 응용이 되고, 정신적, 육체적 피로(疲勞)하고 수족권태(手足倦怠), 소기나언(少氣懶言), 식욕부진(食慾不振) 등을 느끼고 한출(汗出), 현훈(眩暈), 두중통(頭重痛) 등을 호소한다.」

식후에 졸음이 오고 호흡촉박, 변비(便秘) 또는 니상변(泥狀便), 수양변(水樣便) 등의 증상이 있고, 내장근이 무력하여 위아토니, 유주신(遊走腎), 탈항(脫肛), 자궁탈(子宮脫) 등을 일으킬 때도 있고 또 미열, 두통, 오한(惡寒), 자한(自汗), 도한(盜汗) 등 허열(虛熱)로 인한 증상이 나타나기도 한다.

갈희온음, 제상(臍上)에 동계(動悸)가 있다.

보약(補藥)의 왕(王) 의왕탕(醫王湯)이라고도 한다.

보중익기탕(補中益氣湯)을 오링테스트를 실시해보면 기하함(氣下陷), 비위기허(脾胃氣虛), 기허열(氣虛熱), 중기부족(中氣不足)에서 이상이 있다.

치험례

55세 여성. 땀이 잘나고 추위를 싫어하고 따뜻한 음식이나 물을 찾으며 말소리가 작고 눈에 힘이 없고 손발을 움직이는 것을 싫어하고 자꾸 주저앉으려고만 한다. 얼굴색은 창백하면서 두통과 어지러움증도 호소하면서 물 같은 설사를 하며 때로는 열이 있다가 없다가 한다고 한다.

설(舌)은 담(談)하고 태는 박백하고 맥은 홍허하다.

필자는 이 환자한테 보중익기탕(補中益氣湯) 20일분을 복용시켰는데 수일 후에는 모든 증상들이 없어지고 생활하는데 불편함이 없었다고 한다.

보중익기탕(補中益氣湯)은 허약체질, 식욕부진, 만성위장병, 위하수증, 탈항(脫肛), 자궁하수(子宮下垂), 기립성현운, 저혈압증, 폐결핵, 다한증(多汁症), 허약자의 감모 등에 응용한다.

38. 산후보약(産後補藥)에 보허탕(補虛湯)

「산후(産後)에 기혈(氣血)을 대보(大補) 크게 보(補)하여 주는 효능이 있어 다른 병증(病證)이 있어도 응용하게 되고 모든 산후병(産後病)에는 증상에 따라 가감(加減)하여 응용 할 수 있는 처방이다.」

출산 후 소진되어 버린 기운을 보충, 혈액순환을 촉진하고 찬기운이 스며들지 않도록 양기(陽氣)를 보강하고 기혈(氣血)을 보충해서 산후체력을 회복시키고 빈혈(貧血), 현훈(眩暈), 사지의 견인통, 심번(心煩), 부종(浮腫) 등의 증상이 있는 자를 다스린다.

보허탕(補虛湯)을 오링테스트를 하면 기허(氣虛), 혈허(血虛), 기음부족(氣陰不足), 기혈허(氣血虛)에서 이상이 있다.

치험례

38세 여성. 출산 후 식욕이 없고 음식 먹기를 싫어하며, 어지럽고 심계(心悸)가 있으며, 불안함과 답답함을 호소하면서 어깨, 등, 팔꿈치, 손목, 발목, 아랫배 통증도 있고 몸전체가 부종(浮腫)이 있으면서 몸도 무겁고 무기력한 모습을 보였다. 설(舌)은 담백하고 맥(脈)은 세약(細弱)하다.

필자는 이 산모한테 보허탕(補虛湯)을 20일간 복용시킨 결과 회복속도가 빨랐고 거의 완치됨을 알 수 있었다.

산후허로(産後虛勞), 빈혈증(貧血證), 만성소모성질환회복기, 두허훈(頭虛暈) 등에 응용한다.

39. 기울(氣鬱), 수울(水鬱)에 분심기음(分心氣陰)

「칠정(七情)으로 생긴 가슴이 답답한 비증(痞證)과 음식물이 내려가지 않는 체증(滯證)을 치료 하는데 대소변(大小便)을 잘 통하게 하고 맑고 시원하게 본다.」

근심, 우울, 분노 등으로 인한 기(氣)의 울체와 심흉간(心胸間)의 수기(水氣)의 울체로 인하여 심하비경(心下痞硬)하고 심하 및 위중(胃中)의 수음(水飲)이 흉중으로 역상하여 제증상을 나타내는 자를 다스린다. 즉, 심흉비민(心胸痞悶), 트림, 탄산(呑酸), 오심, 구토, 두혼(頭昏), 현훈, 해수, 면색위황(面色痿黃), 구고설건(口苦舌乾), 식욕부진, 사지권태, 소변불리(小便不利) 등의 증상을 호소하는 자이다.

분심기음(分心氣飲)을 오링테스트를 실시해보면, 기울(氣鬱), 수울(水鬱), 오울(五鬱), 심하비(心下痞), 부종(浮腫), 소변불리(小便不利)에서 이상이 있다.

✚ 치험례

40세 여성. 직장생활을 하면서 여러 가지 원인으로 분노가 치밀고 화가 나서 우울증이 심해지고 어지러움이 있고 이로 인해 기(氣)가 막히고 가슴이 답답하고 헛구역질과 트림이 나오며 입맛도 없고 소화도 안되는 것 같고 대변 소변을 봐도 시원치 않고 몸은 계속 붓는 것 같기도 하고 피곤함을 많이 느낀다고 하소연한다.

설(舌)은 백윤하고 맥(脈)은 현활하다.

필자는 이 환자 한테 분심기음(分心氣飲)을 20첩을 복용을 시켰는데 모든 제반 증상들이 호전 또는 사라졌으며 살도 빠져 다이어트 효과도 있다해 아주 흐뭇해 하였다.

분심기음(分心氣飲)은 신경쇠약, 부종(浮腫), 복막염, 유방통, 임신해수, 불식병(不食病) 등에 응용한다.

40. 대하증(帶下症)에 비해분청음(萆薢分淸飮)

「습열하주(濕熱下注), 온결방광(蘊結膀胱), 습열(濕熱)이 하주하여 방광(膀胱)이 온결되고 기화가 잘 되지 않아서 소변을 자주보고 소변색이 진하다. 요도에 열이 많고 통증을 느낀다.」

치험례

45세 여성. 피곤하거나 신경을 쓰면 불안하고 자주 심장이 두근거리며, 일하거나 집중하게 되면 괜찮은데 멍하거나 하는 일이 없으면 자주 소변(小便)을 보게 된다고 한다. 최근에 들어 스트레스를 많이 받아서 인지 묽은 대하(帶下)가 많이 흘러나와 매우 불편하다고 하고 가려움증과 열감이 있고 소변(小便)을 봐도 시원스럽지 않으면서 소변(小便)으로 피가 섞여 나오기도 한다고 한다.

오링테스트로 비해분청음(萆薢分淸飮)을 실시해 보면 임증(淋症), 신불납기(腎不納氣), 신허불고(腎虛不固)에서 이상이 있다.

필자는 이 환자에게 **비해분청음**(萆薢分淸飮) 10일 동안 복용한 결과 완치되었고 현재까지 재발하지 않고 있다.

비해분청음(萆薢分淸飮)은 급만성요도염, 방광염, 신우염, 대하 등에 응용한다.

41. 사물탕(四物湯)의 운용(運用)

「사물탕(四物湯)은 일체혈허(一切血虛) 및 부인경병(婦人經病) 즉 부인(婦人)이 영위(榮衛[榮血과 衛氣])와 기혈(氣血), 충임(衝任[衝脈과 任脈])이 허(虛)하기 때문에 일어나는 생리불순, 생리통, 자궁출혈(子宮出血), 어혈(瘀血)의 덩어리, 복통(腹痛), 임신중의 태동(胎動), 산후의 오로(惡露)의 정체 등을 치(治)한다고 했다.」

사물탕(四物湯)을 오링테스트를 실시해 보면 혈허(血虛), 간혈허(肝血虛), 혈열(血熱), 혈조(血燥), 혈체(血滯)에서 이상이 있다.

치험례

40세 여성. 안면이 창백하고 어지럽고 눈(眼)이 침침하며 피로하고 마음이 불안하며 심계(心悸)가 있고 손발톱에 윤기도 없으며 생리양(生理量)도 적고 생리불순(生理不順)이며 배꼽주위와 하복부(下腹部)에 통증이 있다고 한다.

이 환자에게 사물탕(四物湯)을 15일분을 주었는데 모든 증상들이 소실되고 완치됨을 알 수 있었다.

사물탕(四物湯)은 혈허(血虛)에 대한 기본 처방이지만 단독으로 사용하기 보다는 증상의 변화에 따라 다른 처방과 합방(合方)하거나 몇 가지 약물을 더 가미하여 사용하는 경우가 많다. 자율신경실조증, 산전 산후의 가종증상, 시력장애, 영양불량, 빈혈증, 생리불순(生理不順), 건조성피부염, 무월경, 자궁발육부진, 히스테리 등에 응용한다.

42. 간기울결(肝氣鬱結), 간비불화(肝脾不和)에 사역산(四逆散)

「간기(肝氣)의 울결(鬱結)로 인하여 우울감, 불안, 초조, 심번(心煩), 심계항진, 히스테리 모양의 신경증을 말하고 또 흉협부의 충색감, 흉협고만, 복직근의 구련이 나타나고 식욕부진, 변비 또는 하리, 복통, 오심 등의 증상을 유발하는 자를 목표로 한다.」

즉, 간실비허(肝實脾虛)의 상태를 다스린다. 사역(四逆)이란 사지(四肢)의 궐냉(厥冷)을 말하는데 열이 신체의 중심부에 모여 있기 때문에 수족(手足)이 냉하여 진다는 뜻이다.

사역산(四逆散)을 오링테스트를 실시해보면 간울(肝鬱), 간비불화(肝脾不和), 심번(心煩), 심계(心悸), 흉협고만(胸脇苦滿)에서 이상이 있다.

✚ 치험례

55세 여성. 손과 발이 매우 차며 가슴이 답답하고 두근두근 뛰며 불안 초조해하며 숨이 차며 때로는 통증이 있고 속도 메쓰껍고 배도 아프다고 하고 묽은 설사를 한다고 하였다. 설(舌)은 빨갛고 태(苔)는 누렇고 맥(脈)은 현(弦)하였다.

이 환자한테 사역산(四逆散)을 20일분을 주었는데 제반 모든 증상들이 개선되었다고 한다.

사역산(四逆散)은 자율신경실조증, 갱년기증후군, 신경성위염, 급만성간염, 위십이지장궤양, 담석증, 늑간신경통, 방광신경증에 응용한다.

43. 치통(齒痛), 잇몸염증에 사위탕(瀉胃湯)

「방약합편 치아통여신(治牙痛如神) 치아의 동통을 신통하게 다스린다. 라는 글이 있다.」

치험례

48세 남자. 열성인 체질인데 맵고 자극성이 있는 음식물을 지나치게 먹곤 한다. 입에서 냄새가 나고 쓰고 마르며, 잇몸이 빨갛게 붓고 궤사가 생겨 잇새에서 피가 나고 입과 입술 및 이하선이 부어 아프기도 한다.

위열(胃熱)로 인해 위가 타는 듯한 통증이 생기고 얼굴에 열이 오르고, 많이 먹어도 쉬 배가 고프고 입이 말라 찬 것을 좋아하며 더운 것을 싫어한다. 혀는 붉고 설태는 황태이고 맥(脈)은 활대(滑大)하고 삭(數)하다.

사위탕(瀉胃湯)을 오링테스트를 실시해보면 아통(牙痛), 위열(胃熱), 위화(胃火)에서 이상이 있다. 이 환자 한테 사위탕(瀉胃湯) 20첩을 복용시켰는데 모든 증상들이 좋아졌음을 알 수 있었다.

사위탕(瀉胃湯)은 치통(齒痛), 치주염, 설염, 삼차신경통, 구강염, 입술건조, 위염 등에 적용된다.

44. 간심혈허(肝心血虛), 불면(不眠)에 산조인탕(酸棗仁湯)

「허로(虛勞)로 허(虛)해서 번조(煩躁)하여 오는 불면증을 다스린다.」

흉중에 고민감이 있고, 불면, 다몽(多夢), 심계도한(心悸盜汗), 두목현운(頭目眩暈) 등을 호소하고 불안감, 초조감, 구인(口咽)의 건조감, 상기증, 번민감 등의 증상은 음허내열(陰虛內熱)하여 허화(虛火)가 상염(上炎) 하기 때문에 열증을 수반한다.

산조인탕(酸棗仁湯)을 오링테스트를 실시해보면 불면(不眠), 간혈허(肝血虛), 심혈허(心血虛), 허화상염(虛火上炎), 음허내열(陰虛內熱), 허번(虛煩)에서 이상이 있다.

치험례

51세 남성. 평소 흥분을 잘하며 얼굴은 붉고 입이 자주 마르고 머리와 눈이 어지럽고 마음이 번거로우며 가슴도 자주 두근두근거리고 잘 때 땀을 흘리며 잠을 깊이 못자고 항상 상기(上氣) 되면서 매우 피곤하다고 호소하였다.

설(舌)은 홍건하고, 무태이고 맥(脈)은 현세삭(弦細數) 하다.

필자는 이 환자한테 산조인탕(酸棗仁湯) 20일분을 투여한 결과 불면증과 모든 제반 증상 들이 완전히 호전되었으며 마음의 평온을 찾았다고 한다.

산조인탕(酸棗仁湯)은 불면증, 불안신경증, 신경쇠약, 자율신경실조증, 건망증, 다몽(多夢), 경계(驚悸), 고혈압증, 심계항진증, 심장신경증 등에 응용한다.

45. 삼차신경통(三叉神經痛)

「돌발적으로 일어나는 편두통으로 고생하는 환자를 볼 수 있다. 어떤 환자는 그 통증이 매우 극심하여 병원에 입원하여 여러가지 검사를 받고 치료를 하고 있으나 병원에서는 원인을 알 수 없다고 말하기도 한다.」

통증은 머리와 안면 또는 눈, 귀, 코, 턱 등의 부위에 나타나며 바늘로 찌르는 것 같다고 한다. 이러한 두통은 삼차신경통(三叉神經痛)에 속하는 것이다. 삼차신경통의 원인은 감기, 인플루엔자, 두개골(頭蓋骨)의 질환, 이(耳), 비(鼻), 안질환(眼疾患) 등에서 오는 경우가 많다고 한다.

또 원인불명으로 돌발적인 발작을 일으키기도 한다. 삼차신경통은 세 갈래의 가지에서 나타난다. 첫째가지에 나타나는 것은 안신경통(眼神經痛)으로써 주로 이마에서 관자놀이, 눈의 언저리에서 통증이 나타난다. 둘째 가지에 나타나는 것은 상악신경통(上顎神經痛)으로써 눈의 아래 부위와 상악(上顎) 및 코의 부위에 통증이 나타난다. 셋째 가지에 나타나는 것은 하악신경통(下顎神經痛)으로써 턱과 아래의 치조(齒槽)의 부위에 나타난다. 일반석으로 삼차신경통(三叉神經痛)은 상부의 첫째 가지에 나타나는 경우가 많다.

삼차신경통(三叉神經痛)의 치료법으로는 약물을 투여하거나 침치료(鍼治療)를 하는데 정확한 판단을 하지 못하면 효과가 없는 경우도 있다.

삼차신경통 경험방을 오링테스트를 실시해 보면 두면부(頭面部), 신경통(神經痛), 비증(痺症)에서 이상이 있다.

삼차신경통 경험방의 처방 구성은 다음과 같다.

천마(天麻), 하고초(夏枯草), 백지(白芷) 각 8g 구등(鉤藤) 16.0, 세신(細辛) 4.0

치험례

70세의 부인. 어느날 갑자기 우측 귀의 언저리에서 통증이 일어나더니 머리와 목덜미까지 아파서 견딜 수가 없다고 한다. 가끔 바늘로 찌르는 듯이 아파서 깜짝깜짝 놀란다는 것이다. 진통제를 복용하였으나 효과가 없다.

필자는 삼차신경통 경험방을 10일 복용한 결과 완전히 통증이 없어짐을 알 수 있었다. 그리고 후두신경통(後頭神經痛) 우측의 목덜미에서

우측의 옆머리까지 짜릿짜릿한 아픈 통증도 삼차신경통(三叉神經痛) 경험방 처방으로 종종 효과가 있음을 알 수 있었다.

46. 심화상염(心火上炎)과 삼황사심탕(三黃瀉心湯)

「기(氣)는 항상 쉬지 않고 고르게 순행하고 있어야 하는데 어떤 원인에 의하여 기(氣)의 순행이 잘 되지 않으면 혈액의 순환도 장애를 일으켜 기운이 없어지고 신체가 냉하여진다. 반대로 기(氣)의 순행이 너무 빨라지거나, 신체의 일정한 부위에 기(氣)가 많이 울체하면 답답하거나 열이 나거나 아픈 증상이 나타난다.」

삼황사심탕은 심흉부(心胸部)에 울체한 열이나 화(火)를 끄는 작용을 한다. 불이 났을 때 불을 끄는 소화기의 역할을 하는 것과 같다. 심화(心火)가 왕성하면 기(氣)와 열(熱)은 상부로 치올라가서 안면이나 뇌에 충혈을 일으키게 된다. 따라서 얼굴이 화끈화끈 달아오르고 눈에는 충혈이 생기고, 머리가 욱신욱신 아프고(頭痛), 귀에서는 소리(耳鳴)가 들리고 어지러움(眩暈)을 호소하게 된다. 심(心)은 마음과 통하는 데가 있어서 정신적으로 흥분하여 노(怒)하기 쉽고 불안, 초조, 불면 등을 일으키게 되고 심장이 두근두근 뛰는 것을 느낀다.

오링테스트를 실시해 보면 심화(心火), 화병(火病), 혈열(血熱)에서 이상이 있다.

➕ 치험례

35세 남자. 약 20일 전부터 두통(頭痛)이 발작하여 일을 할 수 없다고 한다. 급히 병원에 가서 여러 가지 검사를 받았으나 원인을 알 수 없다고 하면서 아마도 신경성인 것 같다는 것이다. 체격은 건장한 편이고 얼굴이 술에 취한 사람같이 붉게 보였다. 두통(頭痛)은 앞머리와 정수리 에서 후끈후끈 달아오르면서 아프고 가슴이 답답하다고 한다. 또 허리가 아프고 다리가 땡겨서 보행이 불편하고 혈압은 높지 않고 정상이다. 하복부가 불쾌하고 가끔 변비(便秘) 증상이 있다고 한다. 이 환자에게 삼황사심탕(三黃瀉心湯) 10일분을 주었다. 다음에 와서 말하기를 두통(頭痛)이 많이 경감하였다고 한다. **삼황사심탕**(三黃瀉心湯)은 주로 신체의 상부에서 일어나는 출혈에 응용하는 기회가 많다. 토혈(吐血), 각혈, 육혈, 구내염(口內炎), 치통, 설염(舌炎), 치은출혈 등이 그 예이다. 또 뇌의 출혈을 하강시키는 작용이 있기 때문에 고혈압증(高血壓症), 동맥경화증, 뇌출혈(腦出血) 등으로 응용되고 두통(頭痛), 두중감(頭重感), 어리럼증, 심계항진, 정신불안(精神不安), 이명(耳鳴)이 있을 때도 유효하다.

47. 기체통(氣滯痛), 어혈(瘀血)에 소경활혈탕(疎經活血湯)

어혈(瘀血)과 수독(水毒)과 풍한(風寒)을 겸하고 있어 근육(筋肉), 관절(關節), 신경(神經)에 동통(疼痛)을 일으킨 자이다. 소경(疎經), 활혈(活血), 행습(行濕) 작용이 있으며 사지 및 신체통, 유주성(遊走性) 동통, 관절통, 근육의 연급, 저린감 등이 있고, 운동장애, 부종(浮腫) 등을 수반한다.

특히 요이하(腰以下)에 동통을 발하는 경우가 많다.

풍한습(風寒濕)을 받고 열(熱)이 내(內)에 감(感)하여 열(熱)이 한(寒)을 포(包)하면 곧 통(痛)하여 근락(筋絡)을 상(傷)한다. 이것으로써 주경야중(晝輕夜重)한다. 마땅히 경(經)을 소(疎)하고 혈(血)을 활(活)하여 습(濕)을 행하게 해야 한다.

소경활혈탕(疎經活血湯)을 오링테스트를 실시해보면 기체통(氣滯痛), 어혈(瘀血), 풍한(風寒), 풍습(風濕)에서 이상이 있다.

치험례

55세 남성. 허리와 무릎 특히 하지에 통증이 더욱더 심하고 근육이 경련을 일으키며 저린 감이 있고 골절운동이 부자연스럽고 음주를 하는 날이면 뻐근함과 마비와 부종이 있다고 하소연한다. 설(舌)은 홍색이고 태(苔)는 누렇고 맥(脈)은 삽하였다.

이 환자한테 소경활혈탕(疎經活血湯) 20일을 복용시켰는데 점진적으로 제반증상들이 많이 호전되었다고 한다.

소경활혈탕(疎經活血湯)은 다발성관절염, 변형성관절염, 견관절주위염, 요통증, 좌골신경통, 관절류머티스, 근육류머티스, 통풍, 하지의 마비, 산후의 혈전성 동통 등에 응용한다.

48. 임신오조(姙娠惡阻)에 소반하가복령탕(小半夏加茯苓湯)

「위내(胃內)에 정수(停水)가 있고 선갈후(先渴後)에 구토(嘔吐)하는 증(證)으로서 심하비(心下痞), 오심(惡心), 소변불리(小便不利), 심계(心悸), 현훈(眩暈), 식욕부진(食慾不振)의 등의 증상을 수반한다.」

소반하가복령탕(小半夏加茯苓湯)을 오링테스트를 실시해보면, 구토(嘔吐), 구역(嘔逆), 위내정수(胃內停水), 심계(心悸)에서 이상이 있다.

✚ 치험례

35세 임신한 여성이 초기에 구토(嘔吐)와 구역감(嘔逆感)으로 속이 메쓰껍고 목은 마르지 않거나 조금 목이 말라서 물을 마시면 바로 토한다. 가슴이 두근두근거리고 어지럽고 상복부가 막힌듯하면서 답답하다고 한다. 설태는 백활(白滑)하고 맥(脈)은 활(滑)하다.

이 임신한 분한테 **소반하가복령탕**을 10일간 복용한 결과 어지림증, 구토, 심하비 등 거의 소실되었으며 완쾌됨을 알수 있었다.

필자는 소반하가복령탕(小半夏加茯苓湯)이 임신오조(姙娠惡阻)에 특효약이라 생각한다. 임신구토, 멀미, 신경성구토, 제종(諸種)의 구토(嘔吐) 등에 쓰인나.

49. 간염(肝炎)에 소시호탕(小柴胡湯)

「간울화화(肝鬱化火), 비기허(脾氣虛), 담습(痰濕), 흉협부에 병사(病邪)가 울체하면 우울감, 불안초조, 이노(易怒), 심번(心煩), 심하계(心下悸) 등 신경 증상을 일으키게 되는데 이것을 간울화화(肝鬱化火)라고 한다.」

피로하다, 식욕이 없다, 기운이 없다 등의 비기허(脾氣虛) 증상과 기침을 한다 가래가 많다. 속이 메스껍다. 등의 담습(膽濕)의 증상이 있을 때 쓰인다.

설(舌)은 홍색이고 태(苔)는 희고 두터우며 맥(脈)은 현연(弦軟)하다.

소시호탕(小柴胡湯)은 소양병(少陽病)으로 한열(寒熱)이 왕래(往來)하고 흉협(胸脇)이 고만(苦滿)하고 입이 쓰고(口苦), 목이 마르며(咽乾), 눈이 어지럽고(目眩), 심번(心煩)하며 구토(嘔吐)를 자주하며 식욕이 없는자를 다스린다.

오링테스트로 소시호탕(小柴胡湯)을 실시해 보면 열증(熱症), 오장(五臟), 간염(肝炎), 반표반리열증(半表半裏熱症), 소양병(少陽病)에서 이상이 있다.

치험례

30세의 남자로서 감기 증상으로 두통(頭痛), 근육통(筋肉痛), 관절통(關節痛)이 있고 그 후 명치 끝이 더부룩하고 우상 복부, 흉협 부분에 불편함을 느끼면서 심한 무력감을 동반하고 식욕이 없어지고 오심(惡心), 구토(嘔吐), 피부소양감 등을 호소하며 A형 간염(肝炎) 환자라 하면서 약국을 찾아 왔다.

이 환자한테 **소시호탕**(小柴胡湯) 20일 분을 투여했는데 피로, 권태, 식욕부진, 무력감, 오심(惡心), 구토(嘔吐) 등 제반 증상들이 모두 소실되었으며 완쾌하였다.

소시호탕(小柴胡湯)은 간염(肝炎), 담낭염, 감모, 식욕부진, 위염(胃炎), 기관지염, 폐렴, 중이염, 노이로제, 신염, 신우염 등에 쓰인다.

50. 적취(積聚)에 소적정원산(消積正元散)

「담음(痰飮)과 기혈(氣血)이 울결(鬱結)하고 식적(食積)으로 기(氣)가 승강(昇降)하지 않아 적취(積聚)하기 때문에 창통(脹痛) 할 때 쓴다.」

적취는 뱃속에 덩어리가 생겨 아픈 병증이며 기(氣)가 쌓인 것이 적(積)이고, 기(氣)가 모인 곳이 취(聚)이며, 적(積)은 오장(五臟)에 취(聚)는 육부(六腑)에 생긴다.

적(積)은 음기(陰氣)이고 한 곳에 생기기 때문에 일정한 곳에 나타나며 경계가 뚜렷하지만, 취(聚)는 양기(陽氣0이고 한 곳에 생기지 않고 왔다 갔다 하기 때문에 아픈 곳이 일정하지 않다.

적취(積聚)는 정기(正氣)가 허(虛)할 때 외감(外感), 음식, 칠정(七情), 타박 등으로 기, 혈, 담(痰)이 몰려서 생긴다.

소적정원산(消積正元散)을 오링테스트를 실시해보면, 적취(積聚), 담음(痰飮), 식적(食積), 기불승강(氣不昇降)에서 이상이 있다.

⊞ 치험례

45세 여성. 가슴이 답답하며 꽉 찬 것 같고 명치부터 아래까지 딱딱하고 변이 잘 안나오고 배가 팽만감을 호소하고 먹어도 소화가 안된다. 명치부분을 누르면 큰 덩어리가 있는 것 같은데 강하게 누르면 몹시 큰 동증이 있다고 한다. 설(舌)은 붉고, 설태는 박백하고 맥(脈)은 침세(沈細)하였다.

이 환자한테 소적정원산(消積正元散)을 20첩을 복용한 결과 호전됨을 알 수 있었다.

소적정원산(消積正元散)은 위산과다, 소화성궤양, 위장의 연동부진 등에 응용한다.

51. 만성피부병(慢性皮膚病)에 소풍산(消風散)

「풍습열(風濕熱)의 피진(皮疹), 완고한 피부병이나 습진 등으로 내열(內熱)이 있고, 분비물이 많고 소양감(瘙痒感)이 심한 자를 다스린다. 수포(水疱)가 생기거나 발적, 열감 등 염증성 경향이 있고 만성화 하면 피부의 위축, 건조, 가피(痂皮)가 생기기도 한다.」

✚ 치험례

40세 남성. 1년 전부터 전신(全身)에 가려움증이 있고 진물을 동반한다. 더위를 많이 타고 열이 머리위로 확 오를 때가 자주 있고 얼굴은 붉게 상기(上氣)되어 있고 손발은 차갑다고 한다. 얼굴, 가슴, 배, 팔다리 등 전신에 모기 물린 듯 크게 발진, 발적, 극심한 소양감, 긁으면 부풀어 오르고 퍼지면서 따뜻한 곳에 들어오면 악화되고 음식물에도 약간 반응이 있다.

각종 양약을 복용할 시엔 잠시 소실됐다가, 복용을 하지 않으면 다시 재발하곤 하여 한약으로 근본치료를 원하여 지인을 통하여 방문하였다.

소풍산(消風散)을 **오링테스트**를 실시해 보면 피부(皮膚), 전신(全身), 풍열(風熱)에서 이상이 있다.

이 환자한테 **소풍산**(消風散) 20일을 복용한 결과 피부(皮膚)가 빨갛게 된 부분이 거무스름하게 변하고 붉은 기가 거의 소실된 것을 확인할 수 있었고, 환자 자신도 효과가 있는 것 같다고 하여 경과가 매우 희망적이다. 약 2~3개월 후에는 완치될 것으로 믿고 있다.

소풍산(消風散)은 만성피부염, 만성두드러기, 습진, 풍진, 담마진, 한포(汗疱), 아토피성 피부염, 피부소양증 등에 응용한다.

52. 풍습비통(風濕痹痛)에 소풍활혈탕(疎風活血湯)

「사지백절(四肢百節)의 유주자통(流注刺痛)을 치료한다.

이 통증은 풍습(風濕), 담(痰), 사혈(死血) 때문인데 그 통처(痛處)가 종(腫) 이기도하고 홍(紅) 하기도 하다.」

풍사(風邪)와 수습(水濕), 어혈(瘀血)로 인하여 사지의 관절, 근육의 마비 등의 증상이 나타난 자를 다스린다. 심하면 환부에 발적, 종창, 자통(刺痛)이 나타나기도 한다.

소풍활혈탕(疎風活血湯)을 오링테스트를 실시해보면 풍습(風濕), 어혈(瘀血)에서 이상이 있다.

✚ 치험례

53세 남성. 오랫동안 중풍(中風)을 앓고 나서 습담(濕痰)과 사혈(死血)로 인해 사지 관절이 쑤시고 아프며 힘이 없고 마비감이 있다고 한다. 특히 양쪽 어깨와 팔이 아프다 한다. 설(舌)은 담하고 설태는 백윤하고 맥(脈)은 침지하다.

이 환자한테 소풍활혈탕(疎風活血湯) 20일분을 주었는데 심하게 통증과 마비감이 있던 어깨와 팔이 많이 좋아졌다고 하고 다른 증상들도 서서히 개선되었다고 한다.

소풍활혈탕(疎風活血湯)은 사지마비감, 신경통, 관절염, 중풍(中風), 요통(腰痛), 류마티스에 응용한다.

53. 복통(腹痛)과 시호계지탕(柴胡桂枝湯)

「태양병(太陽病)과 소양병(少陽病)을 겸하고 있어서 표열(表熱) 증상과 심하부의 긴장 증상이 있다. 두통, 두중, 신체통, 발열, 미오한 맥부 등의 표열(表熱) 증상이 있고, 흉협고만, 심하지결(心下支結), 복직근 긴장 등 흉협과 심하부의 증상을 겸한자이다. 또 불안, 심번(心煩), 불면 등의 신경증상을 수반하고 특히 심복졸중통(心腹卒中痛)이라 하며 심하부의 중심으로 한 복통(腹痛)에도 효과가 있다.」

치험례

6세 되는 남자아이가 약 1년 전부터 가끔 배가 아팠다고 한다. 낮에 잘 놀다가 별안간 배가 아파서 울기도 하고, 식사를 하려고 수저를 들면 배가 아파서 음식을 먹지 못한다고 한다. 그런데 3일 전에 갑자기 심한 복통(腹痛)과 구토(嘔吐), 설사(泄瀉)가 일어나고 열(熱)이 올랐다고 한다. 음식을 먹고 체한 것이 아닌가 하고 급히 병원에 가서 치료를 받았으나 효과가 없고 원기가 떨어져서 눈을 감고 누워 있기만 하고 복통(腹痛)이 발작하면 고통을 참지 못하고 괴로워한다는 것이다.

의사는 맹장염이나 위경련 등도 아닌 것 같은데 그 원인을 똑똑히 알 수 없으니 정밀검사를 해보는 것이 좋을 것이라고 하였다는 것이다.

시호계지탕(柴胡桂枝湯)을 오링테스트를 실시해보면 소양병(少陽病), 반표반리증(半表半裏證), 복통(腹痛), 심복졸중통(心腹卒中痛)에서 이상이 있다.

이 아이의 복통(腹痛)은 주로 배꼽 주위에서 발작이 일어나는 것으로 시호계지탕(柴胡桂枝湯) 10일분을 주었는데 3일째 부터는 열(熱)도 내리고 복통(腹痛)도 없어지고 식사도 잘 할 수 있게 되었다고 한다.

시호계지탕(柴胡桂枝湯)은 감모(感冒), 간염, 황달, 폐렴, 늑막염, 위통, 담석증, 신염, 신경쇠약 등에 응용한다.

54. 정충(怔忡), 심신불교(心腎不交)에 심신양교탕(心腎兩交湯)

「심(心)은 상초(上焦)에 있고, 신(腎)은 하초(下焦)에 있다.」

정상적인 상태에서 심양(心陽)에 이어져 음(陰)과 양(陽)이 서로 협조 함으로써 정상적인 생명 활동을 유지한다.

심신불교(心腎不交)로 인한 증으로 경계정충(驚悸怔忡), 심번(心煩), 건망(健忘), 실면(失眠), 유정(遺精) 등이 나타나고, 머리가 어지럽고 귀에서 소리가 나면서 잘 들리지 않으며 손발이 화끈거리고 허리, 무릎이 시리고 아프며, 뇨황변건(尿黃便乾) 등이 주요 증상들이다.

심신양교탕(心腎兩交湯)을 오링테스트를 실시해보면 정충(怔忡), 심신불교(心腎不交), 심계(心悸), 수화부제(水火不濟), 도한(盜汗)에서 이상이 있다.

치험례

65세 남성. 사업으로 인한 스트레스로 가슴 속이 달아오르면시 두근기리고 답답하며 불안(不安)하고 매우 잘 놀라고 두려워하고 잠이 오지 않으며 유정(遺精)이 있고 숨이 차고 손, 발바닥에 땀이 많이 나고 권태롭고 눕기를 좋아한다.

설(舌)은 홍(紅)하고 태(苔)는 소태(小苔)이고 맥(脈)은 세삭(細數)하나.

이 환자 한테 심신양교탕(心腎兩交湯)을 20일을 복용시켰는데 제반 증상들이 많이 호전 되었다고 한다.

심신양교탕(心腎兩交湯)은 심계(心悸), 정충(怔忡), 건망, 다몽, 유정(遺精) 등에 응용한다.

55. 심음혈허(心陰血虛), 경계(驚悸)에 양심탕(養心湯)

「근심과 시름을 지나치게 생각하여 심(心)을 상하였거나 일에 지쳐 심신(心神)이 부족하게 되어 놀라고 가슴이 두근거리며 잠을 잘 자지 못하는 것을 치료한다.」

과도하게 신경을 쓰거나 출혈(出血)이 있거나 조혈 계통의 장애로 혈(血)을 생화(生化) 하는 것이 근본적으로 부족(不足)해서 발생하므로 증상으로는 안면 창백, 머리가 어지럽다. 머리가 띵하다. 잘 잊어버리다. 자주놀람, 현운(眩暈), 불면(不眠), 심계(心悸), 빈혈, 신경기능증, 허약한 사람에게 볼 수 있다.

양심탕(養心湯)을 오링테스트를 실시해보면 심혈허(心血虛), 심음허(心陰虛), 심음혈허(心陰血虛), 경계(驚悸)에서 이상이 있다.

✚ 치험례

48세 남성. 지나치게 근심, 걱정을 해서 생각에 많이 잠겨 있고 스트레스를 받아 얼굴도 붉고, 열도 오르고 해서 항상 상기(上氣)되어 있다. 머리가 어지럽고 자주 아프며 깜짝깜짝 놀라기도 하고 가슴이 두근두근 거리며 잠을 잘 이루지 못하여 불안(不安)함을 호소한다.

설(舌)은 담홍하고 맥(脈)은 세약(細弱)하다.

이 환자한테 양심탕(養心湯)을 20일분을 주었는데 제반 증상들이 거의 소실되고 완치됨을 알 수 있었다.

양심탕(養心湯)은 신경쇠약, 건망증, 불면증, 신경성심계항진증, 빈혈, 토혈, 자궁출혈, 불안신경증 등에 응용한다.

56. 억간산(抑肝散)의 응용

「억간산(抑肝散)은 어린이의 급경풍(急驚風), 신경질이 많고 잘 놀라고 할 때나 어른이라고 신경증으로써 자각증상이 심하고, 흥분상태에 빠지기 쉬운 사람에게 만들어진 처방이다.」

억간산(抑肝散)의 주치(主治)는 간경(肝經)에 허열(虛熱)이 있어서 경련을 일으키고 혹은 깜짝깜짝 놀라면서 가슴이 두근두근 뛰고, 추웠다 더워졌다 하는 자를 다스린다는 것이다. 이것은 신경이 흥분하여 자극 증상이 심한 상태로써 때로는 신체의 경련이나 전간과 비슷한 증상을 일으키는 경우도 있다는 뜻으로 해석된다.

그리고 간(肝:木)에 있는 세력이 비위(脾胃:土) 즉 소화기를 압박하여 목극토(木剋土) 신경성의 소화기 증상을 일으키는데 이때 구토(嘔吐)가 일어나기도 하며, 또 복부에 가스가 차있어서 팽만하기 때문에 음식을 많이 먹지 못한다. 이러한 상태는 곧 신경성 위장 질환에 해당되는 것으로 해석된다.

정신적으로 신경이 흥분상태로 되면 식욕이 떨어진다는 것은 흔히 경험한 일이다. 또 밤에는 삼이 잘 오지 잃아 불인감을 느끼게 된다는 것은 당연한 일이다.

오링테스트를 실시해 보면 풍증(風症), 간양상항(肝陽上亢), 간화(肝火), 간양화풍(肝陽化風)에서 이상이 있다.

✚ 치험례

50세 여성. 항상 마음이 불안하고 깜짝깜짝 놀랄 때가 많으며 가슴이 답답하고 상기감(上氣感)이 있다고 한다. 또 피로감이 심하고 머리가 어지럽고 조그만 일에도 신경이 날카로워져 화가 나서 견딜 수가 없다고 한다. 불면증과 약간의 부종감(浮腫感)이 있다.

필자는 이 환자에게 10일분을 주었다. 다음에 와서 말하기를 머리가 맑아지고 불쾌한 증상이 많이 가벼워졌다고 한다. 다시 10일분을 복용하니 불면증과 상기감이 없어지고 피로감도 많이 개선되었다고 한다.

간기(肝氣)가 항분(亢奮)하여 신경이 과민하고 노하기 쉬우며 성급하고 불안한 者나 흥분하여 불면증을 일으킨 者에 대하여 신경의 흥분을 진정시키는 효과가 있다.

이러한 증상이 만성화하여 오랫동안 낫지 않으면 좌측의 복부대동맥(腹部大動脈)의 동계(動悸)가 심하게 항진하고 복부가 무력해지는 경우가 있는데 이 때에는 진피(陳皮)와 반하(半夏)를 더 가하여 사용한다.

본방은 간증(癎症), 신경증, 불면증(不眠證), 갱년기 장애, 전간, 소아 밤에 우는 증, 뇌출혈 후유증, 히스테리, 화 잘 내는 데 등에 많이 사용 된다.

57. 오령산(五苓散)의 운용(運用)

「**오령산**(五苓散)은 한마디로 말하면, 체내에 수분이 편재(偏在)하여 있을 때 그 분포나 순행을 조절하는 작용이 있다. **오링테스트**를 실시해 보면 풍수(風水), 수증(水症), 현훈(眩暈), 열훈(熱暈), 온역(溫疫)에서 이상이 있다.」

1) 수기(水氣)가 돌발적으로 상부로 치달아 올라가면 두통(頭痛), 현훈(眩暈), 어지러움증을 일으킨다. 필자는 오령산(五苓散)을 투여하여 만성두통이나 만성편두통, 어지러움증을 수없이 많이 완치시킨 경험이 있다.

2) 수음(水飮)이 상충(上衝)하여 눈(眼)에 충격을 가하면 여러가지 눈병(眼疾)을 일으키는 경우가 있다. 눈물이 나오거나, 시력이 감퇴되거나, 눈이 시거나, 눈에 충혈을 일으키게 된다. 결막염(結膜炎), 각막염(角膜炎), 사시(斜視) 등 각종 안과질환(眼科疾患)에 응용할 수 있음을 쉽게 이해할 수 있다.

3) 오령산(五苓散)은 위내(胃內)의 정수(停水)를 다스리는 작용이 있기 때문에 위확장, 위하수(胃下垂), 위액분비과다증 등 각종 위장질환(胃腸疾患)에 응용이 된다.

4) 오령산(五苓散)은 신체의 조직 내에 울체한 잉여 수분을 혈액 내로 흡수하여 소변으로 배설시키는 효능이 있기 때문에 부종(浮腫), 소변불리(小便不利), 갈증 등, 신염(腎炎), 방광염, 요독증, 신상부전, 요폐(尿閉) 등 비뇨기과질환에도 응용된다.

5) 한방에서는 기혈수(氣血水)가 체내에서 항상 조화를 이루어 순환하고 있으면 건강이 유지되지만, 만약 일정한 균형과 순환장애가 생기면 건강에 좋지 못한 영향을 끼치게 되어 병이 난다는 것이다. 그리고 혈(血)과 수(水)는 물질적인 것으로써 능동력이 없기 때문에 반드시 기(氣)의 힘을 빌어 순환하게 된다. 그러므로 기(氣), 혈(血), 수(水)는 서로 불가분의 관계에 있다고 하겠다.

치험례

50세 남성. 3년 전부터 시작된 편두통인데 특히 좌측의 상악부(上顎部)가 바늘로 찌르는 것과 같이 아프다는 것이다. 그 밖의 호소로서는 어지러움증과 눈이 아프면서 이명(耳鳴) 증상이 있고 전신의 권태감, 발에는 경한 부종(浮腫)이 있으며 소변(小便)은 잘 나오지 않는 편이고 구갈(口渴)이 약간 있다는 것이다.

이 환자한테 **오령산**(五苓散)을 15일분 주었는데 복약 5일후에는 극심한 편두통, 어지러움증, 이명(耳鳴) 등 제반증상이 소실되고 그 이후 완치됨을 알 수 있었다.

필자는 오령산(五苓散)을 유용하게 많이 쓰는 처방이다.

오령산(五苓散)은 급성위장염, 위확장증, 급만성신염, 네프로제 방광염, 메니엘증, 편두통, 전간, 음낭수종, 숙취, 일사병, 피부의 수포(水疱), 멀미, 유음증(溜飲症) 등에 응용한다.

58. 중풍초기(中風初期)에 오약순기산(烏藥順氣散)

「남자 · 부인 일체의 풍기(一切의 風氣), 팔다리 불편, 골절 동통, 언어장애, 어깨와 상지(上肢)의 동통, 운동장해, 저린감 등이 있고 각약(脚弱), 근막의 견인통, 보행이 곤란한 자를 다스린다.」

치험례

60세 남성이 평소에 추위를 심하게 타면서 얼굴로 열이 잘 오르고 상기(上氣)가 잘 되며 열이 났다가 다시 추워지기도 한다. 가슴도 두근두근거리고 불면증(不眠證)도 있으면서 손발이 차갑고 저리고 붓고 멍도 잘 들면서 눈꺼풀도 잘 떨린다고 한다. 그런데 2~3일 전부터 어지러우면서 두통(頭痛)이 있고, 언어장애와 안면에 신경마비가 있음을 호소하고 허리가 아프면서 손발이 아프고 저리면서 마비감이 있다고 한다.

오링테스트로 오약순기산(烏藥順氣散)을 실시해 보면 기불순행(氣不順行), 풍비(風痺) 풍통(風痛), 풍훈(風暈), 편비(偏痺), 말초(末梢), 태양중풍(太陽中風)에서 이상이 있다.

필자는 이 환자가 중풍초기(中風初期)임을 알고 **오약순기산**(烏藥順氣散) 20첩을 투여한 결과 위의 증상이 거의 없어지고 완쾌되었음을 알 수 있었다.

오약순기산(烏藥順氣散)은 뇌일혈, 견비동통, 사십완(四十腕), 오십견(五十肩), 안면 신경마비, 구안와사, 각기, 신경통 등에 응용한다.

59. 상열하냉(上熱下冷), 비위한습(脾胃寒濕)에 오적산(五積散)

「기혈담한식(氣血痰寒食)의 오적(五積)을 다스리는 뜻이 있다.」

빈혈 기미가 있고, 상반신에는 열감이 있고, 하반신에는 냉한 상태이다(上熱下冷), 비위(脾胃)에 한습(寒濕)이 있어서 오심, 구토, 하리, 위내정수, 복부의 팽만감, 심하의 불쾌감, 조잡, 탄산(呑酸) 등의 증상이 있고, 또 요각(腰脚)의 냉증, 하지의 냉, 하복통, 월경부조, 대하 등 하냉(下冷)의 증상이 있다. 한냉한 환경에 의하여 오한, 발열, 두통, 관절통 등을 일으키기도 한다.

오적산(五積散)을 오링테스트를 실시하면, 상열하냉, 비위한습(脾胃寒濕), 혈허(血虛), 기허(氣虛), 비증(痺症)에서 이상이 있다.

치험례

40세 남성. 차가운 음식을 먹고나서 갑자기 속이 메스껍고 구토를 하며 머리가 아프고 열이 난다고 한다. 평상시에도 복부팽만감을 느끼고 팔다리가 저리면서 아프고 근육통도 있다고 한다. 설(舌)은 백색으로 두껍고 맥(脈)은 부현(浮弦)하다.

필자는 이 환자한테 오적산(五積散)을 20일분을 투약했는데 모든 제반 증상들이 호전되었다고 한다.

오적산(五積散)은 급만성 위장염, 위경련, 위십이지장궤양, 요통, 좌골신경통, 월경통, 냉증, 냉방병, 대하증, 노인의 감기 등에 응용한다,

60. 충임허한(衝任虛寒), 어혈조체(瘀血阻滯)에 온경탕(溫經湯)

「기혈(氣血)이 허(虛)하고 한랭(寒冷)을 띤 각종의 부인병에 적용한다.」

기운이 없고 냉증이 있으며 빈혈성인 부인이 입술이 마르고 손바닥이 뜨겁고 아랫배가 차며 팽만감이 있을 때 냉기가 위쪽으로 올라오고, 월경불순, 대하, 자궁출혈, 불임증, 지장각화증이 있을 때, 복벽은 연약하며 특히 배꼽부위의 근육이 굳어있고 압통이 있으며 배꼽 윗 쪽에 동계가 있다.

온경탕(溫經湯)을 오링테스트를 실시해보면 한랭증(寒冷症), 상열하한(上熱下寒), 어혈조체(瘀血阻滯)에서 이상이 있다.

치험례

45세 여성. 빈혈 증상이 있으면서 입과 입술이 마르고 생리주기가 일정하지 않으며 아랫배가 냉(冷)하면서 통증이 있고 손바닥과 발바닥이 열감이 있으면서 허리와 무릎이 아프다고 한다. 설(舌)은 어반이 있고 태(苔)는 건조하고 맥(脈)은 현세삭(弦細數) 하였다.

필자는 이 환자한테 온경탕(溫經湯)을 20첩을 투약했는데, 많이 효험을 보았다고 한다.

온경탕(溫經湯)은 월경불순, 대하, 자궁출혈, 불임증, 습관성유산, 수장각피증, 갱년기장애, 동상, 허리의 냉증, 요통, 습진 등에 응용한다.

61. 간화상염(肝火上炎), 습열하주(濕熱下注)에 용담사간탕(龍膽瀉肝湯)

「간담(肝膽)의 화왕(火旺)으로 인하여 머리가 몹시 아프고 안충혈, 눈곱이 끼고 눈이 아프다.」

구고(口苦) 갑자기 난청이 있거나, 이종(耳腫), 이명(耳鳴)이 있다. 이통(耳痛), 흉협부의 창통, 화를 잘 내며, 잠이 오지 않으며 소변색이 농후하다.

하초(下焦)의 습열(濕熱)로 인하여 소변을 볼 때 통증이 있고 소변을 자주 보며, 진한 소변이 나오고 배뇨가 곤란하다. 음부(陰部)에 습진이 있거나, 음부의 종창, 동통, 황색 대하가 흐른다. 등의 증상이 나타난다.

용담사간탕(龍膽瀉肝湯)을 오링테스트를 실시해보면 해독증체질(解毒證體質), 간화상염(肝火上炎), 습열하주(濕熱下注)에서 이상이 있다.

⊕ 치험례

44세인 여성이 입안이 항상 쓰며 어지럽고 마음이 번거로우며 머리와 눈이 모두 아프고 귀도 아프면서 울리는 것 같고 화를 쉽게 내고, 소변을 볼 때는 아프며, 열감이 있고 시원하지 않으며 대하는 냄새가 있고 월경이 정상보다 빨리오며 월경색은 빨갛고 자주색이라고 호소하였고 눈도 조금 빨갛다.

설(舌)은 빨갛고 태(苔)는 누렇고 맥(脈)은 현삭(弦數) 유력하였다.

필자는 이 환자한테 용담사간탕(龍膽瀉肝湯)을 20일분을 투여 하였는데 10일 부터는 어지럼증, 두통, 이명 증상 등이 많이 호전되었음을 알 수 있었고 그 이후에 완치됨을 알 수 있었다.

용담사간탕(龍膽瀉肝湯)은 자율신경실조증, 고혈압증, 급성결막염, 급성중이염, 급성담당염, 급성간염 등에서 간담화왕(肝膽火旺)이 나타날 때 쓰이고 방광염, 신우염, 요도염, 고환염, 습진, 급성전립성염, 질염, 부고환염 등에서 습열(濕熱)이 나타날 때 응용한다.

62. 노화방지(老化防止), 임포텐스에 우귀음(右歸飮)

「신양허(腎陽虛)에 대하여 적합한 처방이다. 팔미지황탕(八味地黃湯)에서 청열(淸熱)의 목단피, 택사를 제거하고 보신(補腎)의 구기자, 두충을 가한 것이다.」

✚ 치험례

80세의 노인 남자가 최근 들어 피로, 권태, 무력감이 심하고 머리가 무겁고 멍하여 몽롱감을 느끼며, 눈도 침침하고 귀도 어두워져서 말을 잘 알아듣지 못하고 귀에서 소리가 들린다고 한다.

평소에 추위를 많이 타며 손발도 차디차고 시린 느낌이 들며 더운 여름에도 양말을 신고 잠을 자야하며 어떤 경우에는 소변불리(小便不利) 또는 소변자리(小便自利)가 일어나고 소변(小便)이 막혀서 잘 나오지 않고 정력감퇴(精力減退)와 유정(遺精)이 있으며, 소변(小便)에 당(糖) 이나 단백(蛋白)이 섞여 나오기도 한다. 허리가 무겁고 아프며 다리에 힘이 없어서 무릎도 시리고 아파서 보행하기 힘들다고 한다.

오링테스트로 우귀음(右歸飮)을 실시해 보면 신양허(腎陽虛), 상기(上氣), 음성격양(陰盛格陽)에서 이상이 있다.

필자는 이 환자한테 우귀음(右歸飮)을 20일간 투약하였는데 제반 증상들이 많이 호전되었음을 알 수 있었다.

우귀음(右歸飮)은 노인성치매, 신경쇠약, 유정(遺精), 노화, 임포텐스, 건망증, 야뇨증, 노인성피부소양증, 방광염, 요실금에 응용한다.

63. 다이어트에 월비가출탕(越婢加朮湯)

「월비탕(越婢湯)에 백출을 가한 것인데 피수(皮水)로 인한 부종(浮腫)이 있고, 자한(自汗), 소변불리(小便不利)를 호소하는 자를 목표로 한다. 구갈은 없고 수족에 동통을 호소하고 분비물이 많다. 설태는 백색으로 얇으며 맥(脈)은 부(浮)하다.」

체중이 많이 나가고 비만(肥滿)한 사람은 몸이 날씬해지기를 원한다. 비만증은 특히 젊은 사람들에게 있어서는 큰 고민이다. 여러 가지로 다이어트를 해 보았으나 좀처럼 체중이 감소하지 않는다고 호소한다. 어떤 분들은 음식을 적게 먹고 물만 마셔도 체중이 증가하고 있다고 말한다. 전문가들은 음식을 조절하라, 운동하라, 복약을 해야 한다 등등 여러가지 지도를 하고 있다고 한다. 다이어트하는 방법은 각 개인에 따라 효과가 다르기 때문에 일률적으로 이것이 가장 좋은 방법이라고 말하기 어렵다. 비만(肥滿)한 사람은 대개 피로하기 쉽고, 몸이 붓거나 무겁고 땀이 많은 경우가 많다. 체내의 각 기관 즉 간(肝)이나 심장, 소화기 등에 지방(脂肪)이 많이 축적하여 있어서 호흡촉박, 심계항진, 고혈압, 동맥경화, 당뇨병 등이 생기기 쉽다.

오링테스트로 월비가출탕(越婢加朮湯)을 실시해 보면 수증(水症), 풍수(風水), 비만(肥滿), 담통(痰痛)에서 이상이 있다.

치험례

25세 여대생. 약 1년 전부터 체중이 늘기 시작하여 지금은 60kg 되었다고 한다. 단맛이 있는 과자, 빵, 고기 등을 먹은 후부터 체중이 증가하였다고 한다. 안면과 전신에 약간의 부종(浮腫)이 있고 피로, 권태, 눈의 피로감, 손발이 저리고 아프다고 한다. 식욕은 매우 좋고 체중을 줄여야 하겠는데, 음식을 조절해도 뜻대로 되지 않는다고 해서 **월비가출탕**(越婢加朮湯) 20일분을 복용하게 하고 운동을 적당히 하면서 식이요법을 한 결과, 3kg이나 감소하여 57kg이 되었다고 하고 제반증상이 모두 호전되었다고 한다.

월비가출탕(越婢加朮湯)은 신장염, 피부병성 네프로제, 각기, 관절류머티스, 안질환, 습진, 무좀, 정맥확장증 등에 쓰인다.

64. 노인성변비(老人性便秘)에 윤장탕(潤腸湯)

「노인(老人)이나 허약한 사람의 변비(便秘)를 치료한다.」

혈허(血虛)와 음허(陰虛)로 인한 변비(便秘)를 다스리고 체액이 고조하고 장내(腸內)에 열(熱)이 있어서 장관(腸管)이 건조하여 자윤을 잃어 상습성 변비를 일으킨 자이다. 피부의 고조, 복벽의 이완 등이 있고 하복부(下腹部) 분괴(糞塊)가 촉지된다.

윤장탕(潤腸湯)을 오링테스트를 실시해보면 변비(便秘), 혈허(血虛), 음허(陰虛), 진조(津燥)에서 이상이 있다.

치험례

75세 남성. 배가 아프면서 화장실에 몇 번 갔는데 변은 나오지 않고 변을 보기가 힘들다고 한다. 목이 건조하고 입이 마르며 손바닥이나 발바닥도 화끈거리고 오후가 되면 열감이 있다고 한다. 혀는 홍색이고 설태는 적다. 맥(脈)은 세삭(細數)하다.

이 환자한테 윤장탕(潤腸湯)을 30일분을 주었는데 서서히 좋아지면서 많이 호전되었다고 한다.

윤장탕(潤腸湯)은 상습성변비, 노인성변비, 산후의 변비, 고혈압, 동맥경화증, 만성신염에서 합병한 변비에 응용한다.

65. 풍온범위(風溫犯衛)에 은교산(銀翹散)

「풍열병사(風熱病邪)가 폐위(肺衛)에 침범하면 정기(正氣)와 사기(邪氣)가 위분(衛分)을 침범하면 위기(衛氣)가 막혀서 통하지 않게 되고, 표위(表衛)의 정상적인 균형을 잃게된다. 그러면 바로 미오풍한(微惡風寒)이 발생한다.」

풍열(風熱)의 **사기**(邪氣)는 승발소설(昇發疏泄)하는 성질이 있어서 주리(腠理)를 열기 때문에 한출(汗出)의 증상이 나타나는 것이다. 그러나 병사(病邪)가 여전히 기표(肌表)에 있기 때문에 영위(營衛)의 기운이 화창하게 펴지지 못하여 땀이 나도 시원하지 않다.

풍온(風溫)은 양사(陽邪)에 속하기 때문에 쉽게 위로 올라와 상초(上焦)를 범하여 청공(淸空)을 어지럽히므로 머리의 기혈(氣血)이 역란(逆亂)하여 두통(頭痛)이 생긴다. 위기(衛氣)는 폐(肺)와 통하고 있어 위기(胃氣)가 막히면 폐기(肺氣)가 불리해져서 해수(咳嗽)가 발생한다.

열(熱)은 양사(陽邪)이고 움직임이 빠른 성질을 가지고 있다. 따라서 쉽게 진액(津液)을 손상하여 구갈(口渴)의 증상을 발생시킨다.

병(病)이 초기(初期)이면 진액(津液)의 손상이 크지 않으므로 구갈(口渴)이 있어도 심하지 않다.

인부(咽部)는 폐위(肺胃)로 들어가는 입구이고 사기(邪氣)는 입과 코로 들어온다. 그러므로 사기(邪氣)가 인부(咽部)를 침범하면 인부(咽部)의 기혈(氣血)이 막혀서 인홍종통(咽紅腫痛)이 나타난다. 또 풍열(風熱)의 사기(邪氣)가 폐를 침범하면 폐기(肺氣)가 불리해져 흉민흉통(胸悶胸痛)의 증상이 생긴다.

은교산(銀翹散)을 오링테스트를 해보면, 풍열(風熱), 인후(咽喉), 위분증(衛分證), 임파선(淋巴腺)에서 이상이 있다.

치험례

55세 여성이 공원에 갔는데 갑자기 비가 와서 비를 맞고 집에 돌아왔다. 집에 와서는 머리가 몹시 아프고 열감이 있고 목구멍이 붓고 아프며 갈증이 나고 땀은 나지 않고 가벼운 기침을 하였다. 이 환자의 설첨은 빨갛고 설태(舌苔)는 박백(薄白)하며 맥(脈)은 부삭(浮數)하였다.

이 환자 한테 은교산(銀翹散)을 10일분을 주었는데 완쾌하였다.

은교산(銀翹散)은 인후염, 편도선염, 급성기관지염, 유행성이하선염, 화농증의 초기 등에서 풍열(風熱)의 표증(表證)이 나타날 때 쓴다.

66. 치질(痔疾)에 을자탕(乙字湯)

「치질(痔疾)은 항문 및 주변에 생기는 모든 질환, 치핵(痔核), 치루(痔漏), 치열(痔熱), 탈항(脫肛) 등 총칭이다.」

을자탕(乙字湯)은 6가지 한약(韓藥) 처방으로 구성되어 있는데 통증과 염증이 있는 치질 부위를 소염, 진통으로 진정시키고 굳은 대변을 무르게 하고, 느슨해진 조직을 탄력있게 치켜올려주는 효과가 있어서 밖으로 나온 조직들을 빠르게 원상 회복시켜 준다.

수술이 필요한 경우뿐만 아니라 보존적 치료에도 쓸 수 있는 명약(名藥)이다.

을자탕(乙字湯)을 오링테스트를 실시해보면 치질(痔疾), 변비(便秘), 치핵(痔核)에서 이상이 있다.

치험례

40세 여성. 아이를 출산하고 나서부터 치질이 생겼는지 항문쪽으로 뭔가 만져지는 느낌이 있고 종종 가렵거나 이물감, 불편감이 있었고 변비가 있어서 변을 볼 때는 심한 통증과 출혈이 있기도 하였다. 설(舌)은 담하고 태(苔)는 박백하고 맥(脈)은 현삭(弦數)이다.

이 환자한테 을자탕(乙字湯) 20일을 복용시켰는데 제반증상이 호전되었고 많이 개선되었다고 한다.

을자탕(乙字湯)은 치질(痔疾), 치핵(痔核), 탈항(脫肛), 내치(內痔), 외치(外痔), 음부소양증, 습진에 응용한다.

67. 류마티스 관절염(關節炎)에 의이인탕(薏苡仁湯)

「관절의 종창, 동통을 다스리고 아급성 또는 만성(慢性)으로서 신체의 동통, 운동장해, 경도의 부종을 호소한다.」

의이인탕(薏苡仁湯)은 습비(濕痺)를 다스리는 데 습사(濕邪)가 사지관절(四肢關節)의 조직내에 울체되어 있으면 발한(發汗)이나 이뇨(利尿) 등의 수분의 배설이 잘 되지 않고 신체의 조직이나 기관에 수분이 울체하여 부종을 일으키게 되어, 혈액순환 장애를 일으켜 저린감이나 마비감, 신체의 무거운 감, 근육의 경련 등을 일으키고 관절이나 근육에 통증을 느끼게 된다.

오링테스트로 의이인탕(薏苡仁湯)을 실시해 보면 비증(痺症), 습비(濕痺), 사지통(四肢痛), 골절통(骨節痛)에서 이상이 있다.

치험례

40세 여성이 관절이 붓고 아프며, 손목, 발목, 무릎과 어깨에 까지 옮겨가며 아프며 손가락의 마디가 빨갛게 부어 있고 움직일 때마다 뻣뻣하고 팔을 상하좌우로 움직이면 어깨가 아프고, 앉아 있다가 일어설 때에는 무릎이 불편하고 심한 통증이 있다고 해서 **의이인탕**(薏苡仁湯)을 20일동안 복용한 결과 모든 부위가 부드러워지고 통증도 많이 경감되었고 거의 완쾌하여 활동에 아무런 불편함이 없음을 확인할 수 있었다.

의이인탕(薏苡仁湯)은 견관절주위염, 경견완증후군, 요통증, 슬관절의 수종, 만성관절류마티스, 각기(脚氣), 결핵성관절염 등에 응용한다.

68. 비위허한(脾胃虛寒)에 이중탕(理中湯)

「**비위허한**(脾胃虛寒)은 비위(脾胃)가 허냉(虛冷)하고 수음(水飮)이 있는 자이다. 빈혈성으로서 피로하기 쉽고, 식욕부진, 소화불량, 무력권태감, 호흡촉박, 위부의 팽만감, 비색감(痞塞感) 등이 있다. 복력(腹力)과 맥(脈)이 약하고 소변이 맑다.」

이중탕(理中湯)은 비위가 약하고 냉한 사람으로 위내에 좋지 못한 수분이 많이 모이게 되어 소화기 전반의 기능 저하를 가져오게 하여 소화 흡수의 장애를 일으키는데 쓰이는 처방이다.

위내에 좋지 못한 수분이 정체하여 있는 것을 담음, 수음, 수독 등의 이름으로 부르고 있고 수음이 상부로 치올라가면 구토증을 일으키기도 하고 연말을 토하기도 하고 어지럼증을 느끼기도 한다.

오링테스트로 이중탕(理中湯)을 실시해보면 기기조체(氣機阻滯), 상한음증(傷寒陰症), 냉병(冷病), 중한(中寒), 현훈(眩暈), 신중(身重)에서 이상이 있다.

✚ 치험례

40세 부인. 추위를 매우 심하게 타고 손발도 차고 시리며 2개월 전부터 항상 맑은 침이 올라오고 어지럽고 식사 후에는 토하기도 하고 따뜻한 것을 좋아하며, 인후나 가슴이 막히기도 하고 취침 중에도 아프다는 것이다.

필자는 이 환자한테 **이중탕**(理中湯) 20첩을 복용시킨 결과 어지럼증, 복통(腹痛), 구토(嘔吐), 설사(泄瀉) 등이 거의 소실되었음을 알 수 있었다.

이중탕(理中湯)은 만성위장병, 위아토니, 위하수증, 위확장증, 위산과다증, 위궤양, 하리(下利), 당뇨병, 심장병, 늑간신경통 등에 응용한다.

69. 허로(虛勞), 풍열(風熱)에 인삼양영탕(人蔘養營湯)

「비위기허(脾胃氣虛), 영혈부족(營血不足), 이허한(裏虛寒), 폐기허(肺氣虛)로 몸이 피로하고 음식 맛이 없으며 놀라기를 잘하고 건망증이 있으며, 깊은 잠을 잘 수 없고 가슴이 두근두근거리며 자주 번열(煩熱)하고 자한(自汗)이 있다.」

숨을 얕게 쉬며 기침, 가래가 있고, 오한(惡寒), 사지냉(四肢冷) 등의 허한(虛寒)의 증상이 나타난다.

인삼양영탕(人蔘養營湯)을 오링테스트를 실시해보면 기허(氣虛), 혈허(血虛), 비기허(脾氣虛), 폐기허(肺氣虛), 허로(虛勞), 풍열(風熱)에서 이상이 있다.

✚ 치험례

55세 남성. 심히 피곤해하고 식욕이 없으며 잘 먹지도 않는다. 어지럽고, 심한 근심, 걱정, 건망증, 안절부절하고 숨가쁨, 해수, 객담이 있고 팔다리가 차다고 한다.

설실은 남백하고 맥(脈)은 침세약(沈細弱)하다. 인심양영딩(人蔘養營湯)을 20일을 투여했는데, 10일 부터는 신경 증상들이 차츰 없어지고 거의 모든 증상들이 호전되었다고 한다.

인삼양영탕은 허로(虛勞), 산후의 쇠약, 병후의 쇠약, 폐결핵, 소열, 만성기관지염, 불면증, 단기(短氣), 자한(自汗)에 쓰인다.

70. 기체(氣滯), 간위음허(肝胃陰虛)에 일관전(一貫煎)

「기체(氣滯)와 간음허(肝陰虛)로 인하여 불안초조, 번열감, 사지의 저린감, 근육의 연급, 오후미열, 도한, 흉협부의 창통(脹痛) 등의 증후가 있고, 구갈, 인건, 건구, 상복부의 불쾌감, 식욕부진 등 위음허(胃陰虛)의 증후를 수반하는 자를 다스린다.」

일관전(一貫煎)을 오링테스트를 실시해보면 간음허(肝陰虛), 위음허(胃陰虛), 간위음허(肝胃陰虛), 기체(氣滯), 흉협통(胸脇痛)에서 이상이 있다.

치험례

45세 남성. 얼굴이 후끈 달아오르면서 불안해하고, 갈증이 나고 목이 마르며 속이 메스껍고 옆구리가 아프며, 입맛도 없고, 근육이 땡기고 손발이 저리면서 잘 때 땀이 많이 난다고 한다. 설(舌)은 붉고 태(苔)는 소태이고 맥(脈) 현세삭하였다.

필자는 이 환자한테 일관전(一貫煎)을 20첩을 복용하니 제반 모든 증상들이 좋아졌다고 한다.

일관전(一貫煎)은 만성간염, 간경변의 초기, 지방간, 만성위염, 위궤양, 당뇨병, 고혈압 등에 응용한다.

71. 심계항진(心悸亢進), 결대맥(結代脈)에 자감초탕(炙甘草湯)

「심기(心氣)가 허하고 심폐(心肺)에 허열(虛熱)이 있어서 심계항진(心悸亢進) 혹은 맥의 결체, 부정맥(不整脈), 호흡촉박, 피로감을 호소하고 구인(口咽)의 건조함, 불면(不眠), 자한(自汗), 도한(盜汗), 안면홍조, 변비(便秘), 해수, 구역 등을 수반하며 수족번열(手足煩熱), 심번(心煩), 피부고조(皮膚枯燥) 등이 나타나기도 한다.」

자감초탕(炙甘草湯)을 오링테스트를 실시해보면 심기허(心氣虛), 심음허(心陰虛), 심동계(心動悸), 결대맥(結代脈), 심음혈허(心陰血虛)에서 이상이 있다.

✚ 치험례

50세 남성. 조금만 신경만 써도 숨이 가쁘면서 피로를 느끼고 가슴이 두근두근거리고 기침을 하는데 목구멍이 건조하고 얼굴이 화끈거리면서 잘 때 땀이 난다. 피부가 건조하고 수족번열(手足煩熱) 이 있으며 복부(腹部)는 연약무력(軟弱無力)하다. 설(舌)은 빨갛고 태(苔)는 소태이며 맥(脈)은 결대맥(結代脈)이나 가늘고 약하다.

필자는 이 환자한테 자감초탕(炙甘草湯)을 20일분을 복용시켰다. 모든 제반 증상들이 호전되었으며 그 후 1년이 지났으나 완쾌되었다고 한다.

자감초탕(炙甘草湯)은 심계항진, 심장판막증, 심상신경증, 부정맥, 폐결핵, 고혈압, 후두결핵, 자율신경실조증 등에 응용한다.

72. 폐음허(肺陰虛), 음허화왕(陰虛火旺)에 자음강화탕(滋陰降火湯)

「비뇨기나 호흡기의 고열성 질환으로 인하여 체액이 고조한 경우인데 신수(腎水)의 결핍을 자윤하고 흉부의 열을 청해(淸解)하는 작용이 있다.」

건해(乾咳), 소담(少痰) 혹은 점담(粘痰), 인건(咽乾), 혈담, 호흡곤란 등의 폐음허(肺陰虛)의 증후에 번열감, 상기, 현운, 요슬의 무력, 도한(盜汗) 등의 음허화왕(陰虛火旺)의 증후를 수반한다. 피부는 거무스름하고, 고조(枯燥)하고 변비의 경향이 있다.

오링테스트로 **자음강화탕**(滋陰降火湯)을 실시해보면, 폐음허(肺陰虛), 음허화왕(陰虛火旺), 음허화동(陰虛火動), 도한(盜汗), 조열(潮熱)에서 이상이 있다.

⊕ 치험례

55세 남성. 마른기침을 하고 목이 마르면서 가래가 적고 끈끈하며, 숨이 가쁘고 오후에는 얼굴에 열이 달아오르고 땀을 많이 흘린다고 하며, 허리와 무릎에 힘이 없고 대변 보기가 힘들다고 하소연한다. 설(舌)은 붉고, 설태(舌苔)는 적으며 맥(脈)은 세삭(細數)하다.

이 환자한테 자음강화탕(滋陰降火湯) 20첩을 주었는데 모든 제반 증상들이 호전됨을 알 수 있었다.

자음강화탕(滋陰降火湯)은 폐결핵, 건성늑막염, 만성기관지염, 만성신우염, 당뇨병, 기관지 확장증 등에 응용한다.

73. 혈뇨(血尿), 배뇨곤란(排尿困難)에 저령탕(猪苓湯)

「저령탕(猪苓湯)은 급만성요도염, 방광염, 방광결석, 신염(腎炎), 혈뇨(血尿) 등으로 소변이 잘 나오지 않는 자에 쓰인다. 이뇨작용은 오령산(五苓散)과 비슷하나 다소 그 목표가 다르다.」

저령탕(猪苓湯)은 오령산(五苓散)의 계지(桂枝)와 백출(白朮) 대신에 활석(滑石)과 아교(阿膠)를 가한 것이다. 그러므로 오령산(五苓散)에 비하여 진정(鎭靜)과 완화에 있어서 자극을 완화하고 요로(尿路)를 미끄럽게 하는 작용이 있다.

오링테스트로 저령탕(猪苓湯)을 실시해보면 수증(水症), 풍수(風水), 소변불리(小便不利), 부종(浮腫), 혈뇨(血尿), 요도염(尿道炎)에서 이상이 있다.

치험례

25세의 남자가 소변(小便)이 항상 불편하고 자주나 보거나 보려고 하는 데, 안나오기도 하고 가끔 빨간 피가 섞여 나온다고 한다. 다리가 늘 붓고 자깁다. 운동을 해도 땀이 안나오고 몸이 붓는 것처럼 느껴지고 한쪽만 마비감이 들기도 하고 감각이 이상하게 느껴지고 하고 증상의 호소가 다양한데, **저령탕**(猪苓湯) 20일분을 복용하니 소변증상, 부종(浮腫), 혈뇨(血尿), 혈액순환장애 등이 호전되고 운동 시 땀이 나게 되었다.

저령탕(猪苓湯)은 급만성 요도염, 혈뇨(血尿), 방광염, 방광결석, 신염, 불면증(不眠證), 장출혈, 장염, 하리, 임질, 신석증 등에 쓰인다.

74. 위 · 십이지장궤양(胃 · 十二指腸潰瘍)에 조위승기탕(調胃承氣湯)

「대황감초탕(大黃甘草湯)에 망초(芒硝)를 가한 것이다. 실증(實證)으로 발열(發熱), 변비(便秘), 복만(腹滿), 복통(腹痛), 위기불화(胃氣不和) 등의 증상이 있으며, 또 심번(心煩), 미천(微喘), 자한(自汗), 하리(下痢), 섬어(譫語) 등을 호소하기도 한다.」

치험례

40세 남자가 일을 마친 뒤 너무 배가 고파서 밥을 많이 먹고 또 라면을 먹은 뒤 잠을 잤다. 그 이튿날 부터는 배가 아프며 신물이 넘어 오면서 속쓰림 증상이 있었는데 몇 일 동안 계속 대변(大便)을 못보았으며 마음이 번거롭고 가슴도 답답하며 터질 것 같다고 호소하였다.

오링테스트로 조위승기탕(調胃承氣湯)을 실시해 보면 이열실증(裏熱實症), 조잡(嘈雜), 탄산(呑酸), 위완통(胃脘痛), 변비(便秘)에서 이상이 있다.

이 환자는 위 · 십이지장궤양을 2년 전부터 앓아오면서 다방면으로 치료를 받아보았으나 효과가 별로 없었다. 오래전부터 속쓰림, 복통(腹痛)이 종종 있었으나 한 달 전부터 공복시 음주 후, 매운 음식을 먹으면 더욱더 악화되었다.

필자는 이 환자한테 **조위승기탕**(調胃承氣湯) 20일분을 투여한 결과 제반증상이 완전히 호전되었으며 완쾌된 것을 확인할 수 있었다.

조위승기탕(調胃承氣湯)은 위궤양, 위산과다증, 위아토니, 십이지장궤양, 위확장, 열성병, 변비(便秘) 등에 응용한다.

75. 간신음허(肝腎陰虛), 음허화동(陰虛火動)에 지백지황탕(知柏地黃湯)

「육미지황탕(六味地黃湯)에 지모와 황백을 가한 것으로 상기(上氣), 번열감(煩熱感), 조열(潮熱), 구갈(口渴), 도한(盜汗), 성욕의 가항진 등 음허화동(陰虛火動)이 심한 증상들이다. 음허증(陰虛證)으로써 신음(腎陰)과 간음(肝陰)이 허하고 혈조(血燥)의 상태를 겸한 자를 다스린다.」

하복부무력(下腹部無力), 요슬산연(腰膝痠軟), 정력감퇴, 조루, 유정(遺精) 등은 신음허(腎陰虛)로 인한 것인데 이명(耳鳴), 난청(難聽), 치요(齒搖), 요통(腰痛), 다뇨(多尿), 뇨불리(尿不利) 등을 수반한다. 두모(頭冒), 현훈(眩暈), 시력감퇴, 도한(盜汗), 피로(疲勞), 권태(倦怠) 등은 간음허(肝陰虛)로 인하여 일어나는 증상이다.

간신음허(肝腎陰虛)는 체내의 진액(津液)이 소모되어 혈조(血燥)를 가져오는데 설건조(舌乾燥), 구갈(口渴), 인건(咽乾), 신체의 열감, 수족번열(手足煩熱), 뇨농후(尿濃厚), 변비(便秘) 등의 증상을 유발한다.

지백지황탕(知栢地黃湯)을 오링테스트를 실시해보면 간음허(肝陰虛), 신음허(腎陰虛), 간신음허(肝腎陰虛), 음허화동(陰虛火動)에서 이상이 있다.

✚ 치험례

55세 남성. 머리가 어지럽고 띵하며 허리 무릎이 시리고 힘이 없으며 귀에서 소리가 나고 심하면 청력도 약해지며 잠잘 때 땀이 많이 나고 유정이 있으며 오심번열이 있고 얼굴도 화끈거리고 목이 마르고 붓고 치아도 아프며 구갈(口渴)이 있다고 한다.

설(舌)은 붉고 태(苔)는 소태이며 맥(脈)은 세삭(細數)하였다.

이 환자는 한테 지백지황탕(知柏地黃湯)을 30일분을 복용시켰다. 그 결과 현훈, 이명, 상기(上氣), 등 제반증상들이 많이 호전됨을 알 수 있었고 필자는 여드름, 신허통(腎虛痛)에 많이 처방하여 효과도 아주 탁월하다.

지백지황탕(知柏地黃湯)은 자율신경실조증(自律神經失調症), 고혈압증(高血壓症), 당뇨병(糖尿病), 만성신염(慢性腎炎), 만성요로감염증, 유징, 위성(僞性), 성욕항신 등에 응용한다.

76. 협심증(狹心症)에 지축이진탕(枳縮二陳湯)

「**협심증**(狹心症)은 심장부나 흉골의 아래 부위에 해당하는 심하부에 발작적으로 나타나는 동통을 주 증상으로 하는 일련의 증후군이다. 동통의 발작은 대개 갑자기 일어나며 흉부 특히 흉골 중앙의 3분의 1이 되는 부위에 심한 통증을 일으키기 때문에 죽음이 다가오는 느낌을 수반한다.」

환자는 그 고통이 두려워서 일정한 자세를 취하여 정지하고 호흡도 충분히 할 수 없는 상태로 된다. 그 동통은 차츰 좌측의 어깨와 팔과 손끝까지 파급하는 경우가 있고 호흡이 막힐 듯한 느낌과 동계(動悸)를 자각적으로 호소하는 경우가 많고 심장성 천식을 수반하기도 한다.

지축이진탕(枳縮二陳湯)은 만성위염이 있는 자, 또는 각종의 원인에 의하여 흉중(胸中)에 담음(痰飮)이 울체하고 또 위내(胃內)에 수독(水毒)이 있기 때문에 심하부에 위경련이 일어난 것과 같이 몹시 아프고, 혹은 심흉부나 양유간이 협심증(狹心症)의 발작과 같이 조이는 듯이 아프고 또는 심장신경통(心臟神經痛)을 일으킨 것과 같이 아프며, 동시에 구토를 하거나 건구역이 나오고, 허리나 등에까지 뻗어가면서 통증이 일어나는 것을 다스리는 작용이 있다.

지축이진탕(枳縮二陳湯)을 **오링테스트**를 실시해 보면 협심증(狹心症), 심흉통(心胸痛), 심계(心悸), 담음(痰飮)에서 이상이 있다.

✚ 치험례

50세 남자. 가끔 가슴이 조이는 듯한 통증이 발작하게 되었는데 가벼울 때에는 답답한 증상만 느끼고, 심할 때에는 견디기 어려울 정도로 극심한 통증이 일어난다는 것이다. 심흉통(心胸痛)이 발작할 때에는 일에 대한 의욕이 떨어져서 아무 일도 하기 싫고 항상 불안하다고 한다. 그래서 병원에 가서 진찰을 받았는데 협심증(狹心症) 초기라는 것이다.

이 환자에게 지축이진탕(枳縮二陳湯)을 15일분을 주었다, 다음에 와서 말하기를 약간 시원한 느낌이 있고 통증도 경감하였다고 한다. 다시 15일분을 주었는데 그 후부터는 심흉통(心胸痛), 협심증(狹心症)이 완전히 없어졌다고 한다.

지축이진탕(枳縮二陳湯)은 흉중의 담(痰)과 진구(陳久)한 위내정수가 독성을 띄게 되어 이것이 심하부(心下部)나 흉부(胸部)로 공박하여 심흉통(心胸痛)을 일으키는 자에게 응용할 수 있다고 생각한다. 그러므로 심장신경통(心臟神經痛), 위경련, 협심증(狹心症), 늑간신경통 등에 대해서 유효하다.

77. 이명(耳鳴)에 천마구등음(天麻鉤藤飮)

「메니에르병이란 어지러움, 이명, 난청, 등을 수반하는 데 발작적으로 반복하는 병이다. 이명(耳鳴)이 생기면 귀에서 이상한 소리가 나고 난청이 생기기도 한다.」

귀와 눈, 코는 제1경추와 깊은 관계가 있다고 하는 데 귀에 이상이 생기는 것은 이 제1경추에 이상이 있기 때문이라고 한다. 그리고 이관(耳管)의 부근에 있는 조직이나 근육에 위축이 생기고, 귀의 주위에 있는 모세혈관이 압박을 받아 혈액(血液)의 순환이 나빠지는 것이 그 원인이 되는 것이다. 심장(心臟)에서는 혈액(血液)이 보내지는 데 귀의 부위에서 혈액의 유통이 나빠지고, 또 혈액이 점조하여 단속(斷續)이 번갈아 나타나면 거의 공허(空虛)한 곳에 생겨서 혈류(血流)에 따라 이상한 소리가 날 것이다. 또 혈류(血流)가 나빠지면 혈관에 경련이 생겨서 이것이 고막(鼓膜)이나 귀의 소골(小骨)에 울려서 이명(耳鳴)을 일으키게 된 것이다.

오링테스트로 천마구등음(天麻鉤藤飮)을 실시해 보면 풍증(風症), 이명(耳鳴), 현훈(眩暈), 간양화풍(肝陽化風), 간풍내동(肝風內動)에서 이상이 있다.

✚ 치험례

50세 여성. 갑자기 귀에서 윙윙거리고 매미 우는 소리가 나서 잘 알아 듣지 못하겠다고 한다. 갑자기 일어난 이명(耳鳴)이라 신경질이 날 지경이라고 한다. 가벼운 두통(頭痛)이 있다고 해서 **천마구등음**(天麻鉤藤飮)을 20일분을 환자한테 주었더니 완쾌하여 이명(耳鳴)이 사라지고 기분이 좋아졌다고 한다.

이명(耳鳴)을 일으키는 질병으로는 메니엘병 이외에도 중이염(中耳炎), 머리의 외상, 뇌동맥경화증, 뇌출혈(腦出血), 뇌종양, 수막염, 빈혈(貧血), 심장병(心臟病), 갱년기 장애, 히스테리 등이 있다.

78. 여드름에 청상방풍탕(清上防風湯)

「清上焦火 治頭面生瘡癤, 風熱毒.
상초의 화(火)를 내리고 얼굴과 머리에 생긴 창절과 풍열독을 치료한다.」

상초(上焦) 즉, 안면이나 두부(頭部)에 혈열(血熱)이 울체하여 안면이 홍조하고 발적(發赤), 열감(熱感), 소양감(瘙痒感)이 있으며 종창, 동통, 화농경향이 있는 자를 다스린다. 안(眼)충혈, 구갈(口渴), 오한(惡寒), 두통(頭痛), 인통(咽痛)을 수반하기도 한다.

청상방풍탕(清上防風湯)을 오링테스트를 실시해보면 상초(上焦), 풍열(風熱)에서 이상이 있다.

치험례

18세 남학생. 신체의 상부(특히 얼굴과 등)에 발진(發疹)으로 적색(赤色)을 띠고 열감이 있으면서 종종 가렵다고 한다. 눈이 충혈되고 안면이 홍조하고 갈증이 난다고 한다. 설(舌)은 붉고 태(苔)는 누렇고 맥(脈)은 삭(數)하였다.

필자는 이 학생한테 청상방풍탕(清上防風湯)을 20일분을 복용시켰는데 10일 부터는 화농경향이 있는 발진은 거의 소멸이 되고, 제반 증상들이 호전되었음을 알 수 있었다.

청상방풍탕(清上防風湯)은 여드름, 두부습진, 중이염(中耳炎), 피부염, 주사비, 안충혈 등에 응용한다.

79. 서습(暑濕), 서열(暑熱)에 청서익기탕(淸暑益氣湯)

「여름철에 습열(濕熱)을 받아 사지(四肢)가 나른해지고 몸에 열이나면 번갈(煩渴)이 나고 설사를 하고 자한(自汗)나는 증을 치료한다.」

서습(暑濕)으로 인하여 오심, 구토, 두통, 발열, 미오한, 자한(自汗), 사지의 침중 등의 증상이 있고 식욕부진, 호흡촉박, 구갈, 요소(尿少), 등의 기진양상(氣津兩傷) 증을 수반한다. 서열(暑熱)로 인하여 원기가 쇠약하고 체액이 소모한 경우에 적응한다. 피로감, 전신의 무력, 권태감, 호흡촉박, 식욕부진, 구갈, 인건(咽乾), 자한(自汗), 심번(心煩), 요소(尿少), 발열, 복통 등을 수반한다.

보중익기탕(補中益氣湯)에 생맥산(生脈散)을 합방하여 가감(加減)한 처방으로 장하(長夏)의 습열(濕熱) 때문에 여러 증상에 대해 청열(淸熱), 해서(解暑), 이습(利濕) 하는 작용이 있다.

청서익기탕(淸暑益氣湯)을 오링테스트를 실시해보면 서습(暑濕), 서열(暑熱), 상서(傷暑)에서 이상이 있다.

치험례

60세 여성. 수술 후에 몸이 계속 좋지 않았는데 기운이 없고 피로감, 숨이 차고 음식 맛을 모르며 가슴도 답답하고 팔다리가 힘이 없으며 속이 메쓰껍고 구토를 하며 복부(腹部)와 하복부(下腹部)에 통증을 느끼며 설사를 하며 땀이 많이 난다고 하였다.

설(舌)은 홍색이고 건조하며 태(苔)는 황색, 맥(脈)은 약간 삭(數)하다.

이 환자에게 청서익기탕(淸暑益氣湯)을 20貼 투여한 결과 거의 모든 증상들이 호전되었다고 한다.

청서익기탕(淸暑益氣湯)은 일사병, 열사병, 여름철의 위장병, 위장형 감기, 여름타는병, 소아의 여름열병, 염상, 출혈 등에 응용한다.

80. 청신산(清神散)의 효용(效用)

「증치준승(證治準繩)에 청신산(清神散)이라는 처방이 있다. 이 처방은 기(氣)가 막혀서 두목(頭目)이 맑지 못하고, 귀에서는 항상 울리는 소리가 들리는 것을 다스린다.(治氣壅, 頭目不清, 耳常重聽)이라고 하였다.」

최근에는 복잡한 생활 환경에서 스트레스를 많이 받거나 TV, 컴퓨터 등으로 눈을 피로하게 하는 기회가 많아졌다. 그래서 시력이 떨어지거나 눈의 피로감을 느끼고 머리가 무겁고 아프다고 하는 사람이 많아졌다. 심하면 귀에서 매미우는 소리(耳鳴)가 난다고 호소하는 사람도 있고 기억력이 감퇴하고 건망증, 치매 등이 생기고 어지러움증, 불면증, 신경쇠약 등을 일으키기도 한다.

이러한 경우에 청신산(清神散)을 장기간 복용하면 매우 효과가 있고 조성은 다음과 같다.

감국화, 백강잠(초) 각 반양, 형개수, 목통, 천궁, 방풍 각 4돈, 석창포, 감초 각 1돈 반, 목향 1돈

이상을 고운 가루로 하여 매회(每回) 2돈을 식후에 청다(清茶)로 복용한다.

청신산(清神散)을 **오링테스트**를 실시해 보면 기기조체(氣機阻滯), 눈(目), 두중(頭重), 두통(頭痛), 이명(耳鳴)에서 이상이 있다.

✚ 치험례

고등학교 3학년 여학생. 수험공부로 과로한 탓인지 눈이 흐리고 아프고 건조하며 머리가 무겁고 멍하여 공부가 잘되지 않는다고 하면서 신경질이 난다는 것이다. 청신산(清神散)을 30일 복용하니 시력도 좋아지고 머리가 깨끗하게 맑아졌다고 한다.

청신산(清神散)은 이명(耳鳴), 두통(頭痛), 시력감퇴, 안정피로, 건망증, 고혈압증에 사용한다.

81. 심화왕(心火旺), 사춘기(思春期)에 청심연자음(清心蓮子飮)

상성하허(上成下虛)라 하여 심화망동(心火妄動)하며, 상부의 심열(心熱)이 성한데 반하여 하초(下焦)의 신(腎)의 기능이 약하여 뇨의 빈삭, 뇨의 혼탁, 배뇨톤, 유정(遺精), 유뇨, 잔뇨감이 있고, 부인은 대하가 뜨물 같은 것이 많이 나오는 등 비뇨생식기에 각종 증상이 나타나는 자이다.

또 한편 심화(心火)가 성하여 불안, 초조감, 불면(不眠), 다몽(多夢), 인후의 건조감, 흉부의 번열감, 수족번열, 동계증을 수반하고 기음양허(氣陰兩虛)로 체력이 쇠약하고 식욕이 없고 전신권태증을 느낀다.

청심연자음(清心蓮子飮)을 오링테스트를 실시해보면 전중(膻中), 석문(石門), 심화왕(心火旺), 기음양허(氣陰兩虛), 습열하주(濕熱下注)에서 이상이 있다.

치험례

18세 남학생. 시험공부로 인하여 항상 스트레스를 많이 받고 신경이 예민하며, 주위가 산만하여 주의 집중이 안된다고 하소연 한다. 피로하고 기력이 없으며, 팔다리가 권태롭고 원기가 없고 식욕이 없다.

인후(咽喉)에 건조감이 있고 가슴이 답답하며 불안(不安), 초조 짜증이 많이 나고 꿈도 많이 꾸며 불면증도 있다. 그리고 소변을 자주 보며 배뇨통도 있으며 잔뇨감이 있다고 한다.

설(舌)은 담백하며 태(苔)는 박백이고 맥(脈)은 세약(細弱)하다.

필자는 이 남학생한테, 청심연자음(清心蓮子飮)을 20일을 복용시켰다. 그 이후 제반 증상들이 많이 호전되었으며 특히 정신집중이 잘되고 머리가 총명해지고 매우 맑아졌다고 한다.

청심연자음(清心蓮子飮)은 만성방광염, 만성신우염, 성적신경쇠약(性的神經衰弱), 신장결핵, 만성임질, 부인의 대하, 자율신경실조증, 전립선비대(前立腺肥大), 당뇨병, 구내염 등에 응용한다.

82. 신경성두통(神經性頭痛)에 청호별갑탕(青蒿鱉甲湯)

「온병의 후기에 열사(熱邪)가 음(陰)을 손상시키고 사기(邪氣)가 하초(下焦)의 음분(陰分)에 잠복하여 밤에는 열이 나고 아침이면 서늘하며 열이 없을 때는 땀이 나지 않는 경우이다.」

치험례

42세 여성. 심한 두통(頭痛)과 어지러우면서 항상 피로함을 느끼며 기운도 없고 오후가 되면 땀도 나고 열감이 있다. 병원에 검사(CT, MRI)해 본 결과 혈액(血液)이 부족해서 신경성 두통, 긴장성 두통이라는 것이었다.

오링테스트로 청호별갑탕(青蒿鱉甲湯)을 실시해보면 상음(傷陰), 혈조(血燥), 진조(津燥), 도한(盜汗), 조열(潮熱)에서 이상이 있다.

최근 들어 음식을 많이 먹지만 체중이 줄고 있으며, 피부(皮膚) 가려움증도 더 심해지고 손발 저리기도 점점 심해진다고 한다.

필자는 이 환자한테 청호별갑탕(青蒿鱉甲湯) 20일분을 주었는데 제반 증상인 신경성두통, 어지럼증, 피부가려움증, 손발저림 등이 모두 소실되고, 완치되었음을 알 수 있었다.

청호별갑탕(青蒿鱉甲湯)은 신경성두통, 긴장성두통, 편두통, 폐결핵, 폐렴, 만성기관지염, 아토피피부염 등에 응용한다.

83. 구내염(口內炎), 설염(舌炎)에 치자시탕(梔子豉湯)

「사기(邪氣)가 기분(氣分)의 흉격(胸膈)으로 들어가거나 양명(陽明)에 있으므로 신열(身熱)이 나고 열이 흉중에 울결(鬱結) 되어 있으므로 허번(虛煩)하여 잠이 오지 않는다.」

가슴이 답답하고 괴롭고 타는 것 같고 앉아도 누워도 편하지 않고, 심중오농(心中懊憹)하고, 인체의 정상적인 기능이 활달하지 못하여 흉민(胸悶)이 생긴다. 위(胃)가 화강(和降)하는 기능을 잃어 구토(嘔吐)가 난다. 비록 사기(邪氣)가 리(裏)에 들어와서 이열(裏熱)이 아직 심하지는 않고 진액(津液)의 손상이 크지 않다.

치자시탕(梔子豉湯)을 오링테스트를 실시해보면 허번(虛煩), 심중오농(心中懊憹), 기분증(氣分證)에서 이상이 있다.

✚ 치험례

45세 여성이 가슴이 형언할 수 없이 답답하고 아프며 안절부절하며 엎치락 뒤치락 잠을 못이루고, 속이 메쓰껍고 불안초조하며 구내염도 자주 생기고 입이 쓰다고 한다.

혀는 붉고 설태는 황색이며 맥(脈)은 삭(數)하다.

이 환자 한테 **치자시탕**(梔子豉湯) 20일 복용한 결과 불면증, 구내염, 위염 등 모든 증상들이 호전됨을 알 수 있었다.

신경쇠약, 심장병, 인후염, 폐염, 구내염, 설염, 불면증, 고혈압, 위염 등에 쓰인다.

84. 버거씨병과 탁리소독음(托裏消毒飮)

「약간의 허증으로서 각종의 화농증이나 옹저(癰疽)가 시일을 경과한 경우인데 병독을 소산하고, 체력(体力)을 보강하여 내공(內攻)을 막고 배농을 촉진하여 육아(肉芽)의 생성을 빠르게 한다.」

병증이 진행하여 체력이 쇠약한 자에게는 천금내탁산(千金內托散)이 좋고 열성을 띤 초기에는 십미패독탕(十味敗毒湯)을 사용하는데 본방은 중간시기(中間時期)에 이(裏)의 병독(病毒)을 손으로 밀어낸다는 뜻으로 탁리(托裏)이라는 이름을 갖고 있다.

치험례

45세 남성. 우측 발가락에 궤양이 움푹 패어져 있었고 진물이 조금 흘러나오고 있었다. 또 발가락의 색이 검푸르게 변하여 있었고, 통증이 심하여 보행을 할 때에는 다리를 절게 되고 야간에도 통증으로 인하여 잠을 이룰 수 없다고 한다.

병원에서 진찰을 받았는데 이것은 혈관이 파괴되는 병으로써 버거씨 병이 되는 징조라고 하였다는 것이다. 그리고 병세가 나빠지면 발가락을 절단하는 수술을 해야 하며 특별한 치료법이 없다는 것이었다.

오링테스트로 탁리소독음(托裏消毒飮)을 실시해 보면 말초(末梢), 옹저(癰疽), 화농성염(化膿性炎), 임파선염(淋巴腺炎), 중이염(中耳炎)에서 이상이 있다.

필자는 이 환자에게 탁리소독음(托裏消毒飮)을 15일분을 주었는데 궤양의 범위가 약간 적어지고 통증이 완화하여 보행에 불편을 덜 느낀다고 한다. 다시 15일분을 주었다. 환자의 기분이 밝아 보이기에 증상이 어떠하냐고 물으니 통증이 거의 없어지고 보행이 자유롭다고 한다. 그러나 궤양이 아직도 조금 남아있고 발가락의 색은 약간 붉게 보였으며, 앞으로 수개월의 치료로 요할 것으로 보고 있다.

탁리소독음(托裏消毒飮)은 각종의 화농증, 옹저(癰疽), 화농성 유선염, 화농성 중이염, 항문주위염, 이루(耳漏) 등에 응용한다.

85. 팔정산(八正散)의 응용

「열림(熱淋)을 다스린다. 실증(實證)으로써 방광 및 요로에 염증이 있어서 배뇨통, 요의 빈삭, 잔뇨감, 배뇨곤란, 소변불통, 소변적삽(赤澁), 혈뇨(血尿) 등이 있는 자이다. 구갈, 다음(多飮), 변비, 발열, 신체의 열감, 불안, 초조 등을 수반하기도 한다.」

치험례

48세 남자. 수개월 전부터 소변(小便)보기가 불편해졌다고 한다. 어찌 된 일이냐고 하니 소변(小便)이 마려워서 화장실에 가면 곧바로 소변(小便)이 나오지 않고 한참동안 있다가 가늘게 조금씩 나오고 자주 마렵다고 한다.

오링테스트로 팔정산(八正散)을 실시해 보면 방광습열(膀胱濕熱), 습열하주(濕熱下注), 열림(熱淋), 혈림(血淋)에서 이상이 있다.

일 때문에 지난 몇 년간 스트레스를 많이 받고 근심걱정과 불안초조감, 불안정한 생활에 종종 편두통도 심하고 입과 목도 자주 마르며, 소변(小便)을 볼 때마다 통증도 느끼고 진하고 탁한 소변(小便)을 보며 양(量)이 적고 시원치 않으며 심한 경우에는 오줌이 나오지 않고 하복부(下腹部)가 꽉 찬 것처럼 아프다고 한다.

필자는 이 환자한테 팔정산(八正散)을 20일분을 주었다. 5일 후 부터는 소변(小便)도 순조롭게 잘 나오고 통증도 많이 완화되었다고 한다. 그 후 1년이 지났으나 재발하지 않는다고 한다.

팔정산(八正散)은 방광에 열(熱)이 있어서 소변불통(小便不通), 소변적삽(小便赤澁), 임력(淋瀝), 뇨의빈삭(尿意頻數) 등의 목표로 하여 방광염, 신장염, 급성요도염, 요로결석(尿路結石), 방광결석(膀胱結石) 등에 응용하는 기회가 많다.

86. 감기 몸살, 발열 두통(發熱 頭痛)에 패독산(敗毒散)

「풍한(風寒)으로 인한 표증(表證)과 습독(濕毒)을 발산 해독하는 작용이 있다. 오한, 발열, 사지관절통, 무한(無汗), 코막힘, 해수, 맥부(脈浮) 등은 표실증(表實證)에서 나타나는 증상이고, 오한, 발열과 함께 발적, 종통, 화농, 옹저(癰疽), 소양감 등은 습독(濕毒)이 울체하여 나타나는 증상이다. 곧 풍습독(風濕毒)을 발산 구축하는 효능이 있다.」

치험례

70세 남자가 한달전에 감기를 앓고 난 후 어지럼증이 생겼고 굉장히 추웠다 더웠다를 반복한 이후 감기가 시작, 오한(惡寒)이 있고 열(熱)이 나면서 땀이 나지 않는다. 머리가 몹시 아프고 팔다리가 저리고 시리는 아픔을 호소하고 기침을 하면서 가래가 있고 코가 메인다고 한다.

오링테스트로 패독산(敗毒散)을 실시해 보면 풍한습(風寒濕), 열독(熱毒), 임파선(淋巴腺) 인당(印堂)에서 이상이 있다.

한(寒)과 **풍**(風)이 들어오면 신체의 표면이 냉하여지고 땀구멍은 수축하여 닫히게 된다. 이렇게 되면 유리창에 이슬이 맺히듯이 수분이 엉겨 붙게 되고 체내(體內)에서는 이에 저항하기 위해서 기(氣)가 동하여 많은 열이 생산된다.

따라서 신체의 표면에서는 한(寒), 열(熱), 수(水)가 불화(不和)를 일으켜 사기(邪氣)와 정기(正氣)가 격렬한 투쟁을 벌이게 되는데 이 때 나타나는 증상이 두통(頭痛), 오한(惡寒), 발열(發熱), 신체통(身體痛) 등이다.

이 환자는 혀가 마르고 바짝바짝 갈라져 혀가 안 움직이며 다리에 힘이 없고 특히 기운이 너무 없어서 드러눕고 싶다고 한다. 그래서 패독산(敗毒散)과 타이레놀 또는 이부프로펜을 함께 10일분 투여한 결과 완전히 완쾌되었음을 확인할 수 있었다.

패독산(敗毒散)은 감모, 인플루엔자, 유행성 이하선염, 기관지염, 만성관절류마티스, 경견완증후군, 담마진, 화농증, 두창, 옹저 등에 응용한다.

87. 위한증(胃寒症), 비위불화(脾胃不和)에 향사양위탕(香砂養胃湯)

「중초(中焦)의 위기(胃氣)를 돕고 위기의 결체(結滯)를 순행시키고, 따뜻하게 하는 작용이 있다.」

특히 섭취한 음식물이 위(胃)에서 정상적으로 내려가지 못하고 오랜시간 머물게 되는 정체 현상을 느끼게 되고 차가운 음식을 먹을 때 더욱더 그렇고 심하부(心下部)의 비색(痞塞), 팽만감, 식욕부진 혹은 토리(吐利) 하기 쉬운 자에게 좋고, 위장(胃腸)이 쇠약한자의 양생약이 되고, 소아의 발육부진, 식욕감퇴에도 좋다.

향사양위탕(香砂養胃湯)을 오링테스트를 실시해보면 위한증(胃寒症), 기체(氣滯), 심하비(心下痞), 비위불화(脾胃不和)에서 이상이 있다.

치험례

55세 남성. 대체로 식후에 잦은 트림과 속이 더부룩하고 메스꺼움, 상복부(上腹部)에서 느껴지는 팽만감, 입 냄새와 배에 가스도 많이 차는 것을 느끼고 위가 답답하면서 꽉찬 느낌, 배도 차가우면서 발도 시리다고 호소한다.

설(舌)은 반대하고 태(苔)는 후백니하고 맥(脈)은 완약하다. 필자는 이 환자한테 20일을 복용시킨 결과 구조적으로 저하된 위장의 기능은 자연스럽게 되살아나고 장부(臟腑)의 기능이 정상화된 만큼 문제가 되는 증상들은 뚜렷하게 사라지는 것을 느꼈다고 한다.

향사양위탕(香砂養胃湯)은 만성위장염, 위약증(胃弱症), 위아토니, 위하수증, 병후의 식욕부진, 위하수증, 위장이 약한 양생 약으로 응용한다.

88. 상식(傷食), 비위불화(脾胃不和)에 향사평위산(香砂平胃散)

「비위내(脾胃內)에서 숙식(宿食)과 수독(水毒)이 정체(停滯)하며 소화불량을 일으키는 것이다.」

비양(脾陽)이 잘 운행하지 못하여 생기는 한습(寒濕)의 적체(積滯)로 과식, 과음, 생냉(生冷)한 음식물의 섭취 등으로 인하여 상복부의 팽만감, 식욕부진(食慾不振), 복통(腹痛), 오심(惡心), 구토(嘔吐), 소화가 안되고 항상 배가 부르다. 라는 증상이 나타난다.

향사평위산(香砂平胃散)을 오링테스트를 하면 상식(傷食), 비위불화(脾胃不和)에서 이상이 있다.

치험례

45세 남성이 상복부와 복부(腹部)가 무겁고 꽉 찬 것 같으며 식욕을 잃어버렸고 팔, 다리가 무겁고 변은 묽은 편이며 쉽게 피로하고, 입안이 끈끈하고 속이 메쓰껍고 구토를 하며 트림과 신물이 넘어온다고 한다.

설질은 반대하고 설태는 희고 두터우며 맥(脈)은 활(滑)하였다. 이 환사한테 향사평위산(香砂平胃散)을 20일분을 복용한 결과 모든 제반 증상이 소실되고 그 이후 완치됨을 알 수 있었다.

향사평위산(香砂平胃散)은 상식(傷食), 위장신경증, 소화불량증, 위산과다, 오심구토, 식욕부진, 급성위장염에 쓰인다.

89. 일체의 서병(一切暑病), 곽란(霍亂), 토사(吐瀉)에 향유음(香薷飮)

「서열(暑熱)이 있는 시기에 몸을 냉하게 하거나 생냉(生冷)한 음식을 먹거나 하여 오한(惡寒), 발열(發熱), 두통, 신체통, 무한(無汗)등 표증(表證)을 발하고 또 오심(惡心), 구토, 복통, 하리 신중감(身重感) 등 비위의 습사(濕邪)로 인하여 발하는 증후를 다스린다.」

향유음(香薷飮)을 오링테스트를 실시해보면 서병(暑病), 중서(中暑), 서열(暑熱), 상서(傷暑)에서 이상이 있다.

⊕ 치험례

48세 남성. 차가운 음식을 먹고 나서 머리가 심하게 아프고 오한, 발열을 하며 온몸이 쑤시고 속이 메스껍고 구역질이 나며, 몸이 무겁고 배가 아프면서 설사를 한다고 한다. 설태(舌苔)는 백니하고 맥(脈)은 활(滑)하다.

이 환자한테 향유음(香薷飮)을 15일을 복용한 결과 제반 증상이 완전히 호전되고 완쾌됨을 알 수 있었다.

필자는 특히 신종플루가 유행할 때마다 향유음(香薷飮)을 투여하여 많이 쓰는 처방이며 효과도 아주 탁월하다.

향유음(香薷飮)은 여름철의 감기와 소화불량, 급성위장병, 오래된 감기, 인플루엔자 등에 응용한다.

90. 비염(鼻炎)에 형개연교탕(荊芥連翹湯)

「형개연교탕(荊芥連翹湯)은 이(耳), 비(鼻), 인후(咽喉)및 폐, 담낭질환에 많이 사용하고 있다. 형개연교탕(荊芥連翹湯)은 일관당의학(一貫堂醫學)에서는 해독증체질자(解毒證體質者)의 청년기에 사용한다고 하였는데, 반드시 이에 구애받지 않아도 된다.」

해독증체질자(解毒證體質者)는 체격이 약간 깡마른 편이고 피부가 거무스름한 경우가 많고 어릴 때에는 감기, 비염, 편도선염, 기관지염, 폐렴, 폐결핵 등 잔병이 많다고 한다.

오링테스트로 형개연교탕(荊芥連翹湯)을 실시해 보면 해독증체질, 비염(鼻炎), 비색(鼻塞), 비루(鼻漏), 담경실열(膽經實熱), 눈(目), 허로(虛勞)에서 이상이 있다.

✚ 치험례

20세 남학생. 어릴 때부터 항상 코가 막혀서 호흡이 불편하고 누런 콧물이 나오고, 때로는 맑은 콧물, 재채기 위주 그 외 비색(鼻塞)은 심하지 않고 비소양감은 없다. 계절적 추이를 가지는 통년성, 환절기때 심해지거나 아닐 때도 늘 재채기를 하고 콧물을 훌쩍거린다 해서 형개연교탕(荊芥連翹湯) 20첩을 복용한 결과 재채기, 콧물, 코막힘은 거의 소실 완치되었다.

형개연교탕(荊芥連翹湯)은 허로(虛勞), 울증(鬱症), 비혈(鼻血), 담낭염, 축농증(蓄膿證), 만성비염, 만성편도선염, 만성중이염(慢性中耳炎) 등에 많이 응용할 기회가 많다.

91. 허약아(虛弱兒)의 체질개선(體質改善)에 황기건중탕(黃芪建中湯)

「**황기건중탕**(黃芪建中湯)은 허로(虛勞)를 개선하는 효과가 있다고 하겠다. 허로(虛勞)는 허약한 상태로써 기(氣)와 혈(血)이 모두 허(虛) 하다는 말이다.」

기혈(氣血)이 허(虛)한 사람은 대개 소화기능이 약하고 식욕이 없어서 음식을 많이 먹지 못하고 소화도 잘 되지 않고 피로와 권태를 느끼게 된다. 이러한 상태를 이허(裏虛) 또는 중초(中焦)의 허(虛)라고 말한다.

황기건중탕(黃芪建中湯)은 곧 중초(中焦)의 허로(虛勞)를 다스리는 약인 것이다. 즉 중초(中焦)의 허(虛)를 건립(建立)한다는 뜻으로 건중(建中)이란 이름을 붙인 것으로 생각한다. 이허(裏虛)로 인하여 급박증상(急迫症狀)으로 복통(腹痛)뿐만 아니라 별안간 다리가 아프기도 하고 때로는 소변(小便)을 참지 못하여 오줌을 싸기도 한다. 황기건중탕(黃芪建中湯)은 허약한 어린이의 발육을 촉진하고, 체질을 개선하여 질병에 대한 저항력을 길러줄 목적으로 사용된다.

오링테스트를 실시해보면, 기허(氣虛), 장문(章門), 비양부족(脾陽不足), 비위허한(脾胃虛寒)에서 이상이 있다. 어린이가 신경질을 자주 부리고 식욕이 없어서 음식을 잘 먹지 않고 밤에는 갑자기 떼를 쓰면서 우는 아이, 낮에 소변(小便)을 참지 못하고 자주 화장실에 가거나 밤에 오줌을 싸기도 한다. 그리고 잘 뛰어놀다가 갑자기 배가 아프다거나 다리가 아프다는 것도 잘 듣는다.

치험례

5세 되는 남자 아기. 태어날 때부터 몸이 허약하여 감기에 자주 걸려서 열이 나고 기침, 콧물이 나오기도 하고 소화불량이나 설사병이 나기도 한다. 아기는 얼굴이 창백하고 땀도 많이 흘리며 음식을 잘 먹지도 않고 편식을 하며 신경질도 부리고 가끔 배도 아프다고 한다. 이 아기에게 황기건중탕(黃芪建中湯)을 30일분을 주었는데, 15일 이후 부터는 식욕이 좋아지고 소화도 잘 되어 얼굴에 화색이 돌게 되었으며, 잔병으로 고생하는 일이 거의 없어졌다고 한다.

필자는 황기건중탕(黃芪建中湯)을 아주 많이 쓰는 처방이며, 효과도 매우 좋다.

황기건중탕(黃芪建中湯)은 대병후의 쇠약, 만성중이염, 산후각기, 야뇨증, 장염, 만성위염, 만성간염, 간경화증, 유정(遺精), 만성하리 등에 응용한다.

92. 음허화치(陰虛火熾), 불면증(不眠證)에 황련아교탕(黃連阿膠湯)

「온열(溫熱)의 사기(邪氣)가 치성(熾盛)하여 음액(陰液)을 크게 손상한 것이다. 심흉혈번(心胸血煩)으로 인하여 심중번(心中煩)하여 불득면(不得眠)하고 번조(煩燥), 흉중고민(胸中苦悶)하고 허열상충(虛熱上衝)으로 인하여 상기(上氣), 흥분(興奮), 두중감(頭重感), 안면홍조(顔面紅潮)를 호소하고 구갈(口渴), 인건(咽乾), 두현(頭眩), 요각(腰脚), 무력 등을 수반한다.」

황련아교탕(黃連阿膠湯)을 오링테스트를 실시해보면 음허(陰虛), 심화왕(心火旺), 불면(不眠), 심번(心煩), 심계(心悸)에서 이상이 있다.

치험례

43세 여성이 마음이 불안하고 가슴이 쓰리고 아프며 잠을 못 자며 목과 입이 마르며 머리가 무겁고 어지러우며 얼굴이 화끈거리고 상기증(上氣證)이 있으면서 허리와 다리에 힘이 없다. 설(舌)은 홍색(紅色)이고 태(苔)는 홍색으로 적거나 없으며 맥(脈)은 세삭(細數)하다. 이 환자한테 황련아교탕(黃連阿膠湯) 20일 투여한 결과 거의 모든 증상이 완치됨을 알 수 있었다.

황련아교탕(黃連阿膠湯)은 불면증(不眠證), 불안신경증, 고혈압증, 각종 출혈, 대장염적리(赤痢), 소변임력, 광조증(狂躁症)에 쓰인다.

93. 심비양허(心脾兩虛), 혈허(血虛)에 흑귀비탕(黑歸脾湯)

「체력이 허약한 사람이 피로와 권태와 무력감이 있고 원기가 없으며 숨이 가쁘며 식욕이 없다.」

머리가 어지럽고 건망증, 심계항진, 잠이 들어도 깊은 잠을 못 이루고 잠이 깨기 쉬우며 꿈이 많다. 도한(盜汗), 기허발열(氣虛發熱)이 있고 누워있기만 하고 사지(四肢)가 나른하고 피하출혈, 부정성기출혈 등 만성이고 반복성인 출혈 경향을 수반할 때가 많다.

흑귀비탕(黑歸脾湯)을 오링테스트를 실시 해보면 혈조(血燥), 진조(津燥), 비기허(脾氣虛), 심혈허(心血虛), 기혈부족(氣血不足), 심비양허(心脾兩虛)에서 이상이 있다.

✚ 치험례

45세인 여성이 건망증이 심하고, 가슴이 두근두근 뛰며 생각이 깊고 불안감도 있으며 잠을 못자고 꿈도 많아서 잠을 설친다고 하고 깜짝깜짝 잘 놀라고 식욕도 없고 특히 안색이 나쁘고, 피부가 거칠고 윤기가 없으며 근육경련과 사지마비감, 월경량이 적으며, 월경부조(月經不調) 등이 있다.

이 환자의 설(舌)은 담백하며, 태(苔)는 박백이고, 맥(脈)은 세약(細弱)하다.

필자는 이 환자 한테 흑귀비탕(黑歸脾湯) 20일간 투여하였는데, 모든 증상들이 호전되고 완쾌되었음을 알 수 있었다.

흑귀비탕(黑歸脾湯)은 신경쇠약, 심장병, 불면증, 자율신경실조증, 빈혈증, 신경성심계항진증, 식욕부진, 자궁출혈, 월경불순, 경부임파선 결함에 응용한다.

제 4 장

O-Ring Test

상용방제학편 (常用方劑學篇)

가미사물탕(加味四物湯: 醫學正傳)

당귀 천궁 작약 숙지황 창출 각 6.0 맥문동 10.0 인삼 우슬 각 5.0
황련 황백 오미자 지모 두충 각 3.0

각종의 위증(痿症)으로 사지무력, 수족이 마비하여 운동이 부자유한 자를 목표로 한다.
뇌일혈, 척수염, 소아마비, 척수로 등에 응용한다.

가미소요산(加味逍遙散: 內科摘要)

당귀 작약 백출 복령 시호 각6.0 목단피 치자 각4.0 감초3.0 건강 박하 각2.0

소간해울(疏肝解鬱), 건비보혈(健脾補血), 조경(調經), 청열양혈(清熱凉血).

소시호탕에 가까운 병증으로서 허증(虛證)에 속한다. 혈허(血虛)와 비허(脾虛)에 간기울결(肝氣鬱結)로 인한 신경증상과 허열이 있다.

본 방은 주로 부인에게 적용하는 경우가 많다.

간기(肝氣)가 울결하면, 흉협고만(胸脇苦滿), 협통, 복통등을 호소하고, 정신적으로는 우울감, 불안, 초조, 노하기 쉽고, 불면, 두중통 등의 증상을 일으킨다. 비허(脾虛)는 소화흡수기능의 감퇴로서 식욕부진, 피로, 사지권태, 가벼운 부종, 변비 또는 하리 등의 증상이 있다. **혈허**(血虛)는 사지의 저린감, 두현(頭眩), 동계(動悸) 피부고삽(皮膚枯澁), 눈의 피로, 월경이상 등을 일으킨다.

또 **허열**(虛熱)로 인하여 기상충(氣上衝), 두통, 안면홍조, 소요성열감, 오후의 역상감, 구갈, 발한 등의 증상을 호소한다.

자율신경실조증, 갱년기장애, 만성간염, 간경화증, 고혈압증, 위 · 십이지장궤양, 임신중절후의 신경증, 월경불순, 대하증, 수장각피증(手掌角皮症)등에 응용한다.

가미온담탕(加味溫膽湯: 醫宗金鑑)

진피 반하 복령 지실 죽여 황금 노근 각 3.0 황련 2.4 맥문동 6.0

위열(胃熱)로 오조(惡阻)가 있고 냉음(冷飮)을 즐기고, 심번궤민(心煩憒悶)하여 불면하는 자를 다스린다.

가미팔맥산(加味八脈散: 淺田方)

저령 택사 복령 목통 숙지황 행인 각 6.0 고본 치자 지모 황백 각 4.0

코에서 항상 악취가 나고 오랫동안 낫지 않는 자를 다스린다. 콧물은 없는 편이다. 악성위축성비염, 후각상실, 코막힘 등에 응용한다.

가미팔산탕(加味八疝湯: 萬病回春)

당귀 작약 숙지황 진피 반하 각2.5 백출6.0 복령5.0 인삼 우슬 방풍 강활 각1.5 시호 계지 감초 대조 건강 각1.0

수족의 저린감, 운동마비, 뇌일혈로 인한 마비와 동통, 안면신경마비, 안면경련 등에 응용한다.

가미패독산(加味敗毒散: 景岳全書)

강활 독활 전호 시호 길경 인삼 복령 지각 감초 천궁 대황 창출 각3.0 생강 3쪽

익기해표(益氣解表), 산풍거습(散風祛濕)

족2양경(足二陽經)에 열독이 유주(流注)하여 각근(脚跟)이 열통(熱痛)하고, 한열이 왕래하고, 자한(自汗), 호흡촉박, 대소변이 불리하거나, 또는 무한(無汗), 오한하고, 표리(表裏)의 사(邪)가 모두 실(實)한 것을 다스린다. 유행성독감, 경풍, 두진(痘疹), 열독의 소양(瘙痒) 등에 사용한다.

가미해로산(加味解勞散: 李般八)

시호8.0 작약7.0 지실5.0 감초 황금 별갑 복령 천련자 청피 빈랑 향부자 각4.0 생강 3쪽 대조 2매 (혹은 인삼4.0을 가한다)

급만성간염, 간경화증에 저효가 있다. 약간 허증(虛證)으로서 흉협고만(胸脇苦滿), 상복부의 팽만감, 식욕부진, 피로, 권태 등의 증상을 호소한다.

갈근가의이인탕(葛根加薏苡仁湯)

갈근12.0 마황 생강 대조 각6.0 계지 작약 감초 각4.0 의이인6.0

갈근탕의 증으로 항배강급(項背强急)이 심한자, 혹은 관절이 종통하는 자, 사마귀가 있는 자에게 사용한다.

갈근가출부탕(葛根加朮附湯)

갈근12.0 마황 생강 대조 각6.0 계지 작약 감초 각4.0 창출8.0 부자2.0

갈근탕에 창출과 부자를 가한 것이다. 갈근탕의 적응증으로서 한습(寒濕)을 수반하는 자이다.

신체통, 관절통, 마비감 등이 있고, 항배부(項背部)의 강급(强急)을 호소한다.

갈근탕(葛根湯: 傷寒論)

갈근12.0 마황 생강 대조 각6.0 계지 작약 감초 각4.0

신온해표(辛溫解表), 생진(生津), 서근(舒筋)

급성열성병의 초기에 오한, 발열, 두통, 무한(無汗), 항배부(項背部)의 긴장감 등이 있다. 맥은 부긴삭(浮緊數)하다. 열이 없는 잡병에는 머리, 눈, 귀, 코의 염증과 충혈 및 항배부(項背部)의 강급(强急)을 목표로 한다.

감기, 인플루엔자, 기관지염, 마진, 견비통, 축농증, 중이염, 근염, 급성대장염 등에 이용한다.

갈근가천궁신이(葛根加川芎辛夷)는 본방에 천궁과 신이를 가한 것인데, 코막힘, 부비강염 등에 사용한다.

갈근홍화탕(葛根紅花湯: 方輿輗)

갈근 작약 지황 각6.0 황련 치자 홍화 각3.0 대황 감초 각2.0

주사비(酒皶鼻)의 극증을 치료한다. 두부(頭部) 및 안면의 충혈, 혈관 신경의 이상이 있는 자이다.

갈근황금황련탕(葛根黄芩黃連湯: 傷寒論)

갈근12.0 황금 황련 각6.0 감초4.0

청열화습(淸熱化濕), 해기투표(解肌透表), 지리(止痢)

두통, 발열, 항배강급(項背强急) 등의 표열(表熱) 증상이 있고, 심하비(心下痞), 천급(喘急), 한출(汗出) 및 악취성의 하리, 이급후중(裏急後重), 항문의 작열감 등 대장의 습열(濕熱)로 인한 증상이 있다. 맥은 촉박하고, 심중계(心中悸) 정신불안 등을 수반하기도 한다. 사심탕(瀉心湯)의 부방으로 볼 수 있다.

급성장염, 세균성하리, 적리, 눈병, 숙취, 고혈압, 불안신경증, 천식 등에 이용한다.

감맥대조탕(甘麥大棗湯: 金匱要略)

감초5.0 대조6.0 부소맥20.0

양심안신(養心安神), 건비완중(健脾緩中)

장조(藏躁)라 하여 뇌신경의 흥분이나 히스테리 모양의 증상을 다스린다. 불안감, 비애감, 이경(易驚), 불면, 신경과민 등을 호소하고, 심하면 경련이나 의식의 상실, 혼미, 광조(狂躁)의 상태를 나타내기도 한다. 위장이 약하여 음식을 많이 먹지 못하고, 발작성의 복통을 호소하고, 하품을 자주 한다. 어린이나 부인에게 사용하는 경우가 많다.

히스테리, 신경쇠약, 노이로제, 소아의 야제증(夜啼症), 자율신경실조증, 티크병, 몽유병, 위경련 등에 응용한다.

감로음(甘露飮: 和劑局方)

비파엽 석곡 황금 지실 천문동 맥문동 생지황 숙지황 인진호 감초 각4.0

자음화위(滋陰和胃), 청열화습(淸熱化濕)

비위(脾胃)에 습열(濕熱)이 있고, 이(裏)에 어열(瘀熱)이 있어서 구설생창(口舌生瘡), 구취(口臭), 치은의 종창동통, 인통(咽痛), 출혈, 오심 등이 있는 자를 목표로 한다.

구내염, 구내궤양, 치조농루, 인후염, 베젯트병, 치통 등에 응용한다.

감초건강탕(甘草乾薑湯: 傷寒論)

감초12.0 건강6.0

허증(虛證)으로서 양기가 손상하여 수족의 궐냉(厥冷), 번조(煩躁), 토역(吐逆), 연말(涎沫)을 토하고, 뇨리빈삭, 유뇨, 현운, 오한 등의 증상이 있는 자를 다스린다.

수족의 냉증, 타액분비과다증, 유뇨증, 동상, 흘역(吃逆) 등에 응용한다.

감초마황탕(甘草麻黃湯: 金匱要略)

감초4.0 마황6.0

전신 및 면목(面目)에 부종이 있고, 천식, 호흡곤란이 있는 자로서 무한(無汗)인 자에게 응용한다.

감초부자탕(甘草附子湯: 傷寒論, 金匱要略)

감초 백출 각4.0 계지8.0 부자2.0

풍(風)과 습(濕)이 상박(相搏)하여 일어나는 극통을 다스린다.

즉 평소에 수독(水毒)이 있는 자가 외사(外邪)의 침범을 받아 류머티스 모양의 동통을 일으킨 자이다. 골절이나 관절이 종통하고, 오풍, 자한(自汗), 뇨리의 감소 등을 목표로 한다.

급만성관절염, 결핵성관절염, 신경통, 요통, 근육통, 탈저(脫疽) 등에 응용한다.

감초분밀탕(甘草粉蜜湯: 金匱要略)

감초6.0 미분(米粉)3.0 봉밀(蜂蜜)12.0

본래 회충증의 복통을 다스리기 위하여 만든 처방이다. 연말(涎沫)을 토하고, 발작성으로 일어나는 심복통을 목표로 한다.

회충증, 유문협착, 위아토니, 위액분비과다중, 위확장증 등에서 오는 복통에 쓰인다.

감초사심탕(甘草瀉心湯: 傷寒論)

감초8.0 반하12.0 황금 건강 인삼 대초 각6.0 황련2.0

반하사심탕 증의 감초의 양을 증량한 것이다. 반하사심탕의 증으로서 복중뇌명(腹中雷鳴)과 불소화성하리가 있고, 혹은 하리는 없으나 심번(心煩)하여 기분이 개운치 않고, 불안한 자를 목표로 한다.

위아토니, 위확장, 위하수, 식욕부진, 신경쇠약, 노이로제, 과민성대장염, 불면증, 몽유병 등에 응용한다.

감초탕(甘草湯: 傷寒論)

감초 8.0

청열해독(淸熱解毒), 윤폐지해(潤肺止咳), 해경지통(解痙止痛), 경도의 염증, 경련성동통, 및 각종의 중독에 쓰인다.

급성인통(咽痛), 위경련, 경련성해수, 질식, 배뇨통, 음식물, 또는 약물의 중독에 유효하고, 치질, 탈항, 궤양 등에서 오는 동통에 외용한다,

강활승습탕(羌活勝濕湯: 內外傷辨惑論)

강활 독활 방풍 고본 만형자 각6.0 천궁4.0 감초2.0

신온해표(辛溫解表), 거풍습(祛風濕), 지통(止痛)

표증(表證)에 풍습(風濕)을 겸한 자로서, 두통, 두중, 경도의 오한, 미열이 있고, 요배(腰背)와 전신의 동통, 마비감, 운동장애 등을 수반한다.

감모, 인플루엔자, 잠자다 삐끗한데, 요통, 견완통(肩腕痛), 좌골신경통, 만성관절류머티스 등에 응용한다.

강활유풍탕(羌活愈風湯: 醫學發明)

창출 석고 생지황 각1.8 방풍 강활 당귀 만형자 천궁 세신 황기 지각 인삼 마황 백지 감국 박하 구기자 시호 지모 지골피 독활 두충 진교 황금 백작약 감초 각1.2 육계0.6 생강 3쪽

거풍통락(祛風通絡) 양간익신(養肝益腎)

간신(肝腎)이 허하고 근골이 약하고, 언어장애, 정신혼궤, 혹은 한쪽 팔이 편고(偏枯)하고 반신불수 등 일체의 풍병을 다스린다.

동맥경화증, 고혈압, 어둔증(語鈍症), 만성풍습성관절염, 반신불수, 구안와사 등에 사용한다.

격하축어탕(膈下逐瘀湯: 醫林改錯)

도인 홍화 적작약 당귀 향부자 오약 각6.0 천궁 오령지 목단피 현호색 지각 각4.0 감초3.0

활혈화어(活血化瘀), 이기지통(理氣止痛), 소비괴(消痞塊)

혈어(血瘀)로서 복부의 팽만감, 비색감(痞塞感), 동통, 월경통 등의 기체(氣滯)의 증후와 종류(腫瘤) 등이 저명한 자를 다스린다.

협심증, 만성두통, 흉통, 늑간신경통, 간경화증, 혈전성정맥염, 월경곤란증 등에 응용한다.

견정산(牽正散: 楊氏家藏方)

백부자 백강잠 전갈 각등분

중풍와사(中風喎斜)를 다스린다.

※ 가미 견정산(전갈3.0 백강잠5.0 백부자6,0 조구등 천마 황기 당귀 각9.0)

견중탕(堅中湯: 千金方)

반하 복령 각10.0 계지8.0 작약 대조 각6.0 건강4.0 감초3.0

만성으로 경과한 자로서 복벽이 얇고, 소건중탕의 복증과 같이 긴장하고, 복력(腹力)이 없으며, 위내정수, 식후의 복통, 구기(嘔氣), 구토 등을 일으킨 자를 목표로 한다.

위궤양, 십이지장궤양, 만성위염, 위확장증 등에 응용한다.

계마각반탕(桂麻各半湯: 傷寒論)

계지6.0 작약 감초 생강 마황 대조 행인 각4.0

계지탕과 마황탕을 합한 것이다. 열이 말라리아의 발작과 비슷하여 열다한소(熱多寒少)하고, 안면홍조, 신체의 소양감이 있다.

감모, 인플루엔자, 풍진(風疹) 두드러기 등에 응용한다.

계명산가복령(鷄鳴散加茯苓: 時方歌括)

빈랑 8.0 목과 생강 각6.0 귤피 길경 각4.0 소엽 오수유 각2.0 복령8.0

각기의 실증(實證)에 쓰인다. 흉부의 고민감, 호흡곤란, 심동계(心動悸), 기(氣)의 상충이 있고, 부종, 비장근(腓腸筋)의 동증이 있는 자를 표로 한다.

초기각기, 부종성각기, 신경성각기, 신염, 부종 등에 응용한다.

계부사물탕(桂附四物湯)

당귀 작약 천궁 숙지황 각8.0 육계 부자 각2.0

사물탕이 적응하는 증상에 복부의 냉, 월경지연, 암색(暗色)의 월경혈 등 이한(裏寒)의 증후를 수반한다.

계비탕(啓脾湯: 萬病回春)

인삼 백출 복령 연육 산약 각6.0 산사자 진피 택사 감초 생강 대조 각3.0

보기건비(補氣健脾), 이기화습(理氣化濕), 지사(止瀉)

위장이 허약하여 연변 또는 수양변, 또는 불소화성하리를 하는 자다. 빈혈성이며 식욕부진, 복통, 구토 등을 수반한다.

수양성하리증, 소아의 소화불량, 만성위장염, 장결핵 등에 응용한다.

계지가갈근탕(桂枝加葛根湯: 傷寒論)

계지 작약 대조 생강 각6.0 감초4.0 갈근8.0

계지탕에 갈근을 가한 것이다. 오한, 발열, 두통, 자한(自汗), 맥부(脈浮) 등의 증상이 있고, 항배부(項背部)의 강직성(强直性)경련이나 동통이 있는 자이다.

어린이, 노인, 허약자의 감기의 초기에 어깨가 뻣뻣하고, 목의 회전이 곤란한 자에게 응용한다.

계지가계탕(桂枝加桂湯: 傷寒論)

계지12.0 작약 생강 대조 각6.0 감초4.0

계지탕의 계지를 증량한 것이다. 극렬한 두통, 편두통이 있고, 심계항진을 호소한다.

발작성두통, 편두통, 히스테리 분돈증(奔豚症), 애구후(艾灸後)의 발열 두통에 응용한다.

계지가대황탕(桂枝加大黃湯: 傷寒論)

계지 대조 생강 각6.0 감초4.0 작약12.0 대황2.0~8.0

계지가작약탕에 대황을 가한 것이다. 장내(腸內)에 정체가 있어서 복력(復力)이 충실하고, 복통, 후중감, 변비가 있다. 미오한, 발열, 복만, 하리를 호소하기도 한다. 급성대장염, 열성하리, 장산통, 변비 등에 응용한다.

계지가부자탕(桂枝加附子湯: 傷寒論)

계지 작약 생강 대조 감초 각6.0 부자2.0

계지탕에 부자를 가한 것이다. 발한과다로 인하여 오한, 자한(自汗)이 멈추지 않고, 뇨리불량(尿利不良), 사지미통(四肢微痛), 굴신이 어려운 자이다.

계지가용골모려탕(桂枝加龍骨牡蠣湯: 金匱要略)

계지 작약 대조 생강 용골 모려 각6.0 감초4.0

안신(安神), 통양(通陽), 보기혈(補氣血), 조화영위(調和營衛)

주로 남녀의 성적신경쇠약을 다스린다. 불안감, 번경(煩驚), 불면, 다몽(多夢), 두통, 목현(目眩) 등의 증상을 호소하고, 흥분하기 쉽고, 심계항진, 복동(腹動), 한출 또는 도한(盜汗)을 수반한다. 또 음두냉(陰頭冷), 하복구급(下腹拘急), 유정(遺精), 몽교(夢交), 성적신경쇠약(下虛) 등의 증상이 있다. 원기가 없고 안색이 창백하고 식욕이 감퇴하는 경우가 많다.

성적신경쇠약, 유정, 음경강직증, 불면증, 전립선비대, 건망증, 간질, 소아야제증, 탈모증 등에 응용한다.

계지가작약생강인삼신가탕(桂枝加芍藥生薑人蔘新加湯: 傷寒論)

계지 대조 인삼 각6.0 작약 생강 각8.0 감초4.0

발한 후에 신체가 동통하고, 맥이 침지(沈遲)한 자를 목표로 한다. 심하비경(心下痞硬), 건구, 복부의 팽만, 복통을 수반한다.

신경통, 근육류머티스, 위통, 견통(肩痛) 등에 응용한다.

계지가작약탕(桂枝加芍藥湯: 傷寒論)

계지 대조 생강 각6.0 감초4.0 작약12.0

계지탕에 작약을 더 가한 것이다. 발열, 오풍 등의 증상에 복근(腹筋)의 구련, 자발통(自發痛), 압통 등이 있다.

급만성장카다르, 변비, 하리, 직장궤양, 장결핵, 위경련, 탈항, 치핵 등에 응용한다.

계지가출부탕(桂枝加朮附湯: 方機)

계지 작약 생강 대조 각6.0 창출8.0 감초4.0 부자2.0

산한거습(散寒祛濕), 지경(止痙), 해표(解表)

계지탕에 창출과 부자를 가한 것이다. 계지탕이 적응하는 표증(表證)에 한습(寒濕)을 수반하는 자이다.

감모, 인플루엔자, 신체동통, 관절통, 마비감 등에 사용한다.

계지가황기탕(桂枝加黃耆湯: 金匱要略)

계지 작약 대조 생강 감초 황기 각4.0

계지탕에 황기를 가한 것이다. 계지탕의 증으로서 표수(表水)를 겸한 자이다. 한출, 도한(盜汗), 뇨리불량(尿利不良) 안면의 부종, 권태, 신체의 무거운 감, 하지의 냉감 등을 호소한다.

계지가후박행자탕(桂枝加厚朴杏子湯: 傷寒論)

계지 작약 대조 생강 행인 각6.0 감초 후박 각4.0

계지탕에 후박과 행인을 가한 것이다. 두통, 발열, 오풍, 자한(自汗) 등의 증상이 있고, 흉만, 천명, 해수 등을 수반하는 자이다.

기관지염, 천식, 폐기종 등에 응용한다.

계지거계가복령백출탕(桂枝去桂加茯苓白朮湯: 傷寒論)

작약 대조 생강 복령 백출 각6.0 감초4.0

표증(表證)이 사라지지 않고 두통, 항강(項强) 발열 등이 있으며, 흉내번민(胸內煩悶), 동계, 뇨리(尿利)의 감소, 요각(腰脚)의 냉통 등이 있는 자를 목표로 한다.

신염, 네프로제, 폐결핵, 히스테리증 등에 응용한다.

계지거작약가마황부자세신탕(桂枝去芍藥加麻黃附子細辛湯: 金匱要略)

계지 생강 대조 각6.0 감초 마황 세신 각4.0 부자2.0

기혈(氣血)이 허하고, 한(寒)과 함께 심하(心下)에 정수(停水)가 있고, 기(氣)의 동요를 겸한 자이다. 신냉(身冷), 골통(骨痛), 마비, 불인(不仁), 오한, 복명(腹鳴), 해수 등의 증상이 있다.

만성감기, 신경통, 류머티스, 반신불수, 지각마비, 신장병 등에 응용한다.

계지거작약가부자탕(桂枝去芍藥加附子湯: 傷寒論)

계지6.0 감초40 생강 대조 각6.0 부자2.0

계지거작약탕의 증(證)으로서, 오한, 수족냉, 신체통이 있는 자를 목표로 한다.

신경통, 관절염, 류머티스, 폐결핵, 천식 등에 응용한다.

계지거작약가촉칠모려용골구역탕(桂枝去芍藥加蜀漆牡蠣龍骨救逆湯 :傷寒論)

계지 6.0 감초4.0 생강 대조 각6.0 모려10.0 용골 촉칠 각8.0

계지거작약탕의 증으로서 흉복 및 심하(心下)의 동계가 심한 자이다. 상충(上衝), 자한(自汗), 심중번민하고, 심계항진이 심하다. 또 신경과민, 불면, 경광(驚狂) 등 신경증상이 저명하다.

뇌중, 발광, 뇌출혈, 고혈압증, 바세도우씨병, 불면증, 화상 및 구애후(灸艾後)의 안면홍조, 홍분 등에 응용한다.

계지거작약탕(桂枝去芍藥湯: 傷寒論)

계지6.0 감초40 생강 대조 각6.0

계지탕에서 작약을 제거하였기 때문에 구련(拘攣)이 없고 상충(上衝)이 심하다. 발열, 상충, 두한(頭汗), 흉만 등의 증상이 있고, 복직근의 연급(攣急)이 없는 자를 목표로 한다.

계지복령환(桂枝茯苓丸: 金匱要略)

계지 복령 목단피 도인 적작약 각6.0

활혈화어(活血化瘀), 소징(消癥)

하복부에 혈체(血滯), 혈색(血塞), 울혈, 응체(凝滯) 등 혈어(血瘀)가 있고, 기(氣)의 동요로 인하여 신경증상을 수반하는 자이다. 즉 좌측이 하복부에 저항압통이 있고, 혹은 종류(腫瘤)가 촉지되고, 월경불순, 월경곤란, 하복부의 팽만감, 부정성기출혈, 요통, 하지의 냉, 정맥의 혈체 등이 있다. 또 기(氣)의 상충으로 상기감, 두통, 어깨결림, 심계항진, 등의 증후를 수반한다.

자궁내막염, 난소염, 월경불순, 대하, 자궁근종, 불임증, 유산벽, 신경질, 갱년기장애, 자반병, 피부염, 타박증, 동맥경화증, 신염, 간염, 좌골신경통, 하지의 정맥류, 고환염 등에 널리 응용한다.

계지부자거계가출탕(桂枝附子去桂加朮湯, : 朮附湯: 傷寒論)

백출 생강 대조 각6.0 감초4.0 부자2.0

신체 동통하고 두통, 현운이 있는 자이다. 대변이 굳고, 소변이 자리(自利)하고 상충(上衝)은 없다. 신경통, 류머티스, 마비, 안면신경마비, 메니엘증후군 등에 응용한다.

계지부자탕(桂枝附子湯: 傷寒論)

계지8.0 생강 대조 각6.0 감초4.0 부자2.0

신체가 동번(疼煩)하여 전측(轉側)하지 못하고, 맥이 부허(浮虛)한 자를 목표로 한다. 발열, 오한, 두통, 한출(汗出), 소변빈삭 등의 증상이 있다.

감모, 류머티스, 근육통 등에 응용한다.

계지오물탕(桂枝五物湯: 東洞)

계지 8.0 복령16.0 길경6.0 황금 건지황 각8.0

치아의 동통, 구설(口舌)의 미란(糜爛), 설통(舌痛) 등을 목표로 한다. 상충(上衝), 인통(咽痛), 혹은 양협(兩頰)이 종통하는 자이다.

치통, 치은염, 구내염, 치조농루 등에 응용한다.

계지인삼탕(桂枝人蔘湯: 傷寒論)

계지 인삼 백출 감초 각6.0 건강4.0

온중산한(溫中散寒), 건비익기(健脾益氣), 신온해표(辛溫解表)

비위(脾胃)가 허한(虛寒)한 자가 감모 등에 걸려서 오한, 두통, 발열, 관절통, 한출(汗出) 등의 표증(表證)이 있고, 심하비경(心下痞硬), 하리, 심복동통, 심하계(心下悸), 사지권태, 족냉(足冷), 소변의 자리(自利) 등의 증후가 있는 자이다.

급성장염, 급성대장염으로 표증(表證)을 겸한자, 편두통, 상습성두통에 응용한다.

계지작약지모탕(桂枝芍藥知母湯: 金匱要略)

계지 지모 방풍 각8.0 작약6.0 감초 마황 각4.0 부자2.0 백출 생강 각10.0

산한거습(散寒祛濕), 지경지통(止痙止痛), 청열(淸熱)

만성으로서 몸이 냉하고, 사지나 신체에 저린감과 동통을 느끼고, 관절 특히 슬관절에 종창, 발적, 동통이 있다. 신체가 고조(枯燥)하고 하지에 부종이 나타나기도 한다. 이는 한습(寒濕)의 비(痺)에 의한 것으로서, 국소에서만 염증의 증상이 저명한 것이다.

다발성관절염, 변형성관절염, 만성관절류머티스, 하지의 운동 및 지각장애에 응용한다.

계지탕(桂枝湯: 傷寒論)

계지 작약 생강 각6.0 감초4.0 대조6.0

신온해기(辛溫解肌), 조화영위(調和營衛)

허약한 자의 외감병(外感病)의 초기에 오한, 발열, 두통, 한출(汗出), 신체통이 있고, 맥이 부약(浮弱)한 자이다. 두통과 함께 건구, 비명(鼻鳴) 등이 일어나기도 한다.

감모, 인플루엔자, 두통, 근육통, 신경쇠약, 허약체질자에게 응용한다.

곽향정기산(藿香正氣散: 和劑局方)

대복피 소엽 곽향 백지 복령 각6.0 후박 백출 진피 길경 반하 생강 대조 각4.0 감초3.0

방향화습(芳香化濕), 이기화중(理氣和中), 해표(解表), 지사(止瀉)

여름에 생랭(生冷)한 음식물을 과다하게 섭취하거나 하여 위장장애를 일으킨데다가, 외감(外感)이 겹쳐있는 자이다. 이것을 표한(表寒)을 수반한 습곤비위(濕困脾胃)라고 한다. 오심, 구토, 복통, 하리, 복부의 팽만감, 식욕부진 등의 증상이 있고, 또 오한, 발열, 두통, 해수, 무한(無汗) 등의 표증(表證)을 수반한다.

위장형감모, 인플루엔자, 급성위장염, 식중독, 중서(中暑), 여름철의 감기와 하리중, 비카다르 등에 응용한다.

관심2호방(冠心二号方: 中國醫學科學院)

적작약 천궁 각10.0 홍화8.0 단삼16.0 강향(降香)8.0

활혈화어(活血化瘀), 지통(止痛)

혈어(血瘀)에 의한 협심통에 쓰인다. 심장부의 고정성 동통, 혹은 극통이 좌측의 견배(肩背)에 방산하고 흉골부의 압박감, 흉부의 고민감 등을 호소하는 자를 다스린다.

협심증, 관부전(冠不全), 심근경색의 초기, 뇌혈전, 뇌전색의 초기에 응용한다.

괄루계지탕(括蔞桂枝湯: 金匱要略)

괄루근 감초 각40 계지 작약 대조 생강 각6.0

계지탕에 괄루근을 가한 것이다. 오한, 발열, 두항강통(頭項强痛), 강직성경련을 발하는 자로서 맥이 침지(沈遲)하다. 감모, 완신경통, 파상풍류증, 각기 등에 응용한다.

괄루지실탕(括蔞枳實湯: 萬病回春)

괄루실 지실 길경 복령 패모 진피 황금 산치자 각5.0 당귀 생강 각4.0 축사 목향 각3.0 감초 죽력 각2.0

위중(胃中)의 열과 식적(食積)으로 인한 조담(燥痰)을 유강(潤降) 시키는 방제이다. 천급, 교담(膠痰), 흉통이 있고, 기침을 할때 가슴이 아프고, 호흡이 곤란하다. 내열(內熱)로 인하여 소변이 붉다. 오전 중에 기침이 심하다.

급만성기관지염, 폐렴, 늑막염, 늑간신경통, 천식성기관지염, 폐기종, 고혈압증, 협심증유사증, 위산과다증 등에 응용한다.

괄루탕(括蔞湯: 千金方)

괄루실 계지 반하 각8.0 귤피 후박 해백(薤白) 각6.0 길경 지실 생강 각4.0

협심증 및 그 유사한 증으로 흉통, 배통(背痛), 천식, 호흡촉박, 해타(咳唾) 등의 증상이 있는 자를 다스린다.

협심증, 심장성천식, 기관지천식 등에 응용한다.

괄루해백계지탕(括蔞薤白桂枝湯: 金匱要略)

지실 후박 각6.0 해백8.0 계지2.0 괄루인8.0

천해(喘咳), 타담(唾痰), 흉중고민, 협늑견배(脇肋肩背)의 연통(攣痛), 협하(脇下)에서 심장으로 충상(衝上)하는 동통을 다스린다. 두한(頭汗), 복만 등의 증상을 수반한다.

괄루해백반하탕(括蔞薤白半夏湯: 金匱要略)

괄루인6.0 해백9.0 반하12.0 청주400ml

흉배부(胸背部)의 동통, 흉중의 고민감, 호흡곤란, 천식, 해수, 타담(唾痰) 등이 있고, 구토가 심한 자이다. 협심증, 심장신경증, 심장성천식 등에 응용한다.

괄루해백백주탕(括蔞薤白白酒湯: 金匱要略)

괄루인4.0 해백12.0 백주30~60ml

이기거담(理氣祛痰), 통양산결(通陽散結)

습담(濕痰)으로 인한 흉비(胸痺)를 다스리는 처방으로서 협심증에 효과가 있다. 흉통, 흉부의 고민감, 호흡곤란, 해수 등이 있고, 동통은 배부(背部)나 상완(上腕)에 까지 방산하기도 한다.

관부전(冠不全), 협심증, 늑간신경통, 습성늑막염, 기관지천식, 심장성 천식 등에 응용한다.

교애사물탕(膠艾四物湯: 萬病回春)

당귀 천궁 백작약 숙지황 아교주 조금(條芩) 백출 축사 애엽 향부자 각4.0 나미(糯米)한줌

본방은 보혈, 순기(順氣), 안태(安胎), 지혈의 작용이 있다. 빈혈성으로서 임신중의 자궁출혈, 복통, 유산의 우려가 있는 자에게 유효하다.

임신중의 출혈, 산후출혈, 장출혈, 혈뇨, 치출혈, 내출혈, 자반병 등에 응용한다.

구미강활탕(九味羌活湯: 此事難知)

강활 방풍 각6.0 창출 천궁 백지 생지황 각5.0 황금 세신 감초 각2.0 생강4.0 총백 2개

신온해표(辛溫解表), 거풍습(祛風濕), 청열(淸熱)

오한, 발열, 무한(無汗), 두통 및 사지 신체의 마비감 또는 동통 등 풍한습(風寒濕)의 표증(表證)이 있고 구갈, 구고(口苦) 등의 이열(裏熱)이 있는 자를 목표로 한다

감모, 인플루엔자, 요통, 좌골신경통 등에 쓰인다.

구미반하탕(九味半夏湯: 石崎朴庵飮病論)

반하 귤피 감초 시호 저령 각6.0 택사 복령 각8.0 건강 승마 각2.0

일체의 유음(留飮)을 다스린다. 즉 수분의 대사장애로 인하여 수기(水氣)가 정체하여 비만한 자가 많다. 수족의 부자유, 저린감, 견통, 요통, 신중(身重), 호흡곤란, 비만한 자에게 사용하면 좋다.

비만한 자의 중풍증에도 응용된다.

구미빈랑탕(九味檳榔湯: 淺田家方)

빈랑 후박 계지 진피 생강 각6.0 대황 목향 감초 각2.0 소엽4.0

이기강역(理氣降逆), 축수사하(逐水瀉下)

비위와 흉부에 기(氣)의 울체가 있고, 하부에는 수독(水毒)이 정체하여 각기 모양의 증상을 일으킨 사이다. 오심, 복부의 팽만압중감, 흉중고민감, 동계, 호흡촉박, 등의 증상이 있고, 하지의 부종, 전신권태, 하지의 중통감, 지각마비, 하지의 냉감, 비장근(腓腸筋)의 긴장 등을 호소한다. 이러한 상태를 습각기(濕脚氣)라고 한다.

각기의 부종, 울혈성심부전, 관절수종, 위장염, 신경증, 심장신경증, 고혈압증 등에 응용한다.

구미청비탕(九味淸脾湯: 濟生方)

시호 황금 백출 각6.0 반하 복령 각8.0 청피 후박 각4.0 초과 대조 생강 감초 각3.0

학(瘧) 또는 열성병으로 열이 많고 오한이 적으며, 구고(口苦), 인건(咽乾), 심하비경(心下痞硬), 대변경, 소변적삽 등의 증상이 있는 자를 목표로 한다.

말라리아, 신우염, 회충증의 발열 등에 응용한다.

구풍해독탕(驅風解毒湯: 萬病回春)

방풍 우방자 각6.0 형개 강활 감초 각3.0 연교10.0 혹은 길경6.0 석고20.0을 가한다.

인후에 염증이 생겨서 종통(腫痛)하고, 연하(嚥下)가 곤란하며, 언어를 말하기 어려운 자이다. 반량은 복용하고, 반량은 함수용으로 냉복한다.

앙기나, 편도주위염, 이하선염 등에 응용한다.

궁귀교애탕(芎歸膠艾湯: 金匱要略)

천궁 아교 감초 각4.0 애엽 당귀 각6.0 건지황 작약 각8.0

보혈지혈(補血止血), 조경안태(調經安胎)

허한증(虛寒證)의 각종 출혈을 다스린다. 빈혈성으로서 안색이 나쁘고, 피로, 근육의 경련, 수족냉, 마비감, 두모감(頭冒感), 하복통 등이 있고, 부정성기출혈, 혈변, 혈뇨, 치출혈 등을 일으킨 자이다. 분만후의 지속적인 출혈, 유산 또는 산후의 오로부지(惡露不止) 등에도 유효하다, 자궁출혈, 월경과다, 절박유산, 산후출혈, 치출혈, 적백대하, 혈뇨, 자반병, 유산벽 등에 응용한다.

궁귀조혈음(芎歸調血飮: 萬病回春)

당귀 천궁 숙지황 백출 복령 진피 오약 향부자 목단피 익모초 대조 각4.0 건강 감초 각2.0

활혈화어(活血化瘀), 보혈(補血), 이기건비(理氣健脾)

산후에 기혈을 보하고, 혈어(血瘀)를 다스리는 처방이다. 산후의 자궁수축부전, 오로(惡露)의 정체, 골반내의 울혈, 영양불량, 소화장애, 수분대사 장애 등이 있는 자이다. 혈어(血瘀)로 인하여 오로(惡露), 대하, 요통, 하지의 마비감, 가벼운 부종, 월경불순 등을 호소하고, 두통, 두현(頭眩), 이명(耳鳴), 신경증 등을 일으키기도 한다. 산후가 아니라도 사용하는 경우가 많다.

산후의 제증, 월경불순, 골반내의 혈종 또는 울혈, 외상의 후유증, 산후의 혈각기, 유즙부족, 부인혈증, 히스테리 등에 응용한다.

궁귀탕(芎歸湯: 萬病回春)

천궁 당귀 각20.0

부인 산전 산후의 제질환으로 빈혈, 원기부족, 현운, 식욕감퇴, 출혈, 정신혼미, 울모(鬱冒) 등의 증상이 있는 자를 목표로 한다. 부인의 빈혈, 출산촉진, 태반불출, 혈붕(血崩), 월경과다, 산후의 악혈 제거 등에 유효하다.

귀기건중탕(歸耆建中湯: 華岡青洲)

계지 생강 대조 황기 각6.0 작약12.0 감초4.0 당귀8.0

기혈쌍보(氣血雙補), 생기(生肌), 완급지통(緩急止痛), 온중보허(溫中補虛)

황기건중탕에 당귀를 가한 것이다. 기혈이 허하고, 만성화농증, 궤양 등이 생겨서 묽은 삼출물이 나오고, 오랫동안 낫지 않는 자이다. 당귀건중탕과 황기건중탕을 합한 것이므로 양자의 적응증을 겸하고 있다.

만성중이염, 카리에스, 만성골막염, 만성피부화농증, 허약한 자의 체질개선 등에 응용한다.

귀비탕(歸脾湯: 濟生方)

황기 인삼 백출 복신 산조인 용안육 각6.0 당귀 원지 각40 감초 목향 각2.0
대조 생강 각40

기혈쌍보(氣血雙補), 보비(補脾), 양심안신(養心安神)

허약한 사람이 심신을 과로하여 소화기와 순환기의 기능이 쇠약하고 신경증상을 일으킨자를 목표로 한다. 피로, 권태감, 원기부족, 호흡촉박, 식욕부진 등이 있고, 건망, 두현(頭眩), 두모감(頭冒感), 현운, 심계항진, 불면, 다몽(多夢) 등의 신경증상을 수반한다. 또 허증(虛證)으로 인한 각종의 출혈이나 부인의 월경불순에도 유효하다.

자율신경실조증, 갱년기증후군, 심장신경증, 불면증, 건망증, 신경성 심계항진증, 히스테리, 유정, 빈혈증, 부정성기출혈, 월경불순, 백혈병, 식욕부진, 신경성 위염 등에 응용한다,

※ 가미귀비탕은 귀비탕에 시호3.0 치자2.0을 가한 것인데, 귀비탕의 증으로서 초조감, 번조감, 흉부의 고민감 등 간화왕(肝火旺)의 증후를 수반하는 자에게 쓰인다.

※ 흑귀비탕(黑歸脾湯)은 귀비탕에 숙지황15.0을 가하여 자양강장을 증강한 것으로서, 혈허의 정도가 심한 자에게 쓰인다.

귀작육군자탕(歸芍六君子湯: 和劑局方)

인삼 백출 복령 반하 각8.0 진피 생강 대조 각40 감초2.0 당귀6.0 작약3.0

보기건비(補氣健脾), 이기화담(理氣化痰), 보혈(補血)

육군자탕의 적응증에 혈허(血虛)의 증이 수반하여, 두현(頭眩), 안화(眼花), 월경불순 등이 있고, 피부에 광택이 없는 자이다.

귀출파징탕(歸朮破癥湯: 醫方集略)

향부자6.0 삼능 봉출 적작약 백작약 당귀미 청피 각4.0 오약3.0 홍화 소목 관계(官桂) 각2.0

이기축어(理氣逐瘀), 기체(氣滯)와 혈어(血瘀)에 의하여 월경이 불통하고, 복중에 적괴(積塊)가 있어서 동통하는 자를 다스린다.

귀판탕(龜板湯)

당귀 작약 천궁 지황 각4.0 귀판 석결명 각4.0

사물탕에 귀판과 석결명을 가한 것인데, 산후의 하지운동마비, 척추카리에스 등에 사용한다.

귤피대황박초탕(橘皮大黃朴硝湯, 治魚鱠成癥方: 金匱要略)

귤피3.0 대황 박초(朴硝) 각6.0

어조수육(魚鳥獸肉) 등으로 인한 식상(食傷)이나 중독으로 음식물이 소화되지 않고, 위내에 정체하여 괴로워하는 자를 다스린다.

각종의 육체, 어중독, 담마진 등에 응용한다.

귤피반하탕(橘皮半夏湯: 張氏醫通)

귤피 시호 행인 길경 향부자 각6.0 반하 복령 각8.0 상백피 소자 각3.0 생강4.0

감기가 풀리고 난 후에, 기침만 남아서 멈추지 않는 자를 다스린다. 미열을 수반한다. 아급성 또는 만성기관지염, 인후염, 끽연가의 해수 등에 응용한다.

귤피죽여탕(橘皮竹茹湯: 金匱要略)

귤피8.0 죽여4.0 대조 생강 각 12.0 감초6.0 인삼3.0

흉중이 막혀서 홀역(吃逆)을 발하고, 피로, 쇠약이 약간 있는 자를 다스린다. 홀역, 백일해, 기관지염, 만성 위질환, 소아의 토유(吐乳) 등에 쓰인다.

귤피지실생강탕(橘皮枳實生薑湯: 金匱要略)

귤피8.0 지실6.0 생강12.0

흉중의 기색감(氣塞感)이 있고, 흉통을 느끼고 홀역(吃逆), 구토, 심하비경(心下痞硬), 단기(短氣) 등의 증상이 있는 자를 다스린다.

폐기증, 기관지천식, 기관지확장증, 홀역, 심장성천식, 협심증, 늑간신경통, 식도협착증 등에 응용한다.

귤피탕(橘皮湯: 金匱要略)

귤피8.0 생강16.0

흉중이 비(痺)하여 구홰(嘔噦)를 발하는 자로서, 건구, 홀역(吃逆), 수족궐냉, 호흡곤란 등이 있는 자를 다스린다,

홀역, 오조(惡阻), 생목 오르는증, 위부정체감, 심장병 등에 응용한다.

금수육군전(金水六君煎: 景岳全書)

숙지황12.0 당귀 복령 각6.0 반하6.0 진피5.0 자감초3.0

자음(滋陰), 화담조습(化痰燥濕)

인후의 건조감, 구건(口乾), 이수(羸瘦), 신체의 열감, 도한(盜汗) 등 폐신음허(肺腎陰虛)의 증후에, 다담(多痰), 해수, 오심 등의 담습(痰濕)의 증후를 수반하는 자를 다스린다.

만성기관지염, 기관지확장증, 기관지천식 등에 응용한다.

금은길경탕(金銀桔梗湯: 袖珍經驗神方)

금은화20.0 길경 패모 각10.0 당귀 괄루인 의이인 각4.0 지각 진피 방풍 황기 각2.0 행인 백합 감초 각1.5 생강6.0

폐옹(肺癰 폐농양)을 다스린다. 천해(喘咳), 흉부의 동통이 있고, 혹은 농혈(膿血)을 토출하는 자에게 좋다. 오한, 발열, 구인(口咽)의 건조 등을 수반하기도 한다,

금은장옹탕(金銀腸癰湯: 經驗方)

금은화20.0 창출 진피 후박 목단피 포공영 각40 당귀 도인 빈랑 감초 현호색 계지 각3.0

급성 또는 만성의 충수염 등으로 하복통 변비 등을 호소하는 자를 다스린다.

길경탕(桔梗湯: 傷寒論)

길경 생감초 각3.0

청열해독(清熱解毒), 거담배농(祛痰排膿)

인두, 후두 및 기도(氣道)의 염증에 대한 처방이다. 폐열로 인하여 해수, 객담(喀痰) 등이 있고, 농혈(膿血)을 토출하는 자와 인후의 종창, 동통을 목표로 한다.

인두염, 후두염, 편도염, 폐농양, 부패성기관지염 등에 응용한다.

길경탕(桔梗湯: 外臺秘要)

길경6.0 지황 당귀 각8.0 감초 패장 상백피 각4.0 의이인16.0 목향2.0

폐옹(肺癰)으로 취기가 있는 농(膿)을 배출하는 자에게 쓰인다. 만성 허증인 자이다.

내소산(內消散: 萬病回春)

진피 반히 복령 지실 산사 신곡 축사 향부자 삼능 봉출 건강 각4.0

생냉(生冷)한 음식물을 과식하여 심하비색(心下痞塞), 복부팽만감, 복통을 일으키고, 구토, 식욕부진, 소화불량 등의 증상이 있는 자를 다스린다. 급성위장염, 식적, 위경련, 복부팽만감 등에 응용한다.

녹용대보탕(鹿茸大補湯: 沈氏尊生方)

육종용 두중 각4.0 백작약 백출 부자 인삼 육계 반하 석곡(石斛) 오미자 각3.0
녹용 황기 당귀 백복령 숙지황 각2.0 감초1.0 생강 대조 각4.0

양허증(陽虛證)으로서 빈혈, 원기부족, 피로, 권태가 심하고, 현운, 시력감퇴, 심계항진, 자한(自汗), 도한, 수족냉 등의 증상이 있는 자를 다스린다.

허로(虛勞),빈혈, 폐결핵, 카리에스, 백혈병, 시력감퇴, 치루, 심계항진증, 산후의 제증 등에 응용한다.

단리탕(斷痢湯: 外臺秘要)

반하10.0 복령8.0 대조6.0 인삼 건강 황련 각4.0 감초3.0 부자2.0

음증(陰證)으로서 심하에 수음(水飮)이 있고, 만성화하여 하리가 멎지 않는 자에게 좋다. 만성위장염, 만성하리증으로 냉이 있는 자에게 응용한다.

담도배석2호방(膽道排石二號方: 靑島市立醫院)

금전초 인진호 울금 금은화 연교 대황 각20.0 목향12.0 지실8.0 망초 4.0

습열형(濕熱型)의 담석을 다스린다. 발열, 우측의 계륵부통, 복부팽만감, 구고(口苦), 구내점조(粘稠), 뇨(尿)의 농후, 변비 등의 증상이 있다. 심하면 황달을 발한다.

당귀건중탕(當歸建中湯: 金匱要略)

당귀8.0 계지 생강 대조 각6.0 작약12.0 감초4.0

보혈조경(補血調經), 완급지통(緩急止痛), 온중보허(溫中補虛)

소건중탕에 당귀를 가한 것으로서, 혈허(血虛)의 상태가 심하다. 월경통, 자궁출혈, 부인의 하복통, 산후쇠약, 심하계(心下悸), 호흡촉박, 심번 (心煩),불면, 사지냉, 번열 등을 호소한다.

산후복통, 소파후의 복막염, 월경곤란증, 요통, 좌골신경통, 신장결석, 자궁출혈, 치출혈, 혈뇨 등에 응용한다.

당귀보혈탕(當歸補血湯: 萬病回春)

숙지황 백작약 천궁 당귀 황금 각4.0 방풍 시호 만형자 각2.0 형개 고본 각1.6

빈혈성의 두통을 다스린다. 허증(虛證)으로서 안면이 창백하고, 월경 시의 두통에 응용한다.

당귀보혈탕(當歸補血湯: 內外傷辨惑論)

황기20.0 당귀4.0

보기생혈(補氣生血), 기혈이 모두 허하여 원기부족, 호흡촉박, 무력, 피로감, 안색창백, 동계, 피부고조 등의 증상이 있는 자를 다스린다.

대출혈후, 빈혈증, 알레르기성 자반병, 만성신염, B형간염, 육아(肉芽), 생성부전 등에 응용한다.

당귀사역가오수유생강탕(當歸四逆加吳茱萸生薑湯: 傷寒論)

당귀 계지 작약 세신 각6.0 감초4.0 목통8.0 대조12.0 오수유4.0 생강16.0

당귀사역탕에 오수유, 생강을 가한 것으로서, 냉증이 더 심한 상태이다. 평소에 신체의 내부에 한음(寒飮)이 있고, 또 기(氣)의 농요로 인하여 흉중만빈(滿悶) 혹은 구토를 일으키고, 병세가 만성고질화하여 흉복통, 하리, 오한, 수족궐냉, 두통, 맥세욕절(脈細欲絶) 등의 증상이 있다.

레이노병, 동창, 탈저, 각종의 신경통, 요통, 좌골신경통, 장산통(腸疝痛) 등에 응용한다.

당귀사역탕(當歸四逆湯: 傷寒論)

당귀 계지 작약 목통 각6.0 대조10.0 세신 감초 각4.0

온경산한(溫經散寒), 양혈통맥(養血通脈)

허증인 자가 한냉의 자극을 받아 말초혈관의 수축을 일으켜 냉증과 통증을 호소하는 자이다. 사지나 하복부가 냉통하고, 오한, 오풍, 요복 (腰腹)의 연통(攣痛), 요각구급(腰脚拘急), 수족의 냉, 전린감 등이 있다.

레이노병, 혈전성정맥염, 동창, 탈저, 좌골신경통, 요통, 만성관절류머티스 등에 응용한다.

당귀수산(當歸鬚散: 醫學入門)

당귀9.0 적작약 오약 향부자 소목 각6.0 홍화 도인 계지 각4.0 감초3.0(술반 물반으로 달인다)

타박, 낙상, 질타손상(跌打損傷) 등으로 인하여 어혈이 생겨서 발열, 발적, 종창, 동통, 출혈 등을 일으킨 자를 다스린다.

당귀연교탕(當歸連翹湯: 萬病回春)

당귀 연교 방풍 황금 형개 백지 작약 지황 치자 백출 인삼 지유 아교 각3.0
오매 감초 대조 각2.0

치루(痔瘻)에 장복시킨다. 그다지 쇠약하지 않는 자로서 피부가 고조(枯燥)한 자이다. 치루, 치핵에 응용한다.

당귀용회환(當歸龍薈丸: 宣明論)

당귀 용담초 산치자 황련 황금 황백 각30.0 노회 대황 청대 각15.0 목향8.0 사향1.5 분말을 환약을 만들어 1회에 4.0씩 복용한다.

청간사화(淸肝瀉火), 사하(瀉下), 해독개규(解毒開竅)

현운, 이경(易驚), 동계(動悸), 경련, 섬어(譫語), 광조(狂躁), 변비 등의 증상이 있을 때 사용한다. 이는 간담화왕(肝膽火旺)으로 인한 것이다.

고혈압증, 자율신경실조증, 급성결막염, 급성간염, 급성담낭염, 뇌막염, 인플루엔자 등에 응용한다.

당귀육황탕(當歸六黃湯: 萬病回春)

황기8.0 생지황 숙지황 당귀 각4.0 황련 황백 황금 각3.0

음허혈열(陰虛血熱)로 인한 자한(自汗) 도한(盜汗)을 다스린다. 보혈, 고표(固表)의 작용이 있다. 약간 실증(實證)으로서 소화기능도 좋다.

당귀음사(當歸飮子: 濟生方)

당귀10.0 작약 천궁 숙지황 백질려 방풍 각6.0 하수오 형개 황기 각4.0 감초3.0

보혈윤조(補血潤燥), 지양(止痒)

가려움증을 수반하는 건조성, 또는 위축성 피부염을 다스리는 효과가 있다. 빈혈성으로서 피부가 고조(枯燥)하고, 분비물이 적고, 소양감을 주소로 한다. 피부가 말라서 비강양(粃糠樣)의 낙설(落屑)과 균열(皸裂)이 생기고 가려움증이 심하다. 피부에 출혈이나 혈가(血痂)가 생기지만 발적이나 삼출물은 없다.

노인성피부소양증, 비강진(粃糠疹), 양진(痒疹), 건조성피부염, 만성습진 등에 응용한다.

당귀작약산(當歸芍藥散: 金匱要略)

당귀 천궁 각6.0 작약12.0 복령 백출 택사 각8.0

보혈활혈(補血活血), 건비이수(健脾利水), 조경지통(調經止痛)

허증(虛證)으로서 어혈(瘀血)과 수독(水毒)을 겸한 부인의 복통을 다스리는 처방이다. 빈혈성으로 피부가 희고, 여윈형이며, 근육과 맥복(脈腹)이 모두 연약하다. 월경통, 과소월경, 자궁출혈, 수족의 저린감, 하복통, 요통 수족의 냉 등의 증상이 있고 심하부의 박수음(拍水音), 가벼운 부종, 요량의 감소 등이 인정된다. 또 두통, 두중감, 현운, 심계항진, 이명, 어깨결림 등을 수반하는 경우가 많다.

월경불순, 월경곤란, 불임증, 유산벽, 자궁출혈, 자궁경련, 대하, 성교 후의 하복통, 신염, 네프로제, 임신신, 신경통, 류머티스, 신경쇠약, 히스테리, 자율신경실조증, 위하수증, 위경련, 메니엘증후군, 고혈압증, 저혈압증 등에 응용한다.

당귀점통탕(當歸拈痛湯: 萬病回春)

강활 당귀 저령 지모 백출 택사 인진호 황금 감초 각5.0 인삼 갈근 방풍 창출 각4.0
고삼 승마 각2.0

습열(濕熱)로 인하여 관절의 부위에 발적, 종창, 열감, 동통을 호소하는 자를 다스린다. 관절통, 관절류머티스 등에 응용한다.

당귀천궁산(當歸川芎散: 景岳全書)

당귀 숙지황 작약 현호색 천궁 도인 홍화 향부자 청피 택란 목단피 각4.0

산후 또는 유산후에 어혈로 인하여 하복통, 하복부의 팽만감, 요통 등을 호소하는 자에게 쓰인다. 월경통, 월경불순 등으로 두통, 두중, 현운 등을 수반하는 자에게도 좋다.

당귀탕(當歸湯: 千金方)

당귀 반하 각5.0 작약 인삼 후박 각3.0 황기 건강 촉초 감초 각2.0

보기양혈(補氣養血), 온중산한(溫中散寒), 이기화담(理氣化痰)

기혈이 허하고 한통(寒痛)이 있는 자를 다스린다, 피로, 원기부족, 식욕부진, 사지의 저린감 등이 있고, 냉하게 하면 복통이 심하고, 복부팽만감, 복냉감, 사지의 냉 등을 수반한다.

급성위염, 만성위염, 위십이지장궤양, 요로결석, 늑간신경통, 협심증, 월경통 등에 응용한다.

대강활탕(大羌活湯: 衛生寶鑑)

강활 승마 각6.0 독활4.0 창출 방기 위령선 백출 당귀 적복령 택사 감초 각3.0

거풍제습 (祛風除濕)

풍습(風濕)이 상박하여 지절(肢節)이 종통하고, 굴신이 자유롭지 못한 자를 다스린다. 안색이 위황(痿黃)하고, 원기가 없고, 몸이 무겁고, 심하비만(心下痞滿), 식욕부진, 관절이 종통하는 자이다.

습성역절풍(濕性歷節風), 각기, 관절통, 관절종(腫), 학슬풍(鶴膝風) 등에 응용한다.

대건중탕(大建中湯: 金匱要略)

촉초4.0 건강10.0 인삼6.0 교이(膠飴)40.0

온중산한(溫中散寒), 해경지통(解痙止痛), 보기건비(補氣健脾)

이(裏)의 허한(虛寒)으로 인하여 장의 연통이 항진하여 발작성의 심한 복통을 일으키는 자이다. 원기가 없고, 식욕이 부진하고, 배가 허연하며, 복명(腹鳴), 복통, 복냉감, 수족의 냉 등이 있고, 오심, 구토를 일으키기도 한다.

장산통, 만성위염, 만성장염, 만성장협착, 요로결석 등에 응용한다.

대금음자(對金飮子: 東醫寶鑑)

진피12.0 후박 창출 감초 각3.0 생강4.0

음주 후 또는 식상(食傷)으로 인하여 소화불량, 조잡(嘈囃) 위통, 탄산(呑酸), 하리 등의 증상이 나타나는 자를 다스린다. 급성위염, 만성위염, 주체 등에 응용한다.

대방풍탕(大防風湯: 和劑局方)

당귀 작약 숙지황 황기 방풍 두충 백출 각4.0 천궁3.0 인삼 강활 우슬 부자 각2.0 생강 대조 각3.0 감초2.0

거풍습(祛風濕), 산한(散寒), 보기혈(補氣血), 익간신(益肝腎), 활혈지통(活血止痛)

기혈이 허한 자가 풍한습(風寒濕)으로, 인하여 비증(痺證)을 일으킨 자이다. 만성으로서 체력이 쇠약하고, 빈혈의 기미가 있고, 열상이 없으며, 하지의 운동장애를 일으켜, 보행곤란, 관절 특히 슬관절의 강직, 종창, 동통을 호소하는 자를 다스린다.

만성관절류머티스, 척수로(脊髓癆), 반신불수, 좌골신경통, 하지의 운동마비 등에 응용한다.

대시호탕(大柴胡湯: 傷寒論)

시호2.0 반하8.0 황금 작약 대조 각6.0 지실 생강 각4.0 대황2.0～4.0

화해반표반리(和解半表半裏), 사하열결(瀉下熱結), 소간해울(疏肝解鬱),이기지통(理氣止痛), 청열사하(淸熱瀉下)

실증(實證)으로서 병사(病邪)가 소양위에서 양명위에까지 침입한 자이다. 체격이 튼튼하고, 상복각(上腹角)이 넓고, 심하부가 두툼하다. 왕래한열, 흉협고만, 상복부의 비색감, 오심, 구토, 식욕부진, 구고(口苦), 혀의 건조, 황태(黃苔) 등이 있고 또 복부의 팽만감, 복통, 변비, 또는 열성하리가 있을 때도 있다. 흉협부(胸脇部)에 울결이 있어서 기분이 우울하고, 불안, 초조, 이노(易怒), 안면홍조, 안충혈 등 정신신경의 흥분증상을 일으키기도 한다. 인플루엔자, 장티푸스, 기관지천식, 간염, 담석증, 황달, 간경화증, 위장염, 위십이지장궤양, 췌장염, 대장염, 상습성변비, 구취, 고혈압증, 뇌출혈, 급만성신염, 비만증, 당뇨병, 신경쇠약, 기울증, 불면증 등에 응용한다.

대승기탕(大承氣湯: 傷寒論)

대황40~6.0 지실 망초 각6.0 후박10.0

준하열결(峻下熱結)

양명병을 다스리는 대표 처방으로서, 급성열성병의 경과 중에 장티푸스와 같은 고열이 지속된다. 이 열은 이른바 계류열(稽留熱)로서 오한이나 오풍이 없고 이열(裏熱)의 울체로 인하여. 복부가 팽만하여 단단하고, 변비가 심하고, 이급후중(裏急後重), 복통을 호소하며 혹은 악취가 있는 하리를 하기도 한다. 또 구갈이 있고, 혀가 건조하고, 흑태(黑苔)나 황태(黃苔)가 생기고, 끈끈한 열한(熱汗)이 흐르고, 천명(喘鳴), 호흡촉박, 소변의 농축, 수족의 열한(熱汗) 등을 볼 수 있다. 심하면 번조, 섬어(譫語) 등을 발하기도 한다. 장티푸스, 인플루엔자, 마진, 뇌염, 급성폐렴, 파상풍, 고혈압증, 소아의 경풍, 광증, 상습성변비, 역리(疫痢), 치통, 월경폐지 등에 응용한다.

대청룡탕(大青龍湯: 傷寒論)

마황12.0 행인10.0 계지 대조 각6.0 감초 생강 각4.0 석고24.0

신온해표(辛溫解表), 청열제번(清熱除煩), 이수(利水), 지해평천(止咳平喘)

표실이열(表實裏熱)로서 오한, 발열, 두통, 무한(無汗), 천해(喘咳) 신체통 등의 증상이 있고, 맥이 부긴(浮緊)하다. 또 구갈이 심하고 번조감을 호소하고 안충혈(眼充血) 등이 나타나기도 한다. 병상이 매우 극심하다,

감모, 인플루엔자, 기관지염, 폐렴, 급성관절염, 결막염, 급성신염 등에 응용한다.

대함흉탕(大陷胸湯: 傷寒論)

대황6.0 망초4.0 감수1.0

청열사하(清熱瀉下), 축수(逐水)

실증(實證)으로서 흉복부에 수독(水毒)과 열이 울결하여 있어서 심하부가 딱딱하고, 압통이 심하며, 그 동통이 하복부나 견갑배부(肩胛背部)에 까지 파급하는 자이다. 호흡촉박, 천해(喘咳), 흉중의 고민감, 변비, 구갈, 혀의 건조 등의 증상이 있고, 오후에는 고열을 발하기도 한다, 협심증, 심근경색, 급성폐수종, 견배강급(肩背強急), 귀배(龜背), 염증성의 흉수(胸水), 복수 등에 응용한다.

대함흉환(大陷胸丸: 傷寒論)

대황32.0 정력24.0 망초40.0 행인24.0 감수24.0

흉중에 병사(病邪)가 결하여 심하비만, 동통, 항배통(項背痛)을 일으키고, 단기(短氣), 천명(喘鳴), 해역(咳逆), 자한(自汗) 등이 있는 자를 다스린다. 증후성 사경(斜頸), 귀배(龜背), 식도협착, 습성늑막염, 각기충심 등에 응용한다.

대황감초탕(大黃甘草湯: 金匱要略)

대황8.0 감초2.0

통변(通便)

변비를 다스리는 처방으로서, 위통이나 구토를 수반하기도 한다. 습관성 변비, 위카다르, 위산과다증, 복통 등에 응용한다.

대황목단피탕(大黃牧丹皮湯: 金匱要略)

대황8.0 목단피6.0 도인8.0 동과자12.0 망초8.0

청열사하(清熱瀉下), 활혈소옹(活血消癰)

장옹(腸癰 급성충수염)을 다스리기 위한 처방이다. 실증(實證)으로서 하복부와 회맹부에 긴장 또는 화농성의 염증이 있어서 종창, 동통, 발열, 변비 등의 증상이 있고, 저항압통이 있다. 발열과 함께 오한, 자한(自汗) 등을 수반하고, 농혈변(膿血便)이 나오는 경우도 있다. 화농으로 인한 어혈과 순환장해를 개선한다.

충수염, 치핵, 항문주위염, 직장염, 적리, 자궁염, 난소염, 대하, 부고환염, 임질, 신장결석, 전립선염, 요도염, 골반복막염, 하지의 옹절(癰癤) 등에 응용한다.

대황부자탕(大黃附子湯: 金匱要略)

대황6.0 부자2.0 세신4.0

온양사하(溫陽瀉下)

한비(寒秘)를 사하(瀉下)하는 효과가 있다. 한비(寒秘)란 복강내가 냉하여 장관(腸管)의 긴장도가 높아지고, 연동작용이 저하하여 일어나는 변비이다. 변비와 함께 한랭감이 있고 복통을 수반하며, 동통은 냉하게 하면 증악하고, 협하(脇下)에서 하복부, 요각부에까지 미치는 경우가 있다.

급만성변비, 만성충수염, 장산통, 신장결석, 담석증, 췌장염, 좌골신경통, 늑간신경통 등에 응용한다.

대황자충환(大黃蟅蟲丸: 金匱要略)

자충 건칠 각30.0 생지황300.0 황금 감초 각60.0 수질 망충 제조 대황 각45.0
적작약120.0 행인200.0 도인120.0
분말을 꿀로 환약을 만들어 1일 1~2회 3.0g씩 복용한다.

파혈축어(破血逐瘀), 통경(通經), 소징(消癥), 보혈(補血)

혈어(血瘀)의 상태가 오래되어 내출혈, 염증, 혈관내의 응혈 등이 생겨서 소혈관이 막히거나 유착한 상태이다. 안색이 거무스름하고, 피부에는 암자색의 지주상(蜘蛛狀)의 혈관이 나타나고, 복강내에는 종류(腫瘤)가 생기고 피부갑착(皮膚甲錯)이 나타난다. 무월경, 월경의 지연, 암흑색의 월경, 또는 혈괴(血塊)가 나오고 대변이 검고 변비가 있다.

골반내의 혈종, 월경불순, 무월경, 간경변, 비종(脾腫), 자궁근종, 피부의 각화(角化), 어린증(魚鱗證) 등에 응용한다.

대황황련사심탕(大黃黃連瀉心湯: 傷寒論)

대황4.0 황련2.0

위부(胃部)에 팽만정체감이 있고 안면충혈 또는 염증충혈 증상이 있으며, 변비경향, 정신불안, 동계가 있는 자를 목표로 한다.

발광, 소아경풍, 건망증, 반신불수, 뇌중혈, 각종의 출혈에 응용한다.

도기환(都氣丸: 醫宗己任篇)

숙지황16.0 산수유 산약 각8.0 목단피 복령 택사 각6.0 오미자4.0

자보간신(滋補肝腎), 염폐평천(斂肺平喘)

육미지황환에 오미자를 가한 것이다. 육미지황환의 증에 호흡촉박, 흡기성호흡곤란, 해수 등을 수반한다.

만성기관지염, 폐기종, 천식 등에 응용한다.

도담탕(導痰湯: 濟生方)

반하8.0 남성 귤홍 지각 적복령 감초 생강 각4.0

담음(痰飮)이 흉격에 옹색하여 두통, 현운, 해수, 오심, 발열, 배한(背寒), 식욕부진, 언어장애, 경련 등을 일으킨 자를 다스린다.

동맥경화증, 고혈압, 언어장애, 정신분열증, 신경통, 전간 등에 응용한다.

도수복령탕(導水茯苓湯: 奇效良方)

복령 택사 백출 각6.0 맥문동10.0 상백피 소엽 축사 목향 등심초 각2.0
빈랑 목과 각4.0 진피3.0

수종(水腫)으로 천(喘)을 발하는 자에게 쓰인다. 전신부종, 요리 감소가 있으며, 허실중간(虛實中間)의 종(腫)에 유효하다.

네프로제, 부종, 복수, 심장성천식으로 부종이 있는 자에게 응용한다.

도적산(導赤散: 小兒藥證直訣)

담죽엽 목통 각8.0 생지황12.0 감초초(梢)4.0

청열이수(淸熱利水)

심열(心熱)로 인하여 안면홍조, 초조, 불면, 흉번(胸煩), 구갈, 구내염 등의 증상이 있고, 발열, 요량감소, 농축뇨, 배뇨통, 혈뇨 등을 수반하는 자를 다스린다.

구내염, 자율신경실조증, 방광염, 불면증 등에 응용한다.

도핵승기탕(桃核承氣湯: 傷寒論)

도인6.0 계지 감초 망초 각4.0 대황8.0

청열사하(淸熱瀉下), 활혈축어(活血逐瘀)

하초(下焦)에 혈어(血瘀)가 있고, 실열(實熱)이 가하여 상충을 일으킨 자이다. 소복급결(小腹急結), 월경불순, 하복부의 긴만감, 요각(腰脚)의 경련, 족냉감(足冷感), 변비 등이 있다. 또 기(氣)의 상충으로 인하여 두통, 현운, 이명, 불면, 동계, 상역감, 정신불안 등의 신경증상을 일으키고 심할 때에는 섬어(譫語), 광상(狂狀)을 나타내기도 한다.

월경불순, 자궁내막염, 대하, 산후의 오로잔류, 신경쇠약, 히스테리, 발광, 뇌충혈, 고혈압증, 치질, 요도염, 안출혈, 담미진, 타박상, 치통, 자궁 출혈, 육혈(衄血) 등에 응용한다.

도화탕(桃花湯: 傷寒論·金匱要略)

적석지12.0 갱미(粳米)16.0 건강3.0

열의 증후가 없고, 신체가 허약하고, 수족냉, 맥이 침세(沈細)하고, 복통, 하리가 빈번하고, 농혈(膿血)을 배출하는 자를 다스린다. 이급후중 (裏急後重)은 없다.

적리, 대장염, 직장궤양, 치루, 항문주위염, 항문 부위의 옹저(癰疽) 등에 응용한다.

도홍사물탕(桃紅四物湯: 醫宗金鑑)

도인 당귀 생지황 각9.0 홍화 적작약 천궁 각6.0

활혈화어(活血化瘀), 보혈양혈(補血凉血)

보혈의 사물탕에 혈어(血瘀)를 개선하는 적작약과 홍화를 가한 것이다, 피부에 화색이 없고, 안정피로, 두모감(頭冒感), 사지의 전린감 등의 혈허(血虛)의 증후에 월경통, 월경불순, 하복통, 구순(口脣)의 암적색 등 혈어(血瘀)의 증상을 겸한 자이다. 번열감, 상기감 등을 수반하기도 한다.

월경불순, 월경곤란, 무월경, 골반 내의 염증 또는 혈종(血腫), 뇌혈관장애후유증, 혈관신경성두통 등에 응용한다.

독삼탕(獨蔘湯: 傷寒大全)

인삼18.0 ~ 30.0

보기고탈(補氣固脫)

대량의 인삼을 사용하여 일차성의 쇼크를 구제하고자 한 것이다. 안면창백, 냉한(冷汗), 혈압강하, 맥이 미세(微細)하고, 무욕상태로 된 자이다.

대출혈, 창상, 심한구토, 하리, 발한과다, 심부전 등에 의한 쇼크의 구급에 응용한다.

독활갈근탕(獨活葛根湯: 外臺秘要)

갈근10.0 건지황8.0 계지 작약 각6.0 마황 독활 생강 각4.0 대조 감초 각2.0

중풍의 증으로 혈허(血虛)에 외감(外感)을 겸하여 견배강급(肩背强急), 신체동통, 사지불수한 자를 다스린다.

40완(腕) 50견(肩), 뇌일혈후의 견배강급, 사지동통, 외감(外感)을 겸한 자에게 응용한다.

독활기생탕(獨活寄生湯: 萬病回春)

독활 당귀 작약 상기생 각3.0 숙지황 천궁 인삼 백복령 우슬 두충 진교 세신 방풍 육계 각2.0 감초1.0 생강4.0

거풍습(祛風濕), 산한(散寒), 보기혈(補氣血), 익간신(益肝腎), 활혈지통(活血止痛)

신기(腎氣)가 허(虛)한 자가 습랭(濕冷)의 침입을 입어 사지 및 신체통, 유주성 동통, 수족냉, 운동장애, 하지의 마비감, 경도의 부종을 일으킨 자이다. 또 기혈이 허하여 피로, 원기부족, 식욕부진, 안색창백, 두현(頭眩) 등을 호소하고, 요슬(腰膝)이 무력하여 보행이 불편하며, 하지의 경련이나 통증을 일으킨 자를 다스린다.

만성관절염, 만성 견관절주위염, 요통증, 좌골신경통, 만성관절류머티스, 소아의 하지무력 등에 응용한다.

등룡탕(騰龍湯: 本朝經驗)

대황3.0 목단피 도인 창출 각8.0 망초 과자(瓜子) 각10.0 의이인16.0 감초2.0

하복부, 골반강(骨盤腔), 음부 등에 염증, 화농증이 있고 종창, 동통을 호소하는 자를 다스린다.

항문주위염, 고환염, 충수염, 전립선염, 자궁근종, 자궁내막염 등에 응용한다.

마자인환(麻子仁丸: 傷寒論)

마자인16.0 대황14.0 작약 지실 후박 각8.0 행인10.0
꿀로 환을 지어 1회에 2.0 ~ 3.0을 논복한다.

윤장통변(潤腸通便)

허증(虛證)으로서 위장 내의 수분이 말라서 대변이 토분(兎糞)과 같이 굳어져서 변비를 일으키고, 가벼운 복통과 소변의 빈삭을 수반하는 자를 다스린다. 발열과 발한 등에 수반하여 진액부족, 혈조(血燥), 위열(胃熱) 등이 생겨서 수분의 결핍을 가져온 것이다.

상습성변비, 뇨의빈삭, 야뇨 등에 응용한다.

마행감석탕(麻杏甘石湯: 傷寒論)

마황 행인 각8.0 감초4.0 석고20.0

청폐평천(淸肺平喘), 지해(止咳)

폐에 열사(熱邪)와 수사(水邪)가 울체하여 해수, 호흡곤란, 호흡촉박, 구갈, 한출(汗出) 등의 증상이 있는 자를 목표로 한다. 상역(上逆), 번민, 면목(面目)의 부종이 나타나기도 한다. 황태(黃苔)가 생기고, 맥은 부활삭(浮滑數)하다.

기관지염, 기관지천식, 폐렴, 백일해, 폐괴저(肺壞疽), 치핵의 종장 등에 응용한다.

마행의감탕(麻杏薏甘湯: 金匱要略)

마황8.0 행인6.0 의이인20.0 감초4.0

거풍습(祛風濕), 해표(解表), 지해평천(止咳平喘)

풍습(風濕)의 침입으로 인하여, 발열, 한출, 해수, 호흡곤란 등의 증상이 있고, 관절의 동통, 근육통, 신체의 마비감 등을 호소한다. 또 혈조(血燥)로 인하여 피부의 갑착, 머리의 비듬 등이 생기기 쉽다.

감모, 인플루엔자, 근육 및 관절류머티스, 신경통, 신체마비, 천식, 사마귀, 수장각피증, 신염 등에 쓰인다.

마황가출탕(麻黃加朮湯)

마황 행인 각6.0 계지40 감초2.0 백출8.0

마황탕의 증으로서 경도의 부종, 소변불리, 신체동중(疼重)이 있는 자이다.

류머티스, 관절염, 급성신염, 네프로제 등에 응용한다.

마황부자감초탕(麻黃附子甘草湯: 傷寒論)

마황4.0 부자1.0 감초4.0

마황부자세신탕에서 세신을 제거하고 감초를 가한 것으로서 오한과 두통이 가벼운 자이다.

마황부자세신탕(麻黃附子細辛湯: 傷寒論)

마황6.0 세신4.0 부자2.0

보양(補陽), 신온해표(辛溫解表), 이수(利水)

허랭(虛冷)한 체질자로서 외감병의 초기에, 오한, 두냉통, 신체동중(疼重), 수족의 냉 등의 증상이 있고, 기침과 함께 묽은 콧물, 묽은 가래가 많으며, 맥이 침약(沈弱)한 자를 목표로 한다. 안색이 창백하고 빈혈성이며 전신권태, 무기력하고, 열이 없으며 소변은 희박하다.

감모, 기관지염, 기관지천식, 알레르기성비염, 삼차신경통, 신경통 등에 응용한다.

마황연초적소두탕(麻黃連軺赤小豆湯: 傷寒論)

마황 연초 생강 대조 생재백피(生梓白皮) 각6.0 행인8.0 적소두20.0 감초2.0

발열, 부종, 해수 등이 있고, 혹은 발황(發黃)하여 양통(痒痛)이 있는 자를 다스린다, 뇨리감퇴, 하리, 복만을 수반하기도 한다,

황달, 피부병성신염 등에 응용한다.

마황탕(麻黃湯: 傷寒論)

마황 행인 각6.0 계지4.0 감초2.0

신온해표(辛溫解表), 지해평천(止咳平喘)

급성열성병의 조기에 오한, 발열, 두통, 신체동통, 무한(無汗), 맥이 부긴삭(浮緊數) 등의 표(表)의 실열증(實熱證)이 있고, 해수, 호흡곤란, 코막힘, 비혈(鼻血) 등의 증상이 있다. 또 요통, 관절통이 있을 때도 있다.

감모, 인플루엔자, 기관지염, 천식, 비폐증(鼻閉症), 관절류머티스 등에 응용한다.

만형자산(蔓荊子散: 直指方)

만형자 4.0 목통 작약 맥문동 생지황 전호 복령 각6.0
상백피 국화 감초 승마 생강 대조 각4.0

상초(上焦)의 열울(熱鬱)과 혈조(血燥)로 인하여 상충, 이명, 난청 등의 증상이 있고, 만성중이염으로 농즙이 흘러나오는 자를 다스린다.

맥문동음자(麥門冬飮子: 宣明論)

맥문동14.0 복령12.0 건지황8.0 괄루근 인삼 각4.0 지모 갈근 각6.0
오미자 감초 죽엽 각2.0

진액이 고조하고 혈열(血熱)이 있어서, 구갈, 다뇨(多尿) 여위고 탈력감(脫力感)이 있고, 밤에 잠자리에 들어가면 해수가 심한 자에게 좋다. 만성기관지염, 폐결핵, 당뇨병 등에 응용한다.

맥문동탕(麥門冬湯: 金匱要略)

맥문동15.0 반하 갱미 각10.0 인삼 감초 각4.0 대조6.0

자음익기(滋陰益氣), 보익폐위(補益肺胃), 강기(降氣)

폐와 위(胃)의 음허(陰虛)로서 기(氣)의 상충을 일으키고, 인후의 건조감, 인후불리, 자극감 등으로 인하여 기침을 연발하는 자이다. 끈끈한 가래가 목에 달라붙어서 잘 떨어지지 않기 때문에 마른기침이 심하고, 안면홍조, 상기, 구역, 구갈 등의 증상을 호소하고, 목이 쉬기도 한다. 허증으로서 피로, 원기부족, 호흡촉박 등을 호소한다.

만성기관지염, 만성인후염, 폐결핵, 천식, 폐렴, 백일해, 객혈, 만성위염, 당뇨병, 고혈압증 등에 응용한다.

맥미지황환(麥味地黃丸: 醫級)

숙지황16.0 산수유 산약 각8.0 목단피 택사 복령 각6.0 오미자4.0 맥문동12.0

자보간신(滋補肝腎), 윤폐평천(潤肺平喘)

육미지황환에 오미자, 맥문동을 가한 것인데, 육미지황환의 증으로서 건해(乾咳), 호흡촉박, 흡기성 호흡곤란, 무담(無痰), 혹은 점담(粘痰) 때로는 혈담, 구갈 등 폐음허(肺陰虛)의 증후를 수반한다.

만성기관지염, 기관지확장증, 폐기종, 폐결핵 등에 응용한다.

명랑음(明朗飮)

복령12.0 계지8.0 백출6.0 감초4.0 차전자4.0 세신 황련 각2.0

영계출감탕에 차전자, 세신, 황련을 가한 것으로서, 안과일반, 시력장해, 망막염 등에 응용한다.

목방기거석고가복령망초탕(木防己去石膏加茯苓芒硝湯: 金匱要略)

목방기 계지 각4.0 인삼 복령 각6.0 망초8.0

목방기탕의 증으로서 구갈이나 초조감, 설태황(舌苔黃) 등의 열증이 없고, 심하비경이 심하고, 소변불리가 있는 자를 목표로 한다. 심장판막증, 수종, 각기, 천식, 뇨폐증 등에 응용한다.

목방기탕(木防己湯: 金匱要略)

목방기8.0 석고20.0 계지 인삼 각6.0

이수삼습(利水滲濕), 익기(益氣), 청열(淸熱)

폐수종이나 흉수(胸水) 등을 다스리는 처방이다. 흉격(胸膈)과 상복부에 수음(水飮)이 울체하여 심하비경하고, 면색여흑(面色黧黑), 호흡촉박, 천식, 동계, 해수, 객담, 복만 등의 증상이 있는 자이다. 부종이나 요리감소, 구갈 등을 호소하기도 한다.

심장판막증, 심부전, 심장천식, 네프로제, 기관지천식, 신염, 각기 등에 응용한다.

무신탕(巫神湯: 原南陽)

복령12.0 백출 저령 택사 계지 각6.0 황련4.0 건강 목향 각2.0

어혈과 수독(水毒)으로 인하여 신경증상을 일으킨 각종의 부인병을 다스린다. 발열, 오한, 상충, 소변불리, 두현(頭眩) 오심 혹은 구토 등의 증상이 있다.

산후의 제증상, 부인혈증, 자율신경실조증, 만성방광염 등에 응용한다.

몽석곤담환(礞石滾痰丸: 丹溪心法附餘)

몽석30.0 황금240.0 대황240.0 침향15.0 세말하여 환약을 만든다.

실열(實熱)의 완담(頑痰)으로 인하여 이경(易驚), 동계, 다담(多痰), 해수, 호흡곤란, 현운, 이명, 변비, 의식장애, 경련, 고열 등의 증상이 있는 자를 다스린다.

전간, 신경증, 정신분열증, 열성경련, 만성기관지염, 기관지천식, 담석증 등에 응용한다.

미맥익기탕(味麥益氣湯: 脾胃論)

인삼 백출 당귀 진피 각6.0 시호 승마 각2.0 황기8.0 생강 대조 각4.0
오미자 맥문동 각3.0

보중익기탕에 오미자와 맥문동을 가한 것인데, 결핵으로서 해수가 심하거나, 여름 타는 병에 응용한다.

반총산(蟠葱散: 和劑局方)

현호색3.0 창출 감초 각8.0 백복령 봉출 삼능 청피 각6.0 정향피 사인 빈랑 각4.0
육계 건강 각2.0 총백 1개

비위가 허랭(虛冷)하여 심복, 흉격(胸膈), 하복부에 찌르는 듯한 동통을 호소하는 자를 다스린다. 식욕부진, 구역, 하리 등의 증상이 있다. 위경련, 월경통, 자궁경련, 자궁근종, 흉통, 대하 등에 응용한다.

반하백출천마탕(半夏白朮天麻湯: 脾胃論)

반하 백출 창출 진피 복령 각6.0 맥아 천마 생강 신국 각4.0 황기 인삼 택사 각3.0 황백 건강 각2.0

화담식풍(化痰熄風), 보기건비(補氣健脾), 이수소식(利水消食)

평소에 위장이 허약하고, 빈혈성으로서 원기가 없고 식욕이 없으며 위내의 담음(痰飮)이 외감(外感)이나 정신적 쇼크, 식사의 불섭생 등으로 인하여 동요상충하여 두통, 현운, 구토를 일으킨 자이다. 흉복부의 팽만감, 심하비만 등을 수반한다.

상습성두통, 현운, 메니엘증후군, 자율신경실조증, 저혈압인자의 두통과 현운, 위아토니, 위하수증 등에 응용한다.

반하백출천마탕(半夏白朮天麻湯: 醫學心悟)

반하 백출 각9.0 천마 복령 귤홍 각6.0 자감초 생강 대조 각3.0

화담식풍(化痰熄風), 보비(補脾)

풍담(風痰)으로 인한 현운, 두통, 오심, 구토를 다스린다. 응용은 "비위론"의 반하백출천마탕에 준한다.

반하사심탕(半夏瀉心湯: 傷寒論)

반하12.0 황금 건강 인삼 감초 대조 각6.0 황련2.0

화위강역(和胃降逆), 소비(消痞), 지사(止瀉), 청열(淸熱), 조화장위(調和腸胃)

심하부에서 열사(熱邪)와 수사(水邪)가 불화하여, 심하의 비색감, 심하비경(心下痞硬)을 일으키고, 이것이 상하로 동요하여 오심, 구토, 식욕부진, 홀역(吃逆), 심번(心煩) 등 위기(胃氣)의 상역과 복명, 하리 등 장위(腸胃)의 불화를 일으킨 자를 목표로 한다. 다분히 신경증상을 겸하는 경우가 많다.

급만성위염, 위십이지장궤양, 소화불량증, 장염, 위확장증,위하수증, 위장신경증, 하리, 신경쇠약 등에 응용한다.

반하후박탕(半夏厚朴湯: 金匱要略)

반하12.0 복령10.0 생강8.0 후박6.0 소엽4.0

이기강역(理氣降逆), 화담산결(化痰散結)

기(氣)가 인중(咽中)에 울색하여 이물감(매핵기: 梅核氣)이 있고, 또 위내에 담음이 있어서 위내정수, 오심, 구토, 홀역(吃逆), 애기(噯氣) 등을 발하고, 상복부에 비색감이 있는 자이다. 해수, 객담, 호흡촉박, 애성(嗄聲) 등을 일으키고, 가벼운 부종, 뇨리감소가 나타나기도 한다. 다분히 불안, 현운, 신경질, 심계항진 등의 신경증상을 호소한다.

위염, 위아토니, 식도경련, 식도계실증, 임신오조, 신경쇠약, 히스테리, 기울증, 기관지염, 천식, 인후의 자극감 등에 응용한다.

방기복령탕(防己茯苓湯: 金匱要略)

방기 황기 계지 각6.0 복령12.0 감초4.0

익기(益氣), 통양이수(通陽利水)

음증(陰證)으로서 빈혈성을 띠고 있으며, 수독(水毒)으로 인하여 근의 경련, 진전(振顫), 마비감 등을 일으킨 자이다. 사지의 부종 및 동통, 냉감을 수반하기도 한다.

신염, 네프로제, 임신신, 진전마비, 각기 등에 응용한다.

방기황기탕(防己黃耆湯: 金匱要略)

방기8.0 황기10.0 백출 대조 생강 각6.0 감초4.0

보기건비(補氣健脾), 이수소종(利水消腫), 거풍지통(祛風止痛)

허증, 비만형으로서 근육이 연하고, 부종, 발열, 오한 신중(身重), 요리감소 등 풍수(風水)의 증후에 자한(自汗), 피로, 원기부족, 호흡촉박 등 기허(氣虛)를 겸한 자이다. 특히 하지의 슬관절이 종통(腫痛)하여 굴신이 곤란한 경우가 많다.

급만성신염, 네프로제, 부종, 음낭수종, 비만증, 슬관절염, 다한증, 담마진, 감모 후의 오풍, 자한(自汗), 신체통 등에 응용한다.

방풍탕(防風湯: 宣明論)

방풍 당귀 행인 복령 진교 갈근 각6.0 계지 강활 각4.0 황금 감초 각2.0

거풍습 (祛風濕)

풍한습(風寒濕)이 경락을 침범하여 사지 및 신체의 유주성 동통, 마비성 동통, 운동장애, 가벼운 부종 등을 일으키고, 오한, 두통, 발열 등의 표증(表證)을 수반하는 자를 다스린다.

경견완증후군(頸肩腕症候群), 요통증, 급성관절염, 다발성관절염, 만성관절류머티스 등에 응용한다

방풍통성산(防風通聖散: 宣明論)

방풍 형개 마황 박하 연교 당귀 천궁 작약 백출 치자 대황 망초 각3.0
황금 길경 감초 각6.0 석고 활석 각12.0 생강3.0

신온해표(辛溫解表), 청열해독(淸熱解毒), 사하(瀉下), 이수(利水)

오한, 두통, 무한(無汗), 해수, 호흡곤란 등의 표한(表寒)의 증후에, 구고(口苦), 구갈, 안충혈, 인통(咽痛) 초조, 복부의 팽만감, 변비, 농뇨(濃尿) 등의 이실열(裏實熱)의 증후를 수반하는 자를 다스린다.

일관당(一貫堂)의학에서는 장독증체질(臟毒證體質)이라 하여 비만하고, 졸중형(卒中型) 체질자에게 사용하는 경우가 많다고 한다.

체내의 식독(食毒), 수독(水毒), 풍독(風毒) 등 일체의 자가중독물을 피부, 비뇨기, 소화기를 통하여 배설하고 해독하는 작용이 있다. 실증(實證)으로서 체격이 충실하고 배가 크고 변비의 경향이 있으며 맥이 유력하다.

감모, 인플루엔자, 폐렴, 기관지염, 비만증, 고혈압증, 뇌일혈, 당뇨병, 급성신염, 급성간염, 담낭염, 방광염, 피부병, 옹저(癰疽)등에 널리 응용한다.

배농산(排膿散: 金匱要略)

지실 작약 각10.0 길경4.0 분말을 1회 4.0g씩 난황(卵黃)에 혼화하여 온탕으로 복용한다.

화농성종물(腫物)로서 발적, 종창, 동통이 강하고, 침윤이 심하여 긴장하고 단단한 자에게 쓰인다. 환부가 폐색성(閉塞性) 이기 때문에 배농이 잘 안되고, 혹은 배농후에도 궤양이 국소적으로 단단하다. 옹(癰), 절(癤혹), 임파선염, 피부병, 편도의 농양, 축농증, 치조농루, 맥립종, 치루, 직장궤양, 나력(瘰癧)등에 응용한다.

※ 배농산급탕은 배농산과 배농탕을 합한 것으로서, 소염, 진통, 배농, 항균의 효과가 있다.

배농탕(排膿湯: 金匱要略)

감초6.0 길경10.0 대조12.0 생강3.0

청열해독(淸熱解毒), 거담배농(祛痰排膿), 화위(和胃)

허증으로서 초기 또는 완증(緩症)의 화농증에 쓰인다. 화농증은 개방성으로서 국소의 침윤이 강하지 않고, 육아(肉芽)도 단단하지 않으며 긴장성이 적다.

옹저(癰疽), 절(癤), 농양, 누공(漏孔), 중이염, 상악동화농증, 치조농루, 치루, 편도염, 폐농양 등에 응용한다.

백두옹탕(白頭翁湯: 傷寒論)

백두옹6.0 황백 황련 진피(秦皮) 각9.0

청열해독(淸熱解毒), 양혈지리(凉血止痢)

대장의 습열(濕熱)로 인하여, 열성하리나 농혈성하리를 하고, 이급후중(裏急後重), 복통, 발열, 항문의 작열감, 구갈 등이 있는 자를 다스린다.

급성장염, 세균성하리, 적리, 아메바적리, 직장궤양 등에 응용한다.

백출부자탕(白朮附子湯)

백출8.0 부자2.0 감초4.0 생강 대조 각6.0

한습(寒濕)으로 인하여 신체동통, 관절통, 마비감 등이 있고, 대변경(硬) 소변자리(自利)하는 자에게 쓰인다.

근육류머티스, 신경통 반신불수 등에 응용한다.

백출산(白朮散: 外臺秘要)

오수유 필발 각1.2 진피 인삼 각1.8 백출 복령 후박 각2.4 빈랑 대황 각3.0
분말을 강조탕(薑棗湯)으로 복용한다.

제토(制吐), 산수(酸水)를 토하고, 심중(心中)에 결기(結氣)가 있는 자를 다스린다.

백통가저담즙탕(白通加猪膽汁湯: 傷寒論)

총백 2개 건강 부자 각2.0 인뇨(人尿)40.0 저담즙8.0

백통탕의 증이 한층 더 진행한 것으로서 궐역(厥逆) 건구, 번조 등의 증상이 수반한 자에게 쓰인다.

백통탕(白通湯: 傷寒論)

총백 2개 건강2.0 부자2.0

사역탕의 변방으로서, 쇠약하고 열의 증후가 없고, 하리, 복통, 사지궐랭, 두통 등을 호소하는 자를 다스린다.

백합고금탕(百合固金湯: 醫方集解)

생지황8.0 숙지황 현삼 당귀 작약 천패모 각6.0 맥문동 백합 각10.0 길경4.0 감초2.0

자음청폐(滋陰淸肺), 화담지해(化痰止咳)

만성의 건해(乾咳)로서 소담(少痰), 점담(粘痰), 혈담이 나오고, 인후통, 구인(口咽)의 건조감, 수족의 번열감, 신체의 열감, 오후의 미열, 도한(盜汗) 등을 수반하는 자를 다스린다.

폐결핵, 만성기관지염, 기관지확장증, 만성인후염 등에 응용한다.

백합지황탕(百合地黃湯: 金匱要略)

백합18.0 생지황12.0

자음청열(滋陰淸熱), 안신(安神)

대병후에 원기가 쇠약하고, 신경증상을 일으킨 자이다. 초조감, 건망, 황홀감, 동계 등의 증상이 있고, 혀의 건조, 소변 농후 등을 수반한다. 불면증, 자율신경실조증, 신경쇠약 등에 응용한다.

백호가계지탕(白虎加桂枝湯: 金匱要略)

지모10.0 갱미16.0 석고30.0 감초4.0 계지6.0

청열(淸熱), 통양(通陽)

백호탕에 계지를 가한 것인데, 백호탕의 증으로서 표증(表證)이 있고, 상충이 저명한 자이다. 열성병으로 고열이 있고, 근염, 관절염, 골막염, 습진, 음부소양증, 안질환 등에 응용한다.

백호가인삼탕(白虎加人蔘湯: 傷寒論)

지모10.0 석고30.0 갱미16.0 감초4.0 인삼6.0

청열사화(淸熱瀉火), 생진지갈(生津止渴), 보기(補氣)

백호탕증과 같이 고열, 구갈, 다한(多汗), 맥홍대(脈洪大) 등 양명열로 인한 증상이 있고 진액이 결핍하고 기허(氣虛)를 수반하는 자이다. 번갈, 구설(口舌)의 건조, 호흡 촉박, 무기력, 피로감을 느낀다.

인플루엔자, 폐렴, 뇌염, 중서(中暑), 당뇨병, 바세도우씨병, 신염, 각막염, 치조 농루 등에 응용한다.

백호가창출탕(白虎加蒼朮湯: 活人書)

석고20.0 지모 갱미 각10.0 창출6.0 감초2.0

청열거습(淸熱祛濕), 지경(止痙)

사지나 신체의 관절의 동통, 발적, 종창, 열감 등이 있고, 냉하게 하면 증상이 경감한다. 운동장애, 구갈, 불안, 초조 등을 수반한다.

급성관절염, 류머티스열, 만성관절류머티스 등 열비(熱痺)를 다스린다.

백호탕(白虎湯: 傷寒論)

지모10.0 갱미16.0 석고30.0 감초4.0

청열사화(淸熱瀉火), 생진지갈(生津止渴)

염증성의 고열과 발한과 이에 수반하는 탈수증상으로서, 심한 구갈이 있다. 이는 양명의 위(位)에 열이 울결하여 있는 것으로, 고열과 함께 작열감, 오열(惡熱), 번열감, 번조, 섬어(譫語), 신중(身重), 안면홍조, 자한(自汗), 구설(口舌)의 건조 등의 증상이 있고, 오한은 느끼지 않는다. 즉 대열(大熱), 대갈(大渴), 대한(大汗), 맥홍대(脈洪大)의 사대증상이 목표이다.

인플루엔자, 일본뇌염, 일사병, 열사병, 당뇨병, 구내염, 피부병, 안질환 등에 응용한다.

변제심기음(變製心氣飮: 本朝經驗)

계지 빈랑 별갑 지실 각6.0 복령 반하 목통 각8.0 상백피 소자 오수유 각4.0

흉격(胸膈)과 심하에 수기(水氣)가 울체하여, 천식, 심하경(心下硬), 부종, 견배(肩背)의 강급, 호흡곤란, 동계 등의 증상이 있는 자를 다스린다 .

심장성천식, 만성기관지염, 협심증유사증 등에 응용한다.

보간탕(補肝湯: 醫宗金鑑)

당귀 작약 각6.0 천궁4.0 숙지황 맥문동 각10.0 산조인8.0

혈허(血虛)의 정도가 심하고, 구갈, 불면, 근육의 경련, 마비감 등이 있는 자를 다스린다.

빈혈, 불면, 체액의 고조(枯燥) 등에 응용한다.

보기건중탕(補氣建中湯: 濟生方)

복령10.0 백출8.0 진피 창출 인삼 택사 맥문동 각5.0 황금 후박 각4.0

허증으로서 부종, 복수, 고창 등을 일으킨 자에게 쓰인다.

간경화증, 만성복막염, 만성신염, 네프로제, 심장판막증 등으로 인한 부종에 응용한다.

보생탕(保生湯: 東醫宝鑑)

백출 향부자 오약 귤홍 각8.0 인삼 감초 생강 각4.0

임신중에 오심, 구토, 피로, 쇠약, 식욕감퇴 등을 일으킨 자를 다스린다. 두통, 현운, 심하부의 불쾌감, 오한 등을 수반한다.

임신오조, 임신중독증, 소화성구토, 간성구토 등에 응용한다.

보안만령단(保安萬靈丹: 辨證方藥正傳)

창출320.0 마황 형개 방풍 천오 초오 천궁 석곡 전갈 당귀 강활 천마 백하수오 감초 각40.0 석웅황24.0
세말하여 꿀로 환약을 만들어 주사(朱砂)로 옷을 입힌다. 1회 1.0~2.0g을 복용한다.

풍한습(風寒濕)과 어혈(瘀血)로 인한, 사지골절의 동통, 마비감, 사지 불수 등을 다스린다. 중풍으로 인한 마비, 좌골신경통, 완신경통, 수족의 저린감, 탈저(脫疽)로 인한 동통에 유효하다.

보양환오탕(補陽還五湯: 醫林改錯)

황기20.0 당귀 적작약 천궁 도인 지룡 각4.0 홍화2.0

보기(補氣), 활혈화어(活血化瘀), 통락(通絡)
뇌졸중의 후유증으로 안면신경 마비, 반신불수, 언어장애, 방광직장의 장애 등이 있고, 원기가 없으며, 호흡이 어려운 자를 다스린다.
뇌출혈, 뇌전색, 뇌혈전, 뇌연화증, 소아마비, 두부외상의 후유증 등에 응용한다.

보원탕(保元湯: 博愛心鑑)

황기8.0 인삼10.0 감초 육계 각2.0

원기부족, 피로, 식욕부진, 호흡촉박, 자한(自汗), 사지의 냉 등의 증상이 있고 추위를 타고 감기에 걸리기 쉬운 자에게 쓰인다, 육아(肉芽)의 생성을 촉진하고, 양기를 돕고, 생기(生肌)하는 작용이 있다.
재생불량성빈혈, 냉농양(冷膿瘍), 육아생성부전 등에 응용한다.

보음탕(補陰湯: 萬病回春)

당귀 복령 각6.0 인삼 작약 생지황 숙지황 진피 우슬 파고지 두충 각4.0
소회향 지모 황백 감초 대조 각2.0

이완성체질자로서 노화에 의하여 신허요통을 일으킨 자를 다스린다. 요통은 기상할 때에 심하며, 하복의 허연, 피부의 고조 등을 수반한다. 독활기생탕은 수체(水滯)와 한(寒)에 대한 처방인데 대하여, 본방은 여윈 형의 음허체질자로서 수족의 번열 등 허열을 수반하는 자이다. 좌골신경통, 요통, 만성신염, 유주신 등에 응용한다.

보중익기탕(補中益氣湯: 脾胃論)

인삼 백출 당귀 진피 각6.0 시호 승마 감초 각2.0 황기8.0 생강 대조 각4.0

보기건비(補氣健脾), 승양거함(升陽擧陷), 감온제열(甘溫除熱)
허증의 피로병을 보익하고, 체력을 증강하는 효과가 있다. 주로 소화기의 기능이 허약하여 원기가 없고, 식욕부진, 피로, 권태 등을 느끼고, 한출(汗出), 현운, 두중통 등을 호소한다. 식후에 졸음이 오고 호흡촉박, 변비 또는 니상변(泥狀便), 수양변(水樣便) 등의 증상이 있고, 내장근이 무력하여 위아토니, 유주신, 탈항, 자궁탈(子宮脫) 등을 일으킬 때도 있다. 또 미열, 두통, 오한, 자한(自汗), 도한(盜汗) 등 허열로 인한 증상이 나타나기도 한다.

허약체질, 저혈압증, 기립성현운, 병후의 피로, 다한증(多汗症), 식욕부진, 만성위장병, 위하수증, 탈항, 자궁탈, 만성의 출혈, 허약자의 감모, 폐결핵 등에 응용한다.

보중치습탕(補中治濕湯: 醫林集要)

인삼 백출 각6.0 창출 진피 복령 맥문동 목통 당귀 각4.0 황금3.0 후박 승마 각2.0

허증으로서 체내에 수습(水濕)이 정체하여 부종, 소변불리, 복수 등의 증상이 있는 자를 다스린다. 전신권태, 피로감이 있다.

신장성부종, 네프로제, 간경화증, 복막염으로 인한 부종에 응용한다.

보폐탕(補肺湯: 永類鈴方)

황기12.0 인삼 오미자 상백피 자원 각6.0 숙지황9.0

보폐익기(補肺益氣), 화담지해(化痰止咳)

만성질환으로 체력이 쇠약하여 원기가 없고, 호흡기의 기능이 저하하여, 호흡촉박, 만성의 해수, 자한(自汗) 등의 증상이 있는 자를 다스린다.

만성기관지염, 폐기종, 기관지확장증 등에 응용한다.

보허탕(補虛湯: 東醫寶鑑)

인삼 백출 각6.0 당귀 천궁 황기 진피 각6.0 감초3.0 생강4.0

산후에 기혈이 허약하여 빈혈, 현운, 호흡곤란, 한열왕래, 사지의 견인통, 심번, 부종 등의 증상이 있는 자를 다스린다.

보화환(保和丸: 丹溪心法)

산사자12.0 신국 맥아 나복자 제반하 진피 각6.0 복령 연교 각8.0
환약을 만들어 1회에 6.0~8.0을 복용한다.

식체로 인하여 상복부의 팽만감, 부취성(腐臭性)의 애기(噯氣), 흘역(吃逆), 오심, 탄산(呑酸), 식욕부진 등을 일으킨 자를 다스린다.

식체, 소화불량증, 위장염 등에 응용한다.

복간2호방(復肝二號方: 北京中醫醫院)

인지호 포공영 소계 각20.0 차전자 차전초 육일산(六一散) 각10.0 곽향6.0
택란10.0 대조4.0

청열해독(淸熱解毒), 이습(利濕)

간담(肝膽)의 습열(濕熱)로 인하여, 구고(口苦), 구내점조(口內粘稠), 구건, 오심, 구토 등이 있고, 기름기를 즐기지 않으며, 소변이 농후하고, 경변(硬便) 또는 연변(軟便) 등을 호소한다. 흉복부의 팽만감이 있고 심하면 황달을 발한다. 급성간염에 응용한다.

복령감초탕(茯苓甘草湯: 傷寒論)

복령 계지 각8.0 감초4.0 생강6.0

심하계(心下悸), 상충, 구(嘔)하는 자를 다스린다. 영계감조탕의 증과 비슷하며, 갈증이 없고, 구(嘔)하며, 상충, 두통, 심계(心悸), 자한(自汗), 요리감소, 심번, 불면 등의 증상이 있고 허증인 자이다.

심장병, 신장병, 간장병, 위장병, 각기, 신경성심계항진증 등에 응용한다.

복령사역탕(茯苓四逆湯: 傷寒論)

복령8.0 감초 건강 인삼 각40 부자2.0

사역가인삼탕의 증으로서 심계항진, 소변불리, 경련, 고민감 등의 증상이 있는 자를 다스린다. 발한 후에 복근이 구급하고 번조하는 자, 하리후에 복허만, 수족궐냉, 허열, 요리 감소하는 자에게 쓰인다.

복령음(茯苓飮: 金匱要略)

복령10.0 백출8.0 인삼 생강 진피 각6.0 지실3.0

이기화담(理氣化痰), 화위강역(和胃降逆), 건비익기(健脾益氣)

비위가 허약하고 빈혈성으로서 원기가 없고, 피로감이 있는 자로서 위내에 담음(痰飮)이 있어서, 위내정수, 탄산(呑酸), 조잡(嘈雜), 오심, 구토, 식욕부진, 식후의 복부팽만감 등을 호소하는 자를 다스린다.

위아토니, 유음증(溜飮症), 위확장증, 소화불량, 홀역(吃逆) 등에 응용한다.

복령탕(茯苓湯: 東醫寶鑑)

당귀 천궁 백작약 숙지황 백출 적복령 택사 조금(條芩) 치자 맥문동 후박 감초 각3.0 생강6.0

임신중에 전신 및 수족에 부종이 나타나고, 복팽만, 소변불리, 호흡곤란, 심계항진, 상기, 신경과민 등의 증상이 있는 자를 다스린다.

임신부종, 임신중독증 등에 응용한다.

복령택사탕(茯苓澤瀉湯: 金匱要略)

복령 택사 각8.0 백출 생강 각6.0 계지40 감초3.0

심하부(心下部)에 정음(停飮)이 있어서 구갈과 구토를 일으키는 자로서, 요리(尿利)의 감소, 다뇨(多尿), 심하의 동계(動悸), 상충(上衝), 두통, 현운, 위부의 압박감, 복만, 복통 등을 호소하는 자를 목표로 한다.

위아토니, 위하수증, 위확장, 위궤양, 위암, 식도게실(食道憩室), 오조, 소아의 토유 등에 응용한다.

복령행인감초탕(茯苓杏仁甘草湯: 金匱要略)

복령9.0 행인6.0 감초3.0

흉중에 비색감(痞塞感)이 있고, 호흡촉박, 심동계, 천해, 흉통, 배통(背痛) 등의 증상이 있는 자를 다스린다. 부종을 수반하기도 한다, 기관지천식, 심장천식, 폐기종, 늑간신경통, 협심증유사증, 심장판막증, 식도협착증 등에 응용한다.

복원활혈탕(復元活血湯: 醫學發明)

천화분8.0 당귀6.0 시호 홍화 천산갑 도인 주초대황 각4.0 감초2.0

타박, 외상으로 인한 종창, 동통(특히 흉협부)을 다스린다.

부자갱미탕(附子粳米湯: 金匱要略)

부자2.0 갱미14.0 반하10.0 대조6.0 감초3.0

허한증(虛寒證)으로서 복중에 수기(水氣)가 있어서 복중뢰명(腹中雷鳴), 극심한 복통, 구토, 오한이 있는 자를 목표로 한다. 복부가 연약하고 냉기가 있다.

위경련, 장산통, 유문협착증, 위궤양, 담석증, 췌장염, 복막염 등에 응용한다.

부자사심탕(附子瀉心湯: 傷寒論)

대황4.0 황금 황련 각2.0 부자1.0~2.0

사심탕의 증이 있고, 오한, 수족이 냉한 자에게 쓰인다.

부자이중탕(附子理中湯: 傷寒論)

인삼 백출 감초 건강 각6.0 부자1.0~2.0

인삼탕에 부자를 가한 것으로서, 인삼탕의 증으로 수족의 냉이 심하고, 오한이 있고, 맥이 미약한 자를 다스린다.

부자탕(附子湯: 傷寒論, 金匱要略)

부자2.0 복령 작약 각8.0 백출10.0 인삼6.0

허한증(虛寒證)으로서 수독(水毒)의 증상이 저명하다. 빈혈성 냉증으로서 오한을 느끼고, 신체의 연통(攣痛), 복통, 소변불리, 부종 등이 있고 수족냉, 골절동통, 마비, 하리, 심하계(心下悸) 등을 수반한다. 혀는 습윤하다.

감모, 신경통, 근육류머티스, 관절염, 네프로제, 부종, 복수, 요냉통(腰冷痛), 안면편마비, 지각마비 등에 응용한다.

분돈탕(奔豚湯: 金匱要略)

감초 천궁 당귀 황금 작약 각4.0 반하 생강 각8.0 갈근10.0 이근백피(李根白皮)8.0~16.0

제하(臍下)의 복중에서 동계(動悸)가 일어나서 흉중으로 치오르고, 심하(心下)나 인후에 협착압박감을 느끼고, 괴로워하는 자를 다스린다. 이 때 복통, 한열왕래, 두통, 견통 등을 수반한다.

노이로제, 신경질, 스트레스, 부인혈증, 자율신경불안증, 신경성심계 항진증 등에 응용한다.

분소탕(分消湯: 萬病回春)

창출 백출 복령 각5.0 진피 후박 향부자 저령 택사 각4.0
지실 대복피 사인 목향 생강 등심 각2.0

실증(實證)으로서 부종, 복수가 있고, 심하비경(心下痞硬), 소변황색, 대변비결의 경향이 있고, 식후복팽만감, 애기(噯氣), 탄산(呑酸) 등이 있는 자를 다스린다.

삼출성복막염, 신염, 네프로제, 간경화증의 복수 등에 응용한다. 실비음(實脾飮)은 분소탕 중의 지실을 지각으로 바꾼 것이다.

허증(虛證)으로서 정수(停水)가 있다.

분심기음(分心氣飮: 和劑局方)

계지 작약 목통 반하 진피 상백피 청피 강활 복령 각4.0
소엽 등심초 대복피 대조 생강 감초 각3.0

조화비위 (調和脾胃)

근심, 우울, 분노 등으로 인한 기(氣)의 울체와, 심흉간(心胸間)의 수기(水氣)의 울체로 인하여 심하비경(心下痞硬)하고, 심하 및 위중(胃中)의 수음(水飮)이 흉중으로 역상하여 제증상을 나타내는 자를 다스린다. 즉 심흉비민(心胸痞悶), 트림, 탄산(呑酸), 오심, 구토, 두혼(頭昏), 현유, 해수, 면색위황(面色痿黃), 구고설건(口苦舌乾), 식욕부진, 사지권태, 소변불리 등의 증상을 호소하는 자이다.

신경쇠약, 부종, 복막염, 유방통, 임신해수, 불식병(不食病) 등에 응용힌다.

불환금정기산(不換金正氣散: 和劑局方)

창출 후박 진피 반하 곽향 각6.0 감초3.0 생강 대조 각4.0

이기화습(理氣化濕), 화위지구(和胃止嘔)

평위산에 곽향과 반하를 가한 것인데, 식욕부진, 상복팽만감, 복통, 복명 등의 증상이 있고 오심, 구토가 더욱 심한 자이다. 소화기형의 감모에도 응용한다.

비뇨계결석기본방(泌尿系結石基本方: 北京廣安門醫院)

별갑 하고초 백지 해금사 창출 각6.0 금전초 의이인 활석 각10.0

청열이습(淸熱利濕), 연견산결(軟堅散結)

요로계(尿路系)의 결석을 다스린다. 발작성의 요통이나 측복부의 통증이 있고, 동통이 외음부에까지 방산한다. 발열, 혈뇨, 배뇨통, 배뇨곤란, 임력(淋瀝) 등을 수반한다.

비아환(肥兒丸: 萬病回春)

호황련20.0 사군자18.0 인삼 황련 신국 맥아 산사육 각14.0
백출 백복령 감초구 각12.0 노회10.0

유아가 이유기에 여위고 허약하나, 이에 반하여 식욕이 이상으로 항진하여 과식하려고 하며, 복부팽만, 호흡촉박, 소화불량, 피부의 고조, 미열 등이 있는 자를 다스린다. 선병질로서 신경질이 많다.

소아의 감질(疳疾), 소아의 소화 불량증, 소아결핵, 결핵성복막염 등에 응용한다.

사간마황탕(射干麻黃湯: 金匱要略)

사간 마황 오미자 각6.0 반하8.0 자원 관동화 세신 대조 각4.0 생강6.0

평천지해(平喘止咳), 온폐화담(溫肺化痰)

한담(寒痰)으로 인한 천명(喘鳴) 호흡곤란에 대한 처방이다. 호기성(呼氣性)호흡곤란, 천명, 해수, 다담(多痰), 흉부의 고민감 등이 있다. 오한, 두통, 발열, 인통(咽痛) 등을 수반하기도 한다.

기관지천식, 기관지염, 백일해, 효천(哮喘), 후두디프테리아 등에 응용한다.

사군자탕(四君子湯: 和劑局方)

인삼 백출 각6.0 복령8.0 감초4.0

보기건비(補氣健脾), 이수소종(利水消腫)

원기가 쇠약하고 위장이 약하며 빈혈성을 띤 자를 목표로 한다. 즉 기허(氣虛)와 비위(脾胃)의 허(虛)를 보하는 효과가 있다. 피로, 권태, 무력감, 안색창백, 언어경미, 호흡천박 등 기허(氣虛)의 증후가 있는 자로서 식욕부진, 음식맛이 없고, 소식, 연변(軟便)또는 수양변, 위내정수, 복허연(腹虛軟) 등 비허(脾虛)의 증후가 있는 자이다.

소화불량, 만성위장병, 빈혈증, 식욕부진, 만성하리, 사지무력증, 유뇨증, 노인이나 허약자의 출혈 등에 응용한다.

사물안신탕(四物安神湯: 萬病回春)

당귀 작약 숙지황 생지황 인삼 백출 산조인 황련 복신 맥문동 죽여 치자 각3.0
대조4.0 초미(炒米)한줌, 오매1개 진사2.0(별도세말)

허증(虛證)으로서 빈혈이 심하고 심계항진, 현운, 불안, 불면, 초조, 경공(驚恐) 등의 신경증상이 있는 자를 다스린다. 보혈, 청심(淸心), 안신(安神)의 효과가 있다.

심장쇠약, 심계항진증, 신경증, 불면증, 빈혈 등에 응용한다.

사물탕(四物湯: 和劑局方)

당귀 작약 천궁 숙지황 각8.0~12.0

보혈활혈(補血活血), 조경(調経)

부인의 성약(聖藥)이라하여, 보혈, 조혈(造血), 진정, 강심의 효과가 있다. 빈혈성으로서 월경부조, 자율신경의 실조, 혈조(血燥) 등을 목표로 한다. 피로, 두모(頭冒), 현운, 동계, 사지마비감, 근경련, 눈의피로, 피부 고삽, 월경지연, 과소월경 등을 호소하고, 신경증상을 수반하는 자이다.

영양불량, 자율신경실조증, 갱년기장애, 시력장애, 월경이상, 무월경, 자궁발육부전, 산전 산후의 각종증상, 건조성피부염, 빈혈증 등에 응용한다.

사물탕각기가감(四物湯脚氣加減: 和劑局方)

당귀 작약 천궁 지황 각4.0 목과 창출 각3.0 의이인5.0

산후의 혈각기(血脚氣)로서 양각위약(兩脚痿弱), 권태, 부종이 있는 자에게 좋다.

사역가인삼탕(四逆加人蔘湯: 傷寒論)

감초6.0 건강 인삼 각4.0 부자2.0

사역탕에 인삼을 가한 것인데, 피로와 빈혈이 심하고 체액(體液)이 결핍하여 고조(枯燥)한 자이다.

토사후의 심한 수분의 결핍, 탈혈후(脫血後)의 운도(暈倒), 위무력증 등에 응용한다.

사역산(四逆散: 傷寒論)

시호 작약 지실 감초 각6.0

소간해울(疏肝解鬱), 이기지통(理氣止痛), 투열(透熱)

간肝氣)의 울결로 인하여 우울감, 불안, 초조, 심번(心煩), 심계항진, 히스테리 모양의 신경증을 발하고, 또 흉협부의 충색감, 흉협고만, 복직근의 구련이 나타나고, 식욕부진, 변비 또는 하리, 복통, 오심 등의 증상을 유발하는 자를 목표로 한다. 즉 간실비허(肝實脾虛)의 상태에 있는 자를 다스린다. 사역(四逆)이란 사지(四肢)의 궐냉(厥冷)을 말하는데, 열이 신체의 중심부에 모여 있기 때문에 수족이 냉하여 진다는 뜻이다.

자율신경실조증, 신경증, 히스테리, 갱년기증후군, 위장신경증, 전간, 급만성간염, 담석증, 위십이지장궤양, 만성위장염, 늑간신경통 등에 응용한다.

사역탕(四逆湯: 傷寒論)

감초6.0 건강4.0 부자2.0

회양구역(回陽救逆), 온중산한(溫中散寒)

이(裏) 즉 위장의 허한(虛寒)이 심한 자이다. 전신의 기능이 쇠약하여 원기가 없고, 누워 있기를 좋아한다. 사지가 냉하고 추위를 많이 탄다. 복통과 하리가 있는데 이 하리는 완곡하리(完穀下利)라 하여 불소화성 하리이다. 사지와 신체가 냉통(冷痛)하고 소변은 투명하다.

감모, 하리증, 소화불량증, 위하수증, 심장쇠약 등에 응용한다.

산조인탕(酸棗仁湯: 金匱要略)

산조인20.0 지모 천궁 각6.0 복령10.0 감초2.0

양심안신(養心安神), 청열제번(淸熱除煩)

허로(虛勞)에서 오는 불면증을 다스린다, 흉중에 고민감이 있고 불면, 다몽(多夢), 동계, 건망, 두현(頭眩) 등을 호소하고, 불안감, 초조감, 구인(口咽)의 건조감, 상기증, 번민감 등의 열증을 수반한다.

불면증, 신경쇠약, 자율신경실조증, 심장신경증, 건망증, 다몽(多夢), 경계(驚悸), 심계항진증 등에 응용한다.

산종궤견탕(散腫潰堅湯: 萬病回春)

당귀 작약 시호 황금 황련 연교 황백 지모 천화분 길경 용담 갈근 삼능 아출 각3.0
곤포 해조 승마 생강 감초 각2.0

경부(頸部) 또는 이하(耳下)에 생긴 임파선종이 다년간 종창하여 낫지 않는 자에게 장복시키면 효과가 있다. 피부는 대개 적갈색이고, 심하부에 가벼운 비색감(痞塞感)이 있다. 화농성 경향이 있으면 탁리소독음이 좋다.

삼귀익원탕(蔘歸益元湯: 萬病回春)

당귀 작약 숙지황 백복령 맥문동 각4.0 진피 지모 황백 각3.0
인삼 감초 대조 각2.0 오미자1.0 갱미(粳米)한줌

허증(虛證)인 자의 주하병(注夏病 . 여름타는병)을 다스린다. 피로, 권태, 식욕부진, 두현(頭眩), 현운, 자한(自汗), 구설(口舌)의 건조, 기면(嗜眠), 하지 무력 등의 증상이 있다.

삼물비급환(三物備急丸: 金匱要略)

대황 건강 파두상 (등분을 밀환, 1회 15g 복용)

온하제(溫下劑)로서 이한(裏寒)의 복통, 변비를 다스린다. 장폐색(腸閉塞)의 초기에 복용한다.

삼물황금탕(三物黃芩湯: 金匱要略)

황금 고삼 각6.0 건지황12.0 (또는 생지황)

자음청열(滋陰淸熱)

혈열(血熱)로 인하여 수족에 번열감이 있고, 심흉고민, 구설(口舌)의 건조, 두통, 권태감 등을 호소하는 자이다.

산욕중의 사지번열, 여름철의 수족번열, 화상, 담마진, 무좀, 구내염, 불면증, 노이로제, 자율신경실조증 등에 응용한다.

삼소음(蔘蘇飮: 和劑局方)

소엽 길경 지각 진피 반하 복령 인삼 감초 각4.0 전호 갈근 각8.0 목향 대조 각4.0

익기해표(益氣解表), 화담지해(化痰止咳), 이기화위(理氣和胃)

노인이나 소아, 허약한 자 또는 임신부의 감기에 흔히 사용한다. 위장이 허약한 자가 풍한의 침입을 입어 오한, 발열, 두통, 신체통, 해수, 콧물, 다담(多痰), 코막힘, 인통(咽痛) 등 감기 모양의 증상을 일으킨 자이며, 소화기능이 약한 상태이므로 원기가 없고, 피로, 식욕부진, 오심, 구토, 상복부의 비색감(痞塞感), 복만감, 복통, 하리 등의 증상을 수반한다. 즉 내상(內傷)과 외감(外感)을 겸한 것이다.

감기, 인플루엔자, 기관지염, 폐렴, 위장염, 주독(酒毒) 등에 응용한다.

삼령백출산(蔘苓白朮散: 和劑局方)

인삼 산약 각6.0 백출 복령 각8.0 의이인10.0 백편두 연육 길경 진피 사인 각4.0 감초3.0

보기건비(補氣健脾), 이기화습(理氣化濕), 지사(止瀉)

평소에 위장이 허약하여 식욕이 부진하고 하리하기 쉬운 자이다. 하리는 연변 또는 수양성하리, 불소화성하리이다. 빈혈성으로 피로하기 쉽고 냉하고, 복만, 복명(腹鳴)이 있으나 복통은 거의 없다.

소화불량증, 만성위장염, 만성하리, 소아의 발효성소화불량증, 장결핵, 만성신염 등에 응용한다.

삼요탕(三拗湯: 和劑局方)

마황 행인 각6.0 감초2.0

마황탕에서 계지를 제거한 것이다. 표한(表寒), 표실(表實)로서 해수와 호흡곤란이 있는 자에게 쓰인다.

삼자양친탕(三子養親湯: 韓氏醫通)

소자 백개자 나복자 각6.0

습담(濕痰)으로 인하여 해수, 호흡곤란, 천식, 다담(多痰), 구내점조(口內粘稠) 등이 있고, 식욕부진, 복창(腹脹)이 있는 자를 다스린다.

만성기관지염, 기관지확장증, 기관지천식, 폐기종, 심장성천식 등에 응용한다.

삼차신경통경험방(三叉神經痛經驗方: 中醫方劑學)

천마 하고초 백지 각8.0 조구등16.0 세신4.0

삼차신경통을 다스린다.

삼출건비탕(蔘朮健脾湯: 東醫寶鑑)

인삼 백출 복령 후박 진피 산사육 각4.0 지실 작약 각3.0 신국 맥아 축사 감초 각2.0 생강 대조 각4.0

건비양위(健脾養胃), 운화음식(運化飮食)

비위(脾胃)의 기(氣)를 보하고, 소화를 촉진하는 효과가 있다. 소화불량, 식욕부진, 심하부의 비색감, 복부의 팽만감 등이 있고, 피로, 권태를 호소하는 자를 목표로 한다.

소화불량증, 만성위염, 위확장, 위하수, 위아토니, 체중의 감소 등에 응용한다.

삼화산(三和散: 和劑局方)

침향 소엽 대복피 강활 각4.0 백출 천궁 각6.0 목향 진피 빈랑 목과 각3.0 생강 대조 각2.0

기울(氣鬱)과 혈체(血滯)로 인하여, 근육의 연급, 동통을 일으킨 자를 다스린다. 심하비경(心下痞硬), 복피의 연급, 복창(腹脹), 요배통(腰背痛) 등이 있고, 안면과 수족에 부종이 생기고, 대변비결, 소변불리한 자이다.

또 각기 비장근(腓腸筋)의 연급에도 좋다. 산기(疝氣: 장산통), 각기, 만성방광염, 만성요도염, 만성정관염, 만성고환염, 전립선염, 요통, 좌골신경통 등에 응용한다.

삼황사심탕(三黃瀉心湯: 金匱要略)

황련 황금 대황 각6.0

청열사화(淸熱瀉火), 해독(解毒), 청열화습(淸熱化濕), 사하(瀉下), 지혈(止血)

실증(實證)으로서 혈열(血熱)로 인하여 두통, 불안, 초조, 흥분, 불면, 이노(易怒) 등 정신신경의 과민과 심박동의 항진, 혈압상승, 안면홍조, 안충혈(眼充血) 등의 증세가 있는 자이다. 심하부에 비색감이 있고, 구고(口苦), 구취, 구내염, 변비 등을 수반하고 토혈, 육혈(衄血) 등이 있을 때도 있다.

고혈압증, 동맥경화증, 뇌일혈, 신경쇠약, 노이로제, 발광, 불면증, 각종의 출혈, 타박이나 화상 등으로 인한 흥분, 치통, 결막염, 구내염, 숙취 등에 응용한다.

상국음(桑菊飮: 溫病條辨)

상엽8.0 국화 행인 연교 길경 각6.0 박하3.0 노근10.0 감초2.0

신량해표(辛涼解表), 청열지해(淸熱止咳)

표열(表熱)로서 해수, 비폐(鼻閉), 발열이 있는 자를 다스린다. 감모, 인플루엔자, 기관지염, 폐렴, 백일해 등에 응용한다.

상행탕(桑杏湯: 溫病條辨)

상엽 행인 패모 담두시(淡豆豉) 각6.0 사삼8.0 이피(梨皮)20.0 산치자4.0

윤폐지해(潤肺止咳), 해표선폐(解表宣肺)

표증(表證)에 조열(燥熱)을 겸한 자로서 두통, 발열, 건해(乾咳), 무담(無痰), 비인(鼻咽)의 건조감, 구순건조, 구등 등의 증상이 있는 자이다. 감모, 인후염, 기관지확장증 등에 응용한다.

쌍화탕(雙和湯: 和劑局方)

백작약10.0 황기 당귀 천궁 숙지황 각4.0 계피 감초 각3.0 생강 대조 각4.0

조중익기(調中益氣), 양혈보허(養血補虛)

기혈의 허(虛)로 인하여 원기가 없고, 피로, 권태, 호흡촉박, 빈혈, 자한(自汗), 도한, 식욕부진 등의 증상이 있는 자에게 좋다. 다소의 허열(虛熱)이 있고, 정력감퇴, 유정, 모발탈락 등이 있다.

※ 쌍금탕(雙金湯)은 본방에 불환금정기산을 합한 것으로서 내상(內傷)이 겸하여 있을 때 사용한다,

※ 쌍패탕(雙敗湯)은 본방에 패독산을 합한 것으로서 외감(外感)이 겸하여 있을 때 사용한다.

생강사심탕(生薑瀉心湯: 傷寒論)

생강8.0 감초 인삼 황금 대조 각6.0 건강 황련 각2.0 반하12.0

반하사심탕 중의 건강을 감량하고 생강을 가한 것이다. 오심, 구토, 탄산(呑酸), 조잡(嘈雜), 애기(噯氣) 등의 증상이 있다.

위약, 위염, 위확장, 위하수, 위산과다증, 위산결핍증, 위십이지장궤양, 위통, 장염 등에 응용한다.

생맥산(生脈散: 內外傷辨惑論)

맥문동8.0 인삼 오미자 각4.0

익기지한(益氣止汗), 자음생진(滋陰生津)

여름철의 서열(暑熱)로 인하여 발한이 과다하거나, 만성병으로 진액이 소모하여 원기쇠약, 전신권태, 무력감을 느끼고 무욕상태가 되고, 호흡촉박, 단기(短氣), 구갈, 현운, 자한(自汗) 등의 증상이 있는 자를 다스린다.

일사병, 열사병, 탈수를 수반하는 쇼크, 폐결핵, 만성기관지염 등에 응용한다.

생혈윤부음(生血潤膚飮: 醫學正傳)

천문동6.0 생지황 숙지황 맥문동 당귀 황기 각4.0 편금(片芩) 괄루인 도인 각2.0
승마1.0 홍화0.5 오미자9립

윤부(潤膚)

조증(燥症)으로 피부가 갈라지고, 수족의 조갑(爪甲)이 고조(枯燥)하고, 비듬이 생기고, 가려워서 긁으면 피가 나고 아플 때 사용한다.

생화탕(生化湯: 傅青主女科)

당귀24.0 천궁 도인 각9.0 건강 감초 각2.0

산후의 복통, 오로(惡露)의 정체, 자궁근종, 골반내의 울혈을 개선한다. 한증(寒證)을 수반하는 어혈에 유효하다.

서각지황탕(犀角地黃湯: 千金方)

생지황12.0 적작약8.0 서각 목단피 각4.0 혹은 당귀 황금 황련 각4.0을 가한다.

상초(上焦)에 혈열(血熱)과 어혈(瘀血)이 있어서 비출혈, 토혈, 객혈 등을 일으킨 자를 다스린다. 상충(上衝), 대변하혈, 대변흑색, 면황(面黃) 등이 나타나기도 한다.

각종출혈, 어혈, 타박출혈, 부인의 대상성월경 등에 응용한다.

서근입안산(舒筋立安散: 萬病回春)

방풍 독활 강활 복령 창출 천궁 백지 지황 홍화 도인 남성 진피 반하 백출
위령선 우슬 목과 방기 황금 연교 목통 용담 감초 죽여 각2.4 부자2.0
혹은 유향 몰약 각2.0을 가하기도 한다.

백호역절풍(白虎歷節風)이라 하여 사지백절(四肢百節)의 동통을 다스린다. 만성다발성 관절류머티스, 아급성 관절류머티스 등에 장복한다.

선방활명음(仙方活命飮: 證治準繩)

대황20.0 금은화12.0 당귀미 조각자 진피 각6.0
유향 패모 천화분 백지 적작약 감초 각4.0 방풍3.0 몰약2.0 천산갑3편

옹저(癰疽), 농양(膿瘍), 종양(腫瘍), 악창(惡瘡) 등 일체의 화농증, 염증성질환에 유효하다. 성종(成腫)이 된 것은 배농을 하고 미성(未成)한 것은 화농을 방지한다. 소염, 해독, 배농, 진통작용이 있다.

선복화대자석탕(旋覆花代赭石湯: 傷寒論)

선복화 대자석 대조 각6.0 감초 인삼 각4.0 반하10.0 생강8.0

강역화담(降逆化痰), 익기화위(益氣和胃)

허증으로서 위내(胃內)에 담음이 있고, 위기(胃氣)의 상역을 일으킨 자이다, 상복부의 비색고민감, 애기(噯氣), 흘역(吃逆), 오심, 수양성의 구토, 탄산(呑酸), 조잡(嘈囃), 연말(涎沫), 식욕부진, 식사무미(食思無味), 원기부족 등을 호소한다.

만성위염, 위확장증, 위아토니, 신경성구토, 유문경련, 위산과다증, 위궤양, 위암, 장협착증, 기관지확장증, 고창(鼓脹) 등에 응용한다.

세간명목탕(洗肝明目湯: 萬病回春)

당귀 천궁 작약 건지황 황련 황금 치자 석고 연교 방풍 형개 박하
강활 만형자 국화 질려 초결명 길경 감초 각3.0

양간명목(養肝明目), 청열사화(淸熱瀉火)

안(眼)질환으로서 염증, 충혈, 동통 등 자극증상이 있는 자로서 각막 및 결막의 질환이 있는 자를 다스린다. 안저출혈, 각막염, 홍채염, 녹내장 등에 응용한다.

일본의 지바의대(千葉醫大)의 안과에서 사용하는 처방은 다음과 같다.

남천실(南天實) 목적 각3.0 복령 황금 황련 연교 당귀 천궁 산치자 길경 석고 시호 각2.0 대황 감초 각1.0

소간탕(疎肝湯: 萬病回春)

시호 당귀 각10.0 지각 청피 각4.0 도인 작약 각6.0 황련 홍화 각2.0 오수유1.0 천궁6.0

어혈(瘀血)로 인하여 좌협하(左脇下)의 간경(肝經)에 연한 부위에 동통, 저항압통, 복근(腹筋)의 구련이 저명한 자를 다스린다.

좌측의 기관지염, 좌측의 흉통, 늑막염, 좌측의 협하통(脇下痛) 등에 응용한다.

소건중탕(小建中湯: 傷寒論)

계지 감초 생강 대조 각6.0 작약12.0 교이(膠飴)40.0

완급지통(緩急止痛), 온중보허(溫中補虛)

허증(虛證)의 체질로서 비위 즉 소화기의 기능이 약하고, 빈혈성으로서 피로, 권태감이 있고, 급박적으로 복통을 일으키는 소아에게 사용한다. 복부가 허연하거나 또는 복피(腹皮)가 연급하여 빳빳하거나 하고 복통, 심계항진, 육혈(衄血), 도한, 수족의 번열, 사지권태, 몽정(夢精), 구내의 건조, 소변빈삭 등의 증상이 있다.

허약한 소아의 체질개선, 소아의 제부(臍部)의 산통, 만성위염, 만성간염, 위십이지장궤양, 신생아의 황달, 간경화증, 담석증, 만성장염, 이완성 변비, 직장궤양, 야뇨증, 헤르니아, 신경쇠약, 유정(遺精), 기관지천식, 여름타는 병 등에 응용한다.

소경활혈탕(疎經活血湯: 萬病回春)

당귀 지황 창출 천궁 도인 복령 각4.0 작약5.0 우슬 방기 위령선 강활 방풍 용담초
백지 진피 각3.0 생강 감초 각2.0

거풍습(祛風濕), 보혈(補血), 활혈화어(活血化瘀)

어혈(瘀血)과 수독(水毒)과 풍한(風寒)을 겸하고 있어서 근육, 관절, 신경에 동통을 일으킨 자이다. 사지 및 신체통, 유주성(遊走性)동통, 관절통, 근육의 연급, 저린감 등이 있고, 운동장애, 부종 등을 수반한다, 특히 요이하(腰以下)에 동통을 발하는 경우가 많다.

다발성관절염, 변형성관절염, 견관절주위염, 요통증, 좌골신경통, 관절류머티스, 근육류미티스, 통풍, 하시의 마비, 산후의 혈전성 동통에 응용한다.

소반하가복령탕(小半夏加茯苓湯: 金匱要略)

반하 생강 각16.0 복령6.0

화위강역(和胃降逆), 화담이수(化痰利水)

위내에 유음(溜飮)이 있어서 그 내압(內壓)으로 인하여, 상복부의 비색감, 유문의 경련, 오심, 구토, 홀역(吃逆) 등을 일으킨 자이다. 현운과 심계항진을 수반하기도 한다.

급만성위염, 멀미, 임신구토, 신경성구토 등에 응용한다.

소복축어탕(少腹逐瘀湯: 醫林改錯)

당귀 포황 각6.0 천궁 적작약 오령지 몰약 소회향 각4.0 현호색 육계 건강 각2.0

온리거한(溫裏祛寒), 활혈화어(活血化瘀), 지통(止痛)

하초(下焦)의 혈어(血瘀)로서 하복통, 하복부의 종류(腫瘤), 월경통, 부정성기출혈, 암홍색의 대하, 월경혈의 자홍색, 응혈괴(凝血塊)가 섞여 나오고, 요복부(腰腹部)의 냉, 등 한증(寒證)을 수반하는 자를 다스린다, 월경곤란증, 부정성기출혈, 냉증, 불임증, 자궁근종 등에 응용한다.

소승기탕(小承氣湯: 傷寒論)

대황12.0 후박6.0 지실12.0

대승기탕(大承氣湯)에서 망초를 제거한 것인데, 구갈, 설건조, 분변(糞便)의 건조 등이 있으나 조(燥)의 증상이 그다지 심하지 않다.

대장염, 변비증, 소아의 상식(傷食), 뇌증 등에 응용한다.

소시호탕(小柴胡湯: 傷寒論)

시호 반하 각12.0 황금 인삼 대조 감초 생강 각6.0

화해반표반리(和解半表半裏), 청열투표(淸熱透表), 소간해울(疏肝解鬱), 보기건비(補氣健脾), 화위지구(和胃止嘔)

소양병에 대한 대표처방으로서 병사(病邪)가 흉협부에까지 침입하여 흉협고만, 흉협부의 동통, 왕래한열 등의 증상이 있고 식욕부진, 구고(口苦), 인건(咽乾), 오심, 구토, 목현(目眩) 등을 호소하는 자를 목표로 한다. 흉협부에 병사(病邪)가 울체하면 우울감, 불안초조, 이노(易怒), 심번(心煩), 심하계(心下悸) 등 신경증상을 일으키게 되는데, 이것을 간울화화(肝鬱化火)라고 한다. 소시호탕은 소간해울(疏肝解鬱)의 효능이 있어서 능히 울체를 소산하는 효과가 있다. 체격은 약간 깡마른 형이고, 상복각(上腹角)이 좁은 자에게 적응하는 경우가 많다.

감모, 인플루엔자, 기관지염, 폐렴, 폐결핵, 늑간신경통, 간염, 담낭염, 담석증, 식욕부진, 신경질, 노이로제, 신염, 산욕열, 부인혈증 등에 응용한다.

소자강기탕(蘇子降氣湯: 和劑局方)

소자6.0 반하8.0 진피 후박 전호 계지 당귀 각5.0 대조 생강 각3.0 감초 2.0

강기평천(降氣平喘), 온하담습(溫下痰濕)

한냉한 환경이나 감모가 원인이 되어 한담(寒痰)이 기도(氣道)에 막혀서 호흡곤란, 천명(喘鳴) 해수, 다담(多痰), 인후불리, 흉중고민 등의 증상을 일으킨 자이다. 허증(虛證)으로서 하체가 무력하고, 냉증이 있는 노인이 겨울철에 본방의 증이 많다.

만성기관지염, 기관지천식, 폐기종, 심장성천식, 이명 등에 응용한다.

소적정원산(消積正元散: 醫學入門)

백출6.0 신국 향부자 지실 현호색 해분(海粉) 각4.0
적복령 진피 청피 사인 맥아 산사육 감초 각3.0 생강3쪽

소적개울(消積開鬱)

식적(食積), 담음의 울체, 기혈의 울결, 기불승강(氣不升降) 등을 다스린다.

위산과다, 소화성궤양, 위장의 연동부진 등에 응용한다.

소청룡탕(小靑龍湯: 傷寒論)

마황 작약 건강 감초 계지 세신 오미자 각4.0 반하10.0

신온해표(辛溫解表), 온폐화담(溫肺化痰), 평천지해(平喘止咳), 이수(利水)

심하부(心下部)에 수음(水飮)이 있는 자가 외사(外邪)의 침입을 입어 오한, 발열, 두통, 신체통, 해수, 천명(喘鳴), 호흡곤란, 재채기, 콧물, 비폐(鼻閉), 묽은 담, 건구 등 감기 모양의 증후를 일으킨 자를 다스린다. 수음(水飮)으로 인하여 위내정수, 요량의 감소, 가벼운 부종 등이 있다.

감모, 인플루엔자, 기관지염, 기관지천식, 백일해, 급만성신염, 비후성 비염, 알레르기성비염, 유음증(溜飮症), 결막염, 누낭염(淚囊炎) 등에 응용한다.

소풍산(消風散: 外科正宗)

당귀 생지황 석고 각6.0 방풍 창출 목통 우방자 각4.0 지모 호마인 각3.0
선퇴 고삼 형개 감초 각2.0

소풍(疏風), 청열화습(淸熱化濕), 양혈윤조(養血潤燥)

완고한 피부병이나 습진 등으로 내열(內熱)이 있고, 분비물이 많고, 소양감이 심한 자를 다스린다. 수포(水泡)가 생기거나 발적, 열감 등 염증성 경향이 있고, 만성화하면 피부의 위축, 건조 및 가피(痂皮)가 생기기도 한다.

습진, 풍진, 담마진, 한포(汗泡), 아토피성피부염, 피부소양증 등에 응용한다.

소풍활혈탕(疎風活血湯: 沈氏尊生書)

당귀 천궁 백지 위령선 방기 황백 남성 창출 강활 계지 각5.0 홍화2.0 생강4.0

소풍활혈(疎風活血)

풍사(風邪)와 수습(水濕), 어혈(瘀血)로 인하여 사지의 관절, 근육에 동통, 마비 등의 증상이 나타난 자를 다스린다. 심하면 환부에 발적, 종창, 자통(刺痛)이 나타나기도 한다.

신경통, 관절염, 류머티스, 중풍, 사지마비감, 요통, 자반병 등에 응용한다.

소함흉탕(小陷胸湯: 傷寒論)

황련3.0 괄루인6.0 반하12.0

청열화담(淸熱化痰), 관흉산결(寬胸散結)

심흉부(心胸部)에 열사(熱邪)와 수음(水飮)이 울결하여 발열과 함께 흉중고민, 해수, 흉통, 심하부의 비색감, 압통, 호흡촉박, 점조한 담 등이 있는 자를 목표로 한다. 이러한 상태를 결흉(結胸)이라고 한다. 또 심하부의 비색과 함께 오심, 구토, 조잡(嘈囃), 탄산(呑酸), 구고, 변비 또는 하리, 복명(腹鳴)을 수반하기도 한다. 황태(黃苔)가 있고 맥이 부활(浮滑) 하다. 각종의 열성병, 기관지염, 폐렴, 늑막염, 천식, 위산과다증, 위통, 담석증, 신경증 등에 응용한다.

속명탕(續命湯: 金匱要略)

마황 계지 당귀 인삼 석고 건강 감초 천궁 각6.0 행인5.0

신온해표(辛溫解表), 청열제번(淸熱除煩), 지해평천(止咳平喘), 이수(利水), 보기혈(補氣血), 활혈(活血)

표증(表證)과 이열(裏熱)이 있고 혈허(血虛)와 혈조(血燥)를 겸한 자이다. 즉 두통, 신체통, 맥부(浮) 등의 표증에 구갈, 천명(喘鳴), 언어장애 등의 이열(裏熱)로 인한 증상이 있다. 또 혈허와 혈조로 인하여 마비, 신체구급, 운동장애, 지각장애 등을 일으킨 자에게도 적응한다.

뇌혈관장해, 뇌일혈, 고혈압증, 연탄가스 중독, 안면신경마비, 편두통, 천식, 기관지염, 신염 등에 응용한다.

순기화중탕(順氣和中湯: 古今醫鑑)

진피 향부자 치자 각6.0 복령 반하 백출 각4.0 황련 지실 각3.0
신국 축사 감초 각2.0 생강6.0

흉중에 습열(濕熱)과 울담(鬱痰)이 있어서, 번민, 구토 혹은 조잡(嘈雜), 탄산(呑酸) 등의 증상이 있는 자를 다스린다. 실열(實熱)의 경향이 있다.

위십이지장궤양, 위산과다증, 흉통, 늑간신경통, 위암으로 인한 심복통 등에 응용한다.

승마갈근탕(升麻葛根湯: 和劑局方)

갈근12.0 승마 작약 감초 생강 각6.0 총백2개

해기투진(解肌透疹)

갈근탕의 증과 비슷하며, 표사(表邪)를 발산하고, 이열(裏熱)을 청해한다. 오한, 발열, 두통, 안충혈, 항강(項强), 신체통, 무한(無汗), 비건(鼻乾), 구갈, 불면 등의 증상이 있고, 맥이 부삭(浮數)하다. 마진 등의 초기에 발진이 충분히 나타나지 않을 때에도 적응한다.

감모, 인플루엔자, 마진의 초기, 편도염, 단독(丹毒), 두창(痘瘡) 등에 응용한다.

시갈해기탕(柴葛解肌湯: 淺田方)

시호 황금 계지 반하 갈근 작약 각6.0 마황 생강 각4.0 감초2.0 석고 10.0

갈근탕과 소시호탕을 합하고 석고를 가한 것인데, 태양과 소양, 양명의 삼양합병(三陽合病)을 다스린다. 두통, 발열, 오한, 신체통, 항강(項强), 무한(無汗) 등의 표실증(表實證)이 있고, 구갈, 불면 및 열의 울체로 인하여 섬어(譫語), 광조(狂躁) 등을 발하는 자를 목표로 한다.

감모, 인플루엔자, 폐렴, 각종의 열성병, 번조증 등에 응용한다.

시령탕(柴苓湯: 世醫得効方)

시호 반하 각12.0 황금 인삼 대조 감초 생강 저령 복령 백출 택사 각6.0 계지4.0

화해반표반리(和解半表半裏), 통양이수(通陽利水)

소시호탕에 오령산을 합한 것이다. 소시호탕의 적응증에 구갈, 요리감소, 구토, 혹은 하리, 혹은 부종 등 수습(水濕)의 증후를 수반하는 자를 목표로 한다.

급성신염, 급성위장염, 감모 등에 응용한다.

시박탕(柴朴湯: 經驗方)

시호 반하 각12.0 황금 인삼 대조 감초 생강 후박 복령 자소엽 각6.0

소간해울(疏肝解鬱), 보기건비(補氣健脾), 이기강역(理氣降逆), 거담지해(祛痰止咳), 화해반표반리(和解半表半裏)

소시호탕과 반하후박탕을 합한 것이다. 소시호탕의 적응증에 해수, 객담, 호흡곤란, 천명(喘鳴) 혹은 오심, 구토, 상복부의 팽만감 등 담습(痰濕)의 증후를 수반하는 자이다.

기관지천식, 기관지염, 상기도염, 위염, 인플루엔자, 감모, 신경증 등에 응용한다.

시작육군자탕(柴芍六君子湯: 醫學正傳)

인삼 백출 복령 반하 각8.0 진피 생강 대조 각4.0 감초2.0 시호 작약 각6.0

육군자탕의 적응증이 있고, 초조감, 이노(易怒), 흉협부의 고민감, 복통, 하리 등 간기울결(肝氣鬱結)의 증후를 수반하는 자이다.

소화불량, 위장신경증, 자율신경실조증, 만성위장염, 만성간염, 과민성 결장증 등에 응용한다.

시체탕(柿蒂湯: 濟生方)

정향 3.0 시체(柿蒂)10.0 생강8.0

위한(胃寒)으로 인한 홀역(吃逆)을 다스린다. 귤피죽여탕은 위열(胃熱)로 인한 홀역을 치하고, 수세보원(壽世保元)의 정향시체탕은 위구(胃口)의 허한(虛寒)으로 인한 홀역을 다스린다.

시평탕(柴平湯: 經驗方)

시호 반하 각12.0 황금 인삼 대조 감초 생강 각6.0 창출8.0 후박 진피 각6.0

화해반표반리(和解半表半裏), 이기화습(理氣化濕)

소시호탕에 평위산을 합한 것이다. 소시호탕의 증으로서 위내에 숙식(宿食)이 있는 자이다. 오심, 구토, 입안이 끈끈하고, 복부의 팽만감, 혹은 하리가 있다.

급성위염, 급만성폐렴, 담낭염 등에 응용한다.

시함탕(柴陷湯: 經驗方)

시호 반하 각12.0 황금 인삼 대조 감초 생강 각6.0 황련3.0 괄루인12.0

화해반표반리(和解半表半裏), 청열화담(淸熱化痰)

소시호탕과 소함흉탕을 합한 것으로서, 소시호탕의 증에 해수, 흉통, 흉중의 고민, 황색의 점조한 담, 상복부의 비색감, 구건, 혀의 황태 등 열담(熱痰)을 수반하는 자이다.

기관지염, 폐렴, 늑막염, 인후염, 인플루엔자, 감모 등에 응용한다.

시호가망초탕(柴胡加芒硝湯: 傷寒論)

시호 반하 각12.0 황금 인삼 대조 생강 감초 각6.0 망초4.0

소시호탕에 망초를 가한 것이다. 소시호탕의 증으로서 협하(脇下)가 긴만하거나 견괴(堅塊)가 있고, 변비, 조열(潮熱) 등이 있는 자이다.

시호가용골모려탕(柴胡加龍骨牡蠣湯: 傷寒論)

시호10.0 반하8.0 복령 계지 각6.0 황금 대조 생강 인삼 용골 모려 각5.0 대황2.0

청열안신(清熱安神), 보기건비(補氣健脾), 화담지구(化痰止嘔)

진정을 주목적으로 한다. 실증(實證)으로서 흉협고만, 심하부의 저항 팽만감, 제상동계(臍上動悸)가 있는 자로서 초조감, 불면, 이노(易怒), 심계항진, 기상충, 흉번 등의 증상을 호소한다. 또 근육의 경련이나 연급(攣急)을 일으키고 심하면 광란(狂亂), 섬어(譫語) 등을 발하기도 한다. 피로, 신중(身重), 식욕부진, 오심 등을 수반하기도 한다. 부종, 소변불리, 마비감 등이 있을 때도 있다.

신경쇠약, 히스테리, 자율신경실조증, 심장신경증, 불면증, 협심증, 전간, 야제증, 동맥경화증, 고혈압증, 만성신염, 간경화증, 오십견(五十肩), 독두병(禿頭病) 등에 응용한다.

시호계지건강탕(柴胡桂枝乾薑湯: 傷寒論)

시호12.0 계지 황금 모려 각6.0 건강 감초 각4.0 괄루근8.0

화해반표반리(和解半表半裏), 온리거한(溫裏祛寒), 생진지한(生津止汗), 소간해울(疏肝解鬱), 안신(安神), 윤조(潤燥), 온리(溫裏)

표(表)와 상초(上焦)의 허열(虛熱), 진액부족, 이한(裏寒), 흉협부의 울체 등이 복잡하게 얽혀있는 상태이다. 왕래한열, 기상충, 구갈, 구설(口舌)의 건조, 두한출(頭汗出), 뇨리의 감소 등 허열과 진액부족으로 인한 증상과, 복랭, 위한(胃寒), 연변(軟便), 복통, 요각(腰脚)의 냉 등의 이한(裏寒)으로 인한 증상이 겸하고 있다. 또 간울화화(肝鬱化火)로 인한 불안, 초조, 불면, 이노(易怒), 심계항진, 제상동계(臍上動悸) 등 신경증상을 수반한다.

감모, 인플루엔자, 폐결핵, 늑막염, 기관지염, 간염, 황달, 담낭염, 위산 과다증, 신경쇠약, 심계항진증, 신우염, 중이염 등에 응용한다.

시호거반하가괄루탕(柴胡去半夏加括蔞湯: 金匱要略)

시호12.0 괄루근8.0 황금 인삼 대조 생강 감초 각6.0

소시호탕에서 반하를 제거하고 괄루근을 가한 것이다. 소시호탕의 증으로서 구갈, 건해(乾咳), 점담(粘痰), 진액부족이 있는 자이다.

말라리아, 신우염, 폐결핵 등에 응용한다.

시호계지탕(柴胡桂枝湯: 傷寒論)

시호 반하 각8.0 계지 인삼 황금 작약 대조 생강 각4.0 감초2.0

화해반표반리(和解半表半裏), 해표(解表), 소간해울(疏肝解鬱), 보기건비(補氣健脾), 화위지구(和胃止嘔)

태양병과 소양병을 겸하고 있어서, 표열(表熱) 증상과 심하부의 긴장 증상이 있다. 두통, 두중, 신체통, 발열, 미오한, 맥부 등의 표열(表熱) 증상이 있고, 흉협고만, 심하지결(心下支結), 복직근의 긴장 등 흉협과 심하부의 증상을 겸한 자이다. 또 불안, 심번(心煩), 불면 등의 신경증상을 수반한다. 심복졸중통(心腹卒中痛)이라 하여 심하부를 중심으로 한 복통에도 효과가 있다.

감모, 인플루엔자, 폐렴, 늑막염, 위통, 위십이장궤양, 췌장염, 간염, 황달, 담석증, 신염, 신경쇠약 등에 응용한다.

시호궁귀탕(柴胡芎歸湯: 萬病回春)

당귀 작약 천궁 시호 각8.0 향부자 청피 목향 사인 각6.0 용담 지각 감초 건강 각2.0

경도의 흉협고만의 증이 있고, 좌우 또한 한쪽의 협하에 통증이 있는 자를 다스린다.

만성간염, 간경화증, 원인불명의 협통(脇痛) 등에 응용한다.

시호소간산(柴胡疏肝散: 景岳全書)

시호 작약 지각 향부자 각6.0 천궁5.0 감초3.0

소간해울(疏肝解鬱), 이기지통(理氣止痛), 활혈(活血)

간기(肝氣)가 울결하여 각종의 신경증상을 발하고, 흉협통, 복통, 복부의 팽만감, 월경통 등의 기체(氣滯)의 증상을 수반하는 자를 다스린다.

자율신경실조증, 신경증, 신경성위염, 간염, 담석증, 위십이지장궤양 등에 응용한다.

시호승습탕(柴胡勝濕湯: 蘭室秘藏)

시호 복령 각6.0 당귀 용담 택사 감초 황백 강활 마황근 방기 각4.0 승마2.0
오미자 홍화 각1.0

음부에 습열(濕熱)의 독이 있어서, 여름철이 되면 음낭 및 대퇴의 내측에 음한(陰汗)이 나고, 발진이 생겨서 소양감이 심한 자를 다스린다. 부인에게도 좋다.

음낭습진, 부인의 음부소양증에 응용한다.

시호억간탕(柴胡抑肝湯: 醫學入門)

성피 시호 각8.0 적작약 목단피 각6.0 지골피 향부자 산치자 창출 각5.0
천궁 신국 각4.0 생지황 연교 감초 각2.0

소간해울(疏肝解鬱), 이기화습(理氣化濕)

독신생활로 독음(獨陰)이 무양(無陽)하여 욕정(欲情)이 동하여도 이루지 못하므로, 울민(鬱悶)하여 편안하지 못하고, 심화(心火)가 성하여 오풍, 체권(體倦) 한열이 마치 학(瘧)과 같고, 면적(面赤), 심번(心煩), 자한(自汗)하고, 경폐(經閉)하는 자를 다스린다.

시호지길탕(柴胡枳桔湯: 傷寒溫要)

시호 반하 각10.0 황금 괄루실 길경 각6.0 지실3.0 감초 건강 각2.0

소결흉(小結胸)으로 맥이 현삭(弦數)하고, 구고(口苦), 심하경통(心下硬痛), 혹은 흉중이 경만(硬滿)하고, 혹은 협하경만, 혹은 발열, 혹은 일포소조열(日晡所潮熱), 혹은 왕래한열, 이롱(耳聾), 목현(目眩) 등의 증상을 다스린다.

늑막염, 폐렴, 늑간신경통, 담석증, 담낭염, 췌장염 등에 응용한다.

시호청간탕(柴胡淸肝湯: 一貫堂)

시호4.0 당귀 천궁 작약 지황 황련 황금 황백 치자 연교 길경
우방자 천화분 박하엽 감초 각3.0

소아의 선병질체질(腺病質體質)을 개선한다. 깡마르고 근육형이며 목이 가늘고 가슴이 좁은 자이다. 피부가 거무스름하고 광택이 있거나 더럽게 그슬린 것 같이 보이기도 한다. 양복직근이 긴장하고 간경(肝經)에 연하여 과민대가 인정되고, 간지럼을 많이 탄다.

소아의 선병성체질의 개선, 소아결핵, 신경질, 경부의 임파선종, 만성 편도염, 늑막염, 피부병 등에 응용한다.

시호청간탕(柴胡淸肝湯: 口齒類要)

시호 황금 당귀 생지황 목단피 각6.0 승마5.0 황련 치자 각4.0 천궁4.0 감초3.0

청사간담실화(淸瀉肝膽實火)

간담의 실화(實火)가 상염(上炎)하여 이명, 이롱(耳聾), 현운, 귀의 화농증 등을 일으킨 자를 다스린다. 발열, 두통, 신경과민, 협통(脇痛), 식욕부진 등을 수반하기도 한다.

신비탕(神秘湯: 外臺秘要)

마황 소엽 진피 각6.0 시호 행인 각8.0 후박5.0 감초4.0

지해평천(止咳平喘), 소간해울(疏肝解鬱), 이기화담(理氣化痰)

간기울결(肝氣鬱結)의 천해(喘咳)에 효과가 있다. 해수, 호흡곤란, 천명(喘鳴), 소담(少痰)과 함께 초조, 우울감, 흉협고만 등 간기울결(肝氣鬱結)의 증후를 수반하는 자이다. 오한, 두통, 발열 등의 표증(表證)을 수반하기도 한다.

기관지염, 기관지 천식 등에 응용한다.

신이산(辛夷散: 濟生方)

신이 백지 방풍 형개 세신 승마 고본 천궁 목통 감초 각등분 분말을
1회 4.0g 씩 1일 2~3회 복용한다

거풍지통(祛風止痛), 통규(通竅)

풍한(風寒)으로 인하여 가벼운 오한과 두통이 있고, 코가 막히거나 콧물이 나오고, 냄새를 맡지 못하는 자에게 좋다.

부비강염, 비염, 알레르기성비염 등에 응용한다.

신이청폐탕(辛夷清肺湯: 外科正宗)

신이 비파엽 각40 지모 백합 황금 치자 각6.0 맥문동 석고 각10.0 승마2.0

청열해독(清熱解毒), 통규(通竅) 윤폐화담(潤肺化痰), 지해(止咳)

폐열(肺熱)로 인하여 코가 막히고, 농성(膿性)의 콧물이 나오고 두통, 구갈, 인통, 해수, 끈끈한 객담, 호흡촉박 등의 증상이 있는 자를 다스린다.

만성부비강염, 만성비염, 비후성비염, 만성인후염, 만성기관지염, 기관지확장증 등에 응용한다.

신통축어탕(身痛逐瘀湯: 醫林改錯)

도인 홍화 당귀 우슬 진교 강활 향부자 각6.0 천궁 오령지 몰약 지룡 각4.0 감초2.0

활혈화어(活血化瘀), 통락지통(通絡止痛), 거풍습(祛風濕)

경락의 혈어(血瘀)로서 신체와 사지의 근육, 관절의 동통이나 저린감이 저명한 자를 다스린다.

타박, 관절류머티스, 관절염, 견관절주위염, 좌골신경통, 요통증 등에 응용한다.

신효탕(神効湯: 萬病回春)

창출 향부자 당귀 목향 소회향 현호색 익지인 오약 치자 사인 감초 생강 등심 각4.0 오수유2.0

산기(疝氣)라고 하는 일종의 장신경통이나 수술 후의 유착 등으로 인하여 복통과 변비가 있는 자를 다스린다, 열이 복중(腹中)에 울체하고, 외(外)로는 한기(寒氣)에 촉(觸)하여 동통을 발하는 자이다. 난관의 유착동통에도 쓰인다.

십미좌산(十味挫散: 易簡方)

당귀 작약 천궁 지황 복령 백출 황기 계지 방풍 각6.0 부자2.0

혈허(血虛)로 인한 견비통, 각약(脚弱), 동통, 보행이 곤란한 자를 다스린다. 사십완(四十腕) 오십견(五十肩), 각기, 중풍, 관절류머티스, 근육 류머티스, 뇌일혈 등에 응용한다.

십미패독탕(十味敗毒湯: 華岡青洲)

시호 길경 방풍 천궁 앵피(櫻皮) 복령 생강 각6.0 독활 형개 감초 각4.0
혹은 연교 의이인을 가한다

거풍화습(祛風化濕), 청열해독(清熱解毒)

염증과 화농경향이 있는 피진(皮疹)의 초기에 대한 처방이다. 소시호탕이 적응하는 체질자로서 흉협고만이 있고, 피부에 발적, 종창, 동통, 화농경향 또는 소양감이 있고, 알레르기성의 습진, 두드러기 등이 일어나기 쉬운 자에게 좋다.

피부화농증, 습진, 담마진, 피부염, 옹(癰), 절(癤), 알레르기체질의 개선 등에 응용한다.

십미해수(十味咳嗽: 經驗筆記)

길경 전호 소자 행인 상백피 지각 각3.0 진피4.0 복령 반하 각5.0 생강 감초 각2.0

지해평천(止咳平喘), 화담(化痰)

습담(濕痰)으로 인한 해수, 호흡곤란, 객담이 있을 때 통용한다. 기관지염, 기관지폐렴 등에 응용한다.

십신탕(十神湯: 萬病回春)

갈근8.0 적작약 승마 백지 천궁 진피 마황 소엽 향부자 감초 생강 각4.0 총백 3개

외감(外感)의 표실증(表實證)으로서 두통, 오한발열, 신체통, 해수, 코막힘 등의 증상이 있고, 무한(無汗)인 자를 다스린다. 천명(喘鳴), 애성(嗄聲) 등을 일으키기도 한다.

유행성감모 등에 응용한다.

십육미유기음(十六味流氣飲: 萬病回春)

인삼 당귀 황기 길경 방풍 목향 지각 천궁 육계 작약 빈랑 백지 후박 소엽 오약 감초 각3.0

기(氣)의 울체로 인한 종괴(腫塊)를 다스린다. 원인을 알 수 없는 악창(惡瘡), 옹저(癰疽), 종류(腫瘤)를 소산한다.

유선종(乳腺腫), 유암, 갑상선종, 경부임파선종 등에 응용한다.

십전대보탕(十全大補湯: 和劑局方)

인삼 백출 복령 당귀 천궁 작약 숙지황 황기 육계 각4.0 감초2.0 생강 대조 각4.0

기혈쌍보(氣血雙補), 온양거한(溫陽祛寒)

기혈, 음양, 표리, 내외를 크게 보하는 뜻이 있다. 즉 기혈을 보하는 팔진탕에 보기, 거한(祛寒)의 육계, 황기를 가한 것인데 순환불량, 동화작용의 저하 등에 의한 한증(寒證)을 수반하는 자이다.

빈혈성으로서 전신이 쇠약하고, 위장의 기능도 약하고, 피부가 고조하며, 사지의 냉, 오한, 하복통 등 허한(虛寒)의 증후가 있다.

각종 빈혈증, 산후 또는 수술 후의 쇠약, 치루, 카리에스, 신장결핵, 백혈병, 시력감퇴, 탈항 등에 응용한다.

십조탕(十棗湯: 傷寒論)

감수 원화(芫花) 대극 각 등분 분말 0.5~3.0g을 대조 8~15g의 달인 물로 복용한다.

축수(逐水)의 대표처방으로서 체내에 저류한 이상 수액(水液)을 사하(瀉下)에 의하여 제거한다. 호흡촉박, 호흡곤란, 흉부의 고민감, 혹은 복부의 팽만감, 변비, 요량감소, 부종 등의 증상이 있다.

삼출성늑막염, 간경변, 만성신염, 복수, 흉수, 부종 등에 응용한다.

십회산(十灰散: 十藥神書)

소계10.0 대계6.0 하엽(荷葉)6.0 측백엽 천초근 산치자 각8.0 모근20.0
목단피 대황 각6.0 종려피4.0 수전(水煎)하거나 탄화(炭化) 분말로 하여 복용한다.

양혈지혈(涼血止血)

돌연히 발생하는 선홍색의 출혈로서 다량으로 힘있게 나온다. 이것을 혈열망행(血熱妄行)이라고 한다. 안면홍조, 안충혈, 신체열감, 구인(口咽)의 건조 등의 증상이 있다.

객혈, 토혈, 비출혈, 피하출혈 등에 응용한다.

안중산(安中散: 和劑局方)

계지10.0 현호색 모려 각8.0 소회향4.0 축사 감초 각3.0 양강2.0

온중산한(溫中散寒), 지통(止痛), 지구(止嘔), 제산(制酸)

만성으로 경과한 비위의 허한(虛寒)과 기울(氣鬱)과 혈체(血滯)로 인하여 심와부의 경련성동통, 복통을 일으킨 자이다. 허증으로서 안면이 창백하고, 위내에 한음(寒飮)이 있어서, 위내정수, 심하통, 심하비경, 탄산(呑酸), 조잡(嘈雜), 식욕부진, 오심, 구토 등의 증상이 있다. 하복통, 협통, 월경통 등을 일으키기도 한다.

신경성위통, 위궤양, 십이지장궤양, 위산과다증, 위하수증, 만성위염, 월경통 등에 응용한다.

안태음(安胎飮: 東醫寶鑑)

백출8.0 조금(條芩)6.0 당귀 백작약 숙지황 축사 진피 각4.0
천궁 소엽 각3.0 감초2.0 혹은 아교를 가한다

임신 5~6개월에 태동이 있어 복중이 불안한 자를 다스린다. 출혈이 있을 때도 있다. 복통은 없거나 미약하다.

양격산(凉膈散: 和劑局方)

연교 치자 황금 박하 죽엽 대황 망초 각6.0 감초3.0

청열해독(淸熱解毒), 사하(瀉下)

기도(氣道)와 소화관에 염증 증상이 생겨서 고열이 나고, 안면홍조, 열감, 두통, 인통, 구내염, 치통 등을 일으킨 자이다. 구갈, 복통, 소변적삽 등을 수반하고 비출혈이 있을 때도 있다.

인플루엔자, 폐렴, 편도염, 구내염, 급성간염, 담낭염 등에 응용한다.

양지탕(良枳湯: 治療大概)

복령 반하 각8.0 계지 감초 대조 지실 각6.0 양강2.0

허증, 이완성체질자로서 때때로 위부(胃部)에 경련성동통을 발하고 구토하는 자를 다스린다. 복벽은 일반으로 얇고 이완되어 있다.

위확장중, 위궤양, 십이지장궤양, 위암, 위하수증, 담석증, 췌장염, 유주신 등에 응용한다.

억간산(抑肝散: 保嬰撮要)

당귀 백출 복령 조등구 각8.0 천궁5.0 시호 감초 각4.0

평간식풍(平肝熄風), 보기혈(補氣血)

간기(肝氣)가 항분(亢奮)하여 신경이 과민하고, 흥분하기 쉬운 자이다. 소아의 급경풍을 다스리기 위하여 쓰이지만, 일반적으로 자율신경의 실조에 수반하여, 초조감, 이노(易怒) 두통, 현운, 경계(驚悸) 공포감, 불면, 상충, 동계, 근육의 경련, 수족의 떨림, 마비감 등을 목표로 한다. 허증으로서 피로, 원기부족, 식욕감퇴 등이 있고, 피부에도 화색이 없다.

유아의 경풍, 야경증, 야뇨증, 티크병, 자율신경실조증, 간증(癎症), 히스테리, 불면증, 뇌혈관장애, 고혈압증, 뇌출혈후유증, 파킨슨병, 전간 등에 응용한다.

※ 억간산가진피반하는 본방에 진피6.0 반하8.0을 가한 것인데, 오심, 구토, 복부의 팽만감, 좌측의 복부대동맥의 동계가 심한 자에게 적응한다.

여신산(女神散: 淺田方)

당귀 천궁 백출 향부자 각6.0 계지 황금 인삼 빈랑 각4.0
황련 목향 정향 감초 각2.0 대황1.0~2.0

이기활혈(理氣活血), 기혈쌍보(氣血雙補), 청심화(淸心火)

영양상태가 좋지 못하여 식욕부진, 원기부족, 목현(目眩) 신체의 저린감 등이 있고, 두통, 상기, 어지러움, 어깨결림, 불면, 불안, 동계, 흉부의 고민감, 우울감, 복부의 팽만감, 오심, 복통 등 자율신경의 흥분이나 긴장을 일으킨 자를 다스린다. 부인에게 적용하는 경우가 많으며 과소월경, 월경불순, 월경통이 있을 때에도 쓰인다.

자율신경실조증, 갱년기증후군, 산후의 신경증, 위장신경증, 불면증, 월경곤란증 등에 응용한다.

여택통기탕(麗澤通氣湯: 萬病回春)

강활 독활 방풍 갈근 창출 총백 각6.0 승마 마황 촉초 감초 생강 대조 각2.0
백지 황기 각4.0

식사의 불섭생, 과로 등으로 인하여 소화가 잘되지 않고 비색(鼻塞)하여 후각(嗅覺)이 감퇴한 사에게 좋다.

상악동화농증, 비통(鼻痛), 코막힘, 비후성비염 등에 응용한다.

연경기방(延經期方: 周方堂藏方)

속단 포황 지실 괄루인 자단향 활석 각6.0

월경기를 연기하고자 할 때 사용한다.

연년반하탕(延年半夏湯: 外臺秘要)

반하10.0 길경 시호 별갑 빈랑 각6.0 인삼4.0 건강 지실 오수유 각2.0

흉중의 담(痰)을 제거하고, 비견(痞堅)을 화(和)하는 작용이 있다. 좌측의 흉협부의 아래에서 견배(肩背)에 걸쳐서 강하게 견인하는 통증을 발하고, 흉부의 고민감, 호흡촉박, 심하부의 긴장 등이 있는 자를 다스린다.

늑간신경통, 협심증유사증, 흉막염의 일증, 위궤양, 췌장염 등에 응용한다.

연령고본단(延齡固本丹: 萬病回春)

천문동 맥문동 생지황 산약 우슬 두중 파극 오미자 구기자 산수유 백복령 인삼 목향
백자인 각75.0 천초(川椒) 석창포 원지 택사 각37.5 육종용 토사자 각150.0
복분자 차전자 지골피 각56.0 숙지황75.0 세말하여 환약을 만든다.

보간신(補肝腎), 보음양기혈(補陰陽氣血)

중년이후에 노쇠로 인하여 오는 제증상을 호전시키는 작용이 있다. 안색이 나쁘고, 원기쇠약, 구건조(口乾燥), 정력부족, 기억력감퇴, 하지의 무력, 하지의 통증, 시력감퇴, 요통, 소변불리 등을 목표로 한다. 장복하는 것이 좋다.

갱년기장애, 성욕감퇴, 유정, 유뇨, 시력장애, 식욕부진 등에 응용한다.

연주음(連珠飮: 本間棗軒)

당귀 천궁 작약 숙지황 각6.0 복령10.0 계지8.0 백출6.0 감초4.0

사물탕과 영계출감탕을 합방한 것으로서, 빈혈로 인하여 일어나는 현운, 심계항진, 두통, 부종, 이명 등을 목표로 한다. 안면이 창백하고, 자궁출혈 등으로 인한 빈혈에 효과가 있다.

심장판막증, 위황병(萎黃病), 십이지장충으로 인한 빈혈 등에 응용한다.

영감강미신하인탕(苓甘薑味辛夏仁湯: 金匱要略)

복령8.0 반하10.0 행인 감초 건강 세신 오미자 각6.0

온폐화담(溫肺化痰), 평천지해(平喘止咳), 이수(利水)

한담(寒痰)으로 인한 해수와 다담(多痰)에 대한 처방이다. 폐에 한음(寒飮)이 있어서 해수, 호흡곤란, 백색의 묽은 담, 천명(喘鳴), 재채기, 콧물 등이 많고, 만성으로서 허약한 자이다. 한음(寒飮)으로 인하여 위내 정수, 부종, 요리감소, 수족냉, 심계항진 등을 호소한다. 소청룡탕증과 비슷하나 발열, 오한, 두통 등의 표증(表證)이 없다.

급만성기관지염, 기관지천식, 기관지확장증, 폐수종, 심장성천식, 백일해, 신염, 네프로제 등에 응용한다.

영강출감탕(苓薑朮甘湯: 金匱要略)

복령12.0 건강 백출 각6.0 감초4.0

거습산한(祛濕散寒), 지통(止痛)

하초(下焦)에 한(寒)과 습(濕)이 있어서 하반신이 무겁고 요(腰) 이하가 냉통하고 권태감, 가벼운부종, 뇨리빈삭, 다뇨(多尿) 등의 증후가 있는 자를 다스린다.

요통증, 좌골신경통, 야뇨증, 유뇨증, 백색대하, 각위약증(脚痿弱症) 등에 응용한다.

영계감조탕(苓桂甘棗湯: 傷寒論)

복령16.0 계지 대조 각8.0 감초4.0

제하(臍下)에 동계가 있고, 하복부의 구급, 혹은 우측 복직근의 연급이 강하고, 심계항진, 현운, 두한(頭汗), 상충 등이 저명하고, 요리가 삽체한 자를 목표로 한다.

신경성심계항진증, 신경쇠약, 히스테리, 불면증, 가성전간모양의 증후 발작, 만성위염, 유문협착증, 위액분비과다증 등에 응용한다.

영계출감탕(苓桂朮甘湯: 傷寒論)

복령12.0 계지8.0 백출6.0 감초4.0

온화한음(溫化寒飮), 건비이수(健脾利水)

허증으로서 비위가 허하고, 피로, 식욕부진, 호흡촉박 등이 있는 자로서, 수습(水濕)이 체내에 정체하여, 이것이 동요 또는 상충하여 위내정수, 상복부의 팽만감, 신체의 동요감, 부종, 요리감소, 두통, 두현(頭眩), 기립성현운, 심계항진, 이명 등을 호소하는 자를 목표로 한다. 수족이 냉한 편이고 어깨가 무겁거나 결리는 경우도 있다.

신경쇠약, 노이로제, 심부전, 신경성심계항진증, 결막염, 익상췌편(翼狀贅片), 운동실조, 메니엘증후군, 만성신염, 고혈압증, 저혈압증, 난청 등에 응용한다.

영선제통음(靈仙除痛飮: 萬病回春)

마황 적작약 각4.0 방풍 형개 강활 독활 위령선 백지 창출 황금 지실 길경 갈근 천궁 당귀 각2.0 승마 감초 각1.0

한습(寒濕)으로 인하여 신체각부의 관절에 염증과 동통을 일으키고 종창을 발하는 자를 다스린다. 요산성의 관절염(통풍)에 저효가 있다.

류머티스성 관절염, 신경통에도 응용한다.

오두계지탕(烏頭桂枝湯: 金匱要略)

오두2.0 계지 작약 대조 생강 각6.0 감초4.0 봉밀(꿀)60.0

한산(寒疝)이라 하여 복중이 냉통하고 수족냉, 수족마비, 혹은 신체통을 목표로 한다.

위십이지장궤양, 이레우스, 담석증, 간장염, 신경통, 류머티스, 관절염, 탈저, 척추카리에스, 말초신경마비 등에 응용한다.

오두탕(烏頭湯: 金匱要略)

마황 작약 황기 자감초 각6.0 오두2.0 봉밀80.0

산한거습(散寒祛濕), 지통(止痛), 보기혈(補氣血)

한습비(寒濕痺)로서 고정성의 관절통, 사지의 냉통, 관절의 구급(拘急), 근육의 연축, 가벼운 부종 등을 호소하는 자를 다스린다. 냉하게 하면 통증이 증악한다.

만성관절염, 변형성관절염, 견관절주위염, 요통증, 좌골신경통, 만성관절류머티스 등에 응용한다.

오령산(五苓散: 傷寒論)

저령 복령 백출 각6.0 택사10.0 계지4.0

이수삼습(利水滲濕), 통양(通陽), 해표(解表)

위내(胃內)에 정수(停水)가 있는 자가 표사(表邪)의 침습을 입어 체내 수분의 변조를 일으키고 또 기(氣)가 동요하여 상충을 일으킨 자이다. 두통, 오풍, 발열 등의 표열(表熱) 증상이 있고, 수분의 변조와 상충으로 인하여 구토, 번갈, 요리감소, 연말(涎沫), 현운, 두통 등을 발한다. 또 부종, 수양성하리, 복부의 동계, 신체의 중감(重感) 등도 수반한다. 이상 과 같은 증상은 체내의 수분이 편재하여 일어나는 것이다.

급성위장염, 위확장증, 유음증(溜飮症)), 가성콜레라, 멀미, 숙취, 급만성신염, 네프로제, 방광염, 수명(羞明), 메니엘증, 일사병, 편두통, 삼차신경통, 전간, 음낭수종, 피부의 수포(水泡) 등에 응용한다.

오림산(五淋散: 和劑局方)

복령6.0 택사 차전자 활석 목통 치자 황금 당귀 적작약 감초 각3.0

청열이수(清熱利水), 활혈지통(活血止痛)

만성화한 요로계의 염증으로, 소변임력, 배뇨곤란, 배뇨통, 혈뇨, 농뇨(膿尿) 등이 있는 자를 다스린다.

급만성요도염, 방광염, 요로결석, 임질, 신우염 등에 응용한다.

오매환(烏梅丸: 傷寒論)

오매 세신 부자 계지 인삼 황백 각6.0 당귀 촉초 각4.0 건강10.0 황련14.0
가루로 하여 환약을 짓는다.

회충으로 인한, 복통, 번조, 수족의 궐냉을 일으킨 자를 다스린다. 또 궐음병의 복통, 구토, 하리에 쓰인다.

노이로제, 불면증, 위산과다증, 위궤양, 장산통, 만성하리 등에도 응용한다.

오수유탕(吳茱萸湯: 傷寒論)

오수유6.0 인삼4.0 대조 생강 각8.0

산한지구(散寒止嘔), 온위지통(溫胃止痛), 건비익기(健脾益氣)

위(胃)에 한음(寒飮)이 있고, 이것이 상하로 동요하여 흥분상태를 일으킨 자이다. 심하부의 압박감, 위내정수, 하리 등이 있고, 위기(胃氣)의 상역으로 인하여 구토, 흘역(吃逆), 토연말(吐涎沫), 현운, 번조, 발작성의 심한 두통을 호소한다. 피로하고, 식욕부진, 복랭(腹冷), 수족의 궐랭 등이 있다. 본방은 구토, 두통, 현운의 세가지 증상을 주 목표로 한다.

발작성 두통, 편두통, 만성두통, 만성위염, 임신구토, 흘역(吃逆), 혼도(昏倒) 등에 응용한다.

오약순기산(烏藥順氣散: 和劑局方)

오약 진피 마황 각6.0 천궁 백지 지각 백강잠 길경 각4.0
건강 감초 각2.0 대조 생강 각4.0

뇌일혈로서 수족관절의 동통, 언어장애, 근맥의 견인통, 어깨와 상지(上肢)의 동통, 운동장애, 저린감 등이 있고, 각약(脚弱), 보행이 곤란한 자를 다스린다.

뇌일혈, 사십완(四十腕), 오십견(五十肩), 안면신경마비, 각기 등에 응용한다.

오인환(五仁丸: 世醫得効方)

욱이인12.0 도인 행인 백자인 송자인(松子仁) 진피 각9.0 가루를 꿀로 환약을 만든다.

윤장통변 (潤腸通便)

장관(腸管)을 윤활하게 하여 분변(糞便)을 연화하여 완화작용을 한다. 장조(腸燥)변비, 습관성변비에 응용한다.

오적산(五積散: 和劑局方)

창출 진피 복령 백출 반하 당귀 각4.0 후박 작약 천궁 백지 지각 길경 건강 계지 마황 대조 감초 각2.0

온중산한(溫中散寒), 이기화습(理氣化濕), 보혈활혈(補血活血), 신온해표(辛溫解表), 통락조경(通絡調經)

기 · 혈 · 담 · 한 · 식(氣·血·痰·寒·食)의 오적(五積)을 다스리는 뜻이 있다. 빈혈기미가 있고, 상반신에는 열감이 있고, 하반신이 냉한 상태이다(上熱下冷), 비위(脾胃)에 한습(寒濕)이 있어서 오심, 구토, 하리, 위내정수, 복부의 팽만감, 심하의 불쾌감, 탄산(呑酸), 조잡(嘈雜) 등의 증상이 있고, 또 요각(腰脚)의 냉통, 하지의 냉, 하복통, 월경부조, 대하 등 하냉(下冷)의 증상이 있다. 한랭한 환경에 의하여 오한, 발열, 두통, 관절통 등을 일으키기도 한다.

급만성위장염, 위경련, 위십이지장궤양, 장신경통, 요통, 좌골신경통, 냉방병, 월경통, 대하증, 냉증, 노인의 감기 등에 응용한다.

오호이진탕(五虎二陳湯: 傷寒論)

마황 행인 각8.0 감초4.0 석고20.0 반하 복령 각6.0 진피 상백피 각4.0

오호탕(五虎湯)에 이진탕을 합한 것인데, 소아천식이나 소아의 기관지염으로 심하에 정음(停飮)이 있고, 구기(嘔氣) 식욕이 부진한 자에게 쓰인다.

오호탕(五虎湯: 傷寒論)

마황 행인 각8.0 감초4.0 석고20.0 상백피4.0

마행감석탕에 상백피를 가한 것인데, 인통(咽痛)과 해수가 심한 자에게 쓰인다.

옥병풍산(玉屛風散: 世醫得效方)

황기12.0 백출8.0 방풍6.0

익기고표(益氣固表), 지한(止汗)

표(表)가 허하여 조금만 움직여도 땀이나고, 피로하기 쉽고, 호흡촉박, 가벼운 오한 등이 있고, 감기에 걸리기 쉬운 자를 다스린다.

다한증, 알레르기성비염, 만성비염, 감기 등에 응용한다.

온경탕(溫經湯: 金匱要略)

반하 맥문동 각8.0 당귀 천궁 작약 인삼 계지 아교 목단피 생강 감초 각4.0 오수유2.0

온경산한(溫經散寒), 보혈조경(補血調經), 활혈화어(活血化瘀), 익기화위(益氣和胃)

기혈이 허하고, 한랭을 띤 각종의 부인병에 적응한다. 하초의 허한(虛寒), 혈어(血瘀) 상열(上熱) 등이 복잡하게 얽혀있는 상태이다. 하초의 한랭과 혈어로 인하여 월경불순, 대하, 부정성기출혈, 불임, 하복통, 요각부(腰脚部)의 냉통 등이 있고, 상기감, 두혼(頭昏), 구순의 건조, 수장 번열, 피부의 고조, 구역, 해수 등의 음허화왕(陰虛火旺)의 증후를 수반한다.

월경불순, 대하, 자궁출혈, 무월경, 불임증, 자궁발육부전, 유산벽, 갱년기장애, 수장각피증, 동상, 머리비듬 등에 응용한다.

온담탕(溫膽湯: 千金方)

반하 복령 각12.0 진피6.0 죽여4.0 지실 감초 각2.0 생강 대조 각4.0
(황련2.0 산조인6.0을 가하기도 한다)

청화열담(淸化熱痰), 화위강역(和胃降逆)

위내(胃內)에 유음(溜飮)이 있어서 위의 기능이 좋지 못하고, 또 뇌의 흥분성이 증대하여 불면증을 일으킨 자를 다스린다. 위내의 유음으로 인하여 위내정수, 심하비(心下痞) 오심, 구토 등의 증상을 일으키고, 또 한편 간기(肝氣)의 항분(亢奮)으로 인하여. 불면, 다동, 초조, 이경(易驚), 동계, 현운, 흉중의 고민감 등 신경 증상을 호소한다.

자율신경실조증, 갱년기증후군, 불면증, 기울증, 만성위염 등에 응용한다.

온백원(溫白圓: 和劑局方)

천오두(포)100.0 자원 창포 시호 후박 길경 조협 오수유 복령 건강(포) 파두상 황련
인삼 육계 촉초(초) 각20.0

사한징(瀉寒癥), 척축수(滌逐水)

흉수(胸水), 복수(腹水)가 오래되어 적취(積聚)가 되어 가슴이 막히고, 늑간에 역상하고, 구역, 비색감, 소화불량, 호흡촉박, 변비 등이 있는 자를 다스린다. 열성준하제로서 흉복에 오래 묵은 한성(寒性)의 수음(水飮)을 준하(峻下)시키는 방제이다. 분말을 꿀로 오자대만한 환약을 지어 생강탕으로 3개씩 복용한다.

온청음(溫淸飮: 萬病回春)

당귀 숙지황 각8.0 작약 천궁 황금 각6.0 치자4.0 황련 황백 각3.0

청열사화(淸熱瀉火), 해독(解毒), 보혈활혈(補血活血), 지혈(止血)

온보양혈(溫補養血)의 사물탕과, 청열사화(淸熱瀉火)의 황련해독탕을 합한 것이다. 얼굴에 화색이 없고, 두현(頭眩), 수족의 전린감, 근육의 연급 등 혈허(血虛)의 증상, 상기감, 번열감, 안충혈, 구갈 등 열증을 겸하여 있고, 정신신경이 흥분하여 초조감, 불면 등을 호소한다. 또 각종의 출혈(비혈, 자궁출혈, 하혈)을 일으키기도 한다. 피부가 거무스름하고 고소하며, 빈진, 소양감, 점막의 궤양, 구내염 등을 일으키기도 한다.

자궁출혈, 육혈(衄血), 객혈, 혈뇨, 자궁내막염, 자율신경실조증, 고혈압증, 피부소양증, 습진, 두드러기, 구내염, 베젯트병, 간장장애, 알레르기성 체질의 개선에 응용한다.

용골산(龍骨散: 千金要方)

용골120.0 황백 반하 조중황토 계심 건강 각80.0 석위 활석 각40.0
오적골 대자석 각160.0 백강잠50매 세말하여 환약을 만들어 매회 2g 씩 복용한다.

백대하, 적대하, 경수불리(經水不利), 음부의 궤양 및 소양증, 몽교(夢交) 등에 효과가 있다.

용담사간탕(龍膽瀉肝湯: 一貫堂)

당귀 천궁 작약 지황 황련 황금 황백 치자 연교 감초 박하 목통 차전자 방풍 각3.0
용담 택사 각4.0

청간사화(淸肝瀉火), 청열이습(淸熱利濕)

하초, 즉 방광이나 요도, 자궁질부 등에 염증과 충혈이 생겨서 동통이나 소양증 등을 일으킨 자이다. 즉 배뇨통, 빈뇨, 소변적삽, 배뇨곤란, 혹은 음부의 습진, 종창동통, 황색대하 등의 증상을 호소한다. 이는 간경(肝經)의 습열(濕熱)로 인한 것으로서, 양복직근의 외측에 연하여 긴장과 과민대가 인정된다. 두통, 안충혈, 구고(口苦), 이명, 흉협부의 긴장, 초조감, 이노(易怒) 등의 증상을 수반하기도 한다.

급성, 아급성요도염, 방광염, 발트린씨선염, 대하, 음부의 양통(痒痛), 질염, 하감, 고환염, 음부습진, 트리코모나스, 급성전립선염, 고혈압증, 자율신경실조증, 결막염, 중이염, 간염, 급성담낭염 등에 응용한다.

용담사간탕(龍膽瀉肝湯: 醫宗金鑑)

용담초 생지황 각9.0 시호 산치자 황금 목통 차전자 택사 당귀 각6.0 생감초3.0

청간사화(淸肝瀉火), 소간해울(疏肝解鬱), 청열이습(淸熱利濕)

간담(肝膽)의 화왕(火旺)으로 인하여, 심한 두통, 안충혈, 안통, 구고(口苦), 이명, 이통(耳痛), 흉협부의 창통, 초조, 이노(易怒), 불면, 소변의 농후 등의 증상이 있는 자를 다스린다. 황달이 나타나는 경우도 있다. 또 한편 하초에 습열(濕熱)이 있어서 배뇨통, 빈뇨, 농축뇨, 배뇨곤란, 음부습진, 음부의 종창동통, 황색대하 등의 증후가 있는 자에게도 쓰인다.

고혈압증, 자율신경실조증, 급성 결막염, 급성중이염, 급성담낭염, 급성간염, 신우염, 방광염, 요도염, 급성고환염, 부고환염, 습진, 전립선염, 질염, 대상포진 등에 응용한다.

우귀음(右歸飮: 景岳全書)

부자9.0 육계6.0 숙지황30.0 산수유9.0 산약24.0 구기자30.0 두충15.0
자감초3.0 복령9.0

온보신양(溫補腎陽)

신양허(腎陽虛)에 대하여 적합한 처방이다. 팔미지황환에서 청열의 목단피, 택사를 제거하고, 보신(補腎)의 구기자, 두충을 가한 것이다.

우귀환(右歸丸: 景岳全書)

숙지황24.0 산약 두충 토사자 녹각교 각12.0 숙부자 육계 각6.0~12.0
산수유 당귀 각9.0 분말을 꿀로 환약을 지어서 1일 2~3회 6g씩 복용한다.

온보신양(溫補腎陽), 보혈익정(補血益精)

신양허(腎陽虛)에 대한 대표처방이다. 우귀음에 비하여 보양(補陽)과 보혈익정(補血益精)의 효능이 강하다.

각종의 만성질환, 노화, 임포텐스, 유정 등에 응용한다.

우황청심원(牛黃淸心元: 和劑局方)

산약26.25 감초18.75 인삼 포황 신국 각9.375 대두황권 관계 아교 각6.562
백작약 맥문동 황금 당귀 방풍 주사 백출 각5.625 시호 길경 행인 백복령 천궁 각4.68
우황4.5 영양각 사향 용뇌 각3.75 석응황3.0 백렴 건강 각2.8 금박 120편 대조20개

졸중풍으로 인사불성, 담연옹색(痰涎壅塞), 정신혼궤, 언어장애, 구안와사, 수족이 불수(不隨)한 자를 다스린다.

고혈압, 뇌일혈, 전신불수, 동맥경화증, 심장성천식, 급만성경풍, 의식불명, 신경쇠약, 몽유(夢遺), 뇌빈혈증, 현운 등에 응용한다.

월국환(越鞠丸: 丹溪心法)

향부자 창출 천궁 신국 산치자 각6.0

이기해울(理氣解鬱), 청열화습(淸熱化濕)

기 · 혈 · 담 · 화 · 습 · 식(氣·血·痰·火·濕·食)의 육울(六鬱)에 대한 처방이다. 기체(氣滯)로 인하여 우울감, 초조, 흉부 및 복만감, 협통, 복통, 애기(噯氣), 구토 등을 호소하고, 구고(口苦), 오심, 탄산(呑酸), 조잡(嘈雜) 등의 습열(濕熱)을 수반하는 자에게 좋다.

신경성위염, 만성위장염, 간염, 자율신경실조증 등에 응용한다.

※ 육울탕(六鬱湯)은 본방에서 신국을 제거하고 반하, 귤홍, 복령, 축사, 감초 각6.0을 가한 것으로서 오심, 구토가 더 심한 자에게 쓰인다.

월비가반하탕(越婢加半夏湯: 金匱要略)

마황12.0 석고16.0 생강6.0 대조8.0 감초4.0 반하16.0

월비탕에 반하를 가한 것인데, 구역이 심한 자이다. 호흡곤란, 천해(喘咳), 발열, 한출(汗出), 번갈이 있고, 오심, 구토하고, 눈이 빠지는 것 같고, 기침으로 인하여 안검이나 안면에 부종이 나타난다.

천식, 백일해, 만성기관지염, 임신신 등으로 기침이 심하고 부종상이 있는 자에게 응용한다.

월비가출부탕(越婢加朮附湯: 金匱要略)

마황12.0 석고16.0 생강6.0 대조8.0 감초4.0 백출8.0 부자2.0

월비가출탕에 부자를 가한 것인데, 수종(水腫), 오한이 있고, 골절동통하고, 갈하고, 소변이 불리한 자이다.

월비가출탕(越婢加朮湯: 金匱要略)

마황12.0 석고16.0 생강6.0 대조8.0 감초40 백출8.0

월비탕에 백출을 가한 것인데, 부종이 있고, 자한(自汗), 소변불리를 호소하는 자를 목표로 한다. 구갈은 없고, 수족에 동통을 호소하고, 분비물이 많다.

신장염, 피부병성네프로제, 각기, 관절류머티스, 안질환, 습진, 무좀, 하지의 정맥확장증 등에 응용한다.

월비탕(越婢湯: 金匱要略)

마황12.0 석고20.0 생강6.0 감초4.0 대조8.0

소풍선폐(疏風宣肺), 이수(利水)

풍수(風水)로 인한, 부종, 수종(水腫)을 다스리는 처방이다. 급격하게 일어나는 부종과 요량의 감소가 주증상이며, 발열, 오풍, 인통(咽痛), 해수, 구갈, 한출(汗出) 등을 수반한다.

네프로제, 급성신염, 피부성신염, 각기, 습진, 담마진, 관절의 수종 등에 응용한다.

위경탕(葦莖湯: 金匱要略)

위경6.0 의이인14.0 도인4.0 과자(瓜子)10.0

청폐화담(清肺化痰), 거어배농(祛瘀排膿)

폐옹(肺癰)의 성약이라 하여, 폐괴저, 폐농양, 농흉(膿胸) 등에 사용한다. 해수, 객담, 미열이 있고, 흉중이 건조한 듯이 느껴지고, 흉부의 피부가 고조(枯燥)한 자이다.

위령탕(胃苓湯: 丹溪心法)

창출8.0 후박 진피 저령 복령 각6.0 택사10.0 계지 생강 대조 각4.0 감초 2.0

이기화습(理氣化濕), 화위지구(和胃止嘔)

평위산에 오령산을 합한 것이다. 평위산의 증으로서 부종이나 수양성 하리를 수반하는 자이다.

위증방(痿證方: 秘方集驗)

당귀10.0 지황8.0 작약 창출 우슬 각6.0 지모 황기 각4.0 두충 황백 각2.0

보혈익신(補血益腎), 청열화습(淸熱化濕)

습열(濕熱)이 하부로 내려가서 척수신경근이나 말초신경, 결합조직 등에 염증성장애를 일으켜 요각(腰脚)이 위약하고 마비감, 운동장애 등을 일으킨 자이다. 발병의 초기로서 동통이나 열감, 소변의 농후, 구갈 등을 수반한다.

요각위약(腰脚痿弱), 하지무력, 각기, 척추카리에스, 소아마비 등에 응용한다.

위풍탕(胃風湯: 和劑局方)

당귀 천궁 작약 인삼 백출 각6.0 복령 계지 밤(栗) 각4.0

만성의 허한증(虛寒證)을 띤 하리로서 소장성이나 대장성의 하리에 쓰인다. 변의 상태는 연변(軟便), 불소화변, 수양변, 점액변 등이고 혈액이 섞여 나올 때도 있다.

만성대장염, 만성직장염, 궤양성대장염, 겨울철의 탈항, 하혈 등에 응용한다.

육군자탕(六君子湯: 醫學正傳)

인삼 백출 복령 반하 각8.0 진피 생강 대조 각4.0 감초2.0

보기건비(補氣健脾), 이기화담(理氣化痰)

사군자탕과 같이 위장이 허약하고, 빈혈경향, 원기쇠약 등 비위기허(脾胃氣虛)의 증후가 있고, 여기에 담습(痰濕)의 증후가 수반하여, 오심, 구토, 복부의 팽만감, 복통, 탄산(呑酸), 수양변 등의 증상이 있는 자이다.

소화불량증, 만성위장염, 위하수증, 위아토니, 위궤양, 만성신염 등에 응용한다.

육미지황환(六味地黃丸: 小兒藥證直訣)

숙지황16.0 산수유 산약 각8.0 목단피 택사 복령 각6.0

자보간신(滋補肝腎), 청허열(淸虛熱), 이습(利濕)

음허증(陰虛證)으로서 신음(腎陰)과 간음(肝陰)이 허하고 혈조(血燥)의 상태를 겸한 자를 다스린다. 하지무력, 요슬(腰膝)의 무력, 정력감퇴, 발기부전, 조루, 쾌감결핍, 유정 등은 신음허(腎陰虛)로 인한 것인데, 이명, 난청, 치요(齒搖), 요통, 다뇨(多尿) 또는 요불리, 요의 임력(淋瀝)등을 수반하는 경우가 많다. 또 두모(頭冒), 현운, 시력감퇴, 도한, 피로, 권태 등은 간음허(肝陰虛)로 인하여 일어나는 증상이다. 간신(肝腎)의 음허(陰虛)는 체내의 진액이 소모하여 혈조(血燥)를 가져오게 되는데, 혀의 건조, 구갈, 인건(咽乾), 신체의 열감, 수족번열, 요농후(尿濃厚) 변비 등의 증상을 유발한다.

자율신경실조증, 고혈압증, 동맥경화증, 당뇨병, 만성신염, 갑상선기능항진증, 폐결핵, 만성요로감염증, 기관지천식, 음위, 유정, 시력감퇴, 근육위약, 야뇨증, 치조농루, 과소월경 등에 응용한다.

육울탕(六鬱湯: 醫學入門)

향부자 창출 천궁 산치자 반하 귤홍 복령 축사 감초 각3.0

이기해울(理氣解鬱), 화위화습(和胃化濕)

기 · 혈 · 화 · 습 · 담 · 식(氣·血·火·濕·痰·食)의 울체를 소산한다는 뜻으로 육울탕이라고 하였다. 우울, 초조, 흉복만민(胸腹滿悶), 협통, 애기(噯氣), 구토 등의 기체(氣滯)의 증후에 식욕부진, 구내점조, 오심, 탄산(呑酸), 심하통 등 습체(濕滯)의 증후를 수반하는 자를 다스린다.

신경성 위염, 만성위장염, 자율신경실조증, 소화불량, 신경쇠약, 만성간염, 월경곤란 등에 응용한다.

육일산(六一散: 傷寒標本)

활석6 감초1 분말을 1회에 3.0~9.0을 복용한다.

청서이습(淸暑利濕)

여름철에 서열(暑熱)이나 감염증 등으로 인하여 발열, 발한이 있고, 신체에 열감이 있으며, 가슴이 답답하고 권태감을 느끼는 자를 목표로 한다. 요량(尿量)이 감소하고 요로계에 자극감이 있는 자에게도 좋다. 일사병, 열사병, 여름타는 병, 요로감염증 등에 응용한다.

윤장탕(潤腸湯: 萬病回春)

당귀 숙지황 생지황 각6.0 마자인 도인 지각 후박 황금 대황 각4.0 감초3.0 행인4.0

자음보혈(滋陰補血), 윤장통변(潤腸通便)

혈허(血虛)와 음허(陰虛)로 인한 변비를 다스린다. 체액이 고조하고, 장내에 열이 있어서 장관(腸管)이 건조하여 자윤을 잃어 상습성변비를 일으킨 자이다. 피부의 고조, 복벽의 이완 등이 있고, 하복부에 분괴(糞塊)가 촉지된다.

상습성변비, 고혈압, 동맥경화증, 만성신염에서 합병한 변비에 응용한다.

윤장환(潤腸丸: 沈氏尊生方)

당귀9.0 생지황30.0 도인 지각 각9.0 마자인15.0 꿀로 환약을 지어서 복용한다.

자음보혈(滋陰補血), 윤장통변(潤腸通便)

음허(陰虛)의 변비를 다스린다. 영양불량, 수분부족, 이화작용의 항진, 자율신경의 흥분 등으로 장내의 수분이 말라서 변비를 일으킨 자이다. 구갈, 인후건조, 오후의 열감, 수족번열감, 도한 등이 있고, 대변이 토분상(兎糞狀)으로 되고, 몸이 여위어 가는 경향이 있다.

상습성변비, 노인의 열성질환의 회복기 또는 산후의 변비에 응용한다.

은교산(銀翹散: 溫病條辨)

금은화 연교 각6.0 박하 형개 길경 각3.0
담두시(淡豆豉) 담죽엽 우방자 각4.5 노근7.5 감초1.5

신양해표(辛凉解表), 청열해독(淸熱解毒)

풍열(風熱)로 인한 실열증(實熱證)에 대하여 만들어진 처방으로서, 발열과 열감이 심한 데 반하여, 오한이 적고 두통, 인통, 무한(無汗), 구갈, 안충혈, 해수, 맥부(脈浮) 등의 증상이 있는 자를 목표로 한다.

감모, 인플루엔자, 인후염, 편도염, 유행성이하선염, 급성기관지염, 폐렴, 일본뇌염, 급성신염, 화농증 등에 응용한다.

을자탕(乙字湯: 叢桂亭藏方)

시호10.0 황금 감초 대조 각6.0 승마 생강 각4.0 대황2.0

승제(升堤), 완급(緩急), 청열화습(淸熱化濕)

탈항(脫肛)이나 치핵의 탈출로 동통, 출혈, 종창 등의 증상을 호소하는 자를 다스린다. 외음부의 소양감이나 습진에도 유효하다.

탈항, 치핵탈출, 치출혈, 음부습진 등에 응용한다.

응종산(應鐘散: 東洞)

복령12.0 계지8.0 백출6.0 감초4.0 천궁4.0 대황2.0

영계출감탕에 천궁, 대황을 가한 것인데, 혈압항진 등에서 오는 상기증, 어깨결림, 현운, 두통, 동계, 변비 등을 목표로 한다.

의이부자패장산(薏苡附子敗醬散: 金匱要略)

의이인20.0 패장10.0 부자2.0

음증(陰證)으로서 허증(虛證)의 장옹(腸癰) 즉 충수염 및 그 유사증으로서, 화농경향이 있고, 원기가 없는 자를 다스린다. 안면이 창백하고, 복벽이 연약하고, 피부갑착(皮膚甲錯)이 있다. 열증이 있는 자에게는 삼가하여야 한다.

의이인탕(薏苡仁湯: 明醫指掌)

마황 당귀 창출 각8.0 의이인20.0 계지 작약 각6.0 감초4.0

통양이수(通陽利水), 활혈지경(活血止痙)

습비(濕痺)로 인한 관절의 종창, 동통을 다스린다. 아급성 또는 만성으로서 사지나 신체의 동통, 저린감, 운동장애, 관절의 종창, 동통이 있고, 경도의 부종, 신중감(身重感)을 호소한다. 견관절주위염, 경견완증후군(頸肩腕症候群), 요통증, 슬관절의 수종, 만성관절류머티스, 각기 등에 응용한다.

이격탕(利膈湯: 名古屋玄醫)

반하16.0 치자6.0 부자2.0

식도의 중간이 막혀서 인후의 비색감, 연하곤란, 통과장해가 있고, 구토, 점담(粘痰)을 토하고, 갈증이 있는 자를 목표로 한다,

식도협착, 식도암, 식도게실, 분문경련 등에 응용한다.

이공산(異功散: 小兒藥證直訣)

인삼 백출 각6.0 복령8.0 감초4.0 진피6.0

보기건비(補氣健脾), 이기(理氣)

사군자탕에 진피를 가한 것으로서 기체(氣滯)의 증후를 수반한다. 원기부족, 피로권태, 소화불량 등의 증상이 있고, 위장의 연동이상으로 인하여 가스가 저류하여 오심, 구토, 복부의 팽만감, 복통 등을 수반한다.

이기거풍산(理氣祛風散: 古今醫鑑)

강활 독활 지각 청피 진피 오약 길경 남성 반하 천마 천궁 백지 형개 방풍 백작약 감초 각2.0 생강4.0

거풍지통(祛風止痛), 이기거담(理氣祛痰)

풍(風)이 경락에 적중하여 혹은 좌측, 혹은 우측에 구안와사를 일으킨 자에게 쓰인다.

이선탕(二仙湯: 壽世保元)

황금 작약 각5.0

마진의 내공에 대한 기방(奇方)이다. 발진이 불충분하여 번조민란(煩躁悶亂)하고 호흡곤란, 제성(啼聲)을 발하고, 위독한 상태에 있을 때 신효(神効) 하다.

마진의 내공, 폐렴, 뇌증상, 심장쇠약 등이 있을 때 응용한다.

이중안회탕(理中安蛔湯: 傷寒六書)

인삼6.0 백출 복령 각10.0 오매 천초(川椒) 건강 각4.0

이중탕에 회충을 가라 앉히는 오매와 천초를 가한 것이다. 위중(胃中)이 허랭하고 한음(寒飮)이 있어서, 구토하거나 회충을 토하거나 하며, 유연(流涎)이 그치지 않고, 수족이 냉한 자를 다스린다.

이진탕(二陳湯: 和劑局方)

진피 복령 각8.0 반하12.0 감초 생강 각4.0

조습화담(燥濕化痰), 이기화중(理氣和中)

폐위(肺胃)에 담습(痰濕)이 있어서, 객담, 해수, 오심, 구토, 위내정수, 심하부의 팽만불쾌감 등의 증상이 있고 두통, 현운, 동계, 불면 등을 수반하는 자를 다스린다.

식체, 숙취, 위염, 오조(惡阻), 기울증, 기관지염 등에 응용한다.

이출탕(二朮湯: 萬病回春)

창출5.0 백출 복령 강활 천남성 위령선 반하 황금 진피 향부자 각3.0 감초 생강 각2.0

거풍습(祛風濕), 화담이수(化痰利水)

근육이나 관절이 무겁고, 저리고 아프고, 운동장애, 경도의 부종 등이 있는자를 다스린다. 습비(濕痺)로 인한 것이다.

견관절주위염, 견완통(肩腕痛), 요통증, 슬관절증, 만성관절염, 만성관절류머티스 등에 응용한다.

인삼고본단(人蔘固本丹: 葉氏方)

인삼20.0 생지황 숙지황 천문동 맥문동 각40.0

폐결핵의 경증으로 발열, 쇠약, 해수, 빈혈, 구갈 등의 증상이 있을 때 사용한다.

인삼양영탕(人蔘養榮湯: 和劑局方)

인삼6.0 당귀 작약 숙지황 백출 복령 각8.0 계지 황기 진피 각5.0
원지 오미자 감초 각3.0 생강 대조 각4.0

기혈쌍보(氣血雙補), 안신(安神), 거한(祛寒), 지해(止咳)

기혈(氣血)이 허한 자로서 신경증상이 있다. 빈혈성, 원기부족, 식욕감퇴, 소화불량, 피부고조 등의 증상이 있고 건망, 불면, 심계항진, 자한(自汗), 도한, 호흡촉박, 해수 등을 호소한다. 오한, 사지의 냉 등의 허한(虛寒)의 증후를 수반하기도 한다.

산후의 쇠약, 병후의 쇠약, 폐결핵, 만성기관지염, 불면증, 모발의 탈락 등에 응용한다.

인삼양위탕(人蔘養胃湯: 和劑局方)

창출 반하 복령 각8.0 후박 진피 각4.0 곽향 초과 인삼 오매 각3.0 생강 대조 감초 각2.0

본래 위장이 허약한 자가 외(外)는 풍한에 감(感)하고, 내(內)는 생냉 (生冷)에 상하여 오한, 발열, 신체통 등의 외감(外感)과 소화불량, 식욕부진, 하리 등의 내상(內傷)을 병발한자를 다스린다.

학질, 감모성위장질환, 식상, 소아의 감벽(疳癖), 소화불량 등에 응용한다.

인삼탕(人蔘湯: 傷寒論)

인삼 백출 감초 건강 각6.0

온중산한(溫中散寒), 보기건비(補氣健脾)

비위(脾胃: 소화기)가 허랭하고, 수음(水飮)이 있는 자이다. 소화기의 기능이 저하하고, 빈혈성으로서 피로하기 쉽고, 식욕부진, 소화불량, 무력권태감, 현운, 호흡촉박, 위부의 팽만감, 비색감(痞塞感) 등이 있다. 위내(胃內)에 한음(寒飮)이 있기 때문에 위내정수가 있고, 구토, 연말(涎沫)이 나오고 복냉, 복통, 하리, 수족의 냉 등을 수반한다, 복력(腹力)과 맥이 약하고 소변이 맑다.

만성위장병, 위아토니, 위하수증, 위확장증, 위산과다중, 위궤양, 하리, 침을 많이 흘리는 자, 심장병, 늑간신경통 등에 응용한다.

인삼패독산(人蔘敗毒散: 小兒藥證直訣)

인삼 시호 전호 강활 독활 지각 길경 천궁 적복령 감초 각3.0 생강 박하 각 소량

익기해표(益氣解表)

형방패독산에서 형개와 방풍을 제거하고, 인삼을 가하여 풍한습(風寒濕)의 표증(表證)을 다스리고자 한 것이다. 허약한 자가 풍한습의 침입으로 인하여 오한, 발열, 두통, 사지관절의 비통(痺痛), 무한(無汗), 해수, 객담이 있는 자를 목표로 한다.

감모, 인플루엔자, 기관지염, 만성관절류머티스 등에 응용한다.

인진오령산(茵蔯五苓散: 金匱要略)

인진호12.0 택사 복령 각8.0 백출 계지 저령 각6.0

청열이수(淸熱利水)

비위(脾胃)의 습열(濕熱)을 다스리는 처방으로서 오령산과 인진호를 합한 것이다. 발열, 번갈, 구토, 요리감소, 맥부(脈浮) 위부의 진수음 등 오령산의 증에 인진호가 배합되어 있어서 황달을 발하고, 식욕부진, 복부의 팽만감 등을 수반하는 자를 다스린다.

급성간염, 담낭염, 담석증, 급성췌장염, 급성위장염, 황달, 간경화증, 숙취 등에 응용한다.

인진호탕(茵蔯蒿湯: 傷寒論)

인진호2.0 치자9.0 대황4.0

청열이습(淸熱利濕), 퇴황(退黃)

간담(肝膽)이나 위장에 열이 울체하여 흉복부의 팽만감, 구고(口苦), 구갈, 식욕부진, 황달, 소변불리, 요농후(尿濃厚), 변비 등을 일으킨 자를 목표로 한다. 또 이열(裏熱)의 상충으로 인하여, 두한(頭汗), 번민, 두현(頭眩), 불면, 신체의 열감 등을 수반한다.

카다르성황달, 담낭염, 담석증, 급성간염, 두드러기, 피부의 소양증, 구내염, 노이로제, 불면증 등에 응용한다.

일관전(一貫煎: 柳州醫話)

사삼 맥문동 당귀 각6.0 생지황20.0 구기자12.0 천련자4.0

자음양혈(滋陰養血), 소간이기(疏肝理氣)

기체(氣滯)와 간음허(肝陰虛)로 인하여 초조, 번열감, 사지의 저린감, 근육의 연급, 오후미열, 도한, 흉협부의 창통(脹痛) 등의 증후가 있고 구갈, 인건, 오심, 건구, 상복부의 불쾌감, 식욕부진 등 위음허(胃陰虛)의 증후를 수반하는 자를 다스린다.

만성간염, 간경변의 초기, 지방간, 만성위염, 당뇨병 등에 응용한다.

자감초탕(炙甘草湯: 傷寒論)

자감초8.0 생강 계지 각6.0 맥문동 대조 각10.0 마자인8.0
인삼 아교 각 4.0 생지황32.0 (또는 건지황8.0)

익기통양(益氣通陽), 자음보혈(滋陰補血)

심기(心氣)가 허하고 심폐에 허열이 있어서 심계항진 혹은 맥의 결체, 부정맥, 호흡촉박, 피로감 등을 호소하는 자를 목표로 한다. 또 구인(口咽)의 건조감, 불면, 자한(自汗), 도한, 변비, 안면홍조, 해수, 구역 등을 수반하며, 수족의 번열, 심번(心煩), 피부의 고조 등이 나타나기도 한다.

심장판막증, 심계항진중, 부정맥, 심내막염, 심장신경증, 고혈압증, 바세도우씨병, 폐결핵, 후두결핵 등에 응용한다.

자근모려탕(紫根牡蠣湯 :黴癘新書)

당귀10.0 작약 천궁 자근 각6.0 대황 인동 각3.0 승마 황기 각4.0 모려8.0 감초3.0

피부나 임파선의 완고한 질환으로서 완창(頑瘡), 악성종양, 악성피부병 등을 다스린다. 허증으로서 빈혈, 피로의 경향이 있다.

유암, 유선증(乳腺), 완고한 경부의 임파선종, 매독성피부질환, 편평콘딜로마, 폐괴저, 장종양 등에 응용한다.

자신명목탕(滋腎明目湯: 萬病回春)

당귀 천궁 작약 생지황 숙지황 각4.0
길경 인삼 치자 황련 백지 만형자 국화 감초 세다(細茶) 등심 각2.0

허증으로서 기혈이 허하고, 시력장애를 일으킨 자를 다스린다. 안정피로, 시력감퇴, 약시, 백내장 등에 응용한다.

자운고(紫雲膏: 華岡青洲)

호마유1000 당귀 자근 각100 황납380 돈지(豚脂)25
연고 모양으로 만든다.

피부의 건조, 거치름, 궤양, 증식성피부 이상을 목표로 하여 각종의 피부질환에 도포한다. 소염, 지혈, 진통, 강장, 육아(肉芽)의 생성촉진, 상취(傷臭)의 방지 등의 작용이 있다.

습진, 건선, 각피증, 무좀, 티눈, 욕창, 화상, 궤양, 사마귀, 여드름, 백선 등에 응용한다.

자원(紫圓: 千金方)

파두 대자석 적석지 각4.0 행인8.0 환약을 만든다.

온성(溫性)의 사하제(瀉下劑)로서 흉복에 정체한 수독(水毒)과 식독(食毒)을 배제하는 작용이 있다.

식상(食傷), 식이성중독, 급성위장염, 소아토유, 소아야제증, 뇌수종, 인사불성, 뇌일혈의 흥분 등에 응용한다.

자음강화탕(滋陰降火湯: 萬病回春)

당귀 작약 지황 천문동 맥문동 진피 각5.0 백출6.0 지모 황백 감초 생강 대조 각3.0

자보폐신(滋補肺腎), 청열(淸熱)

비뇨기나 호흡기의 고열성질환으로 인하여 체액이 고조한 경우인데, 신수(腎水)의 결핍을 자윤하고, 흉부의 열을 청해(淸解)하는 작용이 있다. 건해(乾咳), 소담(少痰) 혹은 점담(粘痰), 인건(咽乾), 혈담, 호흡곤란 등의 폐음허(肺陰虛)의 증후에 번열감, 상기, 현운, 요슬의 무력, 도한 등의 음허화왕(陰虛火旺)의 증후를 수반한다. 피부는 거무스름하고, 고조(枯燥)하고, 변비의 경향이 있다.

폐결핵, 건성늑막염, 만성기관지염, 만성신우염, 당뇨병, 신장결핵 등에 응용한다.

자음건비탕(滋陰健脾湯: 萬病回春)

백출6.0 진피 반하 백복령 각4.0 당귀 작약 생건지황 각3.0
인삼 백복신 맥문동 원지 각2.0 천궁 감초 각1.0 생강 3쪽 대조 2매

자보기혈(滋補氣血), 보심비허(補心脾虛)

신허(腎虛)와 심비(心脾)의 허로 인하여 불안, 심계(心悸), 실면, 다몽(多夢) 식욕부진, 복창(腹脹), 권태, 면황(面黃), 현운, 빈혈 등의 증상이 있는 자를 다스린다.

신경쇠약, 불면증, 노이로제, 심계항진증, 빈혈, 신경성구토 등에 응용한다.

자음지보탕(滋陰至寶湯: 萬病回春)

당귀 백출 작약 복령 진피 지모 시호 향부자 지골피 맥문동 각3.0
패모2.0 박하 감초 각1.0

결핵 또는 불명의 미열이 오래되어 쇠약하고 해수, 점담(粘痰), 구갈, 열감, 상기, 오후의 미열 및 도한 등의 증상이 있는 자를 다스린다. 폐결핵, 기관지확장증 등에 응용한다.

자주환(磁朱丸: 千金要方)

자석60.0 주사30.0 신국120.0
분말을 소두(小豆) 크기의 밀환으로 하여 1일 3회 3환씩 복용한다.

중진안심(重鎭安心), 청심명목(淸心明目)

심열(心熱)로 인하여 불면, 동계, 다몽(多夢), 현운, 이명 등의 증상을 일으킨 자를 다스린다.

불면증, 자율신경실조증, 신경증, 백내장 등에 응용한다.

작약감초부자탕(芍藥甘草附子湯: 傷寒論)

작약 감초 각6.0 부자2.0

해경지통(解痙止痛), 산한(散寒)

작약감초탕과 부자가 조합하여 진통, 진경, 순환장애를 개선함으로써 한증(寒證)을 수반하는 경련성 동통을 완해한다. 부자는 혈관을 확장하여 혈행을 촉진하고 진통작용을 한다.

작약감초탕(芍藥甘草湯: 傷寒論)

작약 감초 각12.0

평간(平肝), 해경지통(解痙止痛)

골격근이나 평활근의 급박성 경련이나 동통을 완해하는 작용이 있다. 대개 복직근이 연급하고, 사지나 요각부(腰脚部)의 근육이 딱딱하게 굳어져서 통증을 일으켰을 때 완해한다. 위경련, 담석증, 신석(腎石)으로 인한 산통(疝痛) 등 내장평활근의 급박성동통에도 주효한다.

비장근(腓腸筋)의 경련, 좌골신경통, 요통, 견비통, 위경련, 담석통, 요로결석의 동통, 배뇨통, 소아의 복통 등에 응용한다.

장옹탕(腸癰湯: 千金方)

의이인10.0 동과자6.0 도인5.0 목단피4.0

청열배농(淸熱排膿), 활혈화어(活血化瘀)

장옹(腸癰: 충수염)으로서 염증이나 화농기전이 가볍고, 경도의 발열, 복통, 압통, 저항이 있고, 변비를 수반하는 자를 다스린다.

충수염, 골반내의 염증, 치핵의 감염 등에 응용한다.

장원탕(壯原湯: 赤水玄珠)

인삼 백출 복령 각8.0 파고지 계지 각6.0 축사 진피 각40 건강 부자 각2.0

음증(陰證), 허증(虛證)으로서 부종이 있고, 소변불리, 복부팽만, 호흡곤란하며 음부에까지 부기가 있는 자를 다스린다.

부종, 복수, 심부전, 신염, 각기 등에 응용한다.

재조산(再造散: 傷寒六書)

계지 방풍 강활 천궁 작약 각4.0 인삼 황기 각6.0 세신 감초 대조 부자 각2.0 생강4.0

신온해표(辛溫解表), 보양익기(補陽益氣)

표허한증(表虛寒證)으로서 마황부자세신탕과 비슷하다. 오한, 발열, 두통, 무한(無汗), 신체통 등의 표한(表寒)의 증상이 있고, 원기부족, 기와(嗜臥), 사지의 냉, 안색창백, 식욕부진, 언어경미(輕微) 등의 증상을 겸한 자이다.

감모, 인플루엔자 등에 응용한다.

저령탕(猪苓湯: 傷寒論)

저령 복령 택사 아교 활석 각6.0

이수청열(利水淸熱), 자음지혈(滋陰止血)

하초(下焦: 방광)에 습열(濕熱)이 울체하여 요량감소, 배뇨통, 농축뇨, 혈뇨, 하복통의 증상을 호소하는 자를 다스린다. 또 혈열(血熱)과 기(氣)의 상충으로 인하여 심번(心煩) 열감, 구갈, 불안, 초조, 불면 등을 수반한다.

신염, 신석증, 방광염, 방광결석, 요도염, 임질, 혈뇨, 장출혈, 장염, 하리, 불면증 등에 응용한다.

적소두탕(赤小豆湯: 山脇東洋)

적소두12.0 상륙 마황 계지 연교 각8.0 반비(反鼻) 대황 각2.0 건강1.0

피부병이 내공(內攻)하여 신염을 일으켜 부종이 생긴 자를 다스린다.

전씨백출산(錢氏白朮散: 名醫方考)

인삼 백출 복령 각4.0 갈근6.0 곽향 목향 감초 각2.0

위장이 허약한 소아의 토유, 설사 등으로 인하여 진액이 마르고, 발열, 구갈을 일으킨 자를 다스린다. 또 외사(外邪)의 침입으로 인하여 설사나 구토를 일으킨 자이다. 즉 기열(肌熱)을 해(解)하고 비(脾)를 보하는 작용이 있다.

소아의 소화불량증, 감모에 토사를 겸한 자에게 응용한다.

절충음(折衝飮: 産論)

목단피 천궁 작약 계지 각6.0 도인 당귀 각8.0 현호색 우슬 각4.0 홍화 2.0

활혈화어(活血化瘀), 이기지통(理氣止痛)

하초(下焦)에 혈어(血瘀)가 있어서 월경통, 하복부의 동통을 호소하는 자를 다스린다. 혈액순환을 촉진하고 보혈과 자윤의 효과가 있다.

월경통, 자궁실질염, 난관염, 자궁근종, 골반복막염 등에 응용한다.

정기천향탕(正氣天香湯: 醫學入門)

향부12.0 오약 진피 소엽 각4.0 건강 감초 각2.0

기울(氣鬱)과 혈체(血滯), 담음(痰飮)의 정체로 인하여, 적취(積聚), 혈괴(血塊)가 생기고, 극심할 때에는 상복부가 단단하고, 위경련과 비슷한 통증이 발작하며 현운, 두통, 구토, 한열왕래, 식욕부진 등의 증상을 수반하는 자를 다스린다. 또 기혈의 울체로 인하여 경폐(經閉), 히스테리, 신경쇠약을 일으키기도 한다.

부인혈증, 히스테리, 신경쇠약, 산전산후의 신경증, 월경폐지, 하혈 등에 응용한다.

정계음(定悸飮)

복령12.0 계지8.0 백출6.0 감초4.0 오수유2.0 모려6.0 이근피(李根皮)4.0

영계출감탕에 오수유, 모려, 이근피를 가한 것으로서 위장이 허약하고, 신경질이 있는 자가 발작성심계항진증을 일으켰을 때 사용한다.

정력대조사폐탕(葶藶大棗瀉肺湯: 金匱要略)

정력6.0 대조9.0

거담평천(祛痰平喘), 이수(利水)

폐수종과 흉수(胸水)에 대한 처방으로서 천명(喘鳴), 해역(咳逆), 흉만(胸滿), 호흡곤란이 심하여 안면하지 못하는 자이다. 안면의 부종, 코막힘, 콧물, 후각둔마 등의 증상을 수반한다.

폐수종, 심장성천식, 만성기관지염, 폐농양, 부패성기관지염 등에 사용한다.

정부탕(淨腑湯: 萬病回春)

시호 복령 저령 택사 백출 반하 각4.0 삼능 봉출 산사 각3.0
인삼 황련 생강 대조 감초 각2.0 호황련1.0

비위(脾胃)의 울열(鬱熱)을 해소하는 작용이 있다. 소아의 벽괴(癖塊)라 하여 만성복막염에서 경결(硬結)이 생기고, 식욕이 이상 항진하나 신체는 점차 이수(羸瘦)해지고, 복부가 팽만하여 이른바 비감(脾疳)이 된 자를 다스린다. 소아의 결핵성 장간막로(腸間膜癆)의 초기에 해당하며 한열왕래, 구갈, 소변적삽 등의 증상이 있다.

만성복막염, 비감증(脾疳症), 소화불량증, 유아의 급간(急癇) 등에 응용한다.

정심탕(正心湯: 古今醫統)

당귀 복령 지황 각8.0 영양각 인삼 산조인 원지 각4.0 감초3.0

극도의 정신피로로 인하여 치매상태가 된 자에게 좋다. 정신우울, 의식혼미, 망소(妄笑) 등의 증상이 있고, 소아의 정신 박약에도 유효하다.

신경쇠약, 노이로제, 정신분열증, 건망증, 히스테리, 뇌연화증, 당뇨병의 혼수 등에 응용한다.

정전가미이진탕(正傳加味二陳湯: 東醫寶鑑)

산사육6.0 향부자 반하 각4.0 천궁 백출 창출 각3.2 귤홍 백복령 신국 각2.8
사인 맥아 각2.0 감초1.2 생강3쪽 대조2매

실증으로서 위내(胃內)에 식적(食積)과 담(痰)이 울체하여 소화불량, 경련성위통, 식후의 팽만불쾌감, 애기(噯氣) 등이 있는자를 다스린다. 소화불량, 만성위염, 위경련 등에 응용한다.

정천탕(定喘湯: 攝生衆妙方)

마황12.0 행인6.0 황금 반하 상백피 소자 관동화 감초 각4.0 은행 12.0

청열화담(淸熱化痰), 선폐평천(宣肺平喘)

감모 등으로 인하여 기관지에 염증이 생겨서, 열담(熱痰)으로 인하여 천해(喘咳)를 발하는 자를 다스린다. 호흡곤란, 호흡촉박, 천명(喘鳴), 해수, 황색의 끈끈한 객담(喀痰)이 있다.

급성 · 만성의 기관지염, 기관지확장증, 만성기관지천식, 폐렴 등에 응용한다.

정향복령탕(丁香茯苓湯: 楊氏)

정향2.0 반하 복령 각12.0 계지6.0 진피4.0 건강 축사 각3.0 부자1.0

허한증(虛寒證)으로서, 구적진한(久積陳寒)으로 인하여 위중(胃中)이 불화하고, 체음(滯飮)이 산패(酸敗)하여 번위(飜胃)의 상을 나타내는 자를 다스린다. 위궤양 등으로 위확장을 수반하고, 정수(停水), 산수(酸水), 구토, 식욕부진, 전신쇠약, 이수(羸瘦) 등의 증상이 있다.

위궤양, 위확장, 위하수증, 위암 등에 응용한다.

정향시체탕(丁香柿蒂湯: 壽世保元)

정향 양강 목향 침향 소회향 곽향 후박 축사 감초 유향 각2.0
시체(柿蒂) 계지 반하 진피 각6.0

위(胃)의 허한(虛寒)으로 인하여 홀역(吃逆: 딸국질)을 발하는 자를 다스린다. 허약하고 이완성체질자로서 수족이 냉하고, 맥이 침세(沈細) 하다.

조경종옥탕(調經種玉湯: 古今醫鑑)

숙지황 향부자 각6.0 오수유 천궁 당귀 각4.0
작약 복령 진피 현호색 목단피 건강 각3.0 관계 숙애(熟艾) 각2.0 생강3쪽

보혈산한(補血散寒), 이기활혈(理氣活血)

빈혈성으로서 자궁의 기능이 허약하고 월경불순, 대하, 불임, 자궁출혈, 사지냉 등의 증상이 있는 자를 다스린다.

자궁발육부전, 자궁냉증, 불임증, 월경이상, 대하증, 소파수술후유증 등에 응용한다.

조등산(釣藤散: 本事方)

조등구 진피 반하 맥문동 복령 각6.0 석고10.0 인삼 국화 방풍 각4.0 감초 생강 각2.0

평간잠양(平肝潛陽), 명목(明目), 보기건비(補氣健脾), 화담(化痰)

간양화풍(肝陽化風)에 비기허(脾氣虛)를 수반하는 자에게 대한 처방이다. 중년기 이후의 신경증으로서 기의 상충이 심하고, 현운, 두통, 이명, 안면홍조, 안충혈, 초조감, 견배구급(肩背拘急), 수족진전, 불면 등의 증상이 있는 자이다. 허증으로서 식욕부진, 원기부족, 피로 등을 호소하고 오심, 구토, 객담 등의 증상도 있다.

자율신경실조증, 고혈압증, 뇌동맥경화증, 뇌혈관장해, 이명, 두통, 불면증, 메니엘병, 갱년기장애 등에 응용한다.

조위승기탕(調胃承氣湯: 傷寒論)

대황12.0 감초 망초 각6.0

대황감초탕에 망초를 가한 것이다. 실증(實證)으로서 발열, 복만, 복통, 변비 등의 증상이 있다. 또 심번(心煩), 미천(微喘), 자한(自汗), 하리, 섬어(譫語) 등을 호소하기도 한다.

변비, 열성병, 급성위장염 등에 응용한다.

좌귀음(左歸飮: 景岳全書)

숙지황15.0 산약12.0 산수유 구기자 복령 각9.0 자감초3.0

자보간신 (滋補肝腎)

육미지황환에서 목단피, 택사를 제거하고, 구기자, 자감초를 가한 것이다. 간신(肝腎)의 음허(陰虛)로서 육미지황환에 비하여 열증이 없다. 원기부족, 무기력, 호흡촉박, 식욕부진 등을 호소한다.

만성질환 또는 열성질환의 회복기에 사용한다.

좌귀환(左歸丸: 景岳全書)

숙지황16.0 산약 산수유 토사자 구기자 귀판교(龜板膠) 녹각교 각8.0 우슬6.0
꿀로 환을 짓거나 달여서 복용한다.

자보간신(滋補肝腎), 보혈익정(補血益精)

노인이나 만성병 혹은 열병의 회복기 등에서 볼 수 있는 전신적 소모 상태로서 이수(羸瘦) 요슬(腰膝)무력, 현운, 지력(智力)의 감퇴, 미열, 도한 등의 증상이 있는 자를 다스린다.

노화, 만성질환, 열병의 회복기 등에 응용한다.

주마탕(走馬湯: 金匱要略)

파두 행인 각2개

준열한 사하제(瀉下劑)로서 한실증(寒實證)인 자에게 쓰인다. 수독(水毒)이 흉격(胸膈)에 다가와서 흉내의 고민, 인사불성, 급성심장마비, 호흡마비 등을 일으키는 위급한 상태에 돈복시킨다. 하리가 심하면 냉수를 마시면 멎게 된다.

졸중풍, 각기충심(脚氣衝心), 요독증, 식중독, 파상풍, 타박추락 등의 인사불성, 의식혼낙에 응용한나.

주사안신환(朱砂安神丸: 蘭室秘藏)

황련5.0 생지황18.0 당귀9.0 주사 감초 각3.0 환약을 만든다.

뇌신경의 흥분으로 인하여 불면, 동계, 다몽(多夢), 흉중의 번열감 등이 있고 진액이 소모하여 구인(口咽)의 건조, 수족번열 등을 호소하는 자를 다스린다.

자율신경실조증, 불면증, 신경증, 발열성질환 등에 응용한다.

죽여온담탕(竹茹溫膽湯: 壽世保元)

시호 복령 반하 맥문동 각6.0 진피 길경 향부자 죽여 인삼 지실 생강 대조 각4.0 황련 감초 각2.0

청화열담(清化熱痰), 화위강역(和胃降逆), 청열해울(清熱解鬱), 자음익기(滋陰益氣)

각종의 열성병의 경과중에 여열(餘熱)이 흉격에 울체하여 불면증을 일으킨 자인데 초조감, 이노(易怒) 흉복부의 팽만감이 있고 발열, 양협(兩頰)의 홍조, 해수, 다담(多痰) 등을 수반하는 자를 다스린다. 또 기(氣)가 허하여 피로, 식욕부진하고, 체내의 수분이 말라서 구갈을 호소한다.

감모, 인플루엔자, 기관지염, 위장염, 자율신경실조증, 불면증, 심장신경증 등에 응용한다.

죽엽석고탕(竹葉石膏湯: 傷寒論)

맥문동 갱미 각12.0 반하8.0 인삼6.0 죽엽 감초 각40 석고20.0

청열생진(清熱生津), 익기화위(益氣和胃)

열성병으로 여열(餘熱)이 폐위(肺胃)에 잠복하여 진액이 마르고, 흉중고민, 호흡촉박, 건해(乾咳), 구인(口咽)의 건조, 구갈다음(口渴多飮), 구취, 오심, 다한(多汗), 피부고조 등의 증상을 일으킨 자를 다스린다. 또 안면홍조, 불면, 초조감 등이 있고, 기허(氣虛)로 인하여 체력쇠약, 권태, 피로감을 수반한다.

인플루엔자, 폐렴, 기관지염, 백일해, 기관지천식, 당뇨병, 일사병, 뇌증, 불면증 등에 응용한다.

중황고(中黃膏: 淺田方)

호마유1000ml 황납380g 울금40g 황백20g

만드는 법: 호마유와 황납을 함께 끓이고, 불에서 내려 놓은 다음에 울금과 황백의 분말을 뿌리면서 잘 교반한다. 이것을 뜨거울 때 천으로 걸러서 응고시킨다.

생인손(표저), 절상(切傷), 모기나 벌레에 물려서 가렵거나 아픈데, 음낭습진, 치질 등에 도포한다.

증손목방기탕(增損木防己湯: 內科秘錄)

목방기8.0 석고20.0 계지 인삼 각6.0 상백피 소자 각4.0 생강6.0

목방기탕의 적응증으로서 폐수종을 일으켜 호흡곤란이 심한 자에게 유효하다.

증액승기탕(增液承氣湯: 溫病條辨)

현삼15.0 맥문동20.0 생지황30.0 대황15.0 망초10.0

자음생진(滋陰生津), 윤장사하(潤腸瀉下)

대승기탕과 같이 열결(熱結)의 증후에 구갈, 구순 및 피부의 건조 등 탈수의 증후가 심한 자이다. 체액을 보충하여 장관내(腸管內)를 자윤하고, 분변(糞便)을 연화한다.

지백지황환(知柏地黃丸: 醫宗金鑑)

숙지황16.0 산수유 산약 각8.0 목단피 택사 복령 지모 황백 각6.0

자보간신(滋補肝腎), 청열사화(淸熱瀉火)

육미지황환에 지모와 황백을 가한 것으로서, 육미환의 증으로 상기, 번열감, 오후의 미열, 인통(咽痛), 구갈, 도한, 성욕의 가항진 등 음허화왕(陰虛火旺)의 증후가 심한 자이다.

고혈압, 당뇨병, 만성신염, 만성요로감염증, 자율신경실조증, 유정, 위성(僞性)성욕항진 등에 응용한다.

지수산(止嗽散: 醫學心悟)

길경 형개 자원 각6.0 백부8.0 백전6.0 진피4.0 감초2.0

화담지해(化痰止咳), 소풍해표(疏風解表)

감모 등에 수반하여 나오는 해수로서, 담(痰)이 달라붙어서 잘 떨어지지 않고, 오한, 두통이 있는 자를 다스린다.

기관지염, 만성기관지염, 폐결핵 등에 응용한다.

지실도체환(枳實導滯丸: 內外傷辨惑論)

지실 대황 황금 황련 백출 복령 각6.0 택사4.0 신국8.0

식체와 습열(濕熱)로 인하여 복부팽만감, 복통, 부취(腐臭)가 있는 애기(噯氣), 하리, 이급후중 혹은 변비 등이 있는 자를 다스린다.

급성소화불량증, 세균성하리 등에 응용한다.

지축이진탕(枳縮二陳湯: 萬病回春)

지실 축사 진피 향부자 각4.0 후박 소회향 현호색 각3.0
목향 초두구 건강 감초 각2.0 생강6.0 죽력4.0

흉중의 담(痰)과 위내(胃內)의 습독이 심하(心下)나 흉격에 공박하여 심한 통증을 일으킨 자를 다스린다. 위경련이나 협심증, 심장신경통과 같은 극심한 동통이 심장부나 양유간(兩乳間)에 방산하고, 구토나 건구역을 수반한다.

위통, 위경련, 협심증, 심장신경통, 유음증(溜飮症), 늑간신경통 등에 응용한다.

지황음자(地黃飮子: 宣明論)

숙지황 파극 산수유 육종용 석곡 원지 오미자 백복령 맥문동 각4.0
부자 관계 석창포 각2.0 생강3쪽 대조2매 박하 소량

자신음(滋腎陰), 보신양(補腎陽), 개규화담(開竅化痰)

중풍으로 설음(舌瘖: 혀가 굳어져서 말을 못하는 것), 족폐(足癈: 다리를 쓰지 못하는 것)하는 풍비(風痱)의 증을 다스린다. 심신(心神)이 혼모(昏冒)하고, 근골을 쓰지 못하고 졸도하는 경우도 있다. 신음(腎陰)이 허하고 허양(虛陽)이 상충하고 담탁(痰濁)이 상초(上焦)에 넘쳐서 규도 (竅道)를 막기 때문이다.

진무탕(眞武湯: 傷寒論)

복령10.0 작약 생강 백출 각6.0 부자2.0

온양이수(溫陽利水)

허한증(虛寒證)으로서 체내에 한(寒)과 정수(停水)가 있고, 안면이 창백하고, 오한, 수족냉, 복통, 하리 등이 있는 자이다. 또 수기(水氣)가 상충하여 심계항진, 현운 등을 호소하고, 사지의 침중동통, 마비, 구토, 해수, 부종 등의 증상이 있으며, 소변이 맑고, 전신적으로 생기가 없어 보인다.

감모, 신염, 네프로제, 각기, 심부전, 심장성부종, 만성위장염, 장결핵, 대장염, 위아토니, 메니엘증후군, 진전마비, 유뇨증 등에 응용한다.

진교별갑탕(秦艽鼈甲湯: 衛生寶鑑)

진교 지모 당귀 각5.0 별갑 시호 지골피 각6.0 청호 오매 각3.0 생강3.0

감기가 오래되어 폐결핵의 증상을 발하고 발열, 협부(頰部)의 홍조, 도한 등의 증후가 있고, 흉부의 소견이 있는데도 불구하고 해수가 적은 자에게 쓰인다.

폐결핵, 폐렴, 흉막염 등으로 열이 가시지 않는 자에게 쓰인다.

천궁다조산(川芎茶調散: 和劑局方)

천궁 박하 형개 각9.0 강활 백지 방풍 각6.0 세신 감초 각3.0

소풍산한(疏風散寒), 지두통(止頭痛)

풍한(風寒)으로 인한 돌발적인 두통과 오한, 발열, 코막힘 등의 표증(表證)이 있는 자를 목표로 한다.

감모, 인플루엔자, 비염, 부비강염, 편두통, 신경성두통 등에 응용한다.

천금내탁산(千金內托散: 萬病回春)

인삼 당귀 각6.0 황기 천궁 방풍 길경 후박 계지 각4.0 백지 감초 각2.0

옹저(癰疽) 화농증을 치료한다. 허증(虛證)으로서 피로쇠약하고, 병독을 발산하지 못하고 오랫동안 낫지 않을 때 사용하면 좋다.

옹저, 두진(痘疹), 치루, 카리에스, 피부의 궤양 등에 응용한다.

천금당귀탕(千金當歸湯: 千金方)

당귀 반하 각8.0 작약 후박 계지 인삼 각4.0 건강 황기 촉초 각3.0 감초 2.0

허증(虛證)으로서 냉을 겸하고 있으며, 심하부에 동통을 일으키거나, 또는 협심증과 같은 심장부의 동통이 견배(肩背)에 까지 방산하여 견디기 어려운 자를 다스린다.

협심증, 위궤양, 위확장, 복부대동맥경화로 인한 복통, 동맥경화로 인한 심복교통(心腹絞痛)에 응용한다.

천대오약산(天臺烏藥散: 醫學發明)

오약8.0 목향 양강 각6.0 소회향 청피 빈랑자 천련자 각3.0 분말을 1회 3g
따뜻한 술로 복용하거나, 달여서 복용한다.

이기(理氣), 산한지통(散寒止痛)

한산(寒疝)을 다스린다. 한랭으로 인하여 하복부에서 대퇴의 내측으로 방산하는 동통, 냉, 근(筋)의 수축 등으로 음낭이 수축하는 자에게 좋다. 장관의 유착, 음낭수종, 부고환염 등에 응용한다.

천마구등음(天麻鉤藤飮: 雜病證治新義)

천마3.0 조등구5.0 석결명8.0 산치자 황금 각3.0 두충 우슬 익모초 각4.0
상기생8.0 복신5.0 야교등10.0

평간잠양(平肝潛陽), 청열식풍(淸熱熄風), 자음(滋陰)

간양(肝陽)이 상충하여 신경이 흥분하고, 신체나 수족이 불수의적으로 흔들리는 자이다. 현운, 두통, 안면홍조, 안충혈, 상기, 초조감, 이노(易怒), 불면 등의 증상에 구갈, 인건(咽乾), 동계, 안정(眼精)피로, 수족의 저린 감, 이명, 신체의 동요감 등을 수반한다.

고혈압증, 자율신경실조증, 뇌혈관장해, 현운증 등에 응용한다.

천사군자탕(喘四君子湯: 萬病回春)

인삼 백출 각8.0 복령 감초 생강 대조 진피 축사 후박 소자 상백피 각4.0 침향 목향 각2.0

강기평천(降氣平喘), 건비익기(健脾益氣), 이기화담(理氣化痰)

원기가 없고 위장이 허약한 자의 천명(喘鳴)과 호흡곤란을 목표로 한다. 피로하기 쉽고, 식욕이 부진하고 조금만 움직여도 숨이 차며 해수, 다담(多痰)을 수반한다.

기관지천식, 만성기관지염, 기관지확장증, 심장성천식 등에 응용한다.

천왕보심단(天王補心丹: 世醫得効方)

생지황160.0 인삼 현삼 단삼 백복신 길경 원지 각20.0
산조인 백자인 천문동 당귀 오미자 각40.0 석창포 16.0 맥문동40.0
분말을 꿀로 환약을 만들고 주사(朱砂)를 입힌다.

자음청열(滋陰淸熱), 양심안신(養心安神)

심신(心腎)의 음허(陰虛)로서 불면, 다몽(多夢), 불안, 초조, 번민감, 상기, 건망 등의 신경증상이 있고 수족번열, 신체열감, 도한, 구갈, 설조(舌燥) 등의 진액부족으로 인한 증상을 수반하는 자이다. 이는 신수(腎水)가 부족한 자로서 정신신경의 과로로 인하여 허열(虛熱)이 상충하는 것이다. 불면증, 자율신경실조증, 신경쇠약, 심장신경증, 건망증, 유정, 구내염, 고혈압증, 갑상선기능항진증 등에 응용한다.

청간해울탕(淸肝解鬱湯: 證治準繩)

당귀 백출 각4.0 패모 적복령 백작약 숙지황 산치자 각3.0
인삼 시호 목단피 진피 천궁 감초 각2.0

청간해울(淸肝解鬱), 소간이비(疏肝理脾)

간경(肝經)의 울화(鬱火)로 상혈(傷血)하여 유방(乳房)에 경결(硬結)이 생기거나, 또는 종궤(腫潰)하여 치유되지 않는 자를 다스린다. 간화(肝火)가 상염(上炎)하면, 두통, 현운, 이명, 이롱, 면홍(面紅), 목적,(目赤) 구고(口苦), 협통, 토혈, 이노(易怒), 변결(便結)하여 유방의 결괴 (結塊)가 되기도 한다.

청금강화탕(淸金降火湯: 古今醫鑑)

진피 행인 각6.0 적복령 반하 길경 패모 전호 괄루인 황금 석고 각4.0
지각3.0 감초1.0 생강3쪽

청폐강화(淸肺降火), 화담지해(化痰止咳)

폐위(肺胃)의 화(火)를 사(瀉)함으로서 해수, 호흡촉박, 점담(粘痰), 인후불리, 안면홍조, 구갈 등을 다스린다.

청상견통탕(淸上蠲痛湯: 壽世保元)

당귀 천궁 백지 강활 독활 방풍 창출 맥문동 각5.0 황금6.0
국화 만형자 각3.0 세신 감초 건강 각2.0

지두통(止頭痛)

돌발적으로 일어나는 두통으로 실열(實熱)이 있는 자에게 좋다. 만성두통, 편두통, 삼차신경통, 안면통 등에 응용한다.

청상방풍탕(清上防風湯: 萬病回春)

방풍 연교 길경 백지 황금 천궁 각5.0 형개 치자 황련 각3.0 박하 지각 감초 각2.0

거풍(祛風), 청열해독(清熱解毒), 지통(止痛)

상초(上焦) 즉 안면이나 두부(頭部)에 혈열(血熱)이 울체하여 안면이 홍조하고 발적, 열감, 소양감이 있으며 종창, 동통, 화농경향이 있는 자를 다스린다. 안(眼)충혈, 구갈, 오한, 두통, 인통(咽痛)을 수반하기도 한다.

여드름, 두부습진, 안충혈, 주사비, 피부염 등에 응용한다.

청서익기탕(清暑益氣湯: 醫學六要)

인삼 백출 맥문동 당귀 황기 각6.0 진피 황백 감초 각3.0 오미자2.0

익기생진(益氣生津), 청열화습(清熱化濕)

허약한 자가 여름철에 서열(暑熱)로 인하여 원기가 쇠약하고, 체액이 소모한 경우에 적응한다. 피로감, 전신의 무력권태감, 호흡촉박, 식욕부진, 구갈, 인건(咽乾), 자한(自汗), 심번(心煩), 요량의 감소 등이 있고 발열, 복통, 하리 등을 수반하가도 한다.

일사병, 열사병, 여름타는 병, 여름철의 위장병, 위장형감모 등에 응용한다.

청서익기탕(清暑益氣湯: 脾胃論)

황기 인삼 맥문동 백출 각8.0 당귀6.0 택사 길근 신국 진피 각4.0
승마 오미자 청피 창출 황백 각3.0 감초2.0 생강3.0 대조6.0

익기생진(益氣生津), 청열이습(清熱利濕), 해서(解暑)

서습(暑濕)으로 인하여 오심, 구토, 두통, 발열, 미오한, 자한(自汗), 사지의 침중 등의 증상이 있고, 식욕부진, 호흡촉박, 구갈, 요소(尿少), 하리 등을 수반하는 자를 다스린다. 의학육요(醫學六要)의 청서익기탕에 비하여 청열, 이습(利濕), 해서(解暑)의 효능이 더 부가되어 있다.

여름철의 위장염, 위장형감모, 일사병, 열사병, 여름타는 병 등에 응용한다.

청습화담탕(淸濕化痰湯: 壽世保元)

반하 복령 창출 각8.0 천남성 황금 생강 각6.0 진피4.0
강활 백지 백개자 감초 각3.0 혹은 목향2.0을 가한다.

담습(痰濕)이 결(結)하여 흉격이나 사지, 근육에 동통을 발하는 자를 다스린다. 견배(肩背)나 두부(頭部)에 응어리(塊)가 생겨서 아픈 자, 결핵이 생긴 자에게도 좋다.

신경통, 늑간신경통, 임파선종, 견응통(肩凝痛), 류머티스, 관절염 등에 응용한다.

청신산(淸神散: 證治準繩)

감국화 백강잠(초) 각20.0 형개수 목통 천궁 방풍 각16.0 석창포 감초 각6.0 목향4.0
가루로 하여 1회에 8g을 복용한다.

기(氣)가 옹색(壅塞)하여 두목(頭目)이 맑지 않고, 귀에서는 항상 울리는 소리가 나는 자에게 유효하다.

이명, 두통, 안정피로, 시력감퇴, 기억력감퇴, 건망증, 고혈압증 등에 응용한다.

청심연자음(淸心蓮子飮: 和劑局方)

연육 맥문동 복령 각8.0 차전자 황금 인삼 각6.0 황기 지골피 감초 각4.0

익기자음(益氣滋陰), 청심화(淸心火), 이수(利水)

상성하허(上盛下虛)라 하여, 상부의 심열(心熱)이 성한데 반하여 하초(下焦)의 신(腎)의 기능이 약하여 요의 빈삭, 요의 혼탁, 유정, 유뇨, 잔뇨감이 있고 부인은 대하가 뜨물과 같은 것이 많이 나오는 등 비뇨생식기에 각종 증상이 나타나는 자이다. 또 한편 심화(心火)가 성하여 초조감, 불면, 다몽(多夢), 인후의 건조감, 구내염, 흉부와 번열감, 수족번열, 동계 등을 수반한다. 허증으로서 체력이 쇠약하고, 식욕이 없고, 전신권태 등을 느낀다.

만성신우염, 만성방광염, 신장결핵, 만성임질, 대하, 당뇨병, 자율신경 실조증, 신경증, 성적신경쇠약, 구내염 등에 응용한다.

청양음(淸凉飮: 萬病回春)

치자 연교 황금 방풍 당귀 지황 감초 각4.0 길경8.0
지각 황련 백지 등심 박하 세다(細茶) 각2.0

실열(實熱)로 인한 편도염으로 발적, 종창, 동통이 있는 자를 다스린다.

청열보기탕(淸熱補氣湯: 證治準繩)

인삼 당귀 작약 맥문동 각6.0 백출 복령 각7.0 현삼 승마 오미자 감초 각2.0

위기(胃氣)의 허와 허열로 인하여 혀의 유두(乳頭)가 소실하여 벗겨져 있거나 균열(皸裂) 혹은 마비감, 떫은감, 통증, 구갈이 있는 자를 다스린다.

구내염, 아구창, 혀의 유두소실, 또는 지도설(地圖舌), 설통(舌痛) 등에 응용한다.

청열보혈탕(淸熱補血湯: 證治準繩)

당귀 작약 천궁 숙지황 맥문동 각6.0 현삼 지모 황백 시호 목단피 오미자 각3.0

혈허(血虛)와 혈중의 조열(燥熱)로 인하여 구설(口舌)에 창(瘡)이 생기고 궤양이 되어 동증이 심한 자를 다스린다.

구내궤양, 아구창, 산후의 구설(口舌)미란 등에 응용한다.

청열해울탕(淸熱解鬱湯: 萬病回春)

치자(초)8.0 지실 천궁 향부자 황련 각3.0 건강(초) 진피 감초 각2.0 창출4.0 생강6.0

정신신경의 과로 등으로 인하여 열이 울적하여 심하부나 상복부에 통증을 일으킨 자를 다스린다. 혀의 건조, 변비 등을 수반한다.

만성위염, 위궤양, 십이지장궤양, 췌장염, 담석증, 담낭염 등에 응용한다.

청온패독음(淸瘟敗毒飮: 疫疹一得)

생석고40.0 생지황8.0 황련 서각 각4.0
치자 황금 연교 지모 목단피 적작약 현삼 죽엽 감초 길경 각6.0

청열해독(淸熱解毒), 양혈구음(凉血救陰)

일체의 화열(火熱)을 다스린다. 열이 장대(壯大)하고, 갈증이 심하고, 구토, 심한 두통, 번조여광(煩躁如狂), 신혼(神昏), 섬어(譫語) 등을 발하는 자를 다스린다. 토혈, 육혈(衄血)을 수반하기도 한다.

백호탕, 서각지황탕, 황련해독탕을 합하여 가감한 것으로서, 유행성뇌염, 유행성 뇌척수막염, 패혈증 등에 응용한다.

청위사화탕(淸胃瀉火湯: 萬病回春)

길경 황금 산치자 지황 갈근 각6.0 현삼 황련 감초 각3.0 승마 박하 각2.0

상초(上焦)의 실열(實熱)로 인하여, 구설생창(口舌生瘡), 동통, 미란 등을 일으킨 자를 다스린다.

구내염, 아구창의 초기, 구내궤양 등에 응용한다.

청위산(淸胃散: 脾胃論)

황련 목단피 각6.0 생지황8.0 승마 당귀 각4.0

위열(胃熱)로 인하여 치은이 종창, 동통하고, 출혈, 미란 등이 있는 자이다. 구내염, 구취, 구고(口苦), 구갈 등을 수반하며, 물을 많이 마신다. 치은염, 치조농루, 설염(舌炎), 위염 등에 응용한다.

청장음(淸腸飮: 瘍醫大全)

금은화20.0 당귀14.0 지유 맥문동 현삼 각7.0 의이인4.0 감초 황금 각2.0

실증(實證)으로서 식상(食傷), 또는 숙식, 숙변 등으로 인하여 복부의 팽만감, 복중뢰명, 복통 등을 일으키고 복중에 적괴(積塊)가 있어 좌우 상하로 이동할 때마다 복통을 일으키는 자를 다스린다. 변비경향이 있어서 배변이 곤란하다.

만성대장염, 충수염, 장협착증, 변비 등에 응용한다.

청폐탕(淸肺湯: 萬病回春)

복령 당귀 맥문동 각6.0 황금 길경 진피 상백피 패모 행인 산치자 천문동 대조 각4.0 오미자 생강 감초 각2.0

청폐지해(淸肺止咳), 거담(祛痰), 자음(滋陰)

폐와 기도(氣道)의 만성염증으로 인하여 호흡기에 내열(內熱)이 있어서 해수, 점담(粘痰) 인통(咽痛) 등을 일으킨 자를 목표로 한다. 기침은 끈끈한 담이 배출될 때까지 계속되고, 체내의 수분이 말라서, 번열감, 상기, 구갈, 구내염, 애성(嗄聲) 등의 증상을 일으킨다. 혀도 건조하고 황태(黃苔)가 생긴다.

만성기관지염, 만성인후염, 폐렴, 기관지천식 등에 응용한다.

출부탕(朮附湯: 醫宗金鑑)

백출(또는 창출)8.0 부자2.0

산한거습(散寒祛濕), 지통(止痛), 지사(止瀉)

한습(寒濕)으로 인하여 사지나 신체의 냉통, 관절의 구급(拘急), 저린감 등이 있는 자이다. 또는 수양성하리, 복통, 복랭, 사지의 냉, 식욕부진, 부종이 있을 때도 있다.

만성관절염, 요통증, 경견완증후군(頸肩腕症候群), 좌골신경통, 만성관절류머티스 등에 응용한다.

치견배구급방(治肩背拘急方: 中山攝州)

복령12.0 청피 향부자 오약 각8.0 아출(莪朮)6.0 감초2.0

기울(氣鬱)로 인한 견배구급(肩背拘急)에 효과가 있다. 신경쇠약, 히스테리, 신경증 등으로 인한, 견배구급, 긴장, 동통에 유효하다.

치두창일방(治頭瘡一方: 香川修庵)

연교 천궁 창출 각6.0 방풍 인동 각4.0 형개 홍화 감초 대황 각2.0

염증 및 화농성의 피진(皮疹)에 대한 처방이다. 두부(頭部), 안면, 경부(頸部), 겨드랑, 음부 등에 발적, 구진(丘疹), 미란, 가피(痂皮) 등이 생기는 자로서 실증에 속한다. 삼출물, 소양감, 화농경향이 있다.

습진, 두창(頭瘡), 태독, 피부염, 아토피성피부염 등에 응용한다.

치두통일방(治頭痛一方: 和田東郭)

황금6.0 황련3.0 지실 건강 오수유 감초 각4.0 대황3.0 반하10.0

위성(胃性)의 두통을 다스린다. 실증(實證)으로서 심하비경(心下痞硬)이 있고, 하제(下劑)에 잘 견디는 자에게 좋다. 이는 탁음(濁飮)이 상역하여 일어나는 두통이다.

치자벽피탕(梔子蘗皮湯: 傷寒論)

치자4.0 감초3.0 황백6.0

청열이습(淸熱利濕), 퇴황(退黃)

간담(肝膽)의 습열(濕熱)로 인하여 흉중에 울색감, 번민감이 있고, 발열, 두한(頭汗), 황달, 구갈, 복부의 팽만감, 변비 등의 증후가 있는 자를 다스린다.

황달, 두드러기, 피부염, 결막염, 안검염 등에 응용한다.

치자시탕(梔子豉湯: 傷寒論)

치자4.0 향시20.0

청열투표(淸熱透表), 제번(除煩)

허증으로서 흉중에 형언할 수 없는 번민감을 느끼는 자이다. 이것을 심중오농(心中懊儂)이라고 한다. 오한이 없고, 신열감, 초조, 불안, 불면, 번조감, 안면홍조 등을 수반한다.

감모, 폐렴, 인후염, 식도협착, 구내염, 설염(舌炎), 숙취, 위염, 황달, 고혈압증, 신경쇠약, 노이로제, 심장병, 여름철의 사지번열, 불면증 등에 응용한다.

치타박일방(治打撲一方: 香川修庵)

천궁 박속(樸樕) 천골 계지 각6.0 감초3.0 정향 대황 각2.0

타박이나 염좌로 인한 종창, 동통에 사용한다.

칠물강하탕(七物降下湯: 修琴堂)

당귀 천궁 작약 숙지황 황기 각6.0 조등구8.0 황백4.0

보혈익기(補血益氣), 식풍(熄風)

오오쓰까(大塚敬節)선생이 자신의 고혈압과 안저(眼底)출혈을 치료하기 위해 창안한 처방이다. 안색이 좋지 못하고, 사지의 저린 감, 근육의 연급(攣急) 등 혈허(血虛)의 상태에 상기감, 번열감, 현운, 수족의 떨림, 이명 등의 간양화풍(肝陽化風)의 증후를 수반하는 자를 다스린다. 자율신경실조증, 갱년기증후군, 고혈압 등에 쓰인다.

침사탕(鍼砂湯: 原南陽)

침사 인삼 각4.0 복령8.0 계지 모려 각6.0 백출 감초 각4.0

황반병(黃胖病)이라고 칭하는 제빈혈 및 심장질환에 쓰인다. 심계항진, 현운, 호흡촉박, 안면창백, 부종 등을 목표로 한다.

심장판막증, 고혈압, 심계항진증, 빈혈 등에 응용한다.

침향천마탕(沈香天麻湯: 衛生寶鑑)

독활 강활 방풍 각6.0 천마 익지인 당귀 백강잠 각3.0 침향 감초 부자 각2.0

소아의 음증(陰證)의 경간(驚癎)에 쓰인다. 성인에게도 간기항분(肝氣亢奮)하여 현운, 복연급(腹攣急), 상성하허(上盛下虛)하고, 보행곤란, 이노(易怒), 초조, 구안와사 등을 목표로 하여 사용 할 수 있다.

음증의 전간, 뇌막염, 소아급간(急癎), 신경쇠약, 히스테리, 중풍, 안면 신경마비 등에 응용한다.

탁리소독음(托裏消毒飮: 萬病回春)

금은화12.0 황기 천화분 각8.0
방풍 당귀 천궁 백지 후박 길경 천산갑 조각자 각4.0 진피 12.0

약간 허증으로서 각종의 화농증이나 옹저(癰疽)가 시일을 경과한 경우인데, 병독을 소산하고, 체력을 보강하여 내공(內攻)을 막고, 배농을 촉진하여 육아(肉芽)의 생성을 빠르게 한다. 병증이 진행하여 체력이 쇠약한 자에게는 천금내탁산이 좋고, 열성을 띤 초기에는 십미패독탕을 사용하는데, 본방은 그 중간의 시기에 사용한다.

각종의 화농증, 옹저(癰疽), 화농성임파선염, 횡현(橫痃), 카리에스, 이루(耳漏) 등에 응용한다.

택사탕(澤瀉湯: 金匱要略)

택사15.0 백출6.0

심하(心下)에 수독(水毒)이 있어서 상충하여 현모(眩冒)가 심한 자를 다스린다. 소변이 불리하고, 때로는 소변이 빈삭하다.

신경성 현운, 히스테리, 메니엘증후군, 전간, 이성(耳性)현운, 멀미 등으로 현운이 심한 자에게 쓰인다.

통경탕(通經湯: 萬病回春)

당귀 천궁 작약 생건지황 대황 관계(官桂) 후박 지각 황금 소목 홍화 각3.0
오매1개 대조 생강 각4.0

보혈과 순기, 구어혈작용에 의하여 통경(通經)한다.

월경폐지, 월경곤란, 과소월경, 대상성월경 등에 사용되는데, 하복부의 팽만감, 두통, 복통, 변비 등을 수반한다.

통규축어탕(通竅逐瘀湯: 醫林改錯)

도인 홍화 각6.0 적작약 천궁 총백 대조 각4.0 생강6.0 사향0.1

두면부(頭面部)나 피부의 혈어(血瘀)로서, 원형탈모, 주사비, 간반(肝斑), 색소침착, 두부외상의 후유증, 난청, 뇌동맥경화증 등을 다스린다.

통도산(通導散: 萬病回春)

당귀 대황 망초 각6.0 지각 후박 진피 목통 홍화 소목 감초 각4.0

이기화혈(理氣和血), 파혈축어(破血逐瘀), 사하(瀉下)

일관당의학(一貫堂醫學)에서 말하는 어혈증체질자(瘀血證體質者)를 대상으로 한다. 실증으로서 비만하고, 안면홍조, 손톱이 암적색을 나타낸다. 혈어(血瘀)의 증후에 흉부의 고민감, 복부의 팽만감, 변비 등 기체(氣滯)의 증후를 수반한다. 두통, 두중, 현운, 상역, 이명, 견응(肩凝), 동계 등을 호소하고, 복직근의 구련이 있다.

월경불순, 동맥경화증, 신경쇠약, 타박, 요통, 상습성변비, 치질, 치통 등에 응용한다.

통맥사역탕(通脈四逆湯: 傷寒論)

감초6.0 부자2.0 건강8.0

사역탕증의 건강을 배가한 것인데, 그 증상이 한층 더 심하다. 수족이 냉하고, 분취(糞臭)가 없는 하리를 하고 복통, 구토를 하고, 맥이 미약하다.

장염, 대장염, 소하불량 등에 응용한다.

통사요방(痛瀉要方: 景岳全書)

백출 백작약 각9.0 진피6.0 방풍5.0

평간지통(平肝止痛), 건비지사(健脾止瀉)

간비불화(肝脾不和)의 하리에 대한 처방이다. 정신적 긴장이나 정서의 변동에 수반하여 발생하는 복통, 복명, 하리로서, 평소에 식욕부진, 연변(軟便)의 경향 등의 비허(脾虛)의 증후가 있다.

위장신경증, 과민성결장염, 만성장염, 장결핵 혹은 급성위장염 등에 응용한다.

팔미대하방(八味帶下方: 名家方選)

당귀10.0 산귀래8.0 천궁 복령 목통 각6.0 진피 금은화 각4.0 대황2.0

대하를 다스리는 묘방이다. 염증이나 충혈 증상이 없고, 아급성 또는 만성의 경과를 취하는 자로서 약간 빈혈기미가 있으며 복부도 비교적 연약하다.

백대하, 황대하, 임독성대하, 트리코모나스에 의한 대하에 응용한다.

팔미지황환(八味地黃丸: 金匱要略)

숙지황16.0 산약 산수유 각8.0 택사 복령 목단피 각6.0 계지 부자 각2.0

온보신양(溫補腎陽)

하초(下焦)가 허랭하여 요슬(腰膝)이 무력하고, 하체의 냉통, 요통, 소복구급(少腹拘急), 제하불인(臍下不仁), 정력감퇴, 요실금, 요량감소, 빈뇨 또는 다뇨(多尿), 배뇨곤란, 야간의 다뇨, 부종 등을 호소하는 자를 다스린다. 주로 노인이나 중년 이후에 적응하며, 허증(虛證)으로서, 피로, 권태감이 있다. 한편 혈열(血熱), 혈조(血燥)로 인하여 구갈, 수족번열, 변비 등을 수반하고, 소화는 비교적 잘 되는 편이다. 또 시력감퇴, 난청, 이명, 지력(知力)의 감퇴 등을 일으키기도 한다.

신장염, 단백뇨, 당뇨병, 방광염, 방광결석, 전립선비대증, 요실금, 야뇨증, 요통, 좌골신경통, 신경쇠약, 건망증, 유정, 음위, 노인성치매, 임포텐스, 백내장, 고혈압증, 저혈압증, 노인성피부소양증, 난청, 이명 등에 응용한다.

팔정산(八正散: 和劑局方)

대황 구맥 목통 활석 편축 치자 차전자 감초 각4.0 혹은 등심4.0 을 가하기도 한다.

청열사화(淸熱瀉火), 이수통림(利水通淋)

열림(熱淋)을 다스린다. 실증(實證)으로서 방광 및 요로에 염증 증상이 있어서 배뇨통, 뇨의빈삭, 잔뇨감, 배뇨곤란, 소변불통, 소변적삽(赤澁), 혈뇨 등이 있는 자이다. 구갈, 다음(多飮), 변비, 발열, 신체의 열감, 불안, 초조 등을 수반하기도 한다.

급성요도염, 방광염, 신우염, 요로결석, 임질, 오줌소태 등에 응용한다.

팔진탕(八珍湯: 正體類要)

인삼 백출 복령 당귀 천궁 숙지황 작약 각6.0 감초4.0 생강 대조 각4.0

기혈쌍보(氣血雙補)

보기(補氣)의 사군자탕과 보혈의 사물탕을 합한 것으로서 기(氣)와 혈(血)이 모두 허(虛)한자를 완보(緩補) 하는 효과가 있다. 원기부족, 피로, 권태, 식욕부진 등의 증상과 함께 빈혈성, 두현(頭眩), 사지의 저린 감, 근육의 연급 등을 수반한다. 부인에 있어서는 하복부의 창만감, 요통, 월경불순 등이 있고, 피부의 고조(枯燥), 번조, 구갈 등을 호소하기도 한다.

빈혈, 사율신경실조증, 월경불순, 만성간염, 산후의 제증후, 만성신염 등에 응용한다.

평간유기음(平肝流氣飮: 萬病回春)

당귀 반하 복령 귤피 각6.0 치자 향부자 작약 천궁 시호 후박 각4.0
황련 청피 오수유 감초 건강 각2.0

허증으로서 간경화라 하여 시일이 경과하였으나, 아직 복수는 나타나지 않고, 흉통을 호소하는 자를 다스린다.

간경화증, 췌장염, 담낭염, 만성간염, 산기복통(疝氣腹痛) 등에 응용한다.

평위산(平胃散: 和劑局方)

창출8.0 후박 진피 각6.0 감초2.0 생강 대조 각4.0

이기화습(理氣化濕), 화위(和胃)

위내(胃內)에 숙식(宿食)과 수독(水毒)이 정체하여 소화불량을 일으킨 자이다. 과식, 과음, 생랭(生冷)한 음식물의 섭취 등으로 인하여, 상복부의 팽만감, 복통, 복명, 식욕부진, 하리, 오심, 구토 등을 일으킨 자에게 적응한다. 입안이 끈끈하고, 혀에 백태가 끼는 경우가 많고, 가벼운 부종, 사지권태감이 있을 때도 있다.

급성위장염, 위카다르, 위장신경증, 급성소화불량증, 식욕부진 등에 응용한다.

평위산가감방(平胃散加減方: 一貫堂)

복령 백출 각5.0 황련2.0 산치자3.0

탄산(呑酸), 조잡(嘈雜) 및 공복시에 통증을 느끼는 자를 다스린다. 위산과다, 위궤양으로 심하부의 비만(痞滿)이 있는 자이다.

포공영탕(蒲公英湯: 奥方函)

포공영16.0 당귀12.0 산약8.0 향부자 목단피 각6.0

산후의 유즙(乳汁)결핍증에 사용한다.

하어혈탕(下瘀血湯: 金匱要略)

대황 자충 각9.0 도인6.0

월경불순 또는 어혈성(瘀血性)의 복통, 복만, 불식병(不食病), 임병(淋病), 치질, 탈항 등으로 하반신에 혈행장해가 있고 실증(實證)인 자에게 쓰인다.

해로산(解勞散: 楊氏)

시호10.0 작약8.0 별갑 복령 각6.0 지실 대조 생강 각4.0 감초2.0

심하부(心下部)와 흉협 전체가 막힌 듯이 단단하게 긴장하고, 복부에 경결(硬結)이 촉지되고, 배부(背部)에 까지 당기고 아픈 자를 목표로 한다.

만성복막염의 경결(硬結), 담석증, 담낭염, 췌장염, 위궤양 등에 응용한다.

행기향소산(行氣香蘇散: 萬病回春)

향부자 진피 오약 강활 천궁 각5.0 소엽 마황 지각 각4.0
생강 감초 각2.0 혹은 시호 창출 각5.0을 가한다.

내상(內傷)과 외감(外感)을 겸하고 있으며, 내(內)에는 숙식정음(宿食停飮)이 있어서 기(氣)의 울체가 있고, 외(外)는 풍한에 감(感)한 자이다. 내상으로는 복만, 심복통, 소화불량을 호소하고, 외감(外感)으로는 오한, 발열, 전신골절의 동통을 호소한다. 또 복중에는 숙질(宿疾)이 있어서 기체로 인하여 통증을 발하고, 요각통(腰脚痛), 월경통을 일으킨 자를 다스린다.

행소산(杏蘇散: 溫病條辨)

소엽 길경 귤피 각40 반하 지각 각6.0 전호 행인 각8.0 복령 감초 각2.0 생강6.0 대조4.0

외(外)는 풍한에 감(感)하고, 내(內)는 담습(痰濕)이 겸하여 오한, 미열, 무한(無汗), 두통, 코막힘, 해수, 묽은 담, 인후불리 등이 있는 자를 목표로 한다, 맥은 대개 부(浮)하다. 한난(寒暖)의 변화가 심하고, 공기가 건조할 때 본방의 증이 많다.

감기, 인플루엔자, 상기도염의 초기에 응용한다.

행습보기양혈탕(行濕補氣養血湯: 萬病回春)

인삼 백출 복령 각5.0 당귀 작약 천궁 각4.0 목통 후박 진피 나복자 해금 각3.0
목향 감초 대복피 소엽 각2.0

복고창(腹鼓脹), 수종(水腫)의 병으로, 기혈이 허하고, 신체가 쇠약하며 말기증상이 나타난 자에게 쓰인다.

복수, 고창, 만성신염, 네프로제, 간경화증, 만성복막염 등에 응용한다.

향궁탕(香芎湯: 儒門事親)

석고12.0 계지 천궁 향부자 각5.0 감초2.0 박하1.0

편두통에 특효가 있다. 발열이 있고 두통을 호소하는 자, 내열(內熱)이 있고 두통을 호소하는 자에게 사용한다.

또 삼차신경통, 안신경통(眼神經痛)에도 응용한다.

향사양위탕(香砂養胃湯: 萬病回春)

백출 복령 각6.0 창출 후박 진피 향부자 백두구 인삼 각4.0
목향 축사 감초 대조 생강 각3.0

중초(中焦)의 위기(胃氣)를 돕고, 위기의 결체(結滯)를 순행시키고, 따뜻하게 하는 작용이 있다. 심하부(心下部)의 비색(痞塞), 팽만감, 식욕부진 혹은 토리(吐利)하기 쉬운 자에게 좋다. 위장이 허약한 자의 양생약이 되고, 소아의 발육부진, 식욕감퇴에도 좋다.

만성위장염, 위아토니, 위하수증, 병후의 식욕부진, 위장이 약한 자의 양생약으로 응용한다.

향사육군자탕(香砂六君子湯: 醫學正傳)

인삼 백출 복령 반하 각8.0 진피 생강 대조 각4.0 감초2.0 목향6.0 축사2.0

보기건비(補氣健脾), 이기화담(理氣化痰)), 지통(止痛)

육군자탕의 적응증으로서 오심, 구토, 복부의 팽만감, 복통, 하리 등 담습(痰濕)과 기체(氣滯)의 증후가 있는 자를 다스린다.

위장신경증, 위십이지장궤양, 소화불량증, 만성의 하리, 임신구토 등에 응용한다.

향사평위산(香砂平胃散:和劑局方)

창출8.0 후박 진피 각6.0 향부자 사인 생강 대조 각4.0 감초2.0

평위산에 향부자 사인을 가한 것인데, 소화력이 한층 더 강화되어 있다.

향성파적환(響聲破笛丸: 萬病回春)

연교 길경 감초 각5.0 대황 축사 천궁 가자 각2.0 아선약4.0 박하8.0
세말하여 계자청(鷄子淸: 계란의 흰자)을 가하여 산탄대(散彈大)의 환약을 만들어
1회에 2.0~3.0을 복용 한다.

발성(發聲)과도로 인하여 애성(嗄聲)을 발하는 자에게 특효가 있다.

향소산(香蘇散: 和劑局方)

향부자 소엽 진피 각4.0 생강6.0 감초3.0

이기화위(理氣和胃), 이기해표(理氣解表)

기울(氣鬱)과 식체를 겸한 감모에 쓰인다. 위장이 약하고 복부의 팽만감, 심하비색감, 유주성복통, 오심, 구토, 조잡(嘈雜) 등이 있고 현운, 이명, 두중, 견응(肩凝) 등을 호소하고 여기에 두통, 오한, 신체통, 무한(無汗) 등의 표증(表證)을 겸한 자이다.

위염, 위장신경증, 위장형감모, 신경성복통, 신경쇠약, 비염 등에 응용한다.

향유음(香薷飮: 和劑局方)

향유 후박 각6.0 백편두9.0

거서해표(祛暑解表), 화습화중(化濕和中)

여름철에 몸을 냉하게 하거나, 생랭(生冷)한 음식을 먹거나 하여 오한, 발열, 두통, 신체통, 무한(無汗) 등 표증(表證)을 발하고, 또 오심, 구토, 복통, 하리, 신중감(身重感) 등 비위의 습사(濕邪)로 인하여 발하는 증후를 다스린다.

여름철의 감기와 소화불량, 급성위장병, 인플루엔자 등에 응용한다.

향천해독제(香川解毒劑: 香川家方)

산귀래 목통 각8.0 복령10.0 천궁 인동 각6.0 감초 대황 각2.0

매독, 하감(下疳) 등으로 근골이 동통하는 자, 혹은 각종의 피부질환, 임질 등을 다스린다. 매독성 안질에도 쓰인다,

혈부축어탕(血府逐瘀湯: 醫林改錯)

생지황 도인 각8.0 당귀 천궁 적작약 홍화 우슬 각6.0 시호 지각 길경 각4.0 감초2.0

활혈화어(活血化瘀),이기지통(理氣止痛), 보혈(補血)

혈어(血瘀)를 개선하는 대표처방이다. 혈어란 정맥계의 울혈증후군을 말하는데 순환장애, 혈액의 이상, 혈류의 정체 등으로 인한 것이다. 혈어로 인하여 일어나는 증후는 매우 다양하다. 두통, 흉통, 요통, 사지통 등의 완고한 통증, 각종의 출혈, 간종(肝腫), 자궁근종 등의 종류(腫瘤), 피부면의 이상, 상기증, 우울, 불면, 동계 등 자율신경의 부조, 월경이상 등으로 인한 각종의 증후를 들 수 있다.

만성두통, 흉통, 늑간신경통, 협심증, 불면증, 뇌혈관장애, 만성간염, 간경변증, 담낭염, 위십이지장궤양, 월경불순, 부정 성기출혈, 자궁근종, 혈전성정맥염, 안저출혈 등에 응용한다.

형개연교탕(荊芥連翹湯: 一貫堂)

당귀 작약 천궁 지황 황련 황금 황백 치자 연교 형개 방풍 박하 지각 감초 각3.0
백지 길경 시호 각4.0

일관당의학(一貫堂醫學)에서 이른바 해독증체질(解毒證體質)을 개선하는 처방으로서, 주로 청년기에 적응한다고 하였다. 키가 크고, 깡마른 형 또는 근육형으로서 피부의 색이 거무스름하고, 은색의 광택을 띤 자가 많다. 손발에서 끈끈한 땀이 나기도 하고, 양 복직근이 빳빳하게 긴장하고, 간지럼을 많이 탄다.

청년기의 체질개선, 폐결핵, 신경쇠약, 급만성중이염, 축농증, 비후성비염, 편도염, 육혈(衄血) 등에 응용한다.

형방패독산(荊防敗毒散: 攝生衆妙方)

형개 방풍 강활 독활 시호 전호 천궁 길경 지각 복령 각4.0 감초 생강 박하 각3.0

신온해표(辛溫解表), 거풍습(祛風濕), 지해화담(止咳化痰), 지통(止痛)

풍한(風寒)으로 인한 표증(表證)과 습독(濕毒)을 발산해독하는 작용이 있다. 오한, 발열, 두통, 사지관절통, 무한(無汗), 코막힘, 해수, 맥부(脈浮) 등은 표실증(表實證)에서 나타나는 증상이고, 오한, 발열과 함께 발적, 종통, 화농, 옹저(癰疽), 소양감 등은 습독(濕毒)이 울체하여 나타나는 증상이다. 본방은 곧 풍습독(風濕毒)을 발산구축하는 효능이 있다.

감모, 인플루엔자, 유행성이하선염, 기관지염, 만성관절류머티스, 경견완증후군(頸肩腕症候群), 담마진, 화농증, 두창, 옹저 등에 응용한다.

※ 인삼패독산은 본방에서 형개, 방풍을 제거하고 인삼을 가한 것인데, 기허(氣虛)의 풍한습(風寒濕)의 표증(表證)에 적용한다. 발한작용을 조금 약하게 하고 기(氣)를 보한다.

활혈산어탕(活血散瘀湯: 外科正宗)

당귀 작약 천궁 목단피 도인 과자(瓜子) 각6.0 빈랑 소목 지각 대황 각4.0

실증(實證)으로서 산후 또는 월경후의 어혈(瘀血)로 인한 하복통을 다스린다. 타박으로 인한 신체통, 복통에도 좋다.

자궁실질염, 난소염, 자궁근종, 충수염, 타박상 등에 응용한다.

황금가반하생강탕(黃芩加半夏生薑湯: 傷寒論)

황금 대조 생강 각6.0 작약 감초 각4.0 반하10.0

황금탕에 반하와 생강을 가한 것인데, 황금탕의 증으로서 구토가 있는 자이다.

급성위염, 급성장염, 적리(赤痢) 등으로 하리, 구토, 복통, 발열 등이 있는 자에게 응용한다.

황금탕(黃芩湯: 傷寒論)

황금 대조 각6.0 감초 작약 각4.0

청열지리(清熱止痢), 화중지통(和中止痛)

발열, 두통 등의 표증(表證)과 함께, 니상변(泥狀便), 점액변(粘液便) 등의 하리를 하고, 심하비, 복통, 구토, 구갈을 수반하는 자를 다스린다. 급성장염, 세균성하리, 적리, 소화불량증 등에 응용한다.

황기건중탕(黃耆建中湯: 金匱要略)

계지 생강 대조 황기 각6.0 작약12.0 교이40.0 감초4.0

보기고표(補氣固表), 완급지통(緩急止痛), 온중보허(溫中補虛)

소건중탕에 황기를 가한 것인데, 소건중탕보다 표허(表虛)가 심하다. 체력이 쇠약하고 빈혈, 한출(汗出), 도한, 신중(身重), 식욕부진, 부정열(不定熱), 사지의 냉감 등의 증상이 있는 자를 다스린다.

산후각기, 대병후의 쇠약, 결핵성복막염, 치루, 만성중이염, 알레르기성비염, 축농증, 분비물이 많은 피부궤양 등에 응용한다.

황기별갑탕(黃耆鼈甲湯: 和劑局方)

상백피 반하 감초 인삼 계지 길경 각2.0 지골피 지모 자원 각3.0
시호 황기 작약 별갑 지황 각4.0 천문동 복령 각6.0 진교3.0

만성화한 해수, 흉부의 질환에 수반하는 이장열(弛張熱), 계류열(稽留熱), 소모열 및 만성기관지염을 다스린다. 허증으로서 혈담, 자한(自汗), 도한, 번열, 식욕부진 등이 있고, 피로하기 쉽다. 비(脾)와 폐(肺)를 보하고, 신수(腎水)를 자윤하고 내열(內熱)을 내리게 한다.

폐결핵, 폐렴, 만성기관지염 등에 응용한다.

황기탕(黃耆湯: 直指方)

당귀 지황 복령 반하 각6.0 시호5.0 별갑 진피 천궁 작약 생강 각4.0
인삼 하마(蝦蟆: 두꺼비) 사군자 각3.0

감로(疳癆)라고 일컫는 결핵성복막염의 허증(虛證)을 다스린다. 복부의 팽대, 경결(硬結),소모열, 사지이수(羸瘦), 도한 등의 증상이 있다.

황기탕(黃耆湯: 外臺秘要)

황기20.0 맥문동 생지황 각10.0 천화분12.0 복령 오미자 감초 각4.0

소갈(消渴) 즉 당뇨병에서 볼 수 있는 구갈, 다음(多飮)을 다스린다. 당뇨병, 만성위염, 만성기관지염으로 기허(氣虛)에 진액부족을 겸한 자에게 응용한다.

황련아교탕(黃連阿膠湯: 傷寒論)

황련6.0 황금4.0 작약5.0 아교6.0 계자황(鷄子黃)1개

자음강화(滋陰降火), 안신제번(安神除煩)

심흉부에 번열감이 있고, 불면증을 호소하는 자이다. 내열(內熱)로 인하여 체액이 고조하고, 흉중고민감, 불면, 다몽(多夢), 심계항진, 초조감, 번조 등의 증상이 있다. 또 안면이 홍조하고, 상충, 흥분, 두중감 등을 호소하고, 구갈, 인건(咽乾), 두현(頭眩), 요각(腰脚)무력 등을 수반한다. 삼황사심탕의 허증에 해당한다고 볼 수 있다.

불면증, 히스테리, 광조증(狂躁症), 고혈압증, 불안신경증, 각종의 출혈, 대장염, 적리(赤痢) 소변임력, 피부염 등에 응용한다.

황련해독탕(黃連解毒湯: 外臺秘要)

황련 황백 각3.0 황금6.0 치자4.0

청열사화(淸熱瀉火), 해독(解毒), 청열화습(淸熱化濕), 지혈(止血)

삼초(三焦: 상·중·하의 삼초)의 실열(實熱)로 인한 염증이나 충혈을 다스리는 처방이다. 발열, 신체의 열감, 안면홍조, 안충혈(眼充血) 등의 증상이 있고, 뇌의 충혈, 자율신경의 흥분으로 인하여 불안, 초조, 불면, 이노(易怒), 심계항진, 의식장애, 광조(狂躁) 등 정신신경증상을 호소하는 자를 다스린다. 또 구고(口苦), 구취, 오심, 흉복부의 팽만감을 수반하기도 한다. 혈열로 인하여 토혈, 객혈, 육혈(衄血), 하혈, 혈뇨 등 각종의 출혈을 일으키기도 한다,

급성감염증, 뇌막염, 각종의 염증성출혈, 자율신경실조증, 불면증, 심계항진증, 노이로제, 고혈압증, 뇌일혈, 두드러기, 구내염, 피부병 등에 응용한다.

황토탕(黃土湯: 金匱要略)

황토(복룡간: 伏龍肝)14.0 지황 백출 아교 황금 각6.0 감초4.0 부자2.0

수삽지혈(收澁止血), 온양건비(溫陽健脾), 양혈(養血)

허증으로서 한성(寒性)을 띤 하혈, 토혈, 비출혈, 부정성기출혈 등을 일으킨 자를 목표로 한다. 안색이 창백하고, 수족이 냉하고, 피로, 하리를 수반한다. 한편 허열의 역상으로 인하여 심번, 동계, 호흡촉박, 수장번열, 신열, 피부의 고조, 신경증상을 발하는 경우도 있다.

하혈, 항문출혈, 장출혈, 치출혈, 자궁출혈, 비출혈, 토혈, 혈뇨, 자율신경실조증, 건망증, 불면증 등에 응용한다.

후박삼물탕(厚朴三物湯: 金匱要略)

후박16.0 대황8.0 지실7.0

소승기탕의 후박을 증량한 것이다. 복만, 복통이 있고, 변비가 있는 자로서 복내(腹內)에 가스가 차 있다. 본방은 장연동을 촉진함으로서 복만, 복통을 다스린다.

후박생강반하감초인삼탕(厚朴生薑半夏甘草人蔘湯: 傷寒論)

후박 생강 각6.0 반하8.0 인삼3.0 감초5.0

위기(胃氣)가 허하고 복내(腹內)에 가스와 수습(水濕)이 정체하여 복부의 허만, 심하비난, 구토를 일으킨 자를 다스린다. 식욕부진, 트림, 탄산(呑酸) 등을 수반한다.

위하수, 위확장증, 고창(鼓脹), 복막염, 급성위장카다르, 식중독후의 제증에 응용한다.

후박칠물탕(厚朴七物湯: 金匱要略)

후박16.0 감초 대황 각6.0 대조5.0 지실7.0 계지4.0 생강10.0

실증(實證)으로서 복부가 팽만하고 발열, 상충, 구토 등의 증상을 호소하는 자를 목표로 한다. 변비의 경향이 있다.

상식(傷食) 및 토하후(吐下後)의 복만, 고창(鼓脹), 복막염, 치질 등에 응용한다.

참고문헌

- Bi-Digital O-ring Test(BDORT)의 실습. 오오무라 요시아키(大村忠昭).
- 인체진단 오링테스트법. 오오무라 요시아키.
- 동의수세보원. 이제마 저.
- 사상체질의학 창시자. 서원당.
- 중국 침구학(Chinese Acupuncture and Moxibustion). 청신농. CH출판
- A manual of Acupuncture. Baker, Kevin.
- Clinical Manual Chinese Herbal Medicine and Acupuncture. Churchill Livingstone.
- Chinese Acupuncture and Herbs for Common Diseases. Li zheng.
- Clinical Herbal Prescriptions. Wang San Ching.
- 한약방제학. 도서출판 정담.
- 6 · 3 방제학. 이옥련 저.
- 한의방제학. 군자출판사.
- 방제학. 영림사.
- 실용온병학. 도서출판 정담.
- 한의학 기초 이론. 인회화 저. 우용출판사.
- 본초학. 영림사.
- 본초학. 아카데미서적.
- 한방강화. 선문사.
- 변증기문(辨症奇聞). 노영균 저.
- 장부변증론치(臟腑辨證論治). 성보사.

저자 홍 종 휘

- 경동고등학교 졸업
- 원광대 약학대학 졸업
- 미국 South Baylo 한의과 대학 졸업
- 한의학 박사
- 사상의학, 오링테스트 권위자, 상아 사상의학학회 회장
- 미국 남가주 Herb House 사상의학학회 회장

한의약 임상 치험례로 밝혀낸

오링테스트 진단과 처방

발행일	2023년 7월 31일
저자	홍종휘
발행처	도서출판 정담
발행인	김정찬
주소	서울특별시 송파구 송이로17길 50-27 (가락동 13-10) 2층
전화	02-443-2791
팩스	02-430-7370
홈페이지	www.jdb.co.kr
등록	제 22-135호
정가	70,000원
ISBN	978-89-8085-873-6